喉返神经与喉上神经

THE RECURRENT AND SUPERIOR LARYNGEAL NERVES

主编

Gregory W. Randolph

——— · ———

主译

彭小伟　李　赞　喻建军
宋达疆　刘绍严　房居高

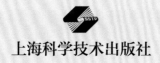

上海科学技术出版社

图书在版编目（C I P）数据

喉返神经与喉上神经 ／（美）格雷戈里·W. 伦道夫
（Gregory W. Randolph）主编；彭小伟等主译. -- 上海：
上海科学技术出版社，2024.1
书名原文：The Recurrent and Superior Laryngeal
Nerves
ISBN 978-7-5478-6417-3

Ⅰ. ①喉… Ⅱ. ①格… ②彭… Ⅲ. ①喉神经 Ⅳ.
①R322.8

中国国家版本馆CIP数据核字(2023)第223799号

First published in English under the title
The Recurrent and Superior Laryngeal Nerves
edited by Gregory W. Randolph
Copyright © Springer International Publishing Switzerland, 2016
This edition has been translated and published under licence from
Springer Nature Switzerland AG.

上海市版权局著作权合同登记号 图字：09-2020-618 号

喉返神经与喉上神经

主　编　Gregory W. Randolph

主　译　彭小伟　李　赞　喻建军　宋达疆　刘绍严　房居高

上海世纪出版（集团）有限公司
上海科学技术出版社　出版、发行
（上海市闵行区号景路 159 弄 A 座 9F-10F）
邮政编码 201101　www.sstp.cn
上海展强印刷有限公司印刷
开本 889×1194　1/16　印张 15.25
字数：450 千字
2024 年 1 月第 1 版　2024 年 1 月第 1 次印刷
ISBN 978-7-5478-6417-3/R·2892
定价：168.00 元

本书如有缺页、错装或坏损等严重质量问题，
请向承印厂联系调换 电话：021-66366565

内容提要

甲状腺外科发展至今，对喉返神经与喉上神经的保护仍是甲状腺和甲状旁腺手术的重点和难点。本书系统、全面地介绍了喉返神经与喉上神经的起源、走行、功能、解剖变异及其与周围组织的毗邻关系，通过大量的示意图、解剖图片和手术照片，将解剖理论与手术操作相结合，详细介绍了术中喉返神经与喉上神经保护的注意事项、术中神经监测的最新进展，以及神经损伤的处理及预后。本书适合甲状腺外科、头颈外科、耳鼻咽喉科、内分泌科的医生阅读和参考。

献 词

本书献给罗伯特·索夫曼，他是一位艺术家、一名斗士，我们的好朋友。

我听见上帝的声音在说："我可以差遣谁呢？谁能为我们效力呢？"我说："我在这里；请差遣我！"

——《以赛亚书》第6章第6节

本书同时献给迈克尔·布劳克霍夫。

早春的紫丁香成了这个孩子的一部分，青草、白色和红色的牵牛花、三叶草，还有菲比鸟的歌声……一切都成了他的一部分。

——沃尔特·惠特曼《草叶集》

译者名单

主　审

周　晓　田　文

主　译

彭小伟　李　赞　喻建军　宋达疆　刘绍严　房居高

副主译

安常明　樊友本　李　超　吴国洋　范培芝　王　蕾　徐树建　白俊文

秘　书

赵莉娅

参译人员 （按姓氏笔画排序）

马云海　马斌林　王　平　王　宇　王　勇　王青霞　王炳奎　毛雄辉　艾力赛丁

卢莉群　田　皞　田兴松　印国兵　边　聪　吕春柳　朱　涛　朱一鸣　伍　鹏

刘宏伟　刘泽明　远　丽　李　武　李　慧　李小荣　李明哲　李新营　杨金喆

肖旭平　岑律军　沈志森　宋　波　张海林　张超杰　欧阳志　易　亮　罗定存

罗振华　周　力　周　波　周　恩　周诗韦　庞凤舜　郑向前　郑朝攀　赵　珍

胡　革　胡清林　柳泽洋　侯念宗　秦　有　秦建武　聂春磊　贾中明　柴　笻

柴宇峰　徐　青　徐　波　唐园园　姬传磊　黄志坚　黄淑麟　常　实　章德广

彭　慧　董　朝　韩　飞　景尚华　黑　虎　程若川　裘世杰　雷尚通　蔡振刚

谭平清　樊　箐　薛文博

编者名单

Hisham Abdullah, M.D. Ministry of Health, Putrajaya, Malaysia

Anca M. Barbu, M.D., F.A.C.S. Department of Surgery, Massachusetts General Hospital/Harvard Medical School, Boston, MA, USA

Marcin Barczyński, M.D., Ph.D. Department of Endocrine Surgery, Jagiellonian University Medical College, Krakow, Poland

Rocco Bellantone, M.D. Endocrine and Metabolic Surgery, Policlinico Agostino Gemelli, Universita Cattolica del Sacro Cuore, Rome, Italy

Anders Bergenfelz, M.D., Ph.D. Department of Surgery, Skåne University Hospital, Lund, Sweden

Gerald S. Berke, M.D. Department of Head and Neck Surgery, David Geffen School of Medicine, University of California Los Angeles, Los Angeles, CA, USA

Craig E. Berzofsky, M.D., M.H.S. Department of Otolaryngology, New York Medical College, ENT Faculty Practice, LLP, Ardsley, NY, USA

Steven R. Bomeli, M.D. Department of Otolaryngology—Head and Neck Surgery, Georgia Regents University, Augusta, GA, USA

Jean Bruch, D.M.D., M.D. Department of Otolaryngology, Division of Laryngology, Massachusetts Eye and Ear, Harvard Medical School, Boston, MA, USA

Giulia Carnassale, M.D. Endocrine and Metabolic Surgery, Policlinico Agostino Gemelli, Universita Cattolica del Sacro Cuore, Rome, Italy

Claudio R. Cernea, M.D., Ph.D. Department of Head and Neck Surgery, University of São Paulo Medical School, São Paulo, Brazil

Konstantinos Chaidas, M.D., Ph.D. Department of Thyroid and Endocrine Surgery, Hammersmith Hospital, Imperial College Healthcare NHS Trust, London, UK

Feng-Yu Chiang, M.D. Department of Otolaryngology—Head and Neck Surgery, Kaohsiung Medical University, Chung-Ho Memorial Hospital, Kaohsiung, Taiwan, China

Amy L. Cooper, M.S., CCC-SLP. Department of Otolaryngology, Columbia University Medical Center, New York, NY, USA

Carmela De Crea, M.D. Endocrine and Metabolic Surgery, Policlinico Agostino Gemelli, Universita Cattolica del Sacro Cuore, Rome, Italy

Ahmed Deniwar, M.D. Department of Pediatrics, Tulane University School of Medicine, Metairie, LA, USA

Gianlorenzo Dionigi, M.D., F.A.C.S., Ph.D. 1st Division of Surgery, Department of Surgical Sciences and Human Morphology, University of Insubria, Varese, Italy

Henning Dralle, M.D., Ph.D. Department of General, Visceral and Vascular Surgery, Martin Luther University Halle-Wittenberg, Medical Faculty, Halle (Saale), Saxony-Anhalt, Germany

William S. Duke, M.D. Department of Otolaryngology—Head and Neck Surgery, Georgia Regents University, Augusta, GA, USA

Manuel Durán, M.D., Ph.D., F.A.C.S. Department of Surgery, King Juan Carlos University Hospital, Faculty of Health Sciences, Móstoles, Madrid, Spain

Ramon A. Franco Jr., M.D. Department of Otolaryngology, Division of Laryngology, Massachusetts Eye and Ear, Harvard Medical School, Boston, MA, USA

Jeremy L. Freeman, M.D., F.R.C.S.C., F.A.C.S. Department of Otolaryngology—Head and Neck Surgery, Mount Sinai Hospital, University of Toronto, Toronto, ON, Canada

Alexander Gelbardl, M.D. Department of Otolaryngology, Vanderbilt University Medical Center, Nashville, TN, USA

Stacey L. Halum, M.D. Department of Speech, Language, and Hearing Sciences, Purdue University, The Voice Clinic of Indiana, Carmel, IN, USA

Dana M. Hartl, M.D., Ph.D. Department of Head and Neck Oncology, Gustave Roussy Cancer Institute, Villejuif, France

Jean François Henry, Ph.D. University Marseilles, Marseilles, France General and Endocrine Surgery, Hôpital La Timone, Marseilles, France

Inna Hussain, M.D. Department of Otorhinolaryngology, Rush University Medical Center, Chicago, IL, USA

Jayender Jagadeesan, Ph.D. Department of Radiology, Brigham and Women's Hospital, Harvard Medical School, Boston, MA, USA

Dipti Kamani, M.D. Division of Thyroid and Parathyroid Endocrine Surgery, Department of Otolaryngology—Head and Neck Surgery, Massachusetts Eye and Ear Infirmary, Harvard Medical School, Boston, MA, USA

Emad Kandil, M.D., M.B.A. Department of General Surgery, Tulane University School of Medicine, New Orleans, LA, USA

Romain E. Kania, M.D. Department of Otorhinolaryngology, Head & Neck Surgery, Lariboisière University Hospital, Paris Diderot University, University Paris Sorbonne Cité, Paris, France

Dennis H. Kraus, M.D. New York Head and Neck Institute, North Shore Health System, New York, NY, USA

Natalia Kyriazidis, B.S., M.S. Division of Thyroid and Parathyroid Endocrine Surgery, Department of Otolaryngology—Head and Neck Surgery, Massachusetts Eye and Ear Infirmary, Harvard Medical School, Boston, MA, USA

Whitney Liddy, M.D. Division of Thyroid and Parathyroid Endocrine Surgery, Department of Otolaryngology—Head and Neck Surgery, Massachusetts Eye and Ear Infirmary, Harvard Medical School, Boston, MA, USA

Ilya Likhterov, M.D. Department of Otolaryngology Head and Neck Surgery, Mount Sinai Beth Israel, New York, NY, USA

Celestino Pio Lombardi, M.D. Endocrine and Metabolic Surgery, Policlinico Agostino Gemelli, Universita Cattolica del Sacro Cuore, Rome, Italy

Kerstin Lorenz, M.D. Department of General, Visceral, and Vascular Surgery, Medical Faculty, Martin Luther University of Halle-Wittenberg, Halle (Saale), Saxony-Anhalt, Germany

Carrie C. Lubitz, M.D., M.P.H. Department of Surgery, Massachusetts General Hospital, Harvard Medical School, Boston, MA, USA

Daniel D. Lydiatt, D.D.S., M.D. Division of Head and Neck Surgical Oncology, University of Nebraska Medical Center, Methodist Estabrook Cancer Center, Omaha, NE, USA

William M. Lydiatt, M.D. Division of Head and Neck Surgical Oncology, University of Nebraska Medical Center, Methodist Estabrook Cancer Center, Omaha, NE, USA

Andreas Machens, M.D., Ph.D. Department of General, Visceral, and Vascular Surgery, Medical Faculty, Martin Luther University HalleWittenberg, Halle (Saale), Saxony-Anhalt, Germany

Eva Maranillo, M.D. Department of Anatomy and

Embryology, University of Madrid, Madrid, Spain

Per Mattsson, M.D., Ph.D. Department of Endocrine/ Sarcoma Surgery/ Institution of Clinical Neuroscience, Karolinska University Hospital/Karolinska Institutet, Stockholm, Sweden

Akira Miyauchi, M.D., Ph.D. Department of Surgery, Kuma Hospital, Kobe, Hyogo, Japan

Rahul R. Modi, M.B.B.S., M.S., D.N.B. Otolaryngology—Head & Neck Surgery, Dr. L. H. Hiranandani Hospital, Mumbai, Maharashtra, India

James L. Netterville, M.D. Department of Otolaryngology, Vanderbilt University Medical Center, Nashville, TN, USA

Michael I. Orestes, M.D. Department of Head and Neck Surgery, David Geffen School of Medicine, University of California Los Angeles, Los Angeles, CA, USA

Paul M. Paddle, M.B.B.S., (Hons), F.R.A.C.S., (OHNS), M.P.H. Department of Surgery, Monash University, Alfred Hospital and Monash Health, Melbourne, VIC, Australia
School of Allied Health, LaTrobe University, Melbourne, VIC, Australia

Noah P. Parker, M.D. Departments of Otolaryngology—Head and Neck Surgery and Speech and Hearing Sciences, Indiana University, The Voice Clinic of Indiana, Carmel, IN, USA

Rita Patel, Ph.D., C.C.C-.S.L.P. Department of Speech and Hearing Sciences, Indiana University, Bloomington, IN, USA

Michael Jay Pitman, M.D. Division of Laryngology Associate Professor, Department of Otolaryngology, Columbia University Medical Center, New York, NY, USA

Marco Raffaelli, M.D. Endocrine and Metabolic Surgery, Policlinico Agostino Gemelli, Universita Cattolica del Sacro, Rome, Italy

Gregory W. Randolph, M.D. The Claire and John Bertucci Endowed Chair in Thyroid Surgery Oncology, Harvard Medical School, Boston, MA, USA Division of Thyroid and Parathyroid Endocrine Surgery, Department of Otolaryngology—Head and Neck surgery, Massachusetts Eye and Ear Infirmary, Boston, MA, USA

Department of Surgery, Endocrine Surgery Service, Massachusetts General Hospital, Boston, MA, USA

Daniel T. Ruan, M.D. Department of Surgery, Brigham and Women's Hospital, Harvard Medical School, Boston, MA, USA

Juan J. Sancho, M.D. Endocrine Surgery Unit, Hospital del Mar, Barcelona, Spain

Jose Sañudo, Ph.D. Department of Human Anatomy and Embryology, Complutense University of Madrid, Madrid, Spain

Rick Schneider, M.D. Department of General, Visceral, and Vascular Surgery, Medical Faculty, Martin Luther University Halle-Wittenberg, Halle (Saale), Saxony-Anhalt, Germany

Carsten Sekulla, Ph.D. Department of General, Visceral, and Vascular Surgery, Medical Faculty, Martin Luther University of Halle-Wittenberg, Halle (Saale), Saxony-Anhalt, Germany

Jonathan W. Serpell, M.B.B.S., M.D., M.Ed., F.R.A.C.S., F.A.C.S. Monash University Endocrine Surgery Unit, Alfred Hospital, Melbourne, VIC, Australia

Catherine F. Sinclair, F.R.A.C.S., B.M.B.S., (Hons), B.Sc., (Biomed), Department of Otolaryngology—Head and Neck Surgery, Icahn School of Medicine at Mount Sinai, New York, NY, USA

Michael Singer, M.D. Department of Otolaryngology—Head and Neck Surgery, Henry Ford Health System, West Bloomfield, MI, USA

Antonio Sitges-Serra, Ph.D. Department of Surgery, Hospital del Mar, Universitat Autònoma de Barcelona, Barcelona, Spain

Samuel K. Snyder, M.D., F.A.C.S. Division of Surgical Oncology, Texas A&M University Health Science Center, Baylor Scott & White Health, Scott & White Clinic, Temple, TX, USA

Phillip C. Song, M.D. Department of Otolaryngology, Division of Laryngology, Massachusetts Eye and Ear, Harvard Medical School, Boston, MA, USA

Niranjan Sritharan, B.Sc. (Med), M.B.B.S., F.R.A.C.S. (OHNS) Nepean Hospital, Kingswood, NSW, Australia
University of Western Sydney, Sydney, NSW, Australia

David J. Terris, M.D., F.A.C.S. Department of Otolaryngology, Georgia Health Sciences University, GRU Thyroid Center, Augusta, GA, USA

Phuong Nguyen Thanh, M.D. Department of General, Visceral, and Vascular Surgery, Medical Faculty, Martin Luther, University of HalleWittenberg, Halle (Saale), Saxony-Anhalt, Germany

Neil S. Tolley, M.D., F.R.C.S., D.L.O. Department of Thyroid and Endocrine Surgery, Hammersmith Hospital, Imperial College Healthcare NHS Trust, London, UK

Mark L. Urken, M.D., F.A.C.S., F.A.C.E. Department of Otolaryngology, Icahn School of Medicine at Mount Sinai, Mount Sinai Beth Israel Medical Center, New York, NY, USA

Beata Wojtczak, M.D., Ph.D. First Department and Clinic of General, Gastroenterological and Endocrine Surgery, Wroclaw Medical University, Wroclaw, Poland

Richard J. Wong, M.D. Department of Surgery, Memorial Sloan-Kettering Cancer Center, New York, NY, USA

Gayle E. Woodson, M.D. SIU School of Medicine, Springfield, IL, USA

Che-Wei Wu, M.D., Ph.D. Department of Otorhinolaryngology—Head and Neck Surgery, Faculty of Medicine, College of Medicine, Kaohsiung Medical University, Kaohsiung, Taiwan, China

中文版前言

甲状腺外科手术发展至今，仍然创新不断：从最初的开放甲状腺手术，到现在各种入路的腔镜甲状腺手术，都不断地丰富着甲状腺外科。但无论是何种方法的外科手术，解剖学仍是其不变的根基。本书详细讲述了甲状腺外科中最常涉及的两种神经——喉返神经与喉上神经，从神经的起源、走行、功能、变异及其与周围组织的毗邻关系来叙述。书中有大量绘图、尸体解剖照片和手术照片，将解剖理论与手术实际操作相结合。通过阅读本书，甲状腺外科医生能更透彻地理解神经解剖学在外科手术中的应用，让手术更加精细化、个性化，这亦是开展各种甲状腺外科术式的基石。

本书作者 Greygory W. Randolph 博士是美国马萨诸塞州眼耳医院甲状腺外科的主任，是甲状腺外科领域的权威专家。2003 年，他主编的《甲状腺及甲状旁腺外科学》出版，随后修订出版第二版，于 2016 年被我国学者翻译并在国内出版，该著作在国内外均好评不断。而本书是 Randolph 博士团队的又一部不可多得的优秀著作，它基于前作的坚实基础而编写，详细阐述了喉返神经及喉上神经的解剖知识与应用，值得业内人士借鉴和学习。

湖南省肿瘤医院在甲状腺外科方面做出了许多努力：经口入路腔镜甲状腺手术发展迅速，自开展以来，截至 2022 年 6 月已经突破两千例，目前已成为常规术式；在处理复杂及复发性甲状腺癌方面具有丰富的经验；达芬奇机器人甲状腺手术使操作更加精准、精细。这些都离不开医生对解剖的熟悉和对手术技术的不断探索。我们团队牵头并组织了全国的同道一起翻译了本书。翻译过程中，我们数次修正，反复斟酌，确保翻译的准确性，同时也希望能够让文字通俗易懂。尽管如此，翻译工作难免存在一些疏漏及不足之处，还望读者理解，并提出宝贵意见，一起为甲状腺外科事业的发展做出贡献。

最后，衷心感谢所有译者的辛勤劳动及同道在本书整理过程中给予的无私帮助和支持。

湖南省肿瘤医院甲状腺外科

英文版前言

本书全面回顾了喉返神经、喉上神经与甲状腺和甲状旁腺手术的相关知识，包括外科解剖学、外科技术及最新的技术进展，与保护这些神经有关的神经监测，以及甲状腺手术期间发生的神经损伤的监测和管理。

本书强调了甲状腺和甲状旁腺手术的电生理特性。这些神经在患者的家庭生活、工作甚至精神生活中扮演着极其重要的角色。本书内容涵盖了喉神经学、喉的基本功能、喉镜检查适应证、喉返神经与喉上神经的解剖和术中处理；特别强调了术中神经监测的最新进展，包括喉上神经监测、持续性迷走神经监测等新领域。

自始至终，我们致力于以表格和图片的形式简洁地呈现内容。每章的内容都关系到整本书的质量。每位作者都是来自世界各地最优秀的研究人员和临床医生。他们是经过仔细挑选的，其临床工作和研究领域与负责撰写的内容主题相匹配。这些作者为每个主题都提供了一个富有特色的总体方向，并确保阐述客观、全面。在许多章节中，来自不同地区甚至不同专业的专家共同阐述一个主题，呈现出多样化的合作。

这是第一本与甲状腺手术有关的专注于喉的神经支配的书。我们希望它既可用于甲状腺和甲状旁腺外科医生的培训和教育，也可为经验丰富的外科医生所用。

我想感谢所有给予我们帮助的人，没有他们，这个项目就不可能完成。首先，我感谢副主编 Henning Dralle、Gianlorenzo Dionigi、Marcin Barczynski 和 Feng-Yu Chiang。此外，我还要感谢我的朋友兼同事 Dipti Kamani 博士，感谢她在研究方面提供的帮助。我还要感谢我的朋友 John、Claire Bertucci、Mike 和 Liz Ruane 长期的鼓励和支持。最后，我要感谢在本书编写过程中发挥了重要作用的医生，特别是 Brad Welling 博士，他是主席，也是我的朋友和导师，感谢他对我在波士顿的甲状腺手术实践和我的职业生涯发展给予的持续支持。我还要感谢 Keith Lillemoe 博士和 Ken Tanabe 博士，感谢他们对现代内分泌手术的发展所做的奉献。

Gregory W. Randolph
Boston, MA, USA

目 录

第 *1* 篇
简 介

Henning Dralle

第 1 章
喉返神经和喉上神经损伤率：来自国家质量登记中心和文献的数据

Neil S. Tolley, Konstantinos Chaidas, and Anders Bergenfelz

1 000 多年前大家都认为，甲状腺切除术也许比其他任何手术都更能代表外科医生的最高 "艺术成就"，而现在任何有能力的外科医生都可以在没有风险的情况下完成甲状腺切除术。如今的手术更加精细、复杂，那么，很久之前被提出并被反复质疑和不断研究的手术相关问题，现在是否已经得出了更完善的结论？

——Dr. William S. Halsted，1920

摘要

甲状腺手术对发声的影响是衡量手术质量的一项关键指标。本章讨论了可能影响喉返神经和喉上神经外支 (EBSLN) 损伤发生率的因素。本章回顾了相关文献，总结了甲状腺术后神经麻痹的发生率，特别是参考了英国和斯堪的纳维亚的质量登记中心的数据。现有证据表明真实的神经损伤率高于已报道的数据。本文讨论的可能影响神经损伤的因素均通过循证医学的方式获得。

这一研究领域中最重要的观点是术后声带检查的比例与声带麻痹发生率呈正相关。总体而言，10% 的患者在甲状腺切除术后会出现暂时性的喉部麻痹。永久性的声音损伤很普遍，但是文献严重低估了它的真实发生率，其实际发生率仍然未知。30% 声带麻痹的患者可能不会有声音症状的表现，这再次证明了术后常规声带检查的重要性。同时，由喉上神经外支造成的声音改变也非常普遍，其实际发生率也是不确定的。这可能是由于现有的无创性声带检查无法精准诊断所致。

本章再次强调了外科手术对患者预后的影响。例如，二次手术、更加广泛的手术切除范围和肿瘤手术（特别是需要淋巴结清扫时）已经被确定为声带麻痹的高危因素。类似的，胸骨后甲状腺肿也有更高的神经损伤发生率。目前尚不清楚手术侧别、良性疾病如格雷夫斯病（Graves' disease）等是否为高危因素。

关键词

喉返神经损伤；BAETS 数据库；斯堪的纳维亚质量登记中心；喉上神经外支损伤；喉上神经外支；喉上神经

N. S. Tolley, M.D., F.R.C.S., D.L.O. (✉)
K. Chaidas, M.D., Ph.D.
Department of Thyroid and Endocrine Surgery,
Hammersmith Hospital, Imperial College Healthcare
NHS Trust, Du Cane Road, London W12 0HS, UK
e-mail: n.tolley@imperial.ac.uk

A. Bergenfelz, M.D., Ph.D.
Department of Surgery, Skåne University Hospital,
Lund, Sweden

引　言

随着甲状腺外科技术的不断进步，临床上已经建立了完善的甲状腺手术体系。但在 19 世纪早期，甲状腺外科的开创性工作并不被内科同行所认可，甚至遭到了法国当局禁止。

随着无菌技术和麻醉技术的进步，以及对甲状腺相关病理、生理、解剖、药物治疗理解的不断加深，外科先驱们实现了甲状腺手术的低死亡率。近 100 年来，William S. Halsted 关于甲状腺手术的论述依然是正确的，但关于甲状腺手术的并发症研究却很少，特别是关于手术对声音方面的影响。

通过喉功能实现发声和说话是人类独一无二的能力。发声的能力赋予我们个性，对我们的社交和工作具有重要意义。我们通过声音表达情绪和想法，展现我们的个性。古希腊人认为声音非常重要，他们相信声音源自心脏。

甲状腺切除手术应该由经验丰富的外科医生施行，有证据表明，手术操作例数多的外科医生，其手术并发症发生率低[1-3]。但是文献报道，在美国和英国近 75% 的甲状腺切除手术是由年甲状腺手术不足 20 例的外科医生所施行的[4, 5]。

Rosenthal 等分析了 20 年内三级医院的声带固定患者的原因，发现甲状腺手术始终是双侧声带固定最常见的原因[6]。甲状腺术后暂时性喉返神经麻痹的发生率约为 10%，永久性声嘶的比例为 4%[7]。

甲状腺术后真实的神经损伤发生率不得而知，很可能被低估了。研究表明喉麻痹的比例与甲状腺术后喉部检查的比例成正比[8, 9]。

80% 的患者表现为甲状腺手术后声音改变[10]，可以根据其原因将其大致分为神经性与非神经性两类（表 1.1）[11]。

尽管喉返神经（RLN）损伤可能导致明显的声音障碍，但高达 30% 的声带麻痹患者没有症状表现[12]。虽然喉上神经外支损伤的诊断困难，但它对音调及声音投射能力的影响同样可以引起严重的并发症[13]。另外，喉上神经外支损伤会对专业艺术嗓音产生显著的影响。非神经性的影响因素，如环甲肌和带状肌损伤、插管损伤以及术后瘢痕对喉的活动性的限制，对声音的影响仍然未知。

需要重视的是，通过插管前和插管后检查评估

表 1.1　甲状腺切除术相关的声音改变原因

声音改变原因	声音表现
神经性	
喉返神经损伤	声嘶，气嗓声，发声疲劳
喉上神经外支损伤	发高频音能力下降（音调降低），声嘶，气嗓声，发声疲劳
非神经性	
环甲肌损伤	发高频音能力下降，声嘶，气嗓声，发声疲劳
局部软组织损伤，带状肌损伤，局部血肿，水肿	声嘶，音域降低，语音单调，音调降低
气管插管相关损伤	声嘶
非并发性上呼吸道感染	声嘶，气嗓声

表明，近 30% 的患者声带损伤是由插管导致的[6]。

喉返神经

历史

公元 2 世纪，Galen 首先报道并命名了喉返神经[14]。公元 7 世纪，Pualus Aeginetus 提出甲状腺切除手术应避免暴露喉返神经。1543 年，Vesalius 绘制了第一张喉返神经解剖图。1938 年，Lahey 和 Hoover 证实了常规辨别和解剖喉返神经能显著降低甲状腺手术喉返神经损伤率[15]，目前其已成为大多数甲状腺外科医师的标准操作。

喉返神经的构成与功能

喉返神经是由运动、感觉及自主神经纤维构成的混合型神经，其运动神经属于 A 型有髓纤维，大约 80% 具有内收肌功能。

神经直径为 1~3 mm，两侧喉返神经直径无统计学差异[16-18]。

左侧喉返神经走行较长，约 10 cm，右侧约 8.5 cm[19]。约 30% 的喉返神经有分支，90% 的分支出现在喉返神经与甲状腺下动脉相交叉处以上水平[20, 21]。

喉返神经走行贴近甲状腺背面，并经环甲关节后方入喉。喉返神经行经 Berry 悬韧带后方背面，但是也常常穿行于 Berry 韧带内。在这种情况下，

甲状腺切除术中由于助手牵拉，喉返神经损伤风险会明显增加。

喉返神经损伤后声带固定位置的机制尚不明确。

喉返神经损伤的机制

一些研究表明，甲状腺切除时，即使肉眼检查确认了神经的完整性，也无法保证其功能没有受损。Lo 等[22] 报道的 33 例喉返神经损伤病例中，仅有 5 例在术中得以确认。同样，Patow 等[23] 报道的 10 例喉返神经损伤的病例中，仅有 1 例在术中被发现。在另外一项研究中，40 例最终发展成为声带麻痹的喉返神经损伤中，能在术中被确认的仅有 3 例[24]。斯堪的纳维亚质量登记中心的数据表明，术中外科医生怀疑的神经损伤仅为其损伤总量的 10%[9]。

喉返神经靠近或穿过 Berry 韧带处是其发生损伤风险最高的地方。术中 Berry 韧带对喉返神经的牵拉和挤压很可能是导致神经损伤的原因。另外，术中的热损伤和机械性损伤也是其受损的原因。

研究表明，由于水肿，甲状腺术后喉返神经直径显著增加[17]。这可能是在没有神经麻痹的情况下发生声音改变的原因。

喉返神经损伤的后果

喉返神经麻痹产生的症状非常多样，包括从轻微的声音改变到严重声音嘶哑，从单侧神经损伤导致的声音嘶哑到双侧损伤导致的急性呼吸道梗阻[25]。虽然甲状腺术后发声障碍通常与喉返神经损伤有关，但部分发声障碍的患者却表现为声带活动"正常"。无论是暂时的还是永久性的术后声音改变，都显著影响了患者的生活质量，特别是对于那些从事声音相关专业的患者。

喉返神经损伤还可能导致感觉改变，这将造成吞咽障碍和误吸[25]。喉返神经后支发出神经分布至环咽肌和食管。56% 的单侧神经损伤患者会出现吞咽困难，44% 的患者会出现明显的误吸症状[26-28]。

与上述文献报道相反，很多喉返神经损伤的患者没有症状，这可能是由受损神经仍保留部分功能、声带瘫痪所处于位置的差异性，或者对侧声带代偿等造成的。有近 1/3 的单侧声带麻痹患者可能并没有任何症状[12]。

喉返神经损伤的诊断

早期识别神经损伤非常重要，能为那些神经损伤患者尽早提供言语治疗和康复的机会，从而改善声音预后，提高生活质量。常规的声音评估方法包括验证声音、甲状腺切除问卷调查、声学检查以及评估神经损伤必须要做的喉部检查[11]。

Dionigi 等报道，术后 14 天喉部检查喉返神经麻痹的发现率明显低于术后 0~1 天。基于该研究结果，他建议出院之前应该进行喉部检查[29]。

目前国际上并未对"暂时性"和"永久性"喉返神经麻痹的定义达成一致。有证据表明神经部分损伤在术后最初几天即开始恢复，直至术后数周内神经功能恢复至正常[29, 30]。2/3 的暂时性神经麻痹在 4 周内恢复[31]，89% 在 12 个月内消退[29]。但喉返神经功能在术后 2 年还能恢复的可能性很低[32]。从务实的角度来看，几个团队的研究都支持假如喉返神经功能在 12 个月内不能恢复，就可以诊断为永久性喉返神经麻痹[22, 29, 33, 34]。

影响喉返神经损伤率的因素

● 神经识别

1938 年，Lahey 和 Hoover 提出了甲状腺手术中常规辨识喉返神经的原则，这一原则显著减少了甲状腺手术中喉返神经的损伤[15]。一些研究也支持这一原则[24, 30, 35-37]。

德国的一项大样本多中心研究表明，术中不寻找、辨认喉返神经的损伤风险会增至 1.41 倍[38]，而据 Mountain 等报道神经损伤风险会增至 3~4 倍[39]。在一些甲状腺专科中心，遵循术中辨识喉返神经的原则，其神经损伤率低至 0.5%[40-45]。

一些研究者认为在手术解剖过程中喉返神经极易受损，长程解剖和暴露喉返神经将使得神经损伤风险增高，他们推荐甲状腺手术过程中尽量减少喉返神经的解剖和显露[46-48]。与此观点相反，Chiang 等则认为喉返神经对于精细的手术解剖操作耐受较好，长程的喉返神经解剖并不增加其损伤风险[49]。

● 再次手术

尽管各家报道的发生率不一，但再次手术确实增加了喉返神经损伤的风险[1, 38, 50]。文献报道二次手术中喉返神经麻痹风险发生率在 2%~30%[1, 24, 38, 51-53]。

Jatzko 等报道，良性甲状腺肿块二次手术的喉返神经麻痹发生率约为 8%，而在首次手术中其发生率几乎为 0%[36]。Thomusch 等的一项大型前瞻性研究表明，良性甲状腺肿块再次手术的喉返神经麻痹风险是初次手术的 3.1 倍[38]。Lo 等报道了类似的结果[22]，再次手术的患者神经麻痹发生率为 4%，而初次手术低于 1%。Hayward 等报道，与初次手术相比，再次手术永久性喉返神经麻痹的风险显著增加；再次手术暂时性神经麻痹的发生率为 4.41%，而初次手术仅为 1.13%[26]。英国内分泌和甲状腺外科医师协会（The British Association of Endocrine and Thyroid Surgeons，BAETS）统计表明，再次手术的术后神经麻痹发生率是初次手术的 6 倍之高[4, 8, 54]。

- 外科医生经验

文献报道揭示了手术结果与外科医生经验之间的关系。经验丰富的外科医生的术中喉返神经损伤的发生率低于 1%[1-3]。Dralle 等的研究表明，喉返神经解剖大于 45 例 / 年的外科医生的喉返神经麻痹的发生率明显低于小于 45 例 / 年的外科医生（0.72% vs 1.06%）[1]。Sosa 等发现对于甲状腺切除手术而言，外科医生的手术量与其手术并发症显著相关，年甲状腺手术量大于 100 台的外科医生的喉返神经损伤发生率低[3]。尽管如此，即便是经验丰富的外科医生仍需面对和处理很多复杂的手术情况，而这些复杂的情况可能更容易导致手术并发症的发生。Kandil 等的一项大型研究有类似发现，对于甲状腺全切的患者而言，外科医生的手术量与术后并发症发生率显著相关[2]。相反，手术量较少的外科医生的喉返神经麻痹的发生率明显较高。

然而，其他研究表明，经指导和培训的外科新手所施行的甲状腺手术，其喉返神经麻痹的发生率与经验丰富的医生相比并没有显著性差异[38, 55-57]。这些数据证实外科医生的专业培训及手术操作例数是喉返神经麻痹发生率的影响因素。无论个人甲状腺手术量如何，经过甲状腺专科培训的外科医生的神经麻痹发生率并没有显著升高[58]。

- 神经监测

文献中没有足够的证据支持甲状腺术中神经监测（IONM）能够显著降低喉返神经损伤的风险。对总共纳入 1 513 例患者、解剖 2 912 条喉返神经的四项研究的荟萃分析显示，与常规探查和识别喉返神经相比，使用术中神经监测并不能显著降低暂时性或永久性喉返神经损伤的风险[59]。

同样，Higgins 等的一项大型荟萃分析（共计

64 699 条喉返神经）表明，与常规辨识喉返神经相比，术中神经监测没有降低喉返神经损伤的风险（暂时性声带麻痹分别为 2.74%、2.49%，永久性声带麻痹分别为 0.75%、0.58%）[33]。

Zheng 等评估了 36 487 例术中喉返神经解剖的病例，通过荟萃分析进一步表明，IONM 与常规辨识神经技术相比，暂时性喉返神经损伤发生率有统计学差异（2.56% vs 2.71%），但永久性喉返神经损伤发生率无统计学差异（0.78% vs 0.96%）[60]。

一项 1 000 例双侧甲状腺切除的随机对照试验中，仅依靠肉眼辨识喉返神经组暂时性喉返神经麻痹发生率为 3.8%，IONM 组为 1.2%，两组比较有统计学差异（P=0.011）；永久性神经麻痹两组之间并没有统计学差异，分别为 1.9% 和 0.8%，这一结果可能是由研究证据不够充分造成的。进一步分析表明，对于复杂手术的患者，使用 IONM 能从中受益[61]，这项研究指出 IONM 可以减少喉返神经损伤的发生率。

- 手术范围

一般而言，甲状腺手术切除范围越大，发生喉返神经麻痹的风险越高[62]，Erbil 分析了 3 250 例甲状腺癌手术，发现扩大甲状腺切除术的喉返神经麻痹风险是保守甲状腺切除（甲状腺次全切除）的 12.6 倍[63]。Dralle 报道了类似的结果，甲状腺腺叶全切的永久性喉返神经麻痹风险比腺叶次全切除明显升高（1.34% 和 0.68%）[1]。喉返神经邻近 Berry 韧带，甲状腺近全切除术（保留一侧 Berry 韧带处的甲状腺组织）可减少喉返神经麻痹风险[64, 65]。

- 手术侧别

尽管双侧喉返神经在解剖上存在差异，对于侧别与喉返神经麻痹的关系，目前文献上并没有明确的证据。一些报道认为右侧喉返神经损伤的概率更高[45]。Serpell 报道，在双侧甲状腺切除术中，右侧喉返神经麻痹的发生率更高（右侧占 65%，左侧占 35%）[66]，这与 Rosato 等（右侧占 75%）和 Zambudio 等 [共纳入 301 例患者，喉返神经麻痹患者共 26 例（8.6%），其中右侧 16 例（62%），左侧 10 例（38%）] 的报道一致[45, 67]。

然而，与这些研究结果相反，Serpell 发现在单侧甲状腺手术中，左侧喉返神经损伤更为常见，是右侧的 2.7 倍[66]。

右侧喉返神经更容易损伤的潜在原因包括：右

侧神经的走行更倾斜，更容易出现神经分支的情况，对侧腺叶的存在及其大小可能会对神经的牵拉程度和紧张度产生影响。外科医生习惯右手操作还是左手操作也是喉返神经损伤的影响因素。

尽管存在这些理论上的风险可能，但另外一些研究认为，无论手术位于哪一侧，其神经损伤发生率没有不同。Dionigi 等 [29] 报道双侧喉返神经损伤发生率没有显著差异，这一结论也被其他一些研究证实 [22, 62]。Hayward 的一项大宗病例研究表明 51 例神经损伤的病例在手术侧别上并没有显著差异（1 742 例喉返神经解剖，左侧 1.37%；1 990 例喉返神经解剖，右侧 1.35%）[26]。

- 恶性肿瘤手术

甲状腺癌手术增加了喉返神经麻痹的风险，通常是因为肿瘤直接侵犯神经或周围软组织。据报道，甲状腺癌患者神经侵犯的发生率可高达 20%[24]。

Dralle 等报道，1.52% 的原发性甲状腺癌手术患者发生永久性喉返神经麻痹，而在良性病变仅为 0.5%[1]。Lo 等的一项前瞻性研究表明，甲状腺癌手术（5.26%）与良性病变手术（0.7%）相比，喉返神经损伤率明显更高 [22]。同样，Hayward 等也证实甲状腺癌手术增加了永久性和暂时性喉返神经损伤的发生率（0.28% 和 1.82%），而在良性病变手术中其发生率分别为 0.13% 和 1.12%[26]。其他一些小型的研究也支持这一结论，甲状腺癌手术喉返神经麻痹发生率从 2% 至 50% 不等 [1, 22, 32, 43, 63, 68]。当甲状腺癌手术同时行中央区清扫时，其神经损伤风险更高 [69-71]。

- 格雷夫斯病手术

有人提出喉返神经麻痹风险的增加与格雷夫斯病手术有关。这一观点并不被完全认可，一些研究表明任何类型的良性病变手术之间的喉返神经麻痹发生率都没有显著差异 [1, 26, 63, 72]。

- 胸骨后甲状腺肿手术

胸骨后甲状腺肿手术是否会增加喉返神经损伤的风险，目前尚不明确。有人提出胸骨后甲状腺肿患者的手术可能会增加喉返麻痹的发生率 [1, 73-75]。Agha 等报道，59 例胸骨后甲状腺肿患者术中喉返神经暂时麻痹的发生率为 8.5%，永久性麻痹为 5.1%[73]。但一项大宗病例研究显示，胸骨后甲状腺肿手术并不增加喉返神经损伤的风险 [76]。Randolph 等报道较大的颈前和胸骨后甲状腺肿都可能造成喉

返神经移位，术中仔细辨认和解剖喉返神经能防止神经损伤 [77]。

喉返神经损伤率

一篇纳入 27 篇文献和 25 000 例患者的文献综述表明，甲状腺术后暂时性声带麻痹的平均发生率为 9.8%，永久性神经损伤为 2.3%。文献报道神经损伤率从 2.3% 至 26% 不等，在一定程度上可能与术后喉部检查的应用和检查时间有关 [7]。

Thomusch 等总结 7 266 例良性甲状腺病变手术患者得出结果，喉返神经暂时性麻痹发生率为 2.1%，永久性麻痹为 1.1%[38]。Rosato 等报道 14 934 例甲状腺手术患者中暂时性神经损伤的发生率为 3.4%，永久性损伤为 1.4%[78]。一些小样本的研究证实永久性喉返神经麻痹的发生率在 0.3% 至 3% 之间，而暂时性麻痹则高达 8%[22, 24, 38, 55, 71, 79-81]。

我们推测，那些喉返神经麻痹发生率较高的医疗机构，他们很可能不愿如实报道其数据，这就掩盖了喉返神经麻痹的真实发生率。笔者期望在国家范围的审计数据库里，应强制性提供准确的、真实的喉返神经损伤发生率的图表数据。

2012 年斯堪的纳维亚质量登记中心纳入了 1 年内来自瑞典和丹麦的 31 个外科中心近 2 000 例甲状腺切除手术的患者 [82]。结果表明，喉返神经暂时性损伤的发生率为 3.02%（≤ 6 周），永久性损伤为 1%（≥ 6 个月）。然而，仅有 52% 的患者术后常规接受了喉镜检查。

这些结果与 2011 年的报道相似 [83]，其结果显示喉返神经暂时性损伤发生率为 3.2%，永久性损伤为 0.6%，30.2% 的患者术后有声音改变的症状并接受了喉镜检查，总计 50.4% 的患者接受了术前和术后的常规喉镜检查。

登记数据分析表明，与仅在术后有永久和严重声音改变的患者中进行喉镜复查相比，术后常规行喉部检查患者的喉返神经麻痹发生率将倍增 [9]。

2012 年 10 月，第四次 BAETS 审计数据发表，这一审计数据基于 142 名外科医生所施行的 18 904 例甲状腺切除手术。

在这份报告里，2007—2011 年甲状腺初次手术的喉返神经麻痹发生率为 1.8%~2.01%[8]，再次手术比例为 3%。2010—2011 年初次手术的 2 610 例患者，腺叶切除的喉返神经麻痹发生率为 1.3%，

而甲状腺全切为 2.3%。对于再次手术的患者，腺叶切除和全切的发生率分别增加至 2.5% 和 10%。

此外，喉返神经麻痹发生率的差异很大程度上与术后实施喉部检查有关。据报道，当术后喉镜复查率小于 30% 时，喉返神经麻痹的发生率是 1.7%。而当术后喉镜复查率为 30%~80% 时，喉返神经麻痹的发生率增加至 2.5%；当喉镜复查率高于 80% 时，喉返神经麻痹发生率增加至 4.2%。

在 BAETS 调查审计报告里，术前喉镜检查的总体比例仅 60.9%，再次手术的喉镜复查率为 86.7%。令人担忧的是，对于全部初次和再次手术病例，术后喉镜复查的总体比例低于 20%。因此，在英国，真实的暂时性和永久性声带麻痹的发生率仍然未知。

喉上神经

历史

1543 年，Vesalius 对喉上神经进行了解剖方面的报道；3 个世纪后的 1892 年，Fort 首次报道，喉上神经外支是环甲肌的动力支配神经。

尽管喉上神经的功能十分重要，但人们在甲状腺手术中对其的关注并不多。1935 年，著名歌剧歌唱家 Amelita Galli-Curci 的职业生涯就是因喉上神经的损伤而终结的。为了保护喉返神经，Amelita Galli-Curci 在局部麻醉下接受了甲状腺手术。尽管如此，由于喉上神经的损伤，术后也出现了永久性的声音嘶哑 [84, 85]。

结构和功能

Tschiassny 于 1944 年、Arnold 于 1961 年分别描述了环甲肌的收缩对声音产生的影响，证实了喉上神经的重要性 [86, 87]。接下来的几十年里，几位作者描述了甲状腺切除术中辨识和保护喉上神经的方法 [88-92]。Lennquist 将喉上神经描述为"甲状腺手术中被忽视的神经"，尽管其损伤会对发声产生严重的影响 [93]。

喉上神经是迷走神经的第一个分支，起源于颈动脉分叉上方大约 4 cm 的结状神经节。喉上神经分为内、外两支 [94, 95]。喉上神经内支走行于颈动脉内侧并穿过甲状舌骨膜入喉。喉上神经外支朝着甲状腺上极向下，走行于咽下缩肌筋膜浅面或深面，然后进入环甲肌。EBSLN 在胸骨甲状肌–喉部三角 (Joll 三角，前界为胸骨甲状肌，内侧界为环甲肌和咽下缩肌，外侧界为甲状腺上极) 进入喉 [82, 92, 95]。

大多数情况下，喉上神经外支 (EBSLN) 在甲状腺上极上方通过，但是其末端与甲状腺上极区域之间的关系存在较多的变异情况。因此，学术界提出了很多解剖分类。最常见的分类是由 Cernea 在 1992 年提出的，该解剖分类是基于 EBSLN、甲状腺上动脉和甲状腺上极之间的关系而提出的 [89, 90]。1998 年，Kierner 等报道了类似的分类方法，提出 EBSLN 分为 4 种解剖类型 [96]。最近，Friedman、LoSavio 和 Ibrahim 三人提出了一种不同的分类方法，该分类是基于 EBSLN 与咽下缩肌关系而提出的 [91]。

喉上神经内支提供声门上喉黏膜的感觉神经支配，也可能提供了某些喉肌肉的运动支配 [94, 95]。

EBSLN 支配环甲肌。环甲肌有两个肌腹，直行部和斜行部，两个肌腹同时收缩使甲状软骨和环状软骨相互靠近，增加同侧声带的紧张度和长度，声襞的紧张度和厚度影响其振动频率，进而影响音色特点。因此，EBSLN 对发声质量、音量大小和发高调声音有重要影响 [13]。

解剖学家 Galen 首次提出喉上神经与喉返神经存在交通支，特别是在杓状肌区域，即 Galen 吻合 [97, 98]。

损伤机制

EBSLN 由于与甲状腺上极血管和上极区域解剖关系密切，在甲状腺手术中容易损伤。不经意的牵拉和电刀热灼伤可能造成神经损伤，甚至解剖甲状腺上极和结扎上极血管都有可能误扎到 EBSLN。

损伤表现

甲状腺手术中喉返神经和甲状旁腺的并发症已被广泛报道。然而，尽管术中 EBSLN 损伤可导致暂时性或永久性的声音改变，但其并未受到重视。EBSLN 损伤可导致环甲肌功能障碍，从而使得发声质量改变、音量大小和发高频音调声音能力下降。环甲肌瘫痪最常见的表现是不能发高音调声音。患者表现为呼吸音嘶哑、清嗓增加和发声疲劳 [91, 92]。这些症状对很多患者来说可能不会自行察觉，但造成专业嗓音使用者发声能力的显著下降。由于环甲肌的收缩力减弱并不直接影响声门闭合，误吸症状并不常见。但如果合并了喉上神经内支损伤，就有可能出现误吸的症状。

EBSLN 损伤的诊断

由于声音改变症状的多样性以及缺乏明显的术后神经损伤相关的喉镜改变，单凭临床症状或喉镜的检查很难确诊 EBSLN 损伤。

环甲肌功能障碍对喉的影响有何表现目前仍有争议，文献中报道了环甲肌功能障碍在喉镜下的不同表现，包括声门后段向患侧旋转[99-102]、患侧声带水平面降低[99, 102, 103]、声带变薄、声带长度缩减、声带活动性降低、声带振动不对称[102-104]以及会厌根部偏向患侧[100]。

通过喉镜来检测这些环甲肌功能障碍的喉部表现通常非常困难。事实上，EBSLN 损伤后的临床表现症状常常很轻微，喉镜检查的结果往往不确定和有争议。肌电图（EMG）仍是明确 EBSLN 损伤的标准方法[88, 105]。当环甲肌完全瘫痪时，EMG 表现为动作电位补充减少和多相性改变，直至电位完全静息。EMG 是有创性检查，有时会有疼痛，因此并未广泛使用，患者接受度也不高。

EBSLN 损伤的影响因素

• 神经辨识

在甲状腺手术中，很多外科医生更愿意尽力去"回避"EBSLN，而不是常规去尝试辨识它。然而，为了减少 EBSLN 损伤，术中常规辨识 EBSLN 应该成为一种标准操作[25]。尽管有些文献报道，术中常规辨识 EBSLN 在减少其损伤率方面并没有统计学意义[106, 107]。在已发表的文献中，越来越多的证据表明，甲状腺切除手术中常规辨识 EBSLN 能减少其损伤。Cernea 证实，术中辨识 EBSLN 其损伤率为 0%，而术中不进行 EBSLN 辨识其损伤率为12%~28%[89, 90]。

Hurtado-Lopez 等报道了类似的研究结果，术中不进行神经辨认，EBSLN 损伤的发生率为 20%，术中肉眼辨识 EBSLN，其发生率降至 8%[108]。总体来说，一些甲状腺外科中心的研究资料表明，通过术中常规的 EBSLN 辨认，永久性 EBSLN 损伤率降至 0.5%[45, 106]。

• EBSLN 监测

甲状腺手术中 EBSLN 辨认常常是比较困难

的，这是由于 EBSLN 走行多变，甲状腺本身病变的影响，以及 EBSLN 可能位于咽下缩肌深面等原因造成的[89-91, 109, 110]。仅依靠肉眼，20% 位于筋膜下的神经不能清楚辨认[109]。IONM 的使用有利于 EBSLN 的寻找和辨别[88, 105]。近年来，随着神经刺激设备和 IONM 仪器使用的增加，术中神经辨识比例和功能性神经保留比例得以提高[89, 90, 111, 112]。

一项荟萃分析评估有无神经监测与肉眼辨识神经对神经损伤的影响，结果并无显著差异。但使用 IONM 显著降低了暂时性 EBSLN 损伤的风险，而并未降低永久性 EBSLN 损伤的风险[59]。

• 外科医生的经验

EBSLN 损伤是否与外科医生的手术量有关，目前尚不明确。Cernea 等证实缺乏经验的手术医生 EBSLN 损伤概率更高一些[88, 89]。据他报道：甲状腺手术常规神经解剖的病例中，经验丰富的高年资医生的手术 EBSLN 损伤率为 12%，而在低年资医生中，其损伤率达到 28%。

• 肿瘤手术

尽管相关的文献资料并不多，但 Hurtado-Lopez 等的研究表明，甲状腺癌甚至是病灶包膜外侵犯的手术病例也对 EBSLN 损伤发生率没有影响[108]。

EBSLN 损伤率

实际上，精确评估 EBSLN 的损伤率是非常困难的，因为文献报道的资料有限，且不同研究中所使用的评估方法并不相同。在已报道的文献中，EBSLN 损伤率从 0% 到 58% 不等。因此，我们有理由相信，EBSLN 损伤是甲状腺手术中最常被低估的并发症[113-117]。

对于术中尝试解剖辨识和保护 EBSLN 的情况，文献中通常利用喉镜检查和声音测评来评估术后 EBSLN 的功能。Reeve 等报道了 157 例神经解剖病例，发现 EBSLN 损伤率为 1.9%[117]。Lennquist 和 Kark 等的研究报道 EBSLN 损伤率分别为 2% 和 5%[109, 115]。Lore 等的一项大宗病例研究纳入 934 例神经解剖病例，其结果显示，通过术后喉镜检查，EBSLN 损伤率为 0.1%。而当利用声音测评来进行 EBSLN 功能评估时，EBSLN 永久性损伤率增加至 7.6%，暂时性损伤率增加至 13.6%[116]。Jonas 等研究 190 例解剖神经病例发现，术中使用神经监护仪替代肉眼辨识解剖寻找 EBSLN，其暂时性损伤率为 4.6%[112]。

也有少量研究利用动态喉镜和声音测评的方法来评估 EBSLN 损伤。Barczyński 等报道了 420 例术中解剖神经的病例，结果显示，肉眼下解剖辨识 EBSLN，其暂时性损伤率为 6%，而使用神经监护仪时，损伤率降至 1.5%[111]。Bellantone 等的随机病例研究（459 例）显示，术中常规进行 EBSLN 解剖辨识，其暂时性神经损伤率为 0.5%，而术中非常规解剖辨识神经，其 EBSLN 损伤率增加至 0.8%[106]。

有证据表明，EMG 是确诊 EBSLN 损伤的精准诊断工具。在已报道的文献中，一些研究使用了该方法评估甲状腺术后 EBSLN 的功能。Jansson 等利用 EMG 检查 26 例术中没有试图显露喉上神经的病例，发现暂时损伤率为 58%，永久性损伤率为 3.8%[114]。

在 Teitalbaum 和 Wenig 报道的 20 例患者中，使用 EMG 的方法进行 EBSLN 功能评估，EBSLN 损伤发生率为 5%[102]。而据 Aluffi 报道，35 例术中解剖神经的病例中，EBSLN 损伤率为 14%[113]。Cernea 等总结 90 例解剖神经的病例发现，当术中未辨识 EBSLN 时，其损伤率在 12% 至 28% 不等；而术中使用 IONM 时损伤率降为 0%[89, 90, 106]。Selvan 等报道了类似的研究结果，使用 IONM 时，70 例术中解剖神经的病例中 EBSLN 损伤发生率为 0%[118]。Hurtado-Lopez 等对 100 例患者进行回顾性分析发现，术中不寻找 EBSLN 时，其损伤率为 20%；而当术中辨识解剖 EBSLN 时，其损伤率降至 8%[108]。

最新一项荟萃分析表明：使用 IONM 的情况下，EBSLN 暂时性麻痹的发生率为 1.4%；不使用 IONM 对 EBSLN 进行解剖辨认，损伤发生率将增加至 5.7%。神经监护组中永久性 EBSLN 损伤发生率为 0.3%；而在肉眼辨认组中，永久性 EBSLN 损伤发生率为 0.9%[59]。

参考文献

[1] Dralle H, Sekulla C, Haerting J, et al. Risk factors of paralysis and functional outcome after recurrent laryngeal nerve monitoring in thyroid surgery. Surgery. 2004;136:1310–22.

[2] Kandil E, Noureldine SI, Abbas A, et al. The impact of surgical volume on patient outcomes following thyroid surgery. Surgery. 2013;154(6):1346–52;discussion 1352–3.

[3] Sosa JA, Bowman HM, Tielsch JM, et al. The importance of surgeon experience for clinical and economic outcomes from thyroidectomy. Ann Surg. 1998;228:320–30.

[4] The British association of endocrine and thyroid surgeons (2007) Second national audit report. Dendrite Clinical Systems, Oxford.

[5] Randolph GW, Healy GB. Otolaryngology and the American Association of Endocrine Surgery:time for a change. Surgery. 2008;143(1):153–4.

[6] Rosenthal LH, Benninger MS, Deeb RH. Vocal fold immobility:a longitudinal analysis of etiology over 20 years. Laryngoscope. 2007;117:1864–70.

[7] Jeannon JP, Orabi AA, Bruch GA, et al. Diagnosis of recurrent laryngeal nerve palsy after thyroidectomy:a systematic review. Int J Clin Pract. 2009;63(4):624–9.

[8] The British association of endocrine and thyroid surgeons (2012) Fourth national audit report. Dendrite Clinical Systems, Oxford.

[9] Bergenfelz A, Jansson S, Kristoffersson A, et al. Complications to thyroid surgery:results as reported in a database from a multicenter audit comprising 3,660 patients. Langenbecks Arch Surg. 2008;393(5):667–73.

[10] Stojadinovic A, Shaha AR, Orlikoff RF, et al. Prospective functional voice assessment in patients undergoing thyroid surgery. Ann Surg. 2002;236(6):823–32.

[11] Chandrasekhar SS, Randolph GW, Seidman MD, et al. Clinical practice guideline:improving voice outcomes after thyroid surgery. Otolaryngol Head Neck Surg. 2013;148(6 Suppl):S1–37.

[12] Sittel C, Stennert E, Thumfart WF, et al. Prognostic value of laryngeal electromyography in vocal fold paralysis. Arch Otolaryngol Head Neck Surg. 2001;127(2):155–60.

[13] Dackiw AP, Rotstein LE, Clark OH. Computer-assisted evoked electromyography with stimulating surgical instruments for recurrent/external laryngeal nerve identification and preservation in thyroid and parathyroid operation. Surgery. 2002;132(6):1100–6;discussion 1107–8.

[14] Kelly J, Mahalingam S. Surgical treatment of head and neck cancers in the ancient world. J Laryngol Otol. 2015;25:1–5.

[15] Lahey FH, Hoover WB. Injuries to the recurrent laryngeal nerve in thyroid operations:their management and avoidance. Ann Surg. 1938;108(4):545–62.

[16] Sepulveda A, Sastre N, Chousleb A. Topographic anatomy of the recurrent laryngeal nerve. J Reconstr Microsurg. 1996;12:5–10.

[17] Serpell JW, Woodruff S, Bailey M, et al. Recurrent laryngeal nerve diameter increases during thyroidectomy.

Ann Surg Oncol. 2011;18(6):1742–7.

[18] Wang C. The use of the inferior cornu of the thyroid cartilage in identifying the recurrent laryngeal nerve. Surg Gynaecol Obstet. 1975;140:91–4.

[19] Phelan E, Potenza A, Slough C, et al. Recurrent laryngeal nerve monitoring during thyroid surgery:normative vagal and recurrent laryngeal nerve electrophysiological data. Otolaryngol Head Neck Surg. 2012;147(4):640–6.

[20] Maranillo E, Leon X, Ibanez M, et al. Variability of the nerve supply patterns of the human posterior cricoarytenoid muscle. Laryngoscope. 2003;113(4):602–6.

[21] Maranillo E, Leon X, Orus C, et al. Variability in nerve patterns of the adductor muscle group supplied by the recurrent laryngeal nerve. Laryngoscope. 2005;115(2):358–62.

[22] Lo CY, Kwok KF, Yuen PW. A prospective evaluation of recurrent laryngeal nerve paralysis during thyroidectomy. Arch Surg. 2000;135:204–7.

[23] Patow CA, Norton JA, Brennan MF. Vocal cord paralysis and reoperative parathyroidectomy. A prospective study. Ann Surg. 1986;203:282–5.

[24] Chiang FY, Wang LF, Huang YF, et al. Recurrent laryngeal nerve palsy after thyroidectomy with routine identification of the recurrent laryngeal nerve. Surgery. 2005;137:342–7.

[25] Varaldo E, Ansaldo GL, Mascherini M, et al. Neurological complications in thyroid surgery:a surgical point of view on laryngeal nerves. Front Endocrinol (Lausanne). 2014;15(5):108.

[26] Hayward NJ, Grodski S, Yeung M, et al. Recurrent laryngeal nerve injury in thyroid surgery:a review. ANZ J Surg. 2013; 83(1–2):15–21.

[27] Leder SB, Ross DA. Incidence of vocal fold immobility in patients with dysphagia. Dysphagia. 2005;20(2):163–7.

[28] Ollivere B, Duce K, Rowlands G, et al. Swallowing dysfunction in patients with unilateral vocal fold paralysis: aetiology and outcomes. J Laryngol Otol. 2006; 120(1):38–41.

[29] Dionigi G, Boni L, Rovera F, et al. Postoperative laryngoscopy in thyroid surgery:proper timing to detect recurrent laryngeal nerve injury. Langenbecks Arch Surg. 2010;395:327–31.

[30] Wagner HE, Seiler C. Recurrent laryngeal nerve palsy after thyroid gland surgery. Br J Surg. 1994;81(2):226–8.

[31] Sancho JJ, Pascual-Damieta M, Pereira JA, et al. Risk factors for transient vocal cord palsy after thyroidectomy. Br J Surg. 2008;95:961–7.

[32] Steurer M, Passler C, Denk DM, et al. Advantages of recurrent laryngeal nerve identification in thyroidectomy and parathyroidectomy and the importance of preoperative and postoperative laryngoscopic examination in more than 1000 nerves at risk. Laryngoscope. 2002;112:124–33.

[33] Higgins TS, Gupta R, Ketcham AS, et al. Recurrent laryngeal nerve monitoring versus identification alone on post-thyroidectomy true vocal fold palsy:a meta-analysis. Laryngoscope. 2011;121:1009–17.

[34] Tomoda C, Hirokawa Y, Uruno T, et al. Sensitivity and specificity of intraoperative recurrent laryngeal nerve stimulation test for predicting vocal cord palsy after thyroid surgery. World J Surg. 2006;30:1230–3.

[35] Hvidegaard T, Vase P, Jørgensen K, et al. Identification and functional recording of the recurrent nerve by electrical stimulation during neck surgery. Laryngoscope. 1983;93(3):370–3.

[36] Jatzko GR, Lisborg PH, Müller MG, et al. Recurrent nerve palsy after thyroid operations—principal nerve identification and a literature review. Surgery. 1994; 115:139–44.

[37] Riddell V. Thyroidectomy:prevention of bilateral recurrent nerve palsy. Results of identification of the nerve over 23 consecutive years (1946–69) with a description of an additional safety measure. Br J Surg. 1970;57(1):1–11.

[38] Thomusch O, Machens A, Sekulla C, et al. Multivariate analysis of risk factors for postoperative complications in benign goiter surgery:prospective multicenter study in Germany. World J Surg. 2000;24:1335–41.

[39] Mountain JC, Stewart GR, Colcock BP. The recurrent laryngeal nerve in thyroid operations. Surg Gynecol Obstet. 1971;133(6):978–80.

[40] Bhattacharyya N, Fried MP. Assessment of the morbidity and complications of total thyroidectomy. Arch Otolaryngol Head Neck Surg. 2002;128:389–92.

[41] Chaudhary IA, Samiullah Masood R, Majrooh MA, et al. Recurrent laryngeal nerve injury:an experience with 310 thyroidectomies. J Ayub Med Coll Abbottabad. 2007;19:46–50.

[42] Filho JG, Kowalski LP. Postoperative complications of thyroidectomy for differentiated thyroid carcinoma. Am J Otolaryngol. 2004;25:225–30.

[43] Karamanakos SN, Markou KB, Panagopoulos K, et al. Complications and risk factors related to the extent of surgery in thyroidectomy. Results from 2043 procedures. Hormones (Athens). 2010;9:318–25.

[44] Reeve TS, Delbridge L. Crummer P (1986) Total thyroidectomy in the management of differentiated thyroid cancer:a review of 258 cases. Aust N Z J Surg. 1986;56:829–33.

[45] Zambudio AR, Rodriguez J, Riquelme J, et al. Prospective study of postoperative complications after total thyroidectomy for multinodular goiters by surgeons with experience in endocrine surgery. Ann Surg. 2004; 240:18–25.

[46] Bliss RD, Gauger PG, Delbridge LW. Surgeon's approach to the thyroid gland:surgical anatomy and the importance of technique. World J Surg. 2000;24:891–7.

[47] Harness JK, Fung L, Thompson NW, et al. Total thyroidectomy:complications and technique. World J Surg. 1986;10:781–6.

[48] Reeve T, Thompson NW. Complications of thyroid surgery:how to avoid them, how to manage them, and observations on their possible effect on the whole patient. World J Surg. 2000;24:971–5.

[49] Chiang FY, Lu IC, Tsai CJ, et al. Does extensive dissection of recurrent laryngeal nerve during thyroid operation increase the risk of nerve injury? Evidence from the application of intraoperative neuromonitoring. Am J Otolaryngol. 2011;32(6):499–503.

[50] Yarbrough DE, Thompson GB, Kasperbauer JL, et al. Intraoperative electromyographic monitoring of the recurrent laryngeal nerve in reoperative thyroid and parathyroid surgery. Surgery. 2004;136:1107–15.

[51] Chan WF, Lang BH, Lo CY. The role of intraoperative neuromonitoring of recurrent laryngeal nerve during thyroidectomy:a comparative study on 1000 nerves at risk. Surgery. 2006;140:866–72;discussion 872–3.

[52] Chiang FY, Lee KW, Chen HC, et al. Standardization of intraoperative neuromonitoring of recurrent laryngeal nerve in thyroid operation. World J Surg. 2010;34:223–9.

[53] Zakaria HM, Al Awad NA, Al Kreedes AS, et al. Recurrent laryngeal nerve injury in thyroid surgery. Oman Med J. 2011;26:34–8.

[54] The British association of endocrine and thyroid surgeons (2009) Third national audit report. Dendrite Clinical Systems, Oxford.

[55] Bergamaschi R, Becouarn G, Ronceray J, et al. Morbidity of thyroid surgery. Am J Surg. 1998;176:71–5.

[56] Goncalves Filho J, Kowalski LP. Surgical complications after thyroid surgery performed in a cancer hospital. Otolaryngol. Head Neck Surg. 2005;132:490–4.

[57] Shaha A, Jaffe BM. Complications of thyroid surgery performed by residents. Surgery. 1988;104:1109–14.

[58] Reeve T, Curtin A, Fingleton L, et al. Can total thyroidectomy be performed safely by general surgeons in provincial centers as by surgeons in specialized endocrine surgical units? Arch Surg. 1994;129:834–6.

[59] Sanabria A, Ramirez A, Kowalski LP, et al. Neuromonitoring in thyroidectomy:a meta-analysis of effectiveness from randomized controlled trials. Eur Arch Otorhinolaryngol. 2013;270(8):2175–89.

[60] Zheng S, Xu Z, Wei Y, et al. Effect of intraoperative neuromonitoring on recurrent laryngeal nerve palsy rates after thyroid surgery- a meta-analysis. J Formos Med Assoc. 2013;112(8):463–72.

[61] Barczyński M, Konturek A, Cichon S. Randomized clinical trial of visualization versus neuromonitoring of recurrent laryngeal nerves during thyroidectomy. Br J Surg. 2009;96(3):240–6.

[62] Thomusch O, Sekulla C, Walls G, et al. Intraoperative neuromonitoring of surgery for benign goiter. Am J Surg. 2002;183:673–8.

[63] Erbil Y, Barbaros U, Issever H, et al. Predictive factors for recurrent laryngeal nerve palsy and hypoparathyroidism after thyroid surgery. Clin Otolaryngol. 2004;32:32–7.

[64] Acun Z, Comert M, Cihan A, et al. Near-total thyroidectomy could be the best treatment for thyroid disease in endemic regions. Arch Surg. 2004;139:444–7.

[65] Watkinson JC, The British Thyroid Association. The British Thyroid Association guidelines for the management of thyroid cancer in adults. Nucl Med Commun. 2004;25:897–900.

[66] Serpell JW, Lee JC, Yeung MJ, et al. Differential recurrent laryngeal nerve palsy rates after thyroidectomy. Surgery. 2014; 156(5):1157–66.

[67] Rosato L, Carlevato MT, De Toma G, et al. Recurrent laryngeal nerve damage and phonetic modifications after total thyroidectomy:surgical malpractice only or predictable sequence? World J Surg. 2005;29:780–4.

[68] Chan WF, Lo CY. Pitfalls of intraoperative neuromonitoring for predicting postoperative recurrent laryngeal nerve function during thyroidectomy. World J Surg. 2006;30:806–12.

[69] Moo TA, Umunna B, Kato M, et al. Ipsilateral versus bilateral central neck lymph node dissection in papillary thyroid carcinoma. Ann Surg. 2009;250:403–8.

[70] Palestini N, Borasi A, Cestino L, et al. Is central neck dissection a safe procedure in the treatment of papillary thyroid cancer? Our experience. Langenbecks Arch Surg. 2008;393:693–8.

[71] Toniato A, Boschin IM, Piotto A, et al. Complications in thyroid surgery for carcinoma:one institution's surgical experience. World J Surg. 2008;32:572–5.

[72] Celakovsky P, Vokurka J, Skoloudik L, et al. Risk factors for recurrent laryngeal nerve palsy after thyroidectomy. Cent Eur J Med. 2011;6:279–83.

[73] Agha A, Glockzin G, Ghali N, et al. Surgical treatment of substernal goiter:an analysis of 59 patients. Surg Today. 2008;38:505–11.

[74] Pieracci FM, Fahey III TJ. Substernal thyroidectomy is associated with increased morbidity and mortality as compared with conventional cervical thyroidectomy. J Am Coll Surg. 2007;205:1–7.

[75] White ML, Doherty GM, Gauger PG. Evidence-based surgical management of substernal goiter. World J Surg. 2008;32:1285–300.

[76] Chauhan A, Serpell JW. Thyroidectomy is safe and effective for retrosternal goitre. ANZ J Surg. 2006;76:238–42.

[77] Randolph GW. Surgical anatomy of the recurrent laryngeal nerve. In:Randolph GW, editor. Surgery of the thyroid and parathyroid glands. Philadelphia (PA):Saunders;2003. p. 300–42.

[78] Rosato L, Avenia N, Bernante P, et al. Complications of thyroid surgery:analysis of a multicentric study on 14,934 patients operated on in Italy over 5 years. World J Surg. 2004;28(3):271–6.

[79] Echternach M, Maurer CA, Mencke T, et al. Laryngeal complications after thyroidectomy:is it always the surgeon? Arch Surg. 2009;144(2):149–53.

[80] Efremidou EI, Papageorgiou MS, Liratzopoulos N, et al. The efficacy and safety of total thyroidectomy in the management of benign thyroid disease:a review of 932 cases. Can J Surg. 2009;52(1):39–44.

[81] Lefevre JH, Tresallet C, Leenhardt L, et al. Reoperative surgery for thyroid disease. Langenbecks Arch Surg. 2007; 392(6):685–91.

[82] Scandinavian Quality Register for thyroid, parathyroid and adrenal surgery (SQRTPAS) (2012). Annual report 2012 (operational year 2011). Malmö, Sweden.

[83] Scandinavian Quality Register for thyroid and parathyroid surgery incorporating adrenal surgery (2011). Annual report 2011. Malmö, Sweden.

[84] Crookes PF, Recabaren JA. Injury to the superior laryngeal branch of the vagus during thyroidectomy:lesson or myth? Ann Surg. 2001;233(4):588–93.

[85] Marchese Ragona R, Restivo DA, Mylonakis I, et al. The superior laryngeal nerve injury of a famous soprano, Amelita Galli-Curci. Acta Otorhinolaryngol Ital. 2013;33:67–71.

[86] Arnold GE. Physiology and pathology of the cricothyroid muscle. Laryngoscope. 1961;71:687–753.

[87] Tschiassny K. Studies concerning the action of the

musculus cricothyreoideus. Laryngoscope. 1944;54:589–604.

[88] Barczyński M, Randolph W, Cernea CR, et al. External branch of the superior laryngeal nerve monitoring during thyroid and parathyroid surgery:international neural monitoring study group standards guideline statement. Laryngoscope. 2013;123:1–14.

[89] Cernea CR, Ferraz AR, Furlani J, et al. Identification of the external branch of the superior laryngeal nerve during thyroidectomy. Am J Surg. 1992;164:634–9.

[90] Cernea CR, Ferraz AR, Nishio S, et al. Surgical anatomy of the external branch of the superior laryngeal nerve. Head Neck. 1992;14:380–3.

[91] Friedman M, LoSavio P, Ibrahim H. Superior laryngeal nerve identification and preservation in thyroidectomy. Arch Otolaryngol Head Neck Surg. 2002;128(3):296–303.

[92] Morton RP, Whitfield P, Al-Ali S. Anatomical and surgical considerations of the external branch of the superior laryngeal nerve:a systematic review. Clin Otolaryngol. 2006;31:368–74.

[93] Lennquist S. Thyroidectomy. In:Clark OH, Duh QY, editors. Textbook of endocrine surgery. Philadelphia:WB Saunders;1997. p.147–53.

[94] Hwang SB, Lee HY, Kim WY, et al. The anatomy of the external branch of the superior laryngeal nerve in Koreans. Asian J Surg. 2013;36:13–9.

[95] Mohebati A, Shaha AR. Anatomy of thyroid and parathyroid glands and neurovascular relations. Clin Anat. 2012;25(1):19–31.

[96] Kierner AC, Aigner M, Burian M. The external branch of the superior laryngeal nerve:its topographical anatomy as related to surgery of the neck. Arch Otolaryngol Head Neck Surg. 1998;124(3):301–3.

[97] Sanudo JR, Maranillo E, Leon X, et al. An anatomical study of anastomoses between the laryngeal nerves. Laryngoscope. 1999;109(6):983–7.

[98] Sataloff RT, Heman-Ackah YD, Hawkshaw MJ. Clinical anatomy and physiology of the voice. Otolaryngol Clin North Am. 2007;40(5):909–29.

[99] Bevan K, Griffiths MV, Morgan MH. Cricothyroid muscle paralysis:its recognition and diagnosis. J Laryngol Otol. 1989;103:191–5.

[100] Roy N, Barton ME, Smith ME, et al. An in vivo model of external superior laryngeal nerve paralysis:laryngoscopic findings. Laryngoscope. 2009;119:1017–32.

[101] Tanaka S, Hirano M, Umeno H. Laryngeal behavior in unilateral superior laryngeal nerve paralysis. Ann Otol Rhinol Laryngol. 1994;103:93–7.

[102] Teitelbaum BJ, Wenig BL. Superior laryngeal nerve injury from thyroid surgery. Head Neck. 1995;17:36–40.

[103] Tsai V, Celmer A, Berke GS, et al. Videostroboscopic findings in unilateral superior laryngeal nerve paralysis and paresis. Otolaryngol Head Neck Surg. 2007;136:660–2.

[104] Adour KK, Schneider GD, Hilsinger Jr RL. Acute superior laryngeal nerve palsy:analysis of 78 cases. Otolaryngol Head Neck Surg. 1980;88:418–24.

[105] Darr EA, Tufano RP, Ozdemir S, et al. Superior laryngeal nerve quantitative intraoperative monitoring is possible in all thyroid surgeries. Laryngoscope. 2014;124(4):1035–41.

[106] Bellantone R, Boscherini M, Lombardi CP, et al. Is the identification of the external branch of the superior laryngeal nerve mandatory in thyroid operation? Results of a prospective randomized study. Surgery. 2001;130:1055–9.

[107] Lang J, Nachbaur S, Fischer K, et al. The superior laryngeal nerve and the superior laryngeal artery. Acta Anat (Basel). 1987;130:309–18.

[108] Hurtado-Lopez LM, Pacheco-Alvarez MI, Montes-Castillo Mde L, et al. Importance of the intraoperative identification of the external branch of the superior laryngeal nerve during thyroidectomy:electromyographic evaluation. Thyroid. 2005;15(5):449–54.

[109] Lennquist S, Cahlin C, Smeds S. The superior laryngeal nerve in thyroid surgery. Surgery. 1987;102(6):999–1008.

[110] Patnaik U, Nilakantan A, Shrivastava T, et al. Anatomical variations of the external branch of the superior laryngeal nerve in relation to the inferior constrictor muscle:cadaveric dissection study. J Laryngol Otol. 2012;126(9):907–12.

[111] Barczyński M, Konturek A, Stopa M, et al. Randomized controlled trial of visualization versus neuromonitoring of the external branch of the superior laryngeal nerve during thyroidectomy. World J Surg. 2012;36:1340–7.

[112] Jonas J, Bahr R. Neuromonitoring of the external branch of the superior laryngeal nerve during thyroid surgery. Am J Surg. 2000;179:234–6.

[113] Aluffi P, Policarpo M, Cherovac C, et al. Post-thyroidectomy superior laryngeal nerve injury. Eur Arch Otorhinolaryngol. 2001;258:451–4.

[114] Jansson S, Tisell LE, Hagne I, et al. Partial laryngeal nerve lesions before and after thyroid surgery. World J Surg. 1988;12:522–7.

[115] Kark AE, Kissin MW, Auerbach R, et al. Voice changes after thyroidectomy:role of the external laryngeal nerve. Br Med J (Clin Res Ed). 1984;289:1412–5.

[116] Lore Jr JM, Kokocharov SI, Kaufman S, et al. Thirty-eight-year evaluation of a surgical technique to protect the external branch of the superior laryngeal nerve during thyroidectomy. Ann Otol Rhinol Laryngol. 1998;107:1015–22.

[117] Reeve TS, Coupland GA, Johnson DC, et al. The recurrent and external laryngeal nerves in thyroidectomy. Med J Aust. 1969;22:380–2.

[118] Selvan B, Babu S, Paul MJ, et al. Mapping the compound muscle action potentials of cricothyroid muscle using electromyography in thyroid operations:a novel method to clinically type the external branch of the superior laryngeal nerve. Ann Surg. 2009;250:293–300.

第 2 章
喉部检查的指征和技术

Catherine F. Sinclair, William S. Duke, Anca M. Barbu, and Gregory W. Randolph

摘要

术后嗓音的改变是甲状腺手术最常见和最令人担心的并发症之一。大多数患者术后声音嘶哑源于喉返神经（RLN）的损伤，然而喉上神经外支（EBSLN）的损伤也会引起明显的发声问题，包括声带张力的降低和难以获得高音音域。声音问题可能发生在没有神经功能障碍的情况下以及进行任何手术之前。因此，及时和准确的喉功能评估将会优化患者的治疗并提供重要的预后信息。

直到近期，人们才更多地意识到嗓音问题在甲状腺手术中的重要性，于是相当数量的专题论文相继发表，同时一些专业组织也开始在其指南中对嗓音和喉功能进行论述以指导临床实践。然而这些指南的建议并不统一，尤其对于没有嗓音缺陷的患者，很多外科医生仅仅依赖患者的声音表现来决定是否进行喉部检查，这样真实的喉功能可能无法被准确地预测。争议便随之而来：常规喉部检查是否必要？此类检查的时机以及最理想的检查手段是什么？本章将就甲状腺手术喉部检查的指征以及现有用于嗓音和喉部检查的技术进行讨论。

关键词

喉部检查；喉镜；声带麻痹；喉返神经；喉上神经；甲状腺切除术；失声；喉

引　言

术后嗓音的改变是甲状腺手术最常见和最令人担心的并发症之一。大多数患者术后声音嘶哑源于喉返神经（RLN）的损伤，然而喉上神经外支

（EBSLN）的损伤也会引起明显的发声问题，包括声带张力的降低和难以获得高音音域。声音问题可能发生在没有神经功能障碍的情况下以及进行任何手术之前。因此，及时和准确的喉功能评估将会优化患者的治疗并提供重要的预后信息。

直到近期，人们才更多地意识到嗓音问题在

C. F. Sinclair, F.R.A.C.S., B.M.B.S., (Hons), B.Sc., (Biomed)
Department of Otolaryngology—Head and Neck
Surgery, Icahn School of Medicine at Mount Sinai,
New York, NY, USA

W. S. Duke, M.D. (✉)
Department of Otolaryngology—Head and Neck
Surgery, Georgia Regents University, Augusta, GA, USA
e-mail: wduke@gru.edu

A. M. Barbu, M.D., F.A.C.S.
Department of Surgery, Massachusetts General
Hospital/Harvard Medical School, Boston, MA, USA

G. W. Randolph, M.D.
The Claire and John Bertucci Endowed Chair in
Thyroid Surgery Oncology, Harvard Medical School,
Boston, MA, USA

Division of Thyroid and Parathyroid Endocrine
Surgery, Department of Otolaryngology—Head and
Neck Surgery, Massachusetts Eye and Ear Infirmary,
Boston, MA, USA

Department of Surgery, Endocrine Surgery Service,
Massachusetts General Hospital,
Boston, MA, USA

甲状腺手术中的重要性，于是相当数量的专题论文相继发表，同时一些专业组织也开始在其指南中对嗓音和喉功能进行论述以指导临床实践。然而这些指南的建议并不统一，尤其对于没有嗓音缺陷的患者，很多外科医生仅仅依赖患者的声音表现来决定是否进行喉部检查，这样真实的喉功能可能无法被准确地预测。争议便随之而来：常规喉部检查是否必要？此类检查的时机以及最理想的检查手段是什么？本章将就甲状腺手术喉部检查的指征以及现有用于嗓音和喉部检查的技术进行讨论。

甲状腺手术喉部检查的指征

术前检查的指征

据估计，在接受甲状腺手术的人群中，有高达33%的患者术前存在嗓音问题[1, 2]，只不过患者不会主动提及术前细微的声音变化，而且很难被临床医生所察觉。此外，声音症状和客观的声带功能之间也存在着显著的差异。事实上，近期的两项研究表明，利用声音变化预测声带麻痹的灵敏度是33%~68%[3, 4]。另一项研究也得出相似结果，98例术后声带麻痹患者中有1/3最终被判断为发声正常[5]。因此，声带麻痹可以不伴有明显的声音异常。这种喉部检查发现的声带麻痹和声音状况不一致的情况可能由多种因素造成，包括残存的声带功能、受累声带的位置及对侧声带代偿的变异等。这种差异就为全部患者在术前、术后进行声门检查提供了依据。然而，很多外科医生仍然仅凭嗓音状况来评价喉返神经损伤，目前仅有6.1%~54%的甲状腺切除患者进行了术前的喉部检查[6]。

许多甲状腺专业组织已经开始在其指南里提出喉部检查的建议。德国内分泌外科医师协会（German Association of Endocrine Surgeons，GAES）[7]和英国内分泌和甲状腺外科医师协会（British Association of Endocrine and Thyroid Surgeons，BAETS）[8]最近的一份共识均推荐所有甲状腺手术患者术前和术后都应进行喉部检查。国际神经监测研究组（International Neural Monitoring Study Group，INMSG）推荐对术中使用术中神经监测（IONM）的甲状腺手术患者应行术前、术后喉镜检查[9]。美国耳鼻咽喉头颈外科学会（American Academy of Otolaryngology Head and Neck Surgery，AAOHNS）近期发表的临床实践指南建议，一旦决定行甲状腺手术，外科医生应将患者的声音评估记录在案[6]，这些记录至少应包括外科医生、患者和家属三方对患者的嗓音是否异常、受损或者不太满意的主观评价。如果有可察觉的声音受损，或者既往有声音异常病史，那么就应当做更深入的调查，包括有效的生活质量调查，转诊至耳鼻喉科医生和（或）语言病理学专家。所有术前声音异常的患者均应当进行喉部检查，对于声音正常的甲状腺癌患者，若怀疑有被膜外侵犯，或者既往手术可能会导致迷走神经、喉返神经损伤，也应当进行喉部检查。英国甲状腺协会（British Thyroid Association，BTA）推荐对术前声音异常患者和接受甲状腺癌手术患者进行喉部检查。美国国家癌症综合网络（National Comprehensive Cancer Network，NCCN）指南也建议所有甲状腺癌患者行术前喉部检查[10]。2009年美国甲状腺协会（American Thyroid Association，ATA）甲状腺结节和分化型甲状腺癌的临床指南并未提及喉部检查，但甲状腺未分化癌指南强烈推荐对每一例患者进行初步的声带评估[11, 12]。而最近的2015年ATA指南就推荐对所有分化型甲状腺癌患者进行术前的声音评估和喉部检查，这和上文提到的AAOHNS指南一致[13]。

甲状腺术前的喉部检查之所以重要，原因有很多。第一，正如在上文中所提到的，声带麻痹可以不伴有明显的嗓音症状，术前嗓音症状的有无并不是反映喉返神经功能的可靠指标。第二，术前明确声带麻痹对于制订甲状腺手术方案很关键。无论是良性还是恶性病变的甲状腺全切除术，都可能存在因喉返神经损伤导致双侧声带麻痹的风险。无论有无嗓音症状，术前喉镜都可以明确已有声带活动减弱的患者，以及双侧声带麻痹风险增加的患者，以预防气道阻塞、呼吸窘迫甚至需要紧急气管切开的干预措施。这样可以减少患者术后并发症发生的可能性，而且患者也可了解到比较全面、准确的手术风险。对于甲状腺恶性肿瘤患者，术前检查发现声带麻痹可明确提示肿瘤的外侵，并且有助于指导手术路径，因为对于术中确定的喉返神经受侵情况的处理是基于术前对其功能的认识[14]。第三，术前神经麻痹的识别也可促进长期嗓音效果的优化。有研究证实对于术前确认因肿瘤侵袭导致喉返神经受损的患者，经过术后的嗓音手术，可以获得比术前未检查患者更好的嗓音效果[15]。而且，从医疗法律的角度来说，对于术后发现的任何声带功能障碍的责任认定，术前声带功能的评估是必要的。最后，由于手术效果的衡量在日复一日的手术中越来越重要，所以只有术前充分了解，才能对甲状腺切除术后的喉功能结果进行准确的解释。

术后检查的指征

喉返神经的损伤导致发声障碍（可能会伴有吞咽困难）是甲状腺术后主要关注的问题之一。甲状腺手术时喉返神经损伤的发生率取决于肿瘤的病理类型、肿瘤累及程度，以及术中需要切除还是剥离神经。甲状腺癌手术时喉返神经损伤率估计接近13%，复发手术可高达30%[16]。以往文献报道中得以保留神经的患者其较低的声带麻痹发生率（1%）似乎是被低估的。近期27篇文献回顾性分析了25 000例甲状腺手术患者，其暂时性声带麻痹的平均发生率为9.8%[17]。另外，欧洲和英国专注于甲状腺手术的内分泌外科医生的数据库统计其发生率为2.5%~4.3%，而且这些数据库的管理者也认为暂时性和永久性声带麻痹的发生率被严重低估了[6]。术后患者有关声音的主诉也可以在没有神经受损的情况下发生，其原因可能包括环甲肌功能不良、带状肌受损、喉周瘢痕或局部软组织改变等。最近的一系列研究表明，术后患者的主观不适占30%~87%[18-21]。造成声音变化的非手术原因包括喉部刺激、水肿或者气道处理时的损伤[22]。在一项包括100例患者的前瞻性非随机对照研究中，有1/3声带活动良好的患者主诉有声音的变化[23]。另外一项针对395例患者的前瞻性单臂临床研究报道，50%的患者有早期主观声音变化，半年和一年的症状缓解率分别是85%和98%[24]。

正如上文所述，主观嗓音的变化并不是预测声带麻痹的可靠指标，即便外科医生的目标只是明确声带的活动情况，依赖于嗓音变化并不能筛选出所有患者。斯堪的纳维亚数据中心统计发现，2008年26名瑞典和丹麦的内分泌外科医生做过的3 660台甲状腺手术的声带麻痹比例为4.3%[25]。与仅对持续或严重声音改变的患者进行喉镜检查相比，对术后所有患者都常规进行喉部检查的声带麻痹检出率是其2倍。在最近另外一项针对98例声带麻痹患者

的研究中，有20%的患者声音被判定为正常，之后又有8%的患者恢复正常。总之，接近1/3的声带麻痹患者无症状或变为无症状[26]。

甲状腺术后对发声障碍患者的声带运动检查是适宜的，这样可以查找失声的原因、明确预后并有利于及时制订进一步的处理方案。

最近的证据表明，早期明确声带麻痹后，在损伤后3个月内通过注射喉成形术的外科干预，能够明显改善功能恢复的远期预后，而且比开放的喉整形手术创伤更小[27, 28]。这些研究的假设是早期对声带进行正中位的矫正，能够获得更好的发声效果，这一矫正能够随着连带运动的神经再支配而得以维持。让声带麻痹的患者得到言语治疗师的嗓音治疗能够促进声门的闭合，减少不良代偿如声门上区高反应状态等。但这些措施实施的前提是喉部检查，因此所有甲状腺术后的患者都应当判断声带活动情况。

对于甲状腺术后患者出现轻微的嗓音异常也应当进行喉部检查。这种情况下对无症状的声带活动异常进行明确后，能够使得患者将来可能损伤对侧神经的风险减小，如其他颈部手术、再次甲状腺或甲状旁腺手术、颈动脉内膜剥脱术、颈前入路的脊柱手术或者其他颈部和胸部手术。无症状、未诊断的声带麻痹也会影响患者术后尤其是老年患者的吞咽功能，造成误吸风险。因此，嗓音症状并不是客观声带功能的可靠预测指标，术后的喉部检查是手术质量的重要评估措施。

术后进行喉部检查的时机也是有争议的。术后的第7至14天，声带麻痹的症状可能会因为早期麻醉插管引起的声带水肿所掩盖，之后声带麻痹也可能会因为存留的部分神经功能、变异的声带位置和对侧声带的代偿不同而没有明确的声嘶症状。因此，术后太早进行喉部检查会有较高的假阳性率，而太晚评估将没有早期干预和逐渐康复的可能。基于上述原因，近期AAOHNS的指南指出外科医师应当在2周至2个月内记录患者声带改变情况[6]。

喉部检查的技术

现代喉镜最早起源于19世纪中期，医生利用设计的多种设备让蜡烛或者阳光通过孔道来照明和直视喉部结构[29]。早期患者喉部检查是清醒状态下

在检查室进行的，但是随着麻醉日益安全、内镜技术广泛普及，喉镜检查在手术室进行变得越来越普遍。然而，至 20 世纪后期，许多喉部检查又回到了检查室[29]，导致这种转变的原因有设备的更新、局部麻醉技术的进步、高强度的光源照明设备、光纤成像技术和弹性的激光传输系统。另外，与手术室进行的喉镜检查相比，检查室内进行喉镜检查时，患者在清醒状态下进行呼吸、发声、吞咽，因此可以更好地观察喉部运动和功能。

理想的喉部检查可以提供喉返神经和喉上神经的神经完整性信息、喉内肌肉的功能、环杓关节的活动度，同样也可以利用详细的声带黏膜波评估喉部发声功能，发现可能的肿瘤或结节。理想的检查也应当是无创、简单易行、对患者造成的风险或不适最小、经济且快速的。

然而理想的检查手段并不存在，所以任何喉部检查都要根据检查的目的而定。对于大多数患者来说，包括甲状腺和甲状旁腺手术患者，采用喉镜评估声带黏膜病变和喉返神经总体的运动情况就足够了[6, 9]，其他如吞咽困难或者担心误吸的患者可能需要进一步评估喉部黏膜感觉和气道保护机制，然而发声障碍的患者则需要进一步细致的频闪喉镜或肌电图检查[30]。

喉部病史和体格检查

对喉部和声音功能的评估应从详细的病史和声音评估开始，尽管如下文所述有更客观的方法评估喉功能和声音产出，但甲状腺患者手术前后的声音变化在医生进一步检查中扮演着重要的角色。

患者的任何声音异常都应当彻底检查，包括并发的吞咽和（或）呼吸问题。声音异常出现的时间非常重要，因为在术前出现这种问题可能与喉返神经功能有关，也可能无关。同样重要的是要注意患者的声音是否已经恢复到基线水平，即使是暂时的，因为这可以表明声音异常与神经性喉功能无关。

患者声音评分可以评估声音的质量。最常用的评分表为嗓音障碍评分（VHI）[31] 及其简化版的 VHI-10[32]、嗓音相关生活质量问卷（V-RQoL）[33]。这些量表可以评估患者的主观嗓音质量，而 GRBAS 则是检查者对患者嗓音的客观评估方法。日本言语医学与嗓音协会 Hirano 教授 1981 年发表了《嗓音临床检查》（*Clinical Examination of Voice*），之后 GRBAS 量表便在国际上广为人知[34]。这是临床医生用来评估的听觉-感知量表，五个可描述的感知参数指标包括总体评分（grade，G）、声音粗糙度（roughness，R）、气息度（breathiness，B）、无力度（asthenia，A）、紧张度（strain，S）。尽管量表纷繁不同，但每一个表都能够提供特别的信息，都应当作为临床信息的补充[35]。

一旦确定患者的病史和分级评分，就应当对患者进行进一步颈部触诊。检查颈部时，逐项触诊舌骨、甲舌间隙、甲状软骨、环甲间隙和环状软骨。一些病变可以引起膜部的张力增大，例如甲舌间隙的触痛和张力增大见于肌肉张力性的失声。喉体在椎体前方侧向移动时可以发生捻发声，吞咽时喉体也应当随之上下移动，这些都属于正常现象。触诊时的气管移位或甲状腺病变也应当做好记录。

间接喉镜检查

间接喉镜是最早的检查方法，目前也在临床广泛应用，因为其快速、直接，最重要的是用最少的装置或花费就可以获得喉部充分的视野。

检查时患者坐直、略前倾，将患者的舌体用纱布轻轻拉出，喉镜的镜面需要处理以防起雾。可以用温热的商用防雾液体，也可以将镜面接触舌体或颊黏膜利用唾液来防雾。利用额镜或头灯来照明，将喉镜置于软腭下方邻近腭垂，这样的角度可以照亮口咽来观察喉部。此时要求患者发"yi"音即可评估声带活动情况。

如果患者充分配合，有经验的医生数秒即可完成这一检查，对于甲状腺、甲状旁腺患者术前或术后评估声带活动情况也足够了。然而间接喉镜检查可能受到患者耐受性和呕吐反射的影响，喉前可视化检查或许有些困难[36]，也不能进行动态声音和吞咽功能的评估。另外，该检查不能放大视野，也不能将前后检查的结果记录下来以方便患者的对比、咨询和对患者的宣教。

硬质喉镜检查

硬质喉镜最初用来评价发声障碍，它可以获得良好的图像，可以利用频闪功能来分析喉运动功能，而且可以记录检查结果用于患者的对比、咨询和对患者的宣教。

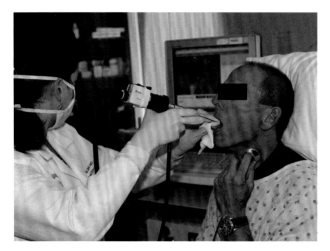

图 2.1　硬质喉镜。向前轻拉患者舌体以更好地显露声门

患者笔直地坐在检查椅上。除呕吐反应剧烈者一般无须表面麻醉。检查者用纱布抓住舌，轻轻地向前牵拉。或者，患者可以缩回自己的舌，允许检查者用一只手稳定内镜，同时用另一只手推进窥镜（图 2.1）。将 70° 或 90° 的内镜连接到光源和视频监视器上，然后使用商用防雾溶液进行处理。内镜通过靠近腭垂的软腭进入口咽部，不接触舌，然后在患者发声时旋转观察喉部。

刚性内镜比镜面喉镜有更多优点，但也可能受限于患者的耐受性。此外，其只能对喉部进行有限的动态评估，不能评估吞咽功能。这项技术也可能无法在检查室之外使用。

软质喉镜检查

软质纤维喉镜即鼻咽喉镜，是目前最常用于评估喉功能的检查手段。检查迅速、耐受性好，也容易学习操作[36]，可以充分显示鼻腔和咽部结构。患者检查过程中可以吞咽，从而可以在这一过程中更全面地评估声音功能，也可以检测喉部感觉功能。喉镜成像质量非常好，尤其利用远端芯片内镜时，其他多个系统更是允许频闪内镜检查喉部。检查结果可以记录以方便日后的复诊和对比。图像甚至可以呈现在患者面前方便他们了解自己的疾病，同时加强反馈。其他的治疗措施，如可疑病变的活检和激光治疗也可以通过喉镜的操作来实现。

检查时先用 4% 利多卡因和盐酸羟甲唑啉 1∶1 混合雾化液进行鼻腔和咽部黏膜麻醉，待一段时间药物起效后患者靠在检查椅上，头和颈部略向前伸，内镜经鼻腔进入。镜头可以用防雾液体或接触患者舌体防止雾化，但一般这些并不是必需的。患者身体的热量或者可以利用下鼻甲防止镜头起雾。检查者的优势手操作镜体，非优势手放在患者鼻或颊部来稳定镜子。

内镜沿下鼻甲与鼻中隔之间的鼻底前进，如果存在严重的鼻中隔偏曲或鼻棘，镜子可以行经下鼻甲上方的中鼻道或对侧鼻腔。此时要求患者经鼻呼吸从而放松软腭以暴露口咽部。经口咽继续推进检查喉部和下咽。此时可以根据需求要求患者做吞咽或各种发声动作。正常喉部是迅速、完整的双侧声带的主动内收、外展，没有分泌物聚集或喉部误吸，镜头接触喉部容易引起剧烈咳嗽或窒息反应（图 2.2a）。

甲状腺或甲状旁腺术前 / 后检查喉功能时，喉返神经或喉上神经功能障碍的体征有：双侧声带活动减弱或固定、声带萎缩（晚期反应）、分泌物聚集和喉部感觉减退（图 2.2b）。要求患者咳嗽或反复发"yi"音可以观察声带活动度。需要注意的是喉镜检查不能区分是神经损伤还是环杓关节脱位引起的麻痹，如果有麻醉插管创伤的病史或者其他影响环杓关节功能的情况，那就有必要在喉镜下行环杓关节复位。

纤维喉镜检查简单易行且大多数患者耐受性较好，可能进镜时会引起鼻出血和轻微不适，但都可以利用适当的麻醉和轻柔操作来避免。鼻腔结构异常如严重鼻中隔偏曲会使暴露困难，但只有极少数的情况是无法检查的。

喉肌电图

尽管纤维喉镜是目前最常用于评估声带活动度的方法，但是它并不能区分神经损伤和机械损伤引起的麻痹，如喉返神经损伤和环杓关节病变，也不能预测神经恢复的可能性。肌电图（EMG）检测肌肉对神经刺激的电生理活动并展示运动单元的潜能。喉肌电图（LEMG）可以用来评估喉返神经和喉上神经的完整性，评价主动和被动喉功能，分辨神经损伤和环杓关节异常引起的声带麻痹，评估影响喉部的神经因素，预测神经损伤恢复的可能性，从而确定神经损伤后治疗的时间，指导干预措施如喉内注射肉毒素等[37-41]。

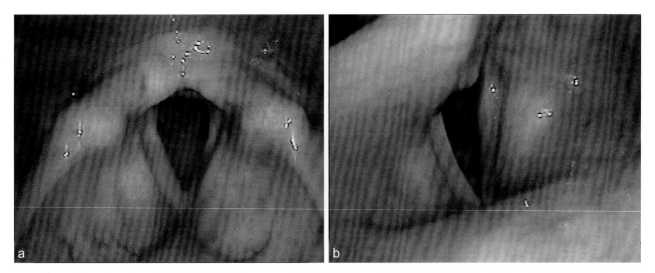

图 2.2　纤维喉镜。a. 正常声带对称性外展。b. 右侧声带麻痹。注意右侧声带弯曲、缩短，杓状软骨内突

LMEG 的导联选择有多种，可以经口或经皮放置[39, 41]。经口的 LMEG 需要内镜直视喉内进行，这对部分经皮 LMEG 也会有益[41]。根据方法和导联的不同，LMEG 可以检测喉诸肌的完整性。

经皮的 LMEG 在门诊更为常用，往往由耳鼻喉或神经科医生完成。根据患者的舒适度及检查者的习惯，患者可直坐于检查椅或平卧，分诊时即可完成喉表面或皮肤的局部麻醉，但并不是必需的[39, 41]。检查顺序依据检查者的习惯和需要监测的肌肉，甲杓肌、环杓后肌、环甲肌的功能对喉返神经和喉上神经功能的评估是最重要的。

评估甲杓肌时探针沿环甲膜正中紧贴甲状软骨下缘进针，继而向外 30°、向上后 15° 进针 15 mm 即可插入甲杓肌。注意避免刺激气道引起咳嗽。位置合适，发声时会有增高的持续的 EMG 信号，吞咽或憋气时会有短时明显暴发式增高的信号[41]。

评估环杓后肌时，将喉体转动，经甲状软骨后方或前方，经气道和环状软骨刺入，如果软骨钙化，后方入路会有困难。刺入位置合适时，患者吸气时 EMG 信号增强，发声时 EMG 信号减弱，则提示刺入位置合适[39, 41]。

评估环甲肌时，探测针经中线外侧约 5 mm 进入，向外 30°~50° 进针 15~20 mm，患者由低到高发声，EMG 活动迅速提高说明位置合适[39, 41]。

正常神经肌肉活动会有双相运动单位电位。不完全性神经损伤可以产生不规则、不稳定或减弱的信号，刺激性的操作可以探测到关联或多支神经再支配产生的幅度变化。急性神经损伤可显示无主动肌活动，2~3 周后的肌颤动提示失神经支配[38, 41]。

LMEG 可以预测哪些神经损伤的患者会从早期干预中获益，与内镜相比可能会改变近 30% 的诊断，对既往做过喉部手术的患者其检查结果的诠释需要谨慎。通过瘢痕化或填塞的材料矫正声带正中位或许能改变结果[40]。该检查是定性的，没有规范的量化指标对比[42]。该操作是有创的，需要患者特别好的参与和依从性，并且仅能在专科进行实施，技术和设备也没有标准化。

超声

尽管纤维喉镜目前是最常用也是临床最有效的评估声带活动的方法，但一些患者可能认为该检查是有创和不舒服的。另外，喉可视化设备都在耳鼻喉科医生诊室里，检查只能在诊室内开展，患者在行甲状腺/甲状旁腺手术之前需要返回诊室进行评估。由于这些原因，超声这一可作为替换的成像方法在评估喉功能的用途中便被挖掘出来了。

超声是一种无创、经济的评估声带活动的方法，也无放射性暴露，可以让外科医生检查甲状腺、甲状旁腺的同时评估声带功能。超声检查需要相关的超声资质和培训。其对声带运动的成像效果可能欠佳，文献报道的灵敏度、特异度、阳性预测值并不一致[43-47]。

超声检查时患者仰卧、颈略伸。高频线性超声的探头放在甲状软骨板上以便成像。与用于子宫超

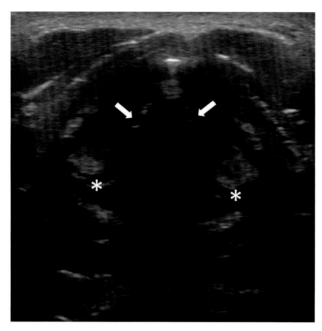

图 2.3　喉部超声。声带显示为内部低回声、边缘高回声的声韧带（箭头）。后方杓状软骨（*）。

声的设置相比较，成像质量可以通过降低频率、加大增益得以改进[47]。声带成像时内侧为低回声、外侧为条带状高回声，室带为高回声（图 2.3）[43]。假声带为高回声[43]，杓状软骨是对称的卵圆形结构，位于声带后方[48, 49]。患者可以在呼吸和发声状况下观察声带和杓状软骨的运动。持续性的瓦尔萨尔瓦（Valsalva）动作可以使双侧声带内收，改善声带正中成像质量[47]。

喉部超声明确显示双侧声带正常运动是喉返神经功能正常的充分证据。超声的局限性是不能充分、完整地显示喉部结构。亚洲人群中有 5%~18% 的声带不能充分显像[43-45]，在一项针对西方患者的多中心试验中，充分显露的比例从 41%~89% 不等[47]，室带和杓状软骨往往能充分显示（分别是 93%、99%），而声带仅为 37%[43]。尽管对于如何充分显示声带没有共识[47]，但一些作者认为只要能证明这些结构的运动正常即可排除声带麻痹[43]。

喉部超声也有一些局限，尽管大多数有经验的头颈超声医生能够显示喉部结构，但是让超声持续对狭窄的声带保持清晰的图像的确很有挑战性，尤其在发声的过程中。对于颈部较瘦的患者，可能难以保持超声探头和颈部之间的接触。在这种情况下，超声探头需要轻微的倾斜，每次只对喉的一侧进行显像。另外，可以在探头和患者皮肤之间放置盐水手套来增加接触表面积[44]。

喉部显像在女性和甲状软骨没有明显骨化的患者中较好。虽然超声有助于区分声带的正常运动和麻痹，但是对声带活动减弱的患者其准确性欠佳[47]。如果超声不能充分显示喉部，或者超声下显示声带运动有任何疑问，就应当进行纤维喉镜检查。

计算机体层成像（CT）和磁共振成像（MRI）

除了超声，CT 和 MRI 也可用于评估喉功能。虽然没有哪一种方式能够直接显示颅外段的迷走神经和喉神经，但是其特征性的图像能提示声带麻痹和神经损伤[50, 51]。另外，与其他检查不一样，CT、MRI 可以评估脑干到纵隔的神经全长，也可以发现由邻近神经的炎症和肿瘤直接引起的声带活动异常。动态的 MRI 也在研究中，用来探索言语和吞咽时的喉运动，临床 MRI 检查的初衷是用于评估可能引起声带麻痹的病变而不是用于诊断声带麻痹[52-54]。基于一系列的提示性发现，CT 在诊断声带麻痹方面的作用得到了更加广泛的评价。

CT 评估声带麻痹时，应在与声带平行的平面上获得轴位图像，以避免倾斜引起声带层面的移位，层厚在 2~3 mm 之间。患者可以在声门活动期间进行检查，但一般倾向于安静呼吸时获得影像[50]，轴位、冠位和矢状位显像可以对神经损伤的潜在征象进行综合评估。

CT 很难区分声带是否麻痹[51]，因为声带的运动通常不能被 CT 所捕捉，综合 CT 图像提示喉失神经损伤（图 2.4）。典型的 CT 征象包括喉室扩大（主要是甲杓肌萎缩）、梨状窝扩大、环杓后肌萎缩和正中移位，以及杓会厌皱襞增厚[50, 51]。其他典型征象包括患侧咽缩肌萎缩、患侧口咽扩大、腭垂偏向患侧及环甲肌引起的甲状软骨板倾斜（高位喉返神经损伤或喉上神经损伤时）[50, 51]。除了上述特征外，冠状位的图像可以发现声门下弓消失或变浅[50]。

由于经济和辐射方面的考虑，CT 并不是喉功能检查的首选。另外，其结果易受其他因素的影响，比如倾斜和患者转动或移位导致影像不充分，环杓关节病变和先前喉手术造成的伪影，尤其保持声带正中位的植入物等会使 CT 影像更加复杂[50]。

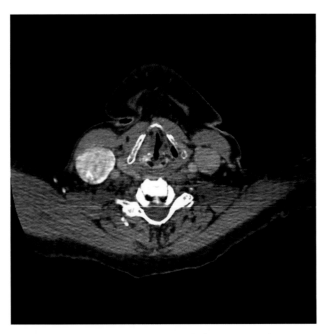

图2.4 CT左声带麻痹。声带萎缩，左梨状窝、左喉室不对称突出，表明为慢性的失神经支配

最后，喉或下咽的肿瘤或炎症性病变可能会产生一些神经损伤相关的典型影像学改变。CT提示的喉神经损伤应进一步用喉镜进行评估。

总　结

声音异常是甲状腺围手术期患者的常见主诉。尽管神经损伤是术后声嘶的常见原因，但主观声音异常不是声带麻痹的可靠指标，许多声带麻痹的患者没有症状。另外，即使没有神经损伤的患者也可能出现严重的声音嘶哑。因此，建议在甲状腺和甲状旁腺术前进行正规的声音评估，且应强烈推荐在术前评估和伴有术后声音改变的患者中客观记录声带活动情况。尽管评估喉功能的方法有很多，但纤维喉镜仍然是最常用于检查声带活动度的技术。

参考文献

[1] McIvor NP, Flint DJ, Gillibrand J, Morton RP. Thyroid surgery and voice-related outcomes. Aust N Z J Surg. 2000;70(3):179–83.

[2] Meek P, Carding PN, Howard DH, Lennard TW. Voice change following thyroid and parathyroid surgery. J Voice. 2008;22(6):765–72.

[3] Randolph GW, Kamani D. The importance of preoperative laryngoscopy in patients undergoing thyroidectomy: voice, vocal cord function, and the preoperative detection of invasive thyroid malignancy. Surgery. 2006;139(3):357–62.

[4] Farrag TY, Samlan RA, Lin FR, Tufano RP. The utility of evaluating true vocal cord motion before thyroid surgery. Laryngoscope. 2006;116(2):235–8.

[5] Sittel C, Stennert E, Thumfart WF, Dapunt U, Eckel HE. Prognostic value of laryngeal electromyography in vocal cord paralysis. Arch Otolaryngol Head Neck Surg. 2001;127(2):155–60.

[6] Chandrasekhar SS, Randolph GW, Seidman MD, et al. Clinical practice guideline: improving voice outcomes after thyroid surgery. Otolaryngol Head Neck Surg. 2013;148(6S):S1–37.

[7] Nishida T, Nakao K, Hamaji M, et al. Preservation of recurrent laryngeal nerve invaded by differentiate thyroid cancer. Ann Surg. 1997;226:85–91.

[8] Palazzo F. Pre and post operative laryngoscopy in thyroid and parathyroid surgery. British Association of Endocrine and Thyroid Surgeons. Consensus 2010. www.baets.org.uk/Pages/Vocal_cord_check_consensus_document_2010_final.pdf.

[9] Randolph GW, Dralle H, Abdullah H, et al. Electrophysiologic recurrent laryngeal nerve monitoring during thyroid and parathyroid surgery: international standards guideline statement. Laryngoscope. 2011;121 suppl 1:S1–16.

[10] Thyroid Carcinoma. National Comprehensive Cancer Network Clinical Practice Guidelines in Oncology. Version 2.2014. http://www.nccn.org/professionals/physician_gls/pdf/thyroid.pdf. Accessed 2 Jun 2014.

[11] Cooper DS, Doherty GM, Haugen BR. Revised American Thyroid Association management guidelines for patients with differentiated thyroid cancer. Thyroid. 2009;19(11):1167–214.

[12] Smallridge RC, Ain KB, Asa SL, et al. American Thyroid Association guidelines for management of patients with anaplastic thyroid cancer. Thyroid. 2012;22:1104–39.

[13] Haugen BR, Alexander EK, Bible KC, et al. 2015 American Thyroid Association Management Guidelines for Adult Patients with Thyroid Nodules and Differentiated Thyroid Cancer: The American Thyroid Association Guidelines Task Force on Thyroid Nodules and Differentiated Thyroid Cancer. Thyroid. 2016; 26(1):1–133.

[14] Shindo ML, Kandil E, McCaffrey JC, et al. Management of invasive well-differentiated thyroid cancer: an American Head and Neck Society consensus statement. AHNS consensus statement. Head Neck. 2014;36(10):1379–90.

[15] Roh JL, Yoon YH, Park CI. Recurrent laryngeal nerve paralysis in patients with papillary thyroid carcinomas: evaluation and management of resulting vocal dysfunction.

Am J Surg. 2009;197(4):459–65.

[16] Lo CY, Kwok KF, Yuen PW. A prospective evaluation of recurrent laryngeal nerve paralysis during thyroidectomy. Arch Surg. 2000;135:204–7.

[17] Jeannon JP, Orabi AA, Bruch GA, Abdalsalam HA, Simo R. Diagnosis of recurrent laryngeal nerve palsy after thyroidectomy: a systematic review. Int J Clin Pract. 2009;63(4):624–9.

[18] Musholt TJ, Musholt PB, Garm J, Napiontek U, Keilmann A. Changes of the speaking and singing voice after thyroid or parathyroid surgery. Surgery. 2006;140(6):978–88.

[19] Stojadinovic A, Shaha AR, Orlikoff RF, et al. Prospective functional voice assessment in patients undergoing thyroid surgery. Ann Surg. 2002;236(6):823–32.

[20] Rosato L, Carlevato MT, De Toma G, Avenia N. Recurrent laryngeal nerve damage and phonetic modifications after total thyroidectomy: surgical malpractice only or predictable sequence? World J Surg. 2005;29(6):780–4.

[21] Sinagra DL, Montesinos MR, Tacchi VA, et al. Voice changes after thyroidectomy without recurrent laryngeal nerve injury. J Am Coll Surg. 2004;199(4):556–60.

[22] Soylu L, Ozbas S, Uslu HY, Kocak S. The evaluation of the causes of subjective voice disturbances after thyroid surgery. Am J Surg. 2007;194(3):317–22.

[23] de Pedro NI, Fae A, Vartanian JG, et al. Voice and vocal self-assessment after thyroidectomy. Head Neck. 2006;28(12):1106–14.

[24] Page C, Zaatar R, Biet A, Strunski V. Subjective voice assessment after thyroid surgery: a prospective study of 395 patients. Indian J Med Sci. 2007;61(8):448–54.

[25] Bergenfelz A, Jansson S, Kristoffersson A, et al. Complications to thyroid surgery: results as reported in a database from a multi-center audit comprising 3,660 patients. Langenbecks Arch Surg. 2008;393(5):667–73.

[26] Hassan-Smith ZK, Gopinath P, Mihaimeed F. A UK-wide survey of life-threatening thyroidectomy complications. J Thyroid Res. 2011;2011:329620.

[27] Friedman AD, Burns JA, Heaton JT, Zeitels SM. Early versus late injection medialization for unilateral vocal cord paralysis. Laryngoscope. 2010;120(10):2042–6.

[28] Yung KC, Likhterov I, Courey MS. Effect of temporary vocal cord injection medialization on the rate of permanent medialization laryngoplasty in unilateral vocal cord paralysis patients. Laryngoscope. 2011;121(10):2191–4.

[29] Clary MS, Courey MS. Development of procedures and techniques for the office. Otolaryngol Clin North Am. 2013;46:1–11.

[30] Sinclair C, Bumpous J, Haugen B, et al. Laryngeal examination in thyroid surgery: An American Head and Neck Society Consensus Statement. 2015.

[31] Jacobson BH, Johnson A, Grywalski C, et al. The Voice Handicap Index (VHI): Development and Validation. Am J Speech Lang Pathol. 1997;6:66–70.

[32] Rosen CA, Lee AS, Osborne J, Zullo T, Murry T. Development and Validation of the Voice Handicap Index-10. Laryngoscope. 2004;114:1549–56.

[33] Hogikyan ND, Sethuraman G. Validation of an instrument to measure voice-related quality of life (V-RQOL). J Voice. 1999;13:557–69.

[34] Hirano M. Clinical Examination of Voice. New York: Springer Verlag; 1981. p. 81–4.

[35] Murray T, Medrado R, Hogikyan ND, Aviv JE. The relationship between ratings of voice quality and quality of life measures. J Voice. 2003;18(2):183–92.

[36] Dunklebarger J, Rhee D, Kim S, Ferguson B. Video rigid laryngeal endoscopy compared to laryngeal mirror examination: an assessment of patient comfort and clinical visualization. Laryngoscope. 2009;119:269–71.

[37] Laeeq K, Pandian V, Skinner M, et al. Learning curve for competency in flexible laryngoscopy. Laryngoscope. 2010;120:1950–3.

[38] Woodson GE, Blitzer A, Alexander RE, Grant NN. Neurologic evaluation of the larynx and pharynx. In: Flint PW, editor. Cummings Otolaryngology Head & Neck Surgery. 5th ed. Philadelphia, PA: Elsevier; 2010.

[39] Heman-Ackah YD, Mandel S, Manon-Espaillat R, et al. Laryngeal electromyography. Otolaryngol Clin North Am. 2007; 40:1003–23.

[40] Sataloff RT, Praneetvatakul P, Heuer RJ, et al. Laryngeal electromyography: clinical application. J Voice. 2010; 24(2):228–34.

[41] Volk GF, Hagen R, Pototschnig C, et al. Laryngeal electromyography: a proposal for guidelines of the European Laryngeal Society. Eur Arch Otorhinolaryngol. 2012;269:2227–45.

[42] Blitzer A, Crumley RL, Dailey SH, et al. Recommendations of the Neurolaryngology Study Group on laryngeal electromyography. Otolaryngol Head Neck Surg. 2009;140(6):782–93.

[43] Wong KP, Woo JW, Youn YK, et al. The importance of sonographic landmarks by transcutaneous laryngeal ultrasonography in post-thyroidectomy vocal cord assessment. Surgery. 2014;156(6):1590–6.

[44] Wong KP, Lang BHH, Ng SH, et al. A prospective, assessor-blind evaluation of surgeon-performed transcutaneous laryngeal ultrasonography in vocal cord examination before and after thyroidectomy. Surgery. 2013;154:1158–65.

[45] Cheng SP, Lee JJ, Liu TP, et al. Preoperative ultrasonography assessment of vocal cord movement during thyroid and parathyroid surgery. World J Surg. 2012; 36:2509–15.

[46] Sidhu S, Stanton R, Shahidi S, et al. Initial experience of vocal cord evaluation using grey-scale, real-time, B-mode ultrasound. ANZ J Surg. 2001;71:737–9.

[47] Carniero-Pla D, Miller BS, Wilhelm SM, et al. Feasibility of surgeon-performed transcutaneous vocal cord ultrasonography in identifying vocal cord mobility: a multi-institutional experience. Surgery. 2014;156:1597–604.

[48] Wang LM, Zhu Q, Ma T, et al. Value of ultrasonography in diagnosis of pediatric vocal cord paralysis. Int J Pediatr Otorhinolaryngol. 2011;75:1186–90.

[49] Friedman EM. Role of ultrasound in the assessment of vocal cord function in infants and children. Ann Otol Rhinol Laryngol. 1997;106:199–209.

[50] Paquette CM, Manos DC, Psooy BJ. Unilateral vocal cord paralysis: a review of CT findings, mediastinal causes, and the course of the recurrent laryngeal nerves. RadioGraphics. 2012;32(3):721–40.

[51] Kwong Y, Boddu S, Shah J. Radiology of vocal cord palsy.

Clin Radiol. 2012;67:1108–14.

[52] Rua Ventura SM, Freitas DRS, Tavares JMRS. Toward dynamic magnetic resonance imaging of the vocal tract during speech production. J Voice. 2011;25(4):511–8.

[53] Ahmad M, Dargaud J, Morin A, Cotton F. Dynamic MRI of larynx and vocal cord vibrations in normal phonation. J Voice. 2009;23(2):235–9.

[54] Flaherty RF, Seltzer S, Campbell T, et al. Dynamic magnetic resonance imaging of vocal cord closure during deglutition. Gastroenterology. 1995;109:843–9.

第 2 篇
喉返神经的神经解剖

Gregory W. Randolph

第 3 章
喉的神经调控

Gayle E. Woodson

摘要

喉是一种多功能器官，是一种活瓣结构，在呼吸、吞咽、言语以及排便和负重时维持胸腔的稳定性中发挥重要作用。喉也是一个感觉器官，密集分布着许多感受器，可被多种机械及化学刺激激活。因此，喉的神经支配较为复杂，并随功能而变化。呼吸道防御是喉的基本功能。在吞咽及有害刺激作用下，喉处于紧闭状态。喉痉挛是控制喉关闭的信号通路被充分激活的结果。喉的开合受中枢模式发生器控制，以响应呼吸需要，可以控制呼吸时的气流，但可被自主行为所掩盖。喉在咳嗽过程中非常活跃，在吸气相充分打开，在压缩相紧紧关闭，然后在呼气相突然张开。与呼吸运动一样，咳嗽可以是反射性的，也可以是自主性的。声音的产生需要基本相似的两侧声带结构，以在呼气时达到共振效果。音调是通过对声带的长度、张力和厚度的复杂调控，以及与呼吸肌的精确协调而产生的。语言的产生还需要喉肌、呼吸肌和发声肌肉（唇、舌、上腭、下颌和咽缩肌）之间精确的调控作用。喉的运动神经元位于疑核内。在非人类哺乳动物中，发声由大脑皮质下水平控制。虽然人类也具有这样的控制系统，但是喉部肌肉可直接受大脑皮质控制，这一现象仅在人类中存在。喉部小肌肉的复杂运动极易受外周神经损伤的影响。

关键词

运动控制；反射；声音；呼吸

喉麻痹是甲状腺 / 甲状旁腺手术的严重并发症。虽然喉部神经通常在受伤后可以再生，却很难恢复到正常功能，这是因为再生的神经纤维很难与其原始的目标神经元相连 [1]。这种联动性神经再支配的结果是不确定的，因为喉是一个具有多条细小肌肉的多功能器官，它的运动方式和神经连接都异常复杂。日常生活中，我们将喉称为"喉腔"，主要指它的发声功能。然而，喉在呼吸、吞咽中也起着作用，甚至通过瓦尔萨尔瓦（Valsalva）动作在排便和剧烈的体力劳动中也发挥作用。除运动外，喉也是一个感觉器官。与肺相比，喉的表面积微乎其微，然而，传入喉部的神经纤维却数倍于肺部。喉的感受器可对触觉、气流、喉运动以及吸入空气中的氯化物浓度和有害物质等刺激产生反应 [2, 3]。同时，激活喉感受器也会影响呼吸和心血管功能（图 3.1）[3]。因此，除肌无力外，喉神经的损伤还

G. E. Woodson, M.D. （✉）
SIU School of Medicine, 1317 Wiggins Avenue,
Springfield, IL 62704, USA
e-mail: gaylewoodo@gmail.com

会影响喉部的生理反应和感觉功能。

呼吸功能

　　本质上，喉是位于下呼吸道顶部控制呼吸气流的阀门。吞咽时，喉必须迅速紧密地关闭，防止食物误吸进入肺部；在吸气产生负压条件时，喉必须保持打开状态。但它并不是一个单纯行使打开或关闭功能的瓣膜，而是可以控制肺部气流进出的调节器。在气流阻力下，喉比呼吸道的其他任何部分更适应于快速关闭气道或进行气道开关切换。同时，喉对于形成有效的咳嗽也是必不可少的。所有这些呼吸功能的实现都需要与整个呼吸道的其他肌肉完美的协调。

　　在平静呼吸时，声带在吸气开始前是轻度外展的状态，在呼气时则内收，这种呼气的内收并不是没有意义的。在正常情况下，呼吸速率由声带呼气时的狭窄程度决定。也就是说，呼吸间隔时间（上一次呼气结束到下一次吸气开始的时间）保持相对恒定，然而呼气持续时间存在差异。呼吸间隔时

间有时是被动控制的，但通常是由主动调节实现的。呼气持续时间主要由喉部的呼气阻力控制，膈肌也参与其中。喉在呼气时的内收动作有时是一种被动现象（外展肌松弛），但清醒状态下甲杓肌（TA）在呼气时往往是主动收缩的。对甲杓肌肌电图（EMG）、上气道压力和呼吸持续时间进行同步记录，证实甲杓肌在呼气期间处于收缩状态。甲杓肌肌电图水平与呼气持续时间相关，与呼吸气流呈负相关（图 3.1 和图 3.2）。相反，当声带闭合延迟或抑制时，呼吸会变得更快。呼气的气流速率可以体现甲杓肌的活动状态（图 3.3）[4]。

　　随着呼吸需求的增加，膈肌、肋间肌、颏舌肌、鼻腔和喉外肌都被调动起来 [5]。喉部运动也随之增强：吸气时声带进一步外展，且呼气闭合受到抑制或延迟。用力呼吸时，肌电图显示喉的主要外展肌环杓后肌（PCA）在吸气时收缩更强，并且在膈肌放松后的呼气期间继续收缩，从而导致气道阻力降低，呼出气流更快，缩短了呼气持续时间并增加了呼吸速率。响应呼吸需求时，喉部肌肉与主要呼吸肌之间存在明显差异。肌电图研究证明，环杓后肌的激活早于膈肌，且始终处于激活状态 [3]，从

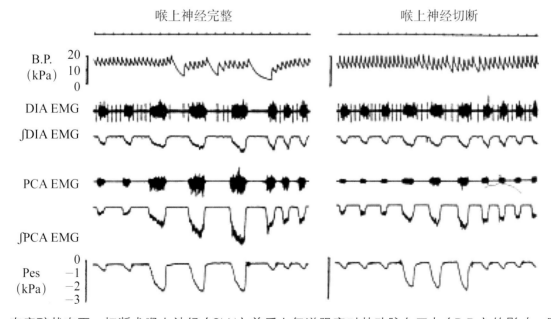

图 3.1　在麻醉状态下，切断犬喉上神经（SLN）前后上气道阻塞对其动脉血压力（B.P.）的影响。图中顶端的标尺以秒为单位标记时间。第 3 和第 5 幅图表分别记录了膈肌（DIA）和环杓后肌（PCA）的单独以及整合的肌电活动。图片底部的曲线代表食管压力（Pes），可作为呼吸运动变化的一个指标（经 American Physiological Society 允许引自 Sant'Ambrogio FB, Mathew OP, Clark WD, Sant'Ambrogio G. Laryngeal influences on breathing pattern and posterior cricoarytenoid muscle activity. J Appl Physiol. 1985；58：1298.）

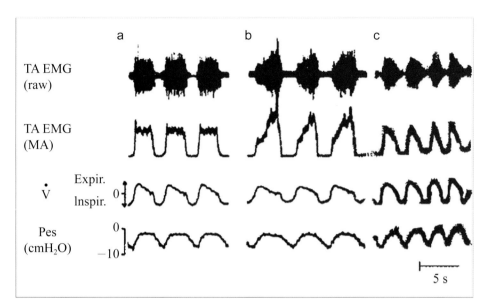

图 3.2　呼吸时喉内收肌活动肌电图。a. 甲杓肌（TA）活动肌电图的停滞阶段表现与气流下降相关。b. 甲杓肌活动逐渐增强与气流轨迹平坦以及呼气时间延长相关。c. 呼气时甲杓肌的活动减弱与呼气时间缩短相关。Expir.，呼气；Inspir.，吸气；raw，未经处理；MA，平均；$\dot{V}$，气流压力；Pes，食管压力 [经 American Physiological Society 允许引自 Kuna ST, Insalaco G, Woodson GE. Thyroarytenoid muscle activity during wakefulness and sleep in normal adults. J Appl Physiol. 1988；65（3）：1332−1339.]

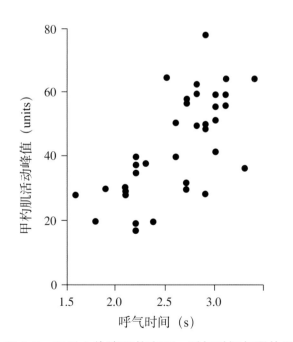

图 3.3　图示人体清醒状态下，呼气时间与甲杓肌活动峰值的相关性。相关系数 =0.680 [经 American Physiological Society 允 许 引 自 Kuna ST, Insalaco G，Woodson GE. Thyroarytenoid muscle activity during wakefulness and sleep in normal adults. J Appl Physiol. 1988；65（3）：1332−1339.]

而使得声门腔在气道负压形成前处于稳定状态。

调节呼吸的感觉传入方式

喉上神经（SLN）传入纤维含有 3 种主要的感受器，包括气流感受器、压力感受器和驱动感受器，它们均可被呼吸激活。气流感受器对吸入冷空气或薄荷醇类物质做出应答。因此，它们的激活方式和热敏电阻类似，对气流通过导致的温度下降做出反应。驱动感受器类似于本体感受器，可对喉部的呼吸运动做出反应[6]。3 种感受器通常都会影响呼吸中枢的调控作用。喉部感受器也会对触觉和化学刺激产生反应，导致通气减少或引起呼吸暂停。

上呼吸道阻塞时，环杓后肌以及其他上呼吸道扩张肌（如颏舌肌和鼻窦肌肉）在吸气时的肌电图活动明显增强。这种效应主要是由于喉部负压感受器的作用，在一定程度上也与肺部扩张不足有关。相反，膈肌对上气道负压的反应是增加吸气时间而不是膈肌的收缩强度[5]。图 3.4 显示了上呼吸道阻塞时颏舌肌和膈肌的肌电图差异。这种肌肉反应方式具有一定的意义。上呼吸道肌肉收缩以抵消气道负压。但膈肌的强烈收缩会增加负压，使得上呼吸道塌陷。缺氧或高碳酸血症作用于化学感受器是驱动膈肌和肋间肌呼吸的强效刺激。喉部肌肉对这种增强的呼吸驱动也存在反馈，但动脉的化学感受器对喉部肌肉没有直接影响[7]。

发声功能

发声是喉出现相对较晚的一种适应进化的结果。声带被动振动产生声音——呼出的气流引起收紧的声带振动。然而，发声不仅需要两侧声带并列排列，而且必须足够接近以便被气流带动振动，但又不能靠得太近。声门入口的形状和收紧力度是变化多端的。发声过程中，声带可能是互相接触的，或者可能存在声门后间隙。发声时前庭襞（假声带）可能会被拉到声带上方。这种变化对产生声音的音质有很大的影响。例如，强迫发声时，声带压力较高，需要较高的声门下压力来冲破打开声带并且延长振动的闭合时间。呼吸发声时，发声周期内声带并不完全闭合。前庭襞收缩会改变声音的音色。音调是受声带长度和张力的变化控制。大多数人说话时音调会无意识地因为他们的情绪状态或音质的变化而改变。训练有素的歌手、演员和腹部发声练习者可以精确控制喉部肌肉，达到理想的声音质量，但他们也不清楚这个过程所涉及的精确调控机制。无论如何，正常的言语表达涉及对喉部肌肉的复杂调控。

喉部神经支配

喉由第 10 对脑神经即迷走神经的两个分支支配，包括喉上神经（SLN）和喉返神经（RLN）。喉上神经在结状神经节下方由迷走神经分出，包含两个分支：内支为感觉支，含有声门上及声带的传入神经纤维，其在甲状软骨下角或舌骨内侧约 1 cm 穿过甲状舌骨膜进入喉部；通常认为喉运动神经为喉上神经外支，支配环甲肌（CTM），而喉返神经支配喉部其他所有喉内肌并介导来自声门下和气

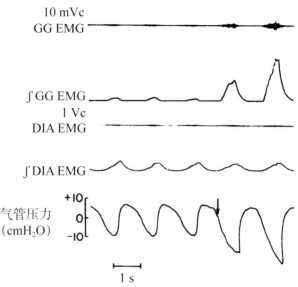

图 3.4　麻醉状态下切断兔迷走神经后，膈肌（DIA）和颏舌肌（GG）对鼻腔阻塞做出反应的肌电图（箭头所示为起始端）。最顶端的图形代表用毫伏特数标记的颏舌肌初始肌电图（EMG）；第 2 个图形所示迹线代表用伏特数标记的整合后的颏舌肌肌电图；第 3 和 4 个图形所示代表膈肌的初始和整合的肌电图（经 American Physiological Society 允 许 引 自 Mathew OP, Abu-Osba YK, Thach BT. Influence of upper airway pressure changes in respiratory frequency. J Appl Physiol. 1982；52：483.）

管的感觉。然而，喉返神经和喉上神经之间存在明确的神经连接。Galen 吻合是连接喉返神经和喉上神经的一段神经，多年前作为一个偶然发现而被报道。但现在人们已经认识到喉上神经和喉返神经之间的连接始终存在[8]。

环杓后肌、环甲肌和甲杓肌似乎都由具有不同功能的独立神经分支支配[9-11]。甲杓肌的中间部分，也被称为声带肌，具有非常复杂的神经丛[11]。

运动功能

声带并不像挡风玻璃雨刷那样简单地在一个平面内移动，其可在三维空间内移动和改变形状。声带前端固定在甲状软骨前连合处并向后附着在杓状软骨上。声带的运动是由环杓关节上的肌肉作用产生的。每个喉肌对这个关节都有独特的作用，事实

上，它们都有自己独特的作用力。环杓关节是多轴关节，为扁平球窝关节。没有任何喉肌是单独收缩的，喉部的运动由环杓关节上所有喉内肌联合作用的合力决定[12]。

声带最强的内收肌是环杓侧肌（LCA），其起于环状软骨的前外侧，止于杓状软骨肌突。环杓侧肌的收缩将杓状软骨肌突向前拉，使杓状软骨向内沿垂直轴旋转[12, 13]，使得声带突向中线靠拢，缩小声门裂。

甲杓肌起源于甲状软骨的前内侧面，止于杓状软骨的前表面。根据组织学，至少可将其分为两个不同的部分，分别由不同的神经分支支配。内侧部分，通常被称为声带肌，没有或者仅具有微弱的内收作用，主要是参与调控声带的长度和张力。最近的研究表明，甲杓肌内侧部分可进一步分为头部和尾部，故甲杓肌共由三个部分组成[11]。甲杓肌的外侧部分较大，组成声带前端的主要部分。与环杓侧肌一样，甲杓肌外侧部分向前拉动杓状软骨肌突使之向内旋转，但其大部分中间纤维位于声带突，因此对旋转作用贡献不大[12]。喉部肌电图研究表明，在发声开始时，环杓侧肌的活动达到峰值，这表明它在"设置"声带的发声位置方面比较重要，然而，很多研究表明甲杓肌在整个发声过程中都处于活跃状态[14]。在对 11 名正常受试者进行的研究中，Hillel 发现甲杓肌的运动模式与环杓侧肌相似：在发声开始时非常活跃，然后逐渐减弱[15]。观察结果之间的差异可以通过电极放置的不同来解释，因为甲杓肌确实具有复杂的神经支配模式，实际上甲杓肌具有 3 个不同的神经支配部分，各部分的肌电活动可能存在差异[11]。甲杓肌在所有喉内肌中具有最小的运动单位，每个运动神经元支配少于 10 条肌纤维[16]。喉不同的活动需要调动不同的肌肉参与。甲杓肌及环甲肌在控制音调方面发挥重要作用，并且存在显著的个体差异。喉部单纤维肌电图研究发现，在声音低沉的男性中，发声时甲杓肌未激活或很少激活的情况并不少见[17]。

环杓后肌的运动也较为复杂，其分为 2 个不同的部分，由不同的神经分支支配[9]。两部分肌腹均源自环状软骨后表面，但对杓状软骨的作用力不同。"水平"肌腹止于杓状软骨肌突的后内侧面，并使杓状软骨沿近似垂直轴旋转，从而向外拉动声带突，使声带外展。"斜行"肌腹止于杓状软骨肌

突的前外侧，也可使声带外展，但它围绕不同的轴旋转，从而向上和侧方拉动声带突[18]。尽管环杓后肌的声带外展功能众所周知，然而在说话时，环杓后肌也可被调动[19]。环杓后肌可提供后牵引力来调节声带的张力并且维持杓状软骨的直立位置。在声带麻痹时，由于喉返神经完全受损，声带不仅仅是固定在侧方位不动，声带突也向下移位，同时由于环杓后肌的支撑作用丧失，使得杓状软骨向前倾斜[20]。

杓间肌是喉部唯一不成对的肌肉。它连接杓状软骨的内侧面，从其所在位置来看，它应是起到内收作用的肌肉。然而，生物力学模型表明它的功能是混合性的，它实际上在声带外展中发挥作用[12]。可想而知，杓状软骨的主要运动是旋转，而不是滑动。因此，杓间肌的收缩将拉动杓状软骨的后端，从而有助于杓状软骨的最前端也就是声带突外旋运动。

假声带前庭襞中也含有一些连接会厌和杓状软骨的肌肉。这些肌肉仅存在于人类中，其他大部分物种缺乏这些结构[21]。假声带中的这些肌肉可起到收缩声门上区的作用，可能在言语时前庭襞塑形中发挥作用，也可能与室带性发声障碍有一定的关系。这些肌肉由喉上神经而不是喉返神经的分支支配，因此，其可在单侧喉返神经损伤后的发声中起到一定的代偿作用。

环甲肌收缩可将环状软骨和甲状软骨一并向前牵拉，以增加声带的长度和张力[22]。在高音和假声状态下处于激活状态。

所有喉内肌互相协作以控制声音的音调和响度，但对正常受试者肌电图的研究表明喉内肌的激活方式因人而异。例如，为了增加响度，一些受试者的甲杓肌或环杓侧肌活动增强。但许多人在说话时并不会增加内收肌活动，而是通过提高声门下气道压力来增加响度[23]。环甲肌和甲杓肌共同控制音调，但也因人而异，甚至同一个人说不同的话时，这些肌肉的激活方式也存在很大的区别[24]。除了音调和响度的变化之外，喉内肌激活过程的差异也会产生不同的发声方式。胸腔发声和假音的声带振动是完全不同的。胸腔发声时，声带更厚，产生较大的黏膜波动，并且在振动时两侧声带完全闭合。在发假声时，环甲肌被强烈激活，声带较薄，黏膜波减少或消失，声带不完全闭合[25]。

喉反射

喉内收反射是喉黏膜受到刺激后真声带出现快速、短暂的保护性闭合。氨、苯基双胍和香烟烟雾等各种化学刺激可能会出现呼吸暂停。喉上神经损伤会损害喉部感觉，并可导致吞咽困难和误吸。可以通过使用吹气的方法触发喉闭合反射来测试喉部的感觉[26]。

喉部机械刺激可引起呼吸暂停、喉痉挛、支气管收缩或心血管衰竭[2]。但这些反应并不常见，因为喉部不是直接暴露在外部的。我们大多数人都体验过轻度的喉反射刺激，例如在一些摄入的食物或饮料"走错路"、接触有毒烟雾或发生胃食管反流时。喉痉挛，即喉发生剧烈的、长时间的闭合，这种现象有时可在手术室出现。最常见的是当患者充分吸氧并从全身麻醉中苏醒，拔出气管导管后有可能会突然出现这种情况。喉痉挛也可以在有意识状态下的某些病理条件下发生，例如上呼吸道感染或严重慢性胃食管反流病的患者。有时在感染之后，发生喉痉挛的阈值下降，并且可以持续数月，这将导致频繁发生危险的呼吸道阻塞。发作性喉痉挛也是喉返神经损伤的罕见并发症，可在神经损伤几个月后出现，其发生可能是由于新生神经轴突连接错乱所导致的，严重时可危及生命，需要进行气管切开术。局部注射肉毒杆菌毒素对治疗复发性喉痉挛有效，但这种治疗有时会反过来导致喉痉挛发作。喉部神经重建是一种更为持久的治疗方式，该方法需切断异常再生的喉返神经，并用颈袢分支重建神经。

喉部刺激反应可能导致心律失常和低血压，如在全身麻醉插管时，或阻塞性睡眠呼吸暂停患者中，由于过大的气道负压刺激喉部时。喉闭合反射的生理性原因很明确，因为喉最基本的功能是防止任何有害的物质进入肺部。但对于喉部刺激引发心血管反射的目的，以及负责调节这种反射的中枢途径，目前还没有探讨清楚。喉上神经是传入神经，并且被电刺激会影响心率和血压，对其进行离断可以消除喉部刺激的心血管反应。迷走神经可以调节该反射的传出支，导致心动过缓。血压变化的传出途径尚不清楚，可能是通过中枢呼吸调控机制介导的交感神经反应。颈交感神经根的活动记录也证实了这种随呼吸运动的同步激活方式。这种激活方式的意义在于形成一个负反馈机制：吸气时产生的胸腔内负压可促进血液返回心脏。电刺激喉上神经可抑制这种呼吸变化，这表明喉感受器的传入功能发挥了一定作用。因此，这种调节反射的机制或可以解释喉部刺激产生的心血管反应的原因。

喉的中枢调控

所有喉内肌的运动神经元主要位于脑干的疑核（NA）。基于对动物的逆行示踪研究，我们可定位调控特定喉部肌肉的神经元位置。虽然调控特定肌肉的神经元区域有一定的重叠，但是存在分界明显的首-尾躯体定位组织[27, 28]。支配环甲肌的神经元大多数在头端，位于疑核致密形成部的腹侧。环杓后肌神经元也位于腹侧，在疑核的半致密区域，恰好在环甲肌神经元的尾部。环杓后肌和环甲肌神经元明显小于甲杓肌或环杓侧肌神经元。环杓侧肌神经元区域比环杓后肌和环甲肌区域更加靠近尾部及背部内侧位置。甲杓肌运动神经元与环杓后肌和环杓侧肌神经元的区域有重叠，甲杓肌神经元比环杓后肌或环杓侧肌神经元数量更多[27]。在面神经后核中也发现了支配环甲肌和环杓后肌的其他神经元[28]。喉返神经损伤后，喉部运动神经元的躯体定位组构发生明显改变，即使这种神经损伤仅仅是挤压而不是横断[29]。这也解释了为什么周围神经损伤后喉的运动功能很难完全恢复正常。

除杓间肌之外，所有的喉内肌都由同侧神经元支配。然而，喉的运动总是涉及双侧喉部肌肉的激活，这就意味着喉的脑干神经元从大脑的更高水平接收双侧信号的传入。

我们对脑干水平传入喉运动神经元的概念是从鼠为主的动物研究结果中推断而来的。霍乱毒素 B 的示踪研究表明，喉运动神经元的树突接收来自呼吸、发声和吞咽神经元的传入信号[30]。研究者通过分析疑核的精细结构比较了咽和喉运动神经元的不同，喉部运动神经元略大于咽部运动神经元（$42 \mu m \times 30 \mu m$ vs $39 \mu m \times 29 \mu m$），并且具有更多的神经元连接。每个喉运动神经元平均含有 339 个突触，而每个咽神经元平均只有 182 个突触[31]。环甲肌和环构后肌运动神经元之间也存在差异，支配环甲肌的运动神经元位于疑核的半致密层中，但支配环构后肌的运动神经元却位于松质层中。细胞囊泡类型的超微结构研究表明，环甲肌运动神经元主要接受兴奋性信号传入，而环构后肌则受抑制性和兴奋性神经元的双重调节[32]。

似乎只有人的大脑才具有两个独立支配喉部肌肉发声的神经通路[33]。其他动物，甚至是具有完整脑干的无脑婴儿，都可以在疼痛刺激下发声[34]。然而，人类的学习获得性喉部运动，如说话、唱歌以及涉及喉部的自主运动（包括按要求发出的笑声、咳嗽、呼吸和叹气）等，都是由大脑运动皮层支配的动作。对患者进行的示踪研究发现皮质延髓可直接投射至疑核[35]。但是在猴子或黑猩猩中并没有发现这种直接的皮质延髓投射区[36]。

动物的发声是由包括前扣带回皮质、中脑导水管周围灰质、后疑核和疑核构成的系统支配的[37, 38]。中脑导水管周围灰质是脑干区域，其激活脑桥和脑干中的中枢模式发生器，该区域的电刺激可以引起发声。人类也存在这种发声途径，可能介导情绪发声如笑声、哭泣和恐惧的自我表达等。然而，包括言语在内的意志行为似乎需要通过皮质延髓通路直接支配运动神经元。痉挛性发声障碍是一种疑难杂症，会干扰言语，却保留其他声音如喊叫、唱歌和哭泣等[37]。多年来，这种选择性的语言障碍常常被认为是一种身心疾病。但现有明确证据表明痉挛性发声障碍是一种神经功能障碍，支配发声存在两个独立的通路可以有助于解释这种选择性言语障碍的发生机制。

总　结

喉是一个小器官，位于呼吸消化道"引导交通"的关键位置。它对于生命来说并不是必不可少的，因为我们可以通过旁路方式（如气管切开术或喉切除术）进行代偿。然而，它对于正常的人类语言是不可或缺的，当它处于原位时，其功能障碍可能导致失能甚至危及生命。喉的神经支配较为复杂，其支配的周围神经损伤可导致喉功能的严重损害。

参考文献

[1] Woodson GE. Spontaneous laryngeal reinnervation after recurrent laryngeal or vagus nerve injury. Ann Otol Rhinol Laryngol. 2007;116(1):57–65.

[2] Boushey HA, Richardson PS, Widdicombe JG, Wise JC. The response of laryngeal afferent fibres to mechanical and chemical stimuli. J Physiol. 1974;240(1):153–75.

[3] Sant'Ambrogio FB, Mathew OP, Clark WD, Sant'Ambrogio G. Laryngeal influences on breathing pattern and posterior cricoarytenoid muscle activity. J Appl Physiol. 1985;58:1298.

[4] Kuna ST, Insalaco G, Woodson GE. Thyroarytenoid muscle activity during wakefulness and sleep in normal adults. J Appl Physiol. 1988;63:1332.

[5] Mathew OP, Abu-Osba YK, Thach BT. Influence of upper airway pressure changes in respiratory frequency. J Appl Physiol. 1982;52:483.

[6] Sant'Ambrogio G, Mathew OP, Fisher JT, et al. Laryngeal receptors responding to transmural pressure, airflow and local muscle activity. Respir Physiol. 1983;54:317.

[7] Woodson GE, Powell FL. Effects of hypoxia and hypercapnia on cricothyroid muscle response to airway pressure. Respir Physiol. 1992;87(1):25–35.

[8] Saiiudo JR, Maranillo E, Leh X, Mirapeix R, et al. An anatomical study of anastomoses between the laryngeal nerves. Laryngoscope. 1999;109:983–7.

[9] Sanders I, Wu BL, Mu L, et al. The innervation of the human posterior cricoarytenoid muscle: evidence for at least two neuromuscular compartments. Laryngoscope. 1994;104:880–4.

[10] Wu BL, Sanders I. The human cricothyroid muscle: three muscle bellies and their innervation patterns. J Voice. 2009;23(1):21–8.

[11] Sanders I, Rai S, Han Y, et al. Human vocalis contains distinct superior and inferior subcompartments: possible candidates for the two masses of vocal fold vibration. Ann Otol Rhinol Laryngol. 1998;107(10 Pt 1):826–33.

[12] Hunter EJ, Titze IR, Alipour F. A three-dimensional model of vocal fold abduction/adduction. J Acoust Soc Am. 2004; 115(4):1747–59.

[13] Neuman T, Hengesteg A, Kaufman K, LePege R, Woodson GE. Three-dimensional motion of the arytenoid adduction procedure in cadaver larynges. Ann Otol Rhinol Laryngol. 1994;103:265–70.

[14] Hirano M, Vennard W, Ohala J. Regulation of register, pitch and intensity of voice. An electromyographic investigation of intrinsic laryngeal muscles. Folia Phoniatr (Basel). 1970;22(1):1–20.

[15] Hillel AD. The study of laryngeal muscle activity in normal human subjects and in patients with laryngeal dystonia using multiple fine-wire electromyography. Laryngoscope.

2001;111(4 Pt 2 Suppl 97):1–47.

[16] Santo Neto H, Marques MJ. Estimation of the number and size of motor units in intrinsic laryngeal muscles using morphometric methods. Clin Anat. 2008;21(4):301–6.

[17] Schweizer V, Woodson GE, Bertorini TE. Single-fiber electromyography of the laryngeal muscles. Muscle Nerve. 1999;22:111–4.

[18] Bryant NJ, Woodson GE, Kaufman K, et al. Human posterior cricoarytenoid muscle compartments: anatomy and mechanics. Arch Otolaryngol. 1996;122:1331–6.

[19] Hirose H, Gay T. The activity of the intrinsic laryngeal muscles in voicing control. An electromyographic study. Phonetica. 1972;25(3):140–64.

[20] Woodson GE, Picerno R, Yeung P, Hengesteg A. Arytenoid adduction: controlling vertical position. Ann Otol Rhinol Laryngol. 2000;109:360–4.

[21] Reidenbach MM. The muscular tissue of the vestibular folds of the larynx. Eur Arch Otorhinolaryngol. 1998; 255(7):365–7.

[22] Woodson GE, Murry MP, Schweizer V, Hengesteg AP, Chen N, Yeung D. Unilateral cricothyroid contraction and glottic configuration. J Voice. 1998;12(3):335–9.

[23] Baker KK, Ramig LO, Sapir S, Luschei ES, Smith ME. Control of vocal loudness in young and old adults. J Speech Lang Hear Res. 2001;44:297–305.

[24] Atkinson JE. Inter- and intraspeaker variability in fundamental voice frequency. J Acoust Soc Am. 1976; 60(2):440–6.

[25] Murry T, Xu JJ, Woodson GE. Glottal configuration associated with fundamental frequency and vocal register. J Voice. 1998;12(1):44–9.

[26] Aviv JE, Martin JH, Kim T, et al. Laryngopharyngeal sensory discriminating testing and the laryngeal adductor reflex. Ann Otol Rhinol Laryngol. 1999;108:725–30.

[27] Davis PJ, Nail BS. On the location and size of laryngeal motoneurons in the cat and rabbit. J Comp Neurol. 1984;230(1):13–32.

[28] Gacek RR. Localization of laryngeal motor neurons in the kitten. Laryngoscope. 1975;85(11 Pt 1):1841–61.

[29] Hernández-Morato I, Valderrama-Canales FJ, Berdugo G, Arias G, McHanwell S, Sañudo J, Vázquez T, Pascual-Font A. Reorganization of laryngeal motoneurons after crush injury in the recurrent laryngeal nerve of the rat. J Anat. 2013;4:451–61.

[30] Yoshida Y, Yatake K, Tanaka Y, Imamura R, Fukunaga H, Nakashima T, Hirano M. Morphological observation of laryngeal motoneurons by means of cholera toxin B subunit tracing technique. Acta Otolaryngol Suppl. 1998;539:98–105.

[31] Robertson GN, Hopkins DA. Ultrastructure and synaptology of the nucleus ambiguus in the rat: the semicompact and loose formations. J Comp Neurol. 1996; 375(1):109–27.

[32] Hayakawa T, Zheng JQ, Maeda S, Ito H, Seki M, Yajima Y. Synaptology and ultrastructural characteristics of laryngeal cricothyroid and posterior cricoarytenoid motoneurons in the nucleus ambiguus of the rat. Anat Embryol (Berl). 1999;200(3):301–11.

[33] Ludlow C. Central nervous system control of the laryngeal muscles in humans. Respir Physiol Neurobiol. 2005;147(2–3):205–22.

[34] Monnier M, Willi H. The integrative activity of the nervous system of a meso-rhombencephalic anencephalus. II. Anatomical part. Monatsschr Psychiatr Neurol. 1953;126:259–73.

[35] Kuypers HG. Cortico-bulbar connections to the pons and lower brainstem in man. Anatomical study. Brain. 1958;81:364–88.

[36] Simonyan K, Jurgens U. Efferent subcortical projections of the laryngeal motorcortex in the rhesus monkey. Brain Res. 2003;974:43–59.

[37] Ludlow CL, Adler CH, Berke GS, Bielamowicz SA, Blitzer A, Bressman SB, Hallett M, Jinnah HA, Juergens U, Martin SB, Perlmutter JS, Sapienza C, Singleton A, Tanner CM, Woodson GE. Research priorities in spasmodic dysphonia. Otolaryngol Head Neck Surg. 2008;139(4):495–505.

[38] Jurgens U. The neural control of vocalization in mammals: a review. J Voice. 2009;23:1–10.

第 4 章
迷走神经、喉上神经和喉返神经的
神经微解剖

Noah P. Parker, Rita Patel, and Stacey L. Halum

摘要

迷走神经（VN）、喉上神经（SLN）和喉返神经（RLN）的神经微解剖以及它们的中枢连接十分复杂。尽管来自动物模型和人类尸体的研究已经解开了不少谜团，但是围绕这些神经的中枢分布和定位，以及外周神经纤维的类型、定位和功能等问题，仍争议重重。本章将分别讨论中枢连接、神经节和每条神经的微神经解剖。同时，由于微神经解剖能够提供喉的功能的基础信息，最后也阐述了有关喉功能不良的思辨，包括年龄有关的改变、神经损伤和神经再生。

关键词

神经微解剖；分布；形态计算；髓鞘；疑核；迷走神经；喉上神经；喉返神经；神经损伤；神经再生；神经移植术

引　言

迷走神经（VN）、喉上神经（SLN）、喉返神经（RLN）的神经微解剖及其各自的中枢联系一直是研究的热点。多个脑干核、外周神经节和神经纤维之间存在着复杂的相互关系，它们为人体的不同区域提供运动、感觉和自主功能。虽然由于中枢神经的分布位置，我们对外周神经的局部定位有了一定的认识，但长期以来与外周神经有关的纤维类型、局部定位和功能的话题，一直是争论的焦点。

与此同时，对这些神经细致的微观解剖强调了神经老化、损伤和再生研究的难度和重要性。

中枢连接和细胞定位

运动功能依赖于迷走神经、喉上神经和喉返神经，它们主要起源于延髓的疑核（NA）。疑核中的细胞体投射到包括咽、喉、气管、支气管、食管在内的膈上结构，以及包括胸部和腹部的心脏和内脏，直至结肠左曲的膈下结构[1]。各种动物模型的

N. P. Parker, M.D. (✉)
Departments of Otolaryngology—Head and Neck
Surgery and Speech and Hearing Sciences, Indiana
University, The Voice Clinic of Indiana,
Carmel, IN, USA
e-mail: nparker@voiceindy.com

R. Patel, Ph.D., C.C.C-.S.L.P.
Department of Speech and Hearing Sciences, Indiana
University, Bloomington, IN, USA

S. L. Halum, M.D.
Department of Speech, Language, and Hearing
Sciences, Purdue University, The Voice Clinic of
Indiana, Carmel, IN, USA

损伤和逆行标记研究显示了疑核的局部定位，虽然某些特定的纤维池是彼此独立的，但也存在相当多的重叠。从头侧到尾侧，下运动神经元依次支配环甲肌、环杓后肌，然后是内收肌（不同的文献报道中支配内收肌的神经纤维的排列各异）。与外展肌和内收肌下运动神经元相比，支配环甲肌的下运动神经元起自更内侧和腹侧的位置，而外展肌下运动神经元起自内收肌下运动神经元的腹侧位置。支配环甲肌的神经纤维排列更紧凑，支配外展肌，特别是内收肌的纤维在疑核中排列更广泛[2, 3]。

除疑核外，脑干的其他核团也发出运动神经纤维，参与了迷走神经、喉上神经和喉返神经的构成。环甲肌和环杓后肌接受来自面神经后核纤维的支配。环杓后肌接受孤束核（ST）的背侧和腹侧呼吸群的支配，这被认为有助于呼吸期间肌肉的外展。最后，有研究认为，吞咽运动的中间神经元位于孤束核和疑核周围的网状结构中，在吞咽过程中控制喉部的运动[2, 3]。

位于背部运动核中的神经节前副交感神经元，发出纤维至颈部、胸部和腹部内脏器官的壁内神经节，支配这些内脏的自主运动[4]。喉上神经和喉返神经接受了来自颈上神经节的交感神经，调节喉部血流和腺体分泌。神经支配从喉的颅侧向尾侧依次排开，颈上神经节支配颅侧，颈中神经节支配喉中部，星状神经节支配喉尾侧和气管[5]。

迷走神经、喉上神经和喉返神经的感觉功能主要投散到孤束核和三叉神经脊髓束核（TT）。咽、喉、食管、气管、胸和腹部内脏直至结肠左曲黏膜的感觉通过节状神经节（下神经节）投射到孤束核。位于会厌和部分咽部传递味觉的神经元也通过位于节状神经节的细胞体将信号投射到孤束核。幕下硬脑膜和部分耳廓、外耳道和鼓膜外表面的感觉由位于颈神经节（上神经节）内的细胞体投射到三叉神经脊束核[4]。此外，位于节状神经节的其他细胞体负责肺、心血管和胃肠道的迷走神经的传入[6]。

迷走神经

迷走神经起源于小脑脚和下橄榄核之间的延髓腹侧，并通过颈静脉孔离开颅骨。迷走神经由运动神经、感觉神经和自主神经纤维构成。支配喉的下位运动神经元位于迷走神经最上侧的前方，但随着神经纤维在下降过程中向内侧旋转，这种脑干中所见的神经分布特征基本消失[7]。早期对迷走神经运动神经纤维的研究提示，其支配内收肌和外展肌的神经是分离的。然而，后来的研究表明，支配内收肌和外展肌的神经纤维排列松散，没有任何结构将二者间隔开来[8]。当比较运动神经纤维和感觉神经纤维的分布时，研究者发现迷走神经主要由无髓传入纤维组成，比例高达70%[9]。事实上，以兔为实验对象，在不同的高度分别切断迷走神经，然后进行组织学检查，研究者发现传出纤维占兔颈段迷走神经的20%~40%。测量神经纤维的直径，40%~50%的直径较大的纤维为传出神经，几乎所有的中等粗细纤维均为传入神经[10]。

喉上神经

喉上神经起源于节状神经节的尾极。据报道，人类的喉上神经由15 000个有髓纤维组成[11]。喉上神经与迷走神经伴行，在颈总动脉分叉头侧数厘米处，喉上神经向前和向下与迷走神经分开，向喉方向走行[12]。通常，内、外分支在节状神经节下方1.5 cm处彼此分离，但也可以在节状神经节内就分开。外侧分支约8 cm长、0.2 mm粗[13]，内侧分支约7 cm长、1.8~2.0 mm粗，然后在甲状舌骨膜附近分为上、中、下三个分支[14]。人类尸体解剖研究表明，两侧喉上神经的神经鞘内面积和有髓纤维数目无明显差异[15]。

研究者使用组织学和神经传导方法分析大鼠模型，识别出喉上神经主干的4个不同分支（图4.1）：①分支1，基本相当于内侧分支，主要提供声带水平的感觉功能；②分支2，相当于外侧分支，主要支配环甲肌的运动控制；③分支3，是声门下和食管的感觉分支；④分支4，不太常见，与喉返神经交通。比较传导研究发现，分支2主要控制运动（外支），其较粗大的神经纤维分布至环甲肌。分支1由其他较小的运动纤维构成，可促进腺体分泌功能。分支3被认为参与食管的运动，分支4提供的运动控制的对象尚未可知。分支1（内支）主要为粗大的穿入神经纤维，与关节本体感觉、伸展感受器、快速触觉、化学感受器和常见的化学感觉有

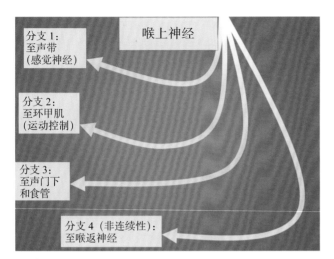

图 4.1　喉上神经分支（经允许引自参考文献[16]）

关。分支 2（外支）可见细小的感觉神经纤维，其感觉功能不详，分支 3 被认为提供食管肌肉感觉，分支 4 被认为提供主动脉压力感受和食管肌肉感觉[16]。

喉上神经内支支配浅感觉和深感觉受体。对感觉纤维的放电活动进行记录，结果显示神经纤维对机械刺激、喉结构位移和喉部肌肉收缩的敏感性最强[17]。同时，动物模型已经表明，相当数量的纤维对机械刺激、气流、上呼吸道压力和上呼吸道呼吸肌的收缩有反应[18]。通过对犬模型的研究，研究者发现 P 物质这种神经肽作为初级传入神经元的神经递质，分布在上皮的不同位置，并与喉部黏膜感觉末梢的功能有关[19]。辣椒素受体 1（TRPV1）是一种在感觉神经末梢表达的传感器，它被认为是躯体和内脏组织中负责疼痛感觉的分子开关。在人体、大鼠和小鼠喉组织中已有发现[20]，它被认为参与迷走神经介导的气道超敏反应和慢性咳嗽[21]。研究已经证明，喉部的刺激或激惹会导致表达 TRPV1 的神经元介导的反射性支气管收缩[22]，而敏感的气道内 TRPV1 会出现异常增高的表达[23]。

为了确定喉上神经外支（EBSLN）是否具有独立的内收功能，以及确定喉上神经外支和喉返神经之间的交通神经是否有助于内收，研究者已经进行了一些研究。支持喉上神经外支具有内收功能的观点认为，喉上神经外支对环甲肌的神经支配可能导致内收，而其他人则认为声带的神经支配是不同的，或者是喉上神经外支，或者是喉上神经外支与喉返神经间的交通支。据报道，以猪为模型的研究

表明，喉上神经外支是主要的支配神经。环甲肌、甲杓肌、环甲侧肌、环甲后肌的诱发肌电图显示，喉上神经支配后三块肌肉的运动，且最稳定的是内收肌[24]。一项利用组织学染色法分析人类尸体的研究通过对声带进行染色，研究者发现声带中 44% 的样本接受来自喉上神经外支的交通神经支配，这一结果支持声带接受独立的神经支配的观点[25]。这些研究结果能够在一定程度上解释以下现象，即与喉返神经损伤相比，迷走神经高位损伤时声带更偏向外侧的位置。

喉返神经

左侧喉返神经绕主动脉弓，右侧喉返神经绕锁骨下动脉分别返回上升。在人类中，左侧喉返神经比右侧长大约 11 cm[26]。研究表明，左、右喉返神经的测量数据存在差异，最显著的是纤维的直径[15, 27, 28] 和有髓纤维的数量[29]。其他报道的差异包括：与远端靠近喉部相比，近端靠近喉返神经起源的位置，其神经纤维的横截面积更大、纤维数量更多[30]；与女性相比，男性的神经内膜面积、神经内有髓纤维的比例、纤维总数、轴突面积、轴突直径和占用面积更大[31]。虽然比较左、右喉返神经的微观神经差异方面的研究数据存在相互矛盾，但这种差异很可能是存在的。因为尽管左侧喉返神经的解剖距离较长，但它能够与右侧喉返神经同时对喉发起运动的脉冲信号。

虽然早期的动物研究表明，喉返神经内可以辨识出喉的传出纤维，但是一项人类研究表明，喉返神经的束内纤维兼具内收和外展功能，且在神经内的位置并不固定。此外，伴随着喉返神经的走行，神经纤维混合并重新排列，神经纤维的直径和密度随之变化，最终，神经丛逐渐形成。甚至在靠近入喉部的远端神经末梢分支处，仍然有支配内收和外展的神经纤维共存[32]。后来试图分离两种神经纤维的示踪研究显示，支配内收和外展的神经纤维分散在整个神经之中[8]。然而，据报道，喉分支和非喉分支神经纤维之间存在明显的差异。非喉分支中存在较小的有髓神经负责支配气管和食管，而喉分支包含较大的神经纤维，负责喉部的感觉和运动功能[10, 30, 33-35]。

与年龄有关的喉上神经和喉返神经的变化

对动物模型[36]和人类[37]的研究均发现喉上神经的变化与年龄相关。在一项利用电子显微镜、以大鼠为模型的研究中，定量测量显示喉上神经的内支很稳定，包括有髓和无髓纤维的总纤维数和纤维大小。然而，定性测量观察到某些改变，包括节段性脱髓鞘和轴突变性、施万细胞细胞质增加、神经丝密度降低、胞外腔增大。这些变化被认为是导致神经传导速度下降的原因[36]。在一项用电子显微镜评估人类尸体喉上神经的研究中，研究者观察到，与年轻组相比，老年组髓纤维数量减少了 31%。总的髓鞘纤维的丢失主要归因于小髓鞘纤维丧失了 67%。同时，有髓小纤维的直径也减少了 67%[37]。在另一项人体尸体研究中，以 60 岁年龄为界，两组人群的神经内膜面积和有髓纤维数量上没有显著差异[15]。

一些研究也试图确定喉返神经是否会随年龄出现变化[38, 39]。研究者使用超微结构技术对大鼠模型进行研究，当比较年轻、年老和非常年老的大鼠时，研究者发现了几个明显改变。在有髓纤维中，随着年龄的增长，虽然总纤维数量保持不变，但是直径在 4~7 μm 之间的纤维数量减少，7 μm 以上的纤维数量增加。同时，研究者还在年老的大鼠中观察到异常薄的髓鞘。无髓鞘纤维的数量和尺寸没有明显变化。非常年老组的大鼠，神经整体结构都出现变化，包括神经内细胞外间隙的增加[38]。一项使用显微观察技术的人类尸体研究显示，年老者较大尺寸轴突消失，轴突面积和周长总体上减少[39]。最新的一项人类尸体研究显示，随着年龄的增长，神经纤维总数减少；与 ≥ 4 μm 的神经纤维相比，极细神经纤维（1~3 μm）的数量减少[15]。

虽然一些测量数据似乎相互矛盾，但这些动物和人类的尸体研究表明，随着年龄的增长，喉上神经和喉返神经的微环境确实在数量和质量上出现了变化。这些变化可能是老年人感觉和运动功能障碍的生理基础[40, 41]，也可能导致了临床研究中与年龄相关的某些研究的差异。例如，一项多中心的随机试验的主要目的是比较单侧声带麻痹患者进行喉部神经移植和喉部成形术的效果。结果发现，与接受喉部神经移植治疗的年轻患者相比，老年患者的声音恢复效果较差[42]。

神经损伤

1943 年，Seddon 的研究对周围神经损伤的分类产生了重大的影响[43]。Seddon 认为神经损伤的本质是神经再生能力不足，因此，他提出了神经损伤的 3 种主要类型：神经失用、轴突断裂和神经断裂。

神经失用定义为一种不会导致轴突变性，但可能导致局部髓鞘变性的疾病。神经失用可以自发地、完全地恢复，这种恢复过程很快，发生在沃勒（Wallerian）变性和必需的再生之后。轴突断裂的定义是一种导致轴突完全中断，但是起支撑作用的神经周围结构（包括施万细胞、神经内膜和神经束膜）仍保持完整的损伤。轴突断裂的远端出现沃勒变性，随后出现自发性恢复。神经断裂被定义为一种神经和支撑结构都被严重破坏的损伤，例如神经横断。神经断裂的远端出现沃勒氏变性，但是自发性恢复非常罕见，此时通常导致神经功能不良[43]。

Sunderland 继续着 Seddon 的工作，并试图进一步阐明周围神经损伤。1951 年，他提出了根据正常神经干损伤的程度，将周围神经损伤分为 5 级（图 4.2）[44]。

一度损伤是指神经解剖结构无损伤，损伤会引起电传导阻滞。此时没有沃勒变性，导致传导阻滞的损伤被确认是可逆的，在短暂的时间后自发恢复电活动。神经功能可以迅速且完全恢复。二度损伤

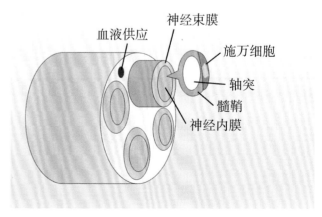

图 4.2　基础神经微解剖。神经外膜包裹着整个神经，神经束膜包裹着神经束，神经内膜包裹着神经束内的单个神经

是指在不损伤轴突鞘、神经内膜、神经束膜或神经外膜的情况下，轴突出现的损伤。这类损伤的关键是远端沃勒细胞变性。受损的神经纤维沿着完整的神经内膜管再生，神经内膜管引导纤维回到原来的位置。因此，神经再生后功能可能完全恢复。三度损伤是指在不损伤神经束膜或神经外膜的情况下，轴突和神经内膜的损伤。沃勒变性出现了，神经内膜管的连续性也被破坏了，这导致神经再生过程中组织破坏和纤维化。当再生的神经纤维被阻挡，或者被导向其他方向时，朝向正确的目的地的重建可能会被误导。因此，三度损伤后再生的神经功能可能会出现改变，可能导致联合运动。四度损伤的定义是：损伤导致轴突、神经内膜和神经束膜损伤而神经外膜完整。虽然神经连续性得以保留，但它由失去正常结构的结缔组织、施万细胞和再生轴突组成，这可能导致创伤性神经瘤。由于此时支持结构较前进一步丧失，组织严密的神经再生面临巨大的挑战，再生的神经功能异常的可能性更大。五度损伤定义为神经所有组成成分的损伤，本质上是完全横断。由于损伤导致完全的轴突离断，轴突和所有结构成分全部丢失，此时，神经几乎没有再生的机会[44]。

最近的研究进一步确定了周围神经损伤（尤其是神经横断）相关的潜在变化。结构改变被认为与损伤局部复杂的分子途径激活有关，包括远端沃勒变性、钙离子的内流，以及钙依赖性蛋白酶的激活，这会导致轴突肿胀和细胞骨架破坏[45]。在神经横断的数小时内，损伤周围的施万细胞通过释放炎性细胞因子和募集巨噬细胞引发炎性级联反应，从而除去髓鞘和轴突的碎片。去神经支配的施万细胞也下调其结构蛋白的表达，导致其髓鞘的破坏并进一步增加了退行性碎片。巨噬细胞在碎片去除的过程中起主要作用，这促使局部过程由炎症转变为神经再生[46, 47]。

神经再生

神经损伤和神经再生背后的瀑布效应非常复杂。虽然巨噬细胞在清除坏死变性过程中积累的组织碎片方面发挥着关键作用，但是它们也能清除抑制运动神经元生长的蛋白质，如在再生过程中起重

要作用的髓蛋白相关糖蛋白[46, 47]。碎片清除后，施万细胞通过接触引导并受调节因子调节出现增殖和重新排列，这些因子会诱导轴突伸长并再生至运动终板。施万细胞还会桥接那些去神经支配的终板与受神经支配的终板，从而提供了一种未受损的轴突参与相邻去神经支配终板的神经元发芽和再神经支配的机制[48]。

尽管轴突再生因损伤机制和局部条件而异，但轴突生长的速度通常为每天 1~2 mm[49]。在周围神经损伤中，轴索离断损伤的近端是自发性神经是否再生的主要决定因素，断端之间较大的空间间隔会导致神经再生延迟。如前所述，在长时间去神经支配过程中发生的肌纤维变化，如纤维萎缩、结缔组织增多和纤维化，会在运动终板上与再生的运动神经元之间形成物理屏障，从而阻碍神经再支配。

喉返神经损伤后的自发性神经再生率高于迷走神经损伤，原因似乎简单合理——喉返神经与喉的距离较近。然而，研究表明，喉返神经损伤后并非所有的喉返神经都能通过损伤的神经进行自发神经再生，但喉返神经周围的神经，如交感神经链，往往有助于喉返神经横断伤后的神经再生。理论上推测，随着神经损伤的发生，神经肌肉的连接被断开，自主神经纤维可能长入取代喉返神经。这可能导致肌肉再生，但是其功能有限。该理论是以下观点的基础，即应该尽可能早地进行神经再支配术[50, 51]。

喉肌的神经再支配也可以通过喉上神经进行。在一项慢性喉返神经损伤大鼠模型的研究中，研究者发现环杓后肌通过同侧喉上神经进行神经再生并接受刺激，这一现象表明该肌肉接受喉返神经和喉上神经双重神经支配，喉返神经损伤的后期由喉上神经接管相邻的运动终板[52]。相对于迷走神经损伤，喉返神经损伤后出现的自发性神经再生可能与损伤局部微环境变化有关。微环境的变化吸引运动神经元出芽，可能也包括施万细胞和肌纤维介导的事件。这一概念在大鼠模型中得到了证实，喉返神经轴索离断术后，研究者将神经营养生长因子注射到同侧甲杓肌，并将抑制因子注射到环杓后肌，从而导致内收肌选择性神经再生[53]。未来的研究工作会通过神经促进因子和抑制因子促进受损的喉返神经获得更合理的神经再生。

• 参考文献 •

[1] Kalia M, Mesulam MM. Brain stem projections of sensory and motor components of the vagus complex in the cat: II. Laryngeal, tracheobronchial, pulmonary, cardiac, and gastrointestinal branches. J Comp Neurol. 1980;193:467–508.

[2] Yoshida Y, Miyazaki T, Hirano M, et al. Arrangement of motoneurons innervating the intrinsic laryngeal muscles of cats as demonstrated by horseradish peroxidase. Acta Otolaryngol. 1982;94:329–34.

[3] Yoshida Y, Yatake K, Tanaka Y, et al. Morphological observation of laryngeal motoneurons by means of cholera toxin B subunit tracing technique. Acta Otolaryngol. 1998;539:98–105.

[4] Fix JD. Cranial nerves. In: Fix JD, editor. Neuroanatomy. 3rd ed. Philadelphia, PA: Lippincott, Williams, & Wilkens; 2002.

[5] Yoshida Y, Saito T, Tanaka Y, et al. The Postganglionic sympathetic innervation of the larynx in cats. In: Gauffin J, Hammerberg B, editors. Vocal Physiology, Acoustic, perceptual, and physiological aspects of voice mechanisms. Singular Publishing Inc: San Diego; 1991. p. 189–96.

[6] Mesulam M. Tetramethyl benzidine for horseradish peroxidase neurohistochemistry, a non-carcinogenic blue reaction-product with superior sensitivity for visualizing neural afferents and efferent. J Histochem Cytochem. 1978;26:106–17.

[7] Myssiorek D. Reucrrent laryngeal nerve paralysis: anatomy and etiology. Otolaryngol Clin Noth Am. 2004;37:25–44.

[8] Gacek RR, Malmgren LT, Lyon MJ. Location of adductor and abductor motor fibers to the larynx. Ann Otol Rhinol Laryngol. 1977;86:770–6.

[9] Mei N, Condamin M, Boyer A. The composition of the vagus nerve of the cat. Cell Tissue Res. 1980; 209:423–31.

[10] Evans DHL, Murray JG. Histological and functional studies on the fibre composition of the vagus nerve of the rabbit. J Anat. 1954;88:320–37.

[11] Ogura JH, Lam RL. Anatomical and physiological correlations on stimulating the human superior laryngeal nerve. Laryngoscope. 1953;63:947–59.

[12] Kierner AC, Aigner M, Burium M. The external branch of the superior laryngeal nerve. Arch Otolaryngol Head Neck Surg. 1998;124:301–3.

[13] Kambic V, Zargi M, Radsel Z. Topographical anatomy of the external branch of the superior laryngeal nerve. J Laryngol Otol. 1984;98:1121–4.

[14] Stephens RE, Wendel KH, Addington WR. Anatomy of the internal branch of the superior laryngeal nerve. Clin Anat. 1999;12:79–83.

[15] Tiago R, Pontes P, do Brasil OC. Age-related changes in human laryngeal nerves. Otolaryngol Head Neck Surg. 2007;136:747–51.

[16] Andrew BL. A functional analysis of the myelinated fibres of the superior laryngeal nerve of the rat. J Physiol. 1956;153:420–32.

[17] Kirchner JA, Wyke BD. Afferent discharges from laryngeal articular mechanoreceptors. Nature. 1965;205:86–7.

[18] Sant'Ambrogio G, Mathew OP, Fisher JT, Sant'Ambrogio FB. Laryngeal receptors responding to transmural pressure, airflow, and local muscle activity. Respir Physiol. 1983;54:317–30.

[19] Shin T, Wada S, Maeyama T, et al. Substance P immunoreactive sensory nerve fibers of the canine laryngeal mucosa. In: Fumimora O, editor. Vocal physiology: voice production mechanisms and functions. New York: Raven Press Ltd; 1988. p. 115–27.

[20] Hamamoto T, Takumida M, Hirakawa K, Takeno S, Tatsukawa T. Localization of transient receptor potential channel vanilloid subfamilies in the mouse larynx. Acta Otolaryngol. 2008;128:685–93.

[21] Lee LY, Gu Q. Role of TRPV1 in inflammation-induced airway hypersensitivity. Curr Opin Pharmacol. 2009;9: 243–9.

[22] Nadel J, Widdcombe J. Reflex effects of upper airway irritation on total lung resistance and blood pressure. J Appl Physiol. 1962;17:861–5.

[23] Zhang G, et al. Altered expression of trpv1 and sensitivity to capsaicin in pulmonary myelinated afferents following chronic airway inflammation in the rat. J Physiol. 2008;23:5771–86.

[24] Björck G, Margolin G, Måbäck GM, et al. New animal model for assessment of functional laryngeal motor innervation. Ann Otol Rhinol Laryngol. 2012;121(10):695–9.

[25] Wu B, Sanders I, Mu L, et al. The human communicating nerve. Arch Otolaryngol Head Neck Surg. 1994;120:1321–8.

[26] Shin T, Rabuzzi D. Conduction studies of the canine recurrent laryngeal nerve. Laryngoscope. 1971;81:586–96.

[27] Tomasch J, Britton WA. A fiber-analysis of the recurrent laryngeal nerve supply in man. Acta Anat. 1955;23:386–98.

[28] Jotz GP, de Campos D, Rodrigues MF, et al. Histological asymmetry of the human recurrent laryngeal nerve. J Voice. 2005;25:8–14.

[29] Harrison DFN. Fiber size frequency in the recurrent laryngeal nerves of man and giraffe. Acta Otolaryngol. 1981;91:383–9.

[30] Dahlqvist A, Carlsoo B, Hellstrom S. Fiber components of the recurrent laryngeal nerve of the rat: a study by light and electron microscopy. Anat Rec. 1982;204:365–70.

[31] De Campos D, Ellwanger JH, do Nascimento PS, et al. Sexual dimorphism in the human vocal fold innervation. J Voice. 2013;27:267–72.

[32] Sunderland S, Swaney WE. The intraneural topography of the recurrent laryngeal nerve in man. Anat Rec. 1952;114:411–26.

[33] Dubois FS, Foley JO. Experimental studies on the vagus and spinal accessory nerves in the cat. Anat Rec. 1936;64:285–307.

[34] Brocklehurst RJ, Edgeworth FH. The fibers components of the laryngeal nerves of the Macaca mulatta. J Anat. 1940;74:386–9.

[35] Malmgren LT, Gacek RR. Acetylcholinesterase staining of the fiber components in feline and human recurrent laryngeal nerve. Topography of laryngeal motor fiber

regions. Acta Otolaryngol. 1981;91:337–52.

[36] Rosenberg SI, Malmgren LT, Woo P. Age-related changes in the internal branch of the rat superior laryngeal nerve. Arch Otolaryngol Head Neck Surg. 1989;115:78–86.

[37] Mortelliti AJ, Malmgren LT, Gacek RR. Ultrastructural changes with age in the human superior laryngeal nerve. Arch Otolaryngol Head Neck Surg. 1990;116:1062–9.

[38] Malmgren LT, Ringwood MA. Aging of the recurrent laryngeal nerve: an ultrastuctural morphometric study. In: Fumimora O, editor. Vocal physiology: voice production mechanisms and functions. New York: Raven Press Ltd; 1988. p. 159–80.

[39] Nakai T, Gogo N, Moriyama H, et al. The human recurrent laryngeal nerve during the aging process. Okajimas Folia Anat Jpn. 2000;76:363–8.

[40] Mueller PB, Sweeney RJ, Baribeau LJ. Acoustic and morphologic study of senescent voice. Ear Nose Throat J. 1984;63:292–5.

[41] Kirchner JA. Laryngeal afferent systems in phonatory control. Proc Conf Access Vocal Pathol. 1981;11:31.

[42] Paniello RC, Edgar JC, Kallogjeri D, et al. Medialization versus reinnervation for unilateral vocal fold paralysis: a multicenter randomized clinical trial. Laryngoscope. 2011;121:2172–9.

[43] Seddon HJ. Three types of nerve injury. Brain. 1943; 66(4):237–88.

[44] Sunderland S. A classification of peripheral nerve injuries producing loss of function. Brain. 1951;74:491–516.

[45] George EB, Glass JD, Griffin JW. Axotomy-induced axonal degeneration is mediated by calcium influx through ion-specific channels. J Neurosci. 1995;15:6445–52.

[46] Perry VH, Brown MC, Gordon S. The macrophage response to central and peripheral nerve injury. A possible role for macrophages in regeneration. J Exp Med. 1987;165:1218–23.

[47] Tang S, Shen YJ, DeBellard ME. Myelin-associated glycoprotein interacts with neurons via a sialic acid binding site at ARG118 and a distinct neurite inhibition site. J Cell Biol. 1997;38:1355–66.

[48] Love FM, Son YJ, Thompson WJ. Activity alters muscle reinnervation and terminal sprouting by reducing the number of Schwann cell pathways that grow to link synaptic sites. J Neurobiol. 2003;54(4):566–76.

[49] Kingham PJ, Terenghi G. Bioengineered nerve regeneration and muscle reinnervation. J Anat. 2006;209(4):511–26.

[50] Nomoto M, Yoshihara T, Kanda T, Kaneko T. Synapse formation by autonomic nerves in the previously denervated neuromuscular junctions of the feline intrinsic laryngeal muscles. Brain Res. 1991;539(2):276–86.

[51] Nomoto M, Yoshihara T, Kanda T, Konno A, Kaneko T. Misdirected reinnervation in the feline intrinsic laryngeal muscles after long-term denervation. Acta Otolaryngol Suppl. 1993;506:71–4.

[52] Hydman J, Mattsson P. Collateral reinnervation by the superior laryngeal nerve after recurrent laryngeal nerve injury. Muscle Nerve. 2008;38(4):1280–9.

[53] Halum SL, Macrae B, Bijangi-Vishehsaraei K, et al. Neurotrophic factor-secreting autologous muscle stem cell therapy for the treatment of laryngeal denervation injury. Laryngoscope. 2012;122:2482–96.

第 5 章
喉返神经的喉内解剖

Michael I. Orestes and Gerald S. Berke

摘要

详细了解喉返神经的喉内解剖学知识对复杂甲状腺手术、部分的喉部手术以及治疗双侧喉返神经麻痹的喉部神经再植手术的实施至关重要。喉返神经于环咽肌水平入喉并分为前（运动支）、后（感觉支）两支。前支也被称为喉下神经，分出许多分支支配喉内肌肉。喉下神经依次支配环杓后肌、杓间肌、环杓侧肌和甲杓肌。然而，环杓后肌、杓间肌和环杓侧肌的支配神经在人群中变异很大。这种变异使得在不支配杓间肌的前提下，完全重新支配环杓后肌十分困难。喉部感觉神经差异性很大，并且喉返神经与喉上神经在支配分布上有明显的重叠。此外，还有令人信服的研究表明，喉上神经发出运动支（人类语言交流神经）至喉内收肌，然而其意义尚不明确。

关键词

喉返神经；喉下神经；喉外分支；喉内分支；环杓后肌；环杓侧肌；杓间肌；甲杓肌；人类语言交流神经；Galen 神经吻合支

引　言

喉返神经的走行之所以在现代外科史中已有深入的研究，主要是因为其对甲状腺良恶性手术和颈前区手术有极大益处。然而，喉返神经复杂的喉内分支常被人忽视。喉返神经入喉后分为运动支和感觉支。关于喉返神经喉内支的早期研究是基于 1884 年 Exner 等的研究成果，他们解剖并研究了兔和犬的喉部[1]。随后 Dilworth 等将研究进一步推进，对 33 具人类尸体的喉部进行解剖和研究[1]，为当今的喉内解剖学奠定了基础。

喉返神经的喉内分支走行远非深奥的学问，对这部分知识的掌握有助于对喉癌患者进行部分喉切除术时喉部更加精准的解离、神经性发声障碍的外科治疗、治疗双侧喉返神经麻痹和喉移植的喉神经再支配手术，以及涉及喉切除或环咽肌切除的复杂甲状腺手术。另外，喉部肌肉本身比通常所认为的更加复杂。有些喉部肌肉包含多个肌腹，每个肌腹受不同神经支配。此外，感觉神经的支配并不是那

M. I. Orestes, M.D. (✉) • G. S. Berke, M.D.
Department of Head and Neck Surgery, David Geffen
School of Medicine, University of California Los
Angeles, 10 833 Le Conte Ave., CHS 62-132,
Los Angeles, CA 90095, USA
e-mail: morestes@mednet.ucla.edu

么简单直接的，可能与传统观念所认识的不一致，喉返神经可能不仅仅支配声门、声门下和气管黏膜。喉上神经支配区域与喉返神经支配区域之间可能有重叠。

入喉点和咽下缩肌神经

喉返神经入喉点一般指喉返神经穿过咽下缩肌的位置，此处为喉外部分至喉内部分的过渡点[2-4]。穿过甲状软骨下角水平的喉返神经节段偶尔也叫入喉点，其实相当于喉返神经同样的节段[5]。喉返神经发出分支至气管、甲状腺、食管和咽下缩肌后，剩余的喉返神经主干被称为喉下神经。解剖学家将其定义为喉下神经，但外科医生不常使用这种说法[4]。

Nguyen 等通过 30 具尸体解剖发现，有 87% 的喉返神经在上行至咽下缩肌之前至少有一次分支[2]。在所有情况下，后侧分支呈现为一个交通支，在该区域中代表 Galen 神经吻合支[6]。他们还注意到，在喉返神经下行至咽下缩肌的下边界之前，会出现一些较小的侧分支，其中包括甲状腺分支和咽下缩肌分支（图 5.1）。Yalcin 等对喉返神经的喉外分支进行了深入的研究，更好地定义了"喉下神经"[4]。在仔细解剖了 60 具尸体后，他们发现 85.8% 的喉返神经有两个喉部分支，由支配喉部肌肉组织的前支和支配声带下方黏膜的后支组成。他们还指出，在紧靠前支与后支分叉处的下方，还有 1~3 个分支延伸到食管、咽和甲状腺。

对喉返神经是否在经过环咽肌前分出多个分支

这一概念存在争议，许多文献报道认为它是甲状腺术后喉返神经损伤的潜在风险因素。Casella 等评估了 195 条甲状腺术中显露的喉返神经，发现"存在分支神经"组出现永久性喉返神经损伤的相对风险较"不存在分支神经"组高 13.25%[7]。Casella 认为喉返神经的喉外分支支配喉后方的肌肉；然而，在尸体解剖和我们的喉返神经喉内再支配的临床实践中并未发现它的存在[2, 4, 8]。本章接下来将详细介绍支配环杓后肌的神经走行，通常其也被称为喉下神经的第一运动分支。

保留喉返神经的所有分支是术中的最优选择，而最大限度地保护喉返神经的前分支将有助于维持神经对喉部肌肉的支配。在绝大多数病例中，保留喉返神经所有分支是可以完成的。若因肿瘤根治需要切除部分喉返神经分支，可将环咽肌切开并全程显露神经至入喉处的走行以区分哪条是运动分支。

喉返神经喉内部分的运动支

环杓后肌分支

喉下神经在走行至环咽肌下界后，分出分支至环杓后肌（图 5.2 和图 5.3）。在犬模型中，支配环杓后肌的神经走行于环杓后肌表面；在人类中，该神经则走行于环杓后肌深面并由深面支配环杓后肌[9]。Nguyen 等[2] 在人类尸体上进行了深入的研究，他们对喉返神经进行了显微解剖，发现了支配环杓后肌的神经存在三种类型。在 I 型环杓后肌神经中，存在一条由喉下神经主干分出的直接支配

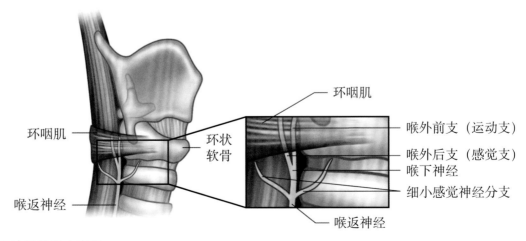

图 5.1　喉返神经的喉内走行

环杓后肌的神经蒂。但它可能在远端分出 2~3 条
分支，进而支配多条肌腹。Ⅰ型神经是最常见的
解剖类型（可在 66% 的尸体中观察到）。Ⅱ型神经
由两条不同的神经蒂组成，而Ⅲ型则由三条神经
蒂组成。Ⅱ型和Ⅲ型较为少见（分别为 26.7% 和
6.7%）。在Ⅱ型和Ⅲ型的神经内部也存在着变异，
比如一条支配环杓后肌的神经分支来自支配杓间肌
的共同的神经主干（Ⅱc、Ⅱd 和Ⅲb 型神经），但这
些变异较为罕见，约占Ⅱ型神经的 6.7% 和Ⅲ型神
经的 1.7%。Damrose 等进行了进一步研究，也发现
了类似结果[9]。但是，他们在杓间肌神经中没有发
现环杓后肌分支，这可能是因为样本量较少或者其
本身变异率较低。他们也发现了最后方的环杓后肌
神经和杓间肌分支起点之间的平均距离是 5.7 mm，
而且认为环甲下韧带是识别喉下神经的外展和内收
支的分界点的解剖标志。然而该结论仅基于 10 例
尸体解剖的研究，相比 Nguyen 等的研究可能高估
了其真正的发生概率[2]。相反，Prades 等[3] 发现Ⅱ
型神经（即两条独立的神经支至环杓后肌）是最常
见的解剖变异，在其样本中概率高达 50%。他们发
现 88% 的尸体中至少存在一条神经蒂与ⅠA 型神经
共用一条神经主干。Maranillo 等[10] 进一步研究了
75 例尸体解剖，发现支配喉肌的神经存在较高概率
的变异，88% 的外展和内收纤维来自同一主干，特
别是杓间肌神经和环杓侧肌神经。此外，Sanders
等[11, 12] 对人喉部的标本进行 Sihler 染色发现，支配
环杓后肌的神经来自两条不同的分支，它们分别支
配肌肉的不同部分（水平部和垂直部）。在他们 2/3
的标本中存在源于喉返神经的 2 条分支，而 1/3 的
标本中仅有 1 条喉返神经的分支，它进一步分出 2
条分支分别支配两条肌腹。此外，支配肌肉水平部
或内侧的神经常与杓间肌神经一同出现。

对于功能而言，环杓后肌在喉部肌肉选择性神
经再支配方面起到了最重要的作用。尽管非选择性
喉返神经再支配可以改善发声[13]，但患者更需要的
是环杓后肌主动外展程度的提高（对于改善呼吸很
重要），而不仅是改善发声。掌握环杓后肌神经支
配的相关知识，对于双侧声带麻痹患者的呼吸功能
恢复及喉移植术后成功拔管至关重要。笔者尝试对
双侧声带麻痹的患者进行环杓后肌神经的再支配。
首先在环杓后肌的神经蒂分支的前方，将喉返神经
（或喉下神经）与支配环杓后肌的神经行端端吻合，

同时切断杓间肌，以阻止意外的联动，并获得了较
好的结果（结果未发表）。环杓后肌的分支来自喉
下神经的第一喉内运动支，通常在喉下神经甲状腺
软骨下角之后、环甲下韧带之前出现，虽然个体之
间存在解剖变异，但这一观点已被公认。在某些情
况下，可存在第二甚至第三分支，并可能来自杓间
肌分支而不是直接来源于喉下神经。

杓间肌支

喉下神经在分出支配环杓后肌的分支后，喉
下神经继续沿环杓后肌侧界走行。当喉下神经穿过
环甲下韧带后，分出一条支配杓间肌的分支，该分
支走行于环杓后肌的水平肌腹的深面（图 5.2 和图
5.3）。在上文中提到，环杓后肌水平肌腹的分支可
直接来源于杓间肌支[2, 9, 12]。Nguyen 等[2] 认为杓间
肌支止于杓横肌下界，走行于环杓后肌的深面。他
们还发现它存在另外两种类型的分支：第一种是仅
支配环杓后肌的一部分，而第二种类型的分支较为
细小，它们与喉上神经共同组成侧支，这些神经
被认为是本体感觉神经。Mu 等[14] 也报道该神经
的走行过程，结果与前人所报道的类似。他们发现
杓间肌支于环杓关节附近发出，走行于环杓后肌后
方，最后进入杓间肌外下方。但是，他们在解剖的
10 例中发现 1 例标本中的杓间肌支来自喉下神经的
两支分支，并在进入肌肉前合并为一支。他们还发
现神经进入肌肉后与喉上神经内支形成吻合，并且

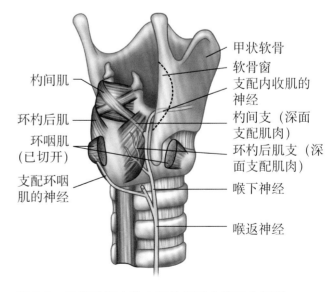

图 5.2　喉返神经内收支和杓间肌支的喉内解剖

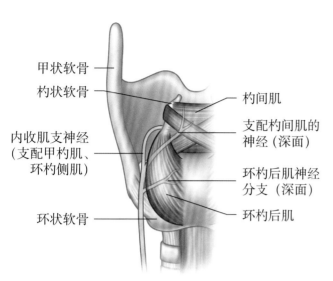

甲状软骨
杓状软骨
内收肌支神经
(支配甲杓肌、
环杓侧肌)
环状软骨

杓间肌
支配杓间肌的
神经 (深面)
环杓后肌神经
分支 (深面)
环杓后肌

图 5.3　喉返神经内收肌支和杓间肌支的喉内解剖的后面观

形成不同的神经网络支配肌肉的不同部位。这个结果印证了先前 Vogel 等关于喉上神经内支的研究结果 [15]：他们发现人类杓间肌部分由喉上神经内支支配。实际上，早期关于喉上神经内支的观点（即喉上神经内支为感觉神经，并非运动神经）来源于对犬的解剖研究 [15]。

　　了解杓间肌支和环杓后肌支神经之间的关系对于喉肌神经再支配十分重要。正如上文所说，这些喉神经再支配是为了恢复患者的自主呼吸。肌肉受极其复杂的神经网络控制，包括双侧喉返神经的支配，可能还包括喉上神经内支的支配。Damrose 等 [9] 和 Kwak 等 [16] 发现了特殊的杓间肌支，它不需要进行甲状软骨开窗并分离环甲关节就可显露。Damrose 等 [9] 报道环杓后肌的神经分支末端的平均距离为 5.7 mm。Kwak 等 [16] 发现这个距离在不同侧和不同性别之间变异很大，从 2 至 11 mm 不等（平均距离为 5 mm），而左侧的神经距离较右侧的距离稍短。以上研究成果表明从杓间肌支神经到环杓后肌都没有发现明显的分支。Kwak 等表示需要对环杓后肌进一步研究，以明确至杓间肌的神经走行。

　　虽然上文提及的研究均认为单独对杓间肌进行神经再支配是有可能做到的。但以笔者的经验，对于双侧声带麻痹的患者，切除杓间肌是预防其自身内收效应最有效的方法，因为它可防止任何一侧出现不良的内收效应。对环杓后肌的神经支配较复杂

且存在潜在变异的风险，因此需要对所有病例中走行至杓间肌的神经进行仔细解剖。同时也需外翻环杓后肌，因为这可能会影响它的功能。

环杓侧肌支

　　喉下神经在分出分支支配杓间肌后，转弯并向前走行，于杓状软骨肌突的下方入喉（图 5.4）。Nguyen 等 [2] 通过解剖 60 例尸体后发现三种可能的神经支配形式，70% 的尸体中存在单个神经蒂支配环杓侧肌，25% 为两条神经支配环杓侧肌，7% 为三条神经支配环杓侧肌。同时也发现在环杓侧肌支的起点存在变异，从杓间肌支附近到远离杓间肌的前方都可以成为神经的起点。与 Nguyen 等 [2] 不同：Sanders 等 [11] 则发现所有包含单条神经支配环杓侧肌的样本中，它会在肌肉内形成复杂神经网，这点在每一例尸体解剖中得到印证。然而，由于 2 条或 3 条神经蒂支配的情况较少见，并且此研究样本量较少，所以可能未发现此类罕见的情况。Maranillo 等 [10] 基于 75 例尸体解剖的研究发现存在 1~10 支神经分支支配环杓侧肌，其中 3 条分支的情况最为常见（43.3%），并发现小部分（2.6%）样本存在共用 1 条分支支配环杓后肌和杓间肌的情况。

　　在笔者的临床实践中发现，选择性内收肌去神经和神经再植手术中，环杓侧肌支常可显露，它由喉下神经前支的深面发出，进而支配环杓侧肌。常出现在软骨窗的前部，紧靠甲状软骨板斜线的深面。然而这条神经并非在所有患者中都能被发现，正如多项研究结果表明的那样，可能是由于神经解剖变异所致。对于痉挛性发声障碍者的手术，笔者发现在切除内收肌支的同时也需要切除环杓侧肌 [17]。此外，当显露喉下神经前支后，它的直径变异很大。这提示可能存在一条神经后分支支配环杓侧肌。

甲杓肌支

　　甲杓肌支是喉下神经的最后分支。该神经沿环杓侧肌前面走行，并向前通过声门旁间隙，在此处它分出多条分支以支配甲杓肌（图 5.4a、b）。该神经至肌肉的走行轨迹几乎没有变异，但在入肌肉处存在一些变异。比如存在单条神经进入肌肉，或者多条神经通过肌肉表面进入肌肉 [2]。Sanders 等 [14] 通过 Sihler 染色发现甲杓肌和假声带均受一个密集的神经网支配，此处的神经网络是喉肌中最密

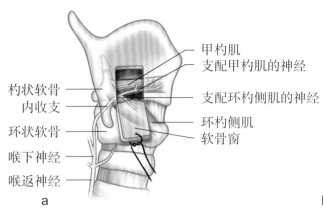
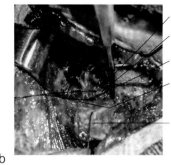

图 5.4　a. 喉返神经内收支的喉内解剖示意图（支配环杓侧肌和甲杓肌的神经）。b. 喉返神经内收支的喉内解剖照片（支配环杓侧肌和甲杓肌的神经）

集的。

　　笔者在选择性的内收肌去神经和神经再植的手术中，对甲杓肌支进行了再支配的实验[17]。发现神经的前支走行变异较小（图 5.4a）。它通常从甲状软骨的下后方（软骨开窗的后方）出发，向前面并稍走行于笔者所开的软骨窗表面水平（图 5.4b）。在分出分支以支配环杓侧肌后，直接支配甲杓肌。当刺激甲杓肌支、确认甲杓肌收缩后，切断甲杓肌支。笔者偶尔会发现存在不止一条分支支配甲杓肌，它分别受颈襻的多条终末小分支支配。

喉返神经的感觉分支

　　与一些关于喉返神经运动纤维的走行与分布的研究相比，关于感觉神经的研究屈指可数。这可能是因为上咽和喉上神经分支在吞咽和喉部感觉中起主要作用。但喉返神经有较多的感觉纤维，比如支配食管和气管的细小感觉纤维，它们由喉返神经的主干在入喉前分出的分支组成；还有本章第一部分提及的喉下神经的后支也是感觉纤维[4]。另外，喉返神经可分出一些本体感觉神经分支以支配喉内诸肌[6]。Sant'Ambrogio 等[18] 在犬模型中进行生理实验，发现与喉上神经内支相比，喉返神经的传入支较少。但他们只测量了对喉和气管进行刺激的结果，这些刺激是与咳嗽相关的。许多感觉纤维可能代表本体感受器。另外人与犬的喉在感觉神经支配方面存在较大差异，比如犬的喉返神经和喉上神经功能上的独立性较人的神经更加明显。虽然整体上看两者的喉部很相似，但关于喉返神经的喉内解剖，其差异就更加明显[15]。这一点对于感觉神经来说特别明显，它需要在动物模型上进行更为详尽的生理学实验以证实。人类和犬类的运动神经存在相似性，但感觉神经差异很大。Koizumi 等[19] 发现犬类的感觉上皮与人类 10 个月大的胚胎相似。

　　对喉返神经的感觉功能研究尚不明确，特别是喉内的部分。这说明未来对于它的研究前景十分广阔。

Galen 神经吻合支

　　Galen 神经吻合支指的是喉返神经后支与喉上神经内支最前部分之间的交通支[20]。Sanudo 等[6] 对 180 例半喉切除患者的神经交通支进行了研究，发现几乎全部标本中的 Galen 神经吻合支都是由喉返神经后支在入喉前的分支组成的。但其他的研究并没有发现与其一致的结果[6, 11, 20]。这条交通支可能是由单 / 两条神经干，或是神经丛组成的，并走行于环杓后肌和杓间肌的后表面。文献中报道它的出现率从 15.8% 至 100% 不等[20]。Galen 神经吻合支的功能及其与喉上神经的关系存在争议。Naidu 等[20] 发现一些分支向环杓后肌走行，但到底是感觉纤维还是运动纤维尚不明确。它可能全部由感觉纤维组成，主要为环杓后肌提供本体感觉，而后通过杓肌神经丛支配剩余的喉内诸肌。但也有报道认为该神经存在对梨状窝黏膜、声门下、气管的神经支配，甚至对环杓后肌的运动神经支配 [6, 20]。

基于笔者的经验，常规手术视野中很少能见到 Galen 神经吻合支。即使是最复杂的喉内手术也不需要将后部解剖到神经显露的程度。但喉返神经的后感觉分支和大部分喉上神经内支的最下分支彼此十分接近，以至于在甲醛（福尔马林）固定后的标本中，小片的纤维组织间是存在联系的，神经看起来是相连的。未来需要开展进一步研究以确定 Galen 神经吻合支在喉功能中的作用。

杓状神经丛

在杓间肌的内部有一个复杂的神经丛，由喉返神经和喉上神经系统之间形成相互连接的分支形成 [11, 14]。Sander 等 [11] 发现在所有 10 例尸体解剖中均有杓状神经丛，但其具体的走行存在变异。Sanudo 等 [6] 进一步研究发现几乎所有标本中都有一个深部杓状神经丛，而仅有 86% 的标本存在更为浅表的神经丛。与 Galen 神经吻合支相似，杓状神经丛的功能亦尚不明确。这可能说明了杓间肌受喉上神经的交叉支配，喉内诸肌受复杂本体感受神经支配或受后联合处多层感觉神经支配 [6, 11]。

尽管笔者仅在少部分病例中显露了杓状神经丛，但这足以说明其的确存在。后联合部分是临床上喉部最为敏感的区域，刺激该区域可以引起喉肌内收。而且，杓状神经丛可能在包括反常声带运动在内的疾病中起作用，并在喉部再神经支配中扮演重要角色。

人类语言交流神经

在环甲肌和甲状软骨下界附近，出现了喉上神经外支和喉返神经的交通支 [1, 6, 11, 21]，被称为"人类语言交流神经"或者环甲吻合 [6, 21, 22]。它首先由 Dilworth 在两例标本中发现 [1]。Sanders 等和 Wu 等 [11, 21] 在 44% 的标本中发现环甲肌的内侧面存在着一条交通支，然后进入甲杓肌侧面，并进一步通

过 AChE 染色神经以确认其是否存在运动纤维。他们发现在这个神经内约有 31% 的纤维是与运动神经一致的有髓纤维。剩余的可能是感觉纤维，它们进一步走行至声门下黏膜。然而这条分支的意义尚不明确。Wu 等 [21] 推测它可能是第五鳃弓神经，可能对喉括约肌的功能十分重要。众所周知，喉上神经，特别是喉上神经内支，对声门闭合反射十分重要 [23, 24]。因此，此交通支可能代表该途径中存在另外的传出分支。术中神经监测（IONM）的研究报道为该区域存在运动纤维的连接提供了进一步的生理学证据。大量证据表明，与通过具有表面 EMG 电极的气管导管上的表面电极所检测到的信号一样，刺激喉上神经外支会导致部分甲杓肌产生一个小的生理信号 [25-27]。

对于不受喉返神经去神经支配控制的痉挛性发声障碍、包括误吸和喉痉挛在内的反射性声门闭合问题，这个潜在交通支的存在可能有意义。它能帮助人们解释发生迷走神经或喉返神经损伤的个体之间喉位置的差异。

总　结

喉返神经的喉内解剖走行的描绘对于了解包括声带麻痹、痉挛性发声障碍和其他导致喉神经功能障碍在内的多种喉部病理生理改变具有重大意义。掌握特殊神经分支走行的相关知识对实现喉部神经再支配十分重要。另外，对于外科医生而言，充分了解神经的喉内走行可帮助实施更彻底的甲状腺或者部分喉切除手术，同时保留喉内诸肌的神经支配。将一些感觉神经切除，例如喉返神经喉外后支，可有效地清除环杓关节的肿瘤而不用担心喉部出现去神经支配。

支配环杓后肌和杓间肌的神经分支的多样性可解释为何双侧声带麻痹的患者在接受环杓后肌神经再植或者喉移植术后会出现不同的临床结局。而且，熟练掌握环杓侧肌支和甲杓肌支走行的相关知识，有助于双侧声带麻痹患者进行这些肌肉的选择性神经再支配、选择性松解过度内收疾病（如痉挛性发声障碍）。

最后，目前人们对喉内神经网络的感觉纤维和交通支的研究较少。进一步深入了解这些交通

支的功能将在未来有助于发展对喉部疾病的手术及治疗。

声明：本文仅代表作者本人观点，与美国陆军部、美国国防部和美国政府无关。

参考文献

[1] Dilworth TF. The nerves of the human larynx. J Anat. 1921;56:48–52.

[2] Nguyen M, Junien-Lavillauroy C, Faure C. Anatomical intra-laryngeal anterior branch study of the recurrent (inferior) laryngeal nerve. Surg Radiol Anat. 1989;11:123–7.

[3] Prades J-M, et al. Microsurgical anatomy of intralaryngeal distribution of the inferior laryngeal nerve. Surg Radiol Anat. 2006;28:271–6.

[4] Yalcin B, Tunali S, Ozan H. Extralaryngeal division of the recurrent laryngeal nerve: a new description for the inferior laryngeal nerve. Surg Radiol Anat. 2008;30:215–20.

[5] Chitakara A. Neuroanatomy of the larynx. In: Sulica L, Blitzer A, editors. Vocal fold paralysis. Heidelberg: Springer; 2006. p. 3–16.

[6] Sañudo JR, et al. An anatomical study of anastomoses between the laryngeal nerves. Laryngoscope. 1999;109:983–7.

[7] Casella C, Pata G, Nascimbeni R, Mittempergher F, Salerni B. Does extralaryngeal branching have an impact on the rate of postoperative transient or permanent recurrent laryngeal nerve palsy? World J Surg. 2009;33:261–5.

[8] Pascoal AAF, Ruiz Fernandes J, Ruiz CR, Person OC, Rios Nascimento SR. Terminal branch of recurrent human laryngeal nerve. Adv Anat. 2014;2014:1–5.

[9] Damrose EJ, Huang RY, Ye M, Berke GS, Sercarz JA. Surgical anatomy of the recurrent laryngeal nerve: implications for laryngeal reinnervation. Ann Otol Rhinol Laryngol. 2003;112:434–8.

[10] Maranillo E, Leon X, Orus C, Quer M, Sanudo JR. Variability in nerve patterns of the adductor muscle group supplied by the recurrent laryngeal nerve. Laryngoscope. 2005;115:358–62.

[11] Sanders I, Wu B-L, Mu L, Li Y, Biller HF. The innervation of the human larynx. Arch Otolaryngol Head Neck Surg. 1993;119:934–9.

[12] Sanders I, Wu B-L, Mu L, Biller HP. The innervation of the human posterior cricoarytenoid muscle: evidence for at least two neuromuscular compartments. Laryngoscope. 1994;104:880–4.

[13] Aynehchi BB, McCoul ED, Sundaram K. Systematic review of laryngeal reinnervation techniques. Otolaryngol Head Neck Surg. 2010;143:749–59.

[14] Mu L, Sanders I, Wu BL, Biller HF. The intramuscular innervation of the human interarytenoid muscle. Laryngoscope. 1994;104:33–9.

[15] Vogel PH. The innervation of the larynx of man and the dog. Am J Anat. 1952;90:427–47.

[16] Kwak PE, Friedman AD, Lamarre ED, Lorenz RR. Selective reinnervation of the posterior cricoarytenoid and interarytenoid muscles: an anatomical study. Laryngoscope. 2010;120:463–7.

[17] Long JL, Berke GS. Selective laryngeal adductor denervation-reinnervation surgery for spasmodic dysphonia. Oper Tech Otolaryngol Head Neck Surg. 2012;23:183–7.

[18] Sant'Ambrogio FB, Mathew OP, Tsubone H, Sant'Ambrogio G. Afferent activity in the external branch of the superior laryngeal and recurrent laryngeal nerves. Ann Otol Rhinol Laryngol. 1991;100:944–50.

[19] 小泉秀雄. On sensory innervation of larynx in dog. Tohoku J Exp Med. 1953;58,199–210.

[20] Naidu L, Ramsaroop L, Partab P, Satyapal KS. Galen's 'Anastomosis' revisited. Clin Anat. 2012;25:722–8.

[21] Wu BL, Sanders I, Mu L, Biller HF. The human communicating nerve. An extension of the external superior laryngeal nerve that innervates the vocal cord. Arch Otolaryngol Head Neck Surg. 1994;120:1321–8.

[22] Maranillo E, León X, Quer M, Orús C, Sañudo JR. Is the external laryngeal nerve an exclusively motor nerve? The cricothyroid connection branch. Laryngoscope. 2003;113:525–9.

[23] Sasaki CT, Suzuki M. Laryngeal reflexes in cat, dog, and man. Arch Otolaryngol. 1976;102:400–2.

[24] Jafari S, Prince RA, Kim DY, Paydarfar D. Sensory regulation of swallowing and airway protection: a role for the internal superior laryngeal nerve in humans. J Physiol. 2003;550:287–304.

[25] Potenza AS, et al. Normative intra-operative electrophysiologic waveform analysis of superior laryngeal nerve external branch and recurrent laryngeal nerve in patients undergoing thyroid surgery. World J Surg. 2013;37:2336–42.

[26] Barczyński M, et al. External branch of the superior laryngeal nerve monitoring during thyroid and parathyroid surgery: international neural monitoring study group standards guideline statement: IONM during thyroid surgery. Laryngoscope. 2013;123:S1–14.

[27] Darr EA, et al. Superior laryngeal nerve quantitative intraoperative monitoring is possible in all thyroid surgeries. Laryngoscope. 2014;124:1035–41.

第 6 章
喉返神经的成像

Jayender Jagadeesan, Gregory W. Randolph, and Daniel T. Ruan

摘要

喉返神经（RLN）的保护在甲状腺及甲状旁腺手术中至关重要。喉返神经的成像可以确定其相对于关键颈部结构的定位和走行。本章将概述利用磁共振成像（MRI）技术进行神经成像的方法，重点介绍能够实现较细神经（面神经、脑神经等）成像所需分辨率的关键技术。此外，我们将讨论喉返神经成像所面临的挑战，并使用新的相位导航 T2 快速自旋回波和稳态构成干扰序列来呈现初步 MRI 结果。总的来说，术前 MRI 可用来指导制订手术方案或用于术中实时定位并保护喉返神经。

关键词

MRI；喉返神经；面神经；脑神经；稳态构成干扰序列；T2 快速自旋回波；相位导航

引　言

喉返神经的保护在甲状腺和甲状旁腺手术中至关重要。每条喉返神经支配包括同侧环杓后肌在内的喉内肌运动。永久性的喉返神经损伤可导致多种严重的并发症，如发声障碍、误吸和呼吸困难等。喉返神经功能障碍所致的残疾极大降低了患者术后的生活质量[1]。

左侧和右侧的喉返神经分别来自主动脉弓和右锁骨下动脉附近的同侧迷走神经。喉返神经在颈部正中位置近气管食管沟处向上走行，并继续向上走行于同侧甲状旁腺之间和甲状腺后方，于下咽缩肌的下方入喉。上、下甲状旁腺始终分别位于喉返神经的后外侧和前内侧。尽管喉返神经分支的位置和程度存在变异，但其常在穿过甲状舌骨膜前发出分支，而这种解剖学特征使得喉返神经在甲状腺和甲状旁腺手术中易于受损。

喉返神经的损伤可由直接锐性损伤、热损伤、挤压伤或牵拉损伤造成。识别喉返神经和预防神经

J. Jagadeesan, Ph.D.
Department of Radiology, Brigham and Women's
Hospital, Harvard Medical School, Boston, MA, USA

G. W. Randolph, M.D.
The Claire and John Bertucci Endowed Chair in
Thyroid Surgery Oncology, Harvard Medical School,
Boston, MA, USA

Division of Thyroid and Parathyroid Endocrine
Surgery, Department of Otolaryngology—Head and
Neck surgery, Massachusetts Eye and Ear Infirmary,
Boston, MA, USA

Department of Surgery, Endocrine Surgery Service,
Massachusetts General Hospital, Boston, MA, USA

D. T. Ruan, M.D. (✉)
Department of Surgery, Brigham and Women's
Hospital, Harvard Medical School,
75 Francis Street, Boston, MA 02115, USA
e-mail: druan@bwh.harvard.edu

损伤是颈正中手术（尤其是甲状腺和甲状旁腺手术）的基本要求。甲状腺切除术适用于多种甲状腺疾病，包括甲状腺恶性肿瘤、甲状腺功能亢进、自身免疫性甲状腺炎和良性肿物等。虽然喉返神经识别对于有经验的外科医生来说可能是常规操作，但甲状腺的自身病理改变可使神经外观和位置产生变异。甲状腺的病变可以影响喉返神经的解剖位置（如结节性甲状腺肿可能导致喉返神经移位），或影响外科医生从甲状腺被膜中识别神经（如合并桥本甲状腺炎）；而恶性肿瘤可能粘连或侵犯喉返神经（如恶性肿瘤直接侵犯喉返神经）。对于复杂的病例，手术辅助技术（如术中成像和神经监测）将提高外科医生在颈部手术中识别和保护喉返神经的能力。本章将描述如何使用 MRI 技术对周围神经进行成像，以及如何将这些技术应用于喉返神经成像。

周围神经的 MRI 成像技术

虽然部分外科医生可常规在没有术前影像学检查结果的指导下完成原发性甲状旁腺功能亢进患者的双侧甲状旁腺探查，但很多学者仍然在尝试于术前定位异常的甲状旁腺组织。目前用来定位甲状旁腺的诊断成像技术有很多，例如超声、计算机体层成像（CT）、核医学显像和 MRI 等。此外，也有多种成像技术（如超声和 CT）被用于甲状腺癌分期、评估结节性甲状腺肿的范围以及气道压迫和偏移情况。但是，这些常规的横断面成像技术尚不能实现喉返神经的可视化。

这是由于当前使用的 CT 和 MRI 的技术限制。因为喉返神经既纤细又受生理运动的影响，当前技术参数不足以提供识别 RLN 的分辨率和能力。喉返神经的平均直径仅为 2.0 mm，95% 置信区间为 1.84~2.06 mm[2]。而 MRI 技术对周围神经的极限约为 0.4 mm，大多数喉返神经都在这一范围内，相关技术可以进行优化从而增强神经检测能力并抵消来自呼吸、动脉血流和吞咽造成的运动伪影。

MRI 是通过将患者置于均匀强磁场内进行的。患者的组织（包括周围神经）内含有水分子，这些水分子受磁力操纵并产生可以被处理并创建图像的

信息。水中的质子被来自磁场的能量瞬时激发，最终返回到平衡态。产生的射频信号由接收线圈接收，并且使用相邻组织之间的信号差异来对比内部结构。连接到 MRI 的计算机转换该信号信息并创建三维（3D）患者的二维（2D）截面图像。

MRI 图像质量和分辨率取决于信号和磁场强度。目前商用磁共振机的常用磁场强度从 0.2~7 T 不等。"T" 代表 "特斯拉"（tesla），它是一个关于磁场强度的测量单位。从技术上来说，$1\ T=1\ Wb/m^2$。强磁场的作用下，组织内水分子中的质子与磁场的防线呈平行（低能态）或反平行（高能态）排列。同时，质子以一个频率沿着主磁场的长轴前进，这一频率被称为拉莫尔（Larmor）频率。拉莫尔频率取决于磁场的强度，例如，在磁场强度为 1.5 T 时，拉莫尔频率为 63.9 MHz。此外，沿 3 个方向轴有额外的梯度线圈，通过改变位置调节磁场，从而改变进动频率。

然后，这可以用于沿 x、y 和 z 轴的自旋的空间定位，因此称为空间编码。射频（RF）线圈通过发射射频脉冲并在质子返回其松弛态时读取信号来激活质子。当质子在去除射频脉冲后回到其松弛态时，通过自旋晶格弛豫（T1 弛豫）恢复纵向磁化强度，而通过自旋-自旋弛豫（T2 弛豫）降低横向磁化强度。T1 和 T2 弛豫根据组织的组成而变化。当质子返回到它们的松弛态时，它们发出的射频信号由线圈检测。然后对来自所有位置的信号进行处理以获得 MRI 图像。此外，MRI 还可以确定水分子沿特定方向的扩散情况，从而用于纤维或腔道的显像。

周围神经的 MRI 需要对其解剖背景有所了解。如上文所述，成像结构的关键是突出目的神经和周围结构之间的信号差异。喉返神经成像具有挑战性的部分原因是喉返神经比较细小，成像系统不足以从神经获得足够的信号。此外，靠近气管食管沟的颈中部的生理运动也给这项技术带来了挑战。

喉返神经位于颈动脉、气管和食管附近，患者的血管搏动、呼吸和吞咽等动作使横断面成像变得复杂，最终还需要运动补偿技术来实现喉返神经和相邻结构成像，这部分内容将在后文讨论。下面，我们将讨论一些重要的细小外周神经的成像技术，以及如何将这些技术用于喉返神经成像。

面神经

解剖

面神经由复杂的感觉、运动和副交感神经纤维组成。其中，神经轴突的 70% 由运动性神经纤维组成。

感觉神经根由副交感运动和感觉神经纤维组成。感觉神经根的功能是 2/3 舌的味觉支配、镫骨反射的感觉控制，以及流泪的感觉控制。面神经的感觉神经核位于上延髓和下脑桥。面神经的运动神经根起源于初级的面神经核，后者位于脑桥被盖内，靠近三叉神经的脊神经核。前人报道的平均面神经直径范围在 0.5~1.18 mm 之间，这明显小于喉返神经的直径 [3, 4]。

MRI

对面神经进行 MRI 时，患者取仰卧位，利用一个高强磁场（1.5 T 或 3 T）中的圆形极化磁头线圈以获得良好的信噪比。通常会利用 0.1 mmol/kg 钆-DTPA 行对比度增强进行面神经成像。在轴位

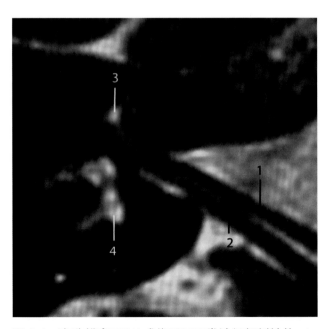

图 6.1　高分辨率 T2W 成像显示正常神经解剖结构：1，面神经；2，前庭神经；3，膝状神经节；4，前庭 [经 Elsevier 允许引自 F. Veillona, L. Ramos-Taboada, M. Abu-Eid, A. Charpiot, and S. Riehm. Imaging of the facial nerve. Eur. J. Radiol. 2010; 74（2）: 341–8.]

上需进行预对比、T1 加权自旋回波（SE）或梯度回波序列以及具有高空间分辨率的 T2 加权自旋回波序列成像。同时，MRI 的视野还需包括脑干和面部核团。

T1 加权（T1W）序列：T1W 序列通过静脉注射钆并以 1~1.5 mm 的层厚来检测桥小脑角（CPA）及腮腺内的面神经。由于神经周围神经丛的存在，面神经管的所有部分都有可能出现增强。无脂肪饱和度的自旋回波 T1W 图像可以提供足够的分辨率来辨别面神经、邻近的脂肪，以及腮腺中面神经的起点。

T2 加权（T2W）序列：高分辨率 T2W 成像可以分析面神经的走行和粗细。它还可以追踪面神经在桥小脑角和内部听道（IAM）中的走行。T2W 序列使用梯度回波或自旋回波序列进行成像。一些研究者报道了在注射对比剂约 15 分钟后进行高分辨率 T2W 图像，用以描绘面神经管岩部生理结构的增强显像。通常，0.4 mm 的层厚可用于评估儿童和成人的正常及病理状态下神经的增强显像（图 6.1）[5]。

快速应用稳态进动（FIESTA）序列：Kazikawa 等 [6] 报道了使用 3 T GE 扫描仪对 110 人的 220 条神经使用 FIESTA 序列进行成像。脉冲参数如下：轴向采集，重复时间（TR）为 5.5 ms，回波时间（TE）为 2.5 ms，层厚为 0.4 mm 无间隙，矩阵尺寸为 224×224，视野为 14 cm，角度为 50°，激发次数为 1，带宽为 62.50。此外，在稳态下的时间飞跃可能会影响梯度召回图像的获取。使用以下参数在轴面上进行 3D MR 血管造影：TR 为 25 ms，TE 为 3.3 ms，角度为 20°，矩阵尺寸为 512×224，视野为 18 cm，层厚为 0.5 mm 无间隙，激发次数为 1，带宽为 31.25。利用时间飞跃图像确定血管是否是动脉。

此外，还可获得平行于三叉神经、面神经和双侧神经长轴的多平面重建图像（MPR）。为了评估此项检查应用于该神经成像的实用性，对图像上神经的长度进行了测量。面神经的平均长度为 29.78 mm ± 2.31 mm，双侧面神经之间的平均距离为 28.65 mm ± 2.22 mm，神经与中线的夹角为 69.68° ± 5.84°，在耳门处垂直比为 0.467 ± 0.169。事实证明，这个序列对于确定面神经的走行很有价值。

稳态进动梯度回波序列（GRASS）序列：

Takahashi 等 [7] 报道了对 13 例患者使用 GRASS 序列识别腮腺良性肿瘤、腮腺导管和面神经的研究。通过 1.5 T 的圆形接收线圈获得轴向图像。脉冲参数：TR 为 30 ms，TE 为 4.2 ms，角度为 30°，视野为 100 mm，成像矩阵为 256×256，层厚为 1.5 mm 无相交间隙，采集单信号，数据采集时间为 5 分 42 秒，面神经主干和颈支、颞支的识别率分别达到 100%、84.1% 和 53.8%。腮腺导管在 GRASS 图像上呈低信号结构（81.8%）。

液体抑制反转恢复（FLAIR）序列：Hong 等 [8] 使用 FLAIR 序列评估 3 T MRI 中正常神经的增强模式。程序如下：轴向 T2 FLAIR 获取图像，TR 为 9 500 ms，TE 为 120 ms，IT 为 2 250 ms；轴向 T1 FLAIR 获取图像，TR 为 2 600 ms，TE 为 8.9 ms，IT 为 920 ms，层厚为 3 mm，层间距为 0.1 mm。为了评价增强模式，将面神经分为五段解剖结构：①池内段；②迷路段；③膝状神经节段；④鼓室段；⑤乳突或垂直段。所有 40 条神经（100%）均沿至少一段面神经出现明显增强。这是神经成像中一个引人注目的结果，因为面神经至少比喉返神经细 2~4 倍（图 6.2）。

采用扩散加权成像序列的稳态进动反转快速成像（PSIF-DWI）序列：Chu 等 [9] 利用 3 T 的 3D PSIF-DWI 序列对腮腺内的面神经进行成像。操作细节如下。T1WI：TR/TE 为 520/15 ms；T2WI：TR/TE 为 4 000/80 ms，厚度为 3 mm；FOV 为 240 mm×240 mm，3D-PSIF-DWI：TR/TE 为 9.3/4.2 ms，厚度为 0.6 mm，FOV 为 220 mm×220 mm，角度为 35°，矩阵尺寸为 256×256，带宽为 446 Hz，空间分辨率为 0.6 mm×0.6 mm×0.6 mm，3D 分区数为 288，读数方向上的扩散梯度为 40 mT/m* ms，采集次数为 1，采集时间为 6 分 45 秒（图 6.3）。

脑神经成像

解剖

脑神经对于视觉、听觉、嗅觉和味觉功能是必不可少的。脑神经共 12 条，其中 10 条从桥中脑交界处出脑干至延髓，经脑室周围池和基底池，由前向后经颅底神经血管孔出颅内室。有报道提出，耳蜗神经的直径范围在 1.1~1.4 mm 之间，约是喉返神经直径的 50%[10, 11]。

MRI

目前存在几种用于脑神经成像的序列。对于脑池段，重 T2W 序列最有助于将神经显示为被高信号脑脊液包围的低信号结构。诸如稳态构成干扰（CISS）、驱动平衡射频复位脉冲（DRIVE）或 FIESTA 等序列提供了良好的脑脊液–神经对比度和非常薄的层厚。为了将神经与血管区分开来，可选择高分辨率时间飞跃的 MRA 序列 [3D FISP 或 FLASH（快速低角度拍摄）] 和（或）对比增强 MRA 序列。下文将描述一些常用的序列。

T1 加权磁化制备快速梯度回波（MP-RAGE）序列：Seitz 等 [12] 报道了将 T1 加权 MP-RAGE 序列用于使用 1.5 T Siemens Magnetom Symphony MRI 对连续 17 例患者的疑似脑神经病变进行成像，其中使用了圆形极化头线圈。该研究的方法如下：矢状面采集使用或不使用静脉造影对比剂（0.1 mmol/kg b.w. Gd-DTPA，Magnevist；Schering）的图像，TR 为 11.08 ms，TE 为 4.3 ms，TI 为 300 ms，角度为 150°，带宽为 130 Hz/像素，层厚为 1 mm，

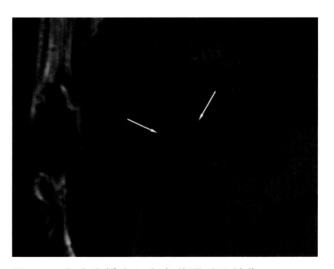

图 6.2　小脑脑桥（CP）角处预对比轴位 T1 FLAIR 面神经轴位图像（箭头），左箭头指向面神经的鼓室段，右箭头指向面神经的迷路段 [经 British Institute of Radiology 允许引自 H. S. Hong, B.-H. Yi, J.-G. Cha, S.-J. Park, D. H. Kim, H. K. Lee, and J.-D. Lee. Enhancement pattern of the normal facial nerve at 3.0 T temporal MRI. Br. J. Radiol. 2010; 83 (986): 118–21.]

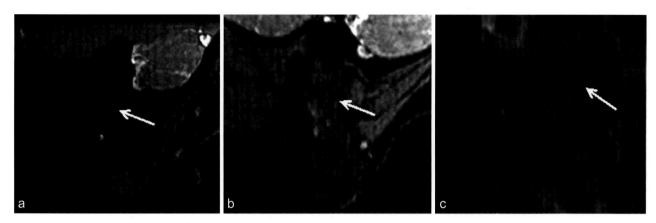

图 6.3　3D-PSIF-DWI。a. 斜矢状面 MPR 图像显示腮腺内面神经主干与腮腺相比呈高信号的线性结构（箭头所示）。b. 斜矢状面 MIP 图像显示腮腺内面神经主干和颈部面部分支。c. 斜冠状 MIP 视图也可显示腮腺内面神经主干和颈部面部分支 [经 Williams & Wilkins Co 允许引自 J. Chu, Z. Zhou, G. Hong, J. Guan, S. Li, L. Rao, Q. Meng, and Z. Yang. High-resolution MRI of the intraparotid facial nerve based on a microsurface coil and a 3D reversed fast imaging with steady-state precession DWI sequence at 3 T. AJNR. Am. J. Neuroradiol. 2013; 34（8）: 1643-8.]

像素大小为 1.2 mm × 0.9 mm，采集时间为 7 分钟 22 秒，并根据标准进行评分（评分标准：1= 清晰可见，2= 可见，3= 勉强可见，4= 不可见）。MP-RAGE 序列显示被脑脊液包围的脑神经病变的平均得分为 2.64 ± 0.49，而未被脑脊液包围的脑神经病变的可视化得分为 2.57 ± 0.79。

　　T2 快速自旋回波（FSE）序列：Yousry 等 [13] 探索了 T2 FSE 序列在扫描脑池时对其中所有脑神经进行识别的实用性。使用 1.5 T Siemens Magnetom 扫描仪对 20 名健康志愿者进行成像序列测试。程序如下：轴向和冠状位采集，TR 为 2 600 ms，TE 为 17 ms，FOV 为 260 mm × 234 mm，矩阵大小为 512 × 240，像素大小为 0.51 mm × 0.98 mm，层厚为 3 mm，层间隔为 0.3 mm，回波序列长度为 5，采集次数为 4，采集时间为 8.4 分钟。使用 T2 FSE 序列，12 对脑神经中的 9 对（嗅神经、视神经、动眼神经、三叉神经、面神经、前庭蜗神经、舌咽神经、迷走神经和副神经）可以在不同程度上被准确识别。嗅神经、视神经、三叉神经、面神经和前庭蜗神经的识别率达 100%。相反，滑车神经、展神经和舌下神经通常不能被识别（图 6.4）。

　　3D FIESTA 序列：多篇报道已将 3D FIESTA 序列用于进行脑神经成像 [14-16]。Hatipoğlu 等 [17] 评估 3D FIESTA 序列在脑神经脑池部分成像中的应用。

对 50 例患者使用 1.5 T GE MRI 中的 3D FIESTA 序列获得 800 条神经的 MRI 成像。程序如下：TR 为 4.8 ms，TE 为 1.4 ms，层厚为 0.5 mm，FOV 为 18 cm × 18 cm，矩阵为 352 × 192，NEX 为 4。所有

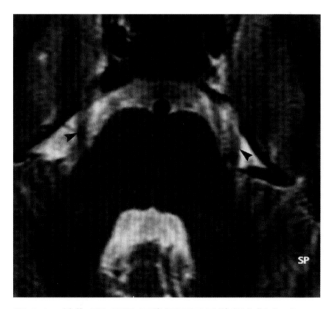

图 6.4　轴位 T2 FSE 图像显示三叉神经 [经 Springer Verlag 允许引自 Yousry, S. Camelio, U. D. Schmid, M. A. Horsfield, M. Wiesmann, H. Brückmann, and T. A. Yousry. Visualization of cranial nerves I-XII: value of 3D CISS and T2-weighted FSE sequences. Eur. Radiol. 2010; 10（7）: 1061-7.]

这些脑神经（部分和完全显示）在 3D FIESTA 序列上的显示率如下：三叉神经为 100%，展神经为 98%，面神经为 100%，前庭蜗神经为 100%，舌咽神经、迷走神经和副神经为 100%，舌下神经为 91%（图 6.5）。

CISS 序列：CISS 序列是显示脑神经最有效的方法[12, 13, 18, 19]。Yagi 等[18]评估了使用 1.5 T Siemens Magnetom 扫描仪的 3D-CISS MR 成像对 76 条正常海绵窦脑池中脑神经显像的实用性。对于所有患者，水合加多胺（Omniscan; Daiichi Pharmaceutical Co., Tokyo, Japan）的剂量为 0.1 mmol/kg。程序如下：TR 为 11.84 ms，TE 为 5.92 ms，NEX 为 1，角度为 700°，FOV 为 180 mm×180 mm，矩阵为 256×224，56 个 3D 分区，像素大小为 0.7 mm×0.8 mm，层厚为 0.7 mm，采集时间为 4 分 28 秒。作者报道对比增强 3D-CISS MR 成像上显示海绵窦内的动眼神经、滑车神经、眼神经、上颌神经和展神经的数量分别为 76 条（识别率为 100%）、46 条（61%）、70 条（92%）、67 条（88%）和 73 条（96%）（图 6.6）。

稳态进动快速成像（FISP）序列：Zhang 等[20]报道了使用 3D PSIF-DWI MR 序列扫描脑神经及其邻近结构的正常解剖结构。该序列在 22 名健康志愿者中进行了测试，使用 Siemens Magnetom Trio 扫描仪与标准的头部和颈部线圈。程序如下：TR 为 9.26 ms，TE 为 4.91 ms，角度为 350°，矩阵大小为 448×448，视野为 250 mm×250 mm，带宽为 446 Hz，选择脂肪抑制成像，有效空间分辨率为 0.5 mm×0.5 mm×0.5 mm。扩散梯度为 20 mT/m*ms，采集次数为 1 次，采集时间为 9 分 59 秒。3D-PSIF 序列可显示出脑神经，它与周围结构相比具有高信噪比（SNR）和良好的对比度。在所有受试者中，除嗅神经外的所有脑神经的颅内部分和颅外部分均能准确显示（图 6.7）。

喉返神经的 MRI 显影技术

喉返神经的成像主要存在几个技术难点，其中包括颈部的生理运动，这会使成像结果变模糊并产生放射伪影。我们已经尝试了体积内插脑检查（VIBE）、T1 和 T2 TSE、MPRAGE、CISS 和 PSIF 技术，力求可靠地进行喉返神经成像。通过优化选

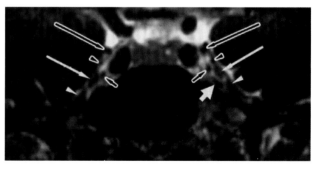

图 6.6　冠状面显示动眼神经（黑色长箭头）、滑车神经（黑色三角箭头）、眼神经（白色长箭头）、上颌神经（白色三角箭头）和展神经（黑色短箭头）[经 Williams & Wilkins Co 允许引自 Yagi, N. Sato, A. Taketomi, T. Nakajima, H. Morita, Y. Koyama, J. Aoki, and K. Endo. Normal cranial nerves in the cavernous sinuses: contrast-enhanced three-dimensional constructive interference in the steady state MR imaging. AJNR. Am. J. Neuroradiol. 2005；26（4）: 946–50.]

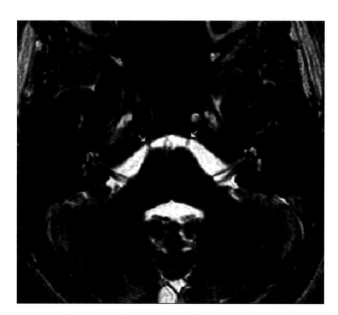

图 6.5　第 6 对脑神经（展神经）[经 Turkish Society of Radiology 允许引自 H. G. Hatipoğlu, T. Durakoğlugil, D. Ciliz, and E. Yüksel. Comparison of FSE T2W and 3D FIESTA sequences in the evaluation of posterior fossa cranial nerves with MR cisternography. Diagn. Interv. Radiol. 2007；13（2）: 56–60.]

择后，CISS 和 T2 TSE 似乎最有希望。成像程序有助于突出显示神经周围的脂肪，从而可以清楚地区分周围组织和神经。此外，一种新颖的相位导航序列可以克服由诸如呼吸和血管搏动等生理运动引起的运动伪影。以下程序可实现最佳成像结果。

患者取仰卧、颈部过伸位，置于大口径 3 T 扫描仪中。一个 20 通道头颈线圈应与身体和脊柱基质线圈一起使用。CISS 程序如下：3D 采集，像素大小为 0.8 mm 各向同性，FOV 为 240 mm，TE 为 2.2 ms，TR 为 5 ms，像素带宽为 505，角度为 42°，不屏气。还使用了一种新的相位导航的 T2 TSE 序列，无脂肪饱和以突出喉返神经。T2 TSE 序列：2D 采集，层厚为 2 mm，TR 为 3 991 ms，TE 为 95 ms，平均数为 3，相位编码步数为 361，回波序列长度为 20，像素带宽为 195，矩阵大小为 384×384，角度为 160°，像素间距为 0.52 mm×0.52 mm。相位导航器的创新点在于其可以在喉部进行导航。

图 6.8 和图 6.9 显示了导航器的位置和相应的喉部运动。图 6.10 显示了 T2 TSE 上的喉返神经

（绿色箭头所示）和迷走神经（红色箭头所示）。通过追踪主动脉弓周围的迷走神经可确定喉返神经位置。图 6.11 和图 6.12 是 T2 TSE 和 CISS 的矢状面图像。图 6.13 和图 6.14 是它们对应的轴向视图。从这些图像中可以看到迷走神经在 T2 TSE 和 CISS 上都可以看到（箭头所示），但在 T2 TSE 图像上可更好地识别迷走神经。喉返神经和迷走神经可在 CISS 和 T2 TSE 上得到显示。然而使用了相位导航器后，神经在运动补偿的 T2 TSE 上可以被更好地识别。

总　结

识别并保留喉返神经是甲状腺和甲状旁腺手术的重要目标。喉返神经成像代表了一种很有前景的辅助技术，可以帮助外科医生降低喉返神经损伤率。喉返神经的细小直径和气管食管沟附近的生理运动为准确可靠地描绘该神经走行带来了实质性的

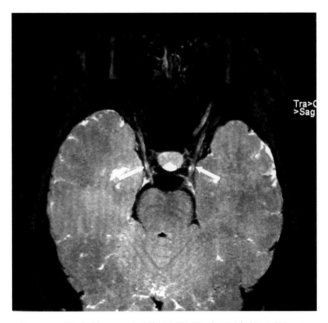

图 6.7　重建的 MIP 图像显示了动眼神经 [经 John Wiley & Sons, Inc. 允许引自 Z. Zhang, Q. Meng, Y. Chen, Z. Li, B. Luo, Z. Yang, L. Mao, and E. Lin. 3-T imaging of the cranial nerves using three-dimensional reversed FISP with diffusion-weighted MR sequence. J. Magn. Reson. Imaging. 2008; 27（3）: 454-8.]

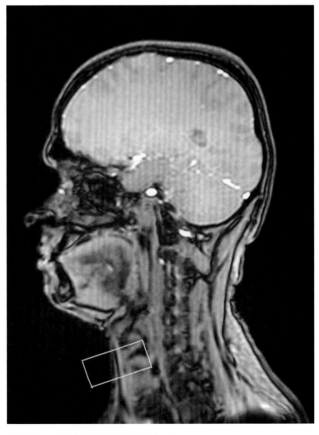

图 6.8　相位导航器放置的位置

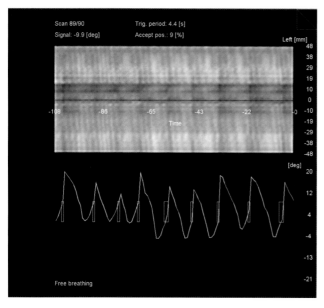

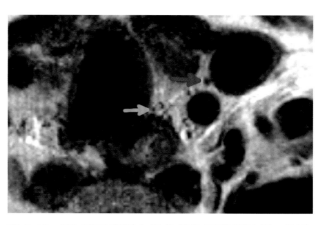

图 6.10　T2 TSE 序列上绿色箭头示喉返神经。红色箭头示迷走神经

图 6.9　相位导航器测得的喉部运动

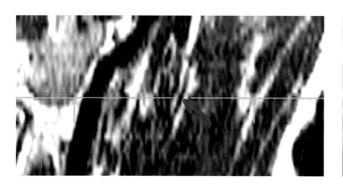

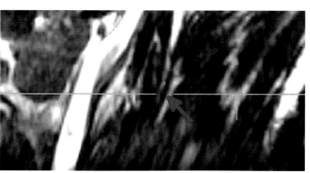

图 6.11　在 T2 TSE 的矢状面，红色箭头示迷走神经

图 6.12　在 CISS 序列的矢状面，红色箭头示迷走神经

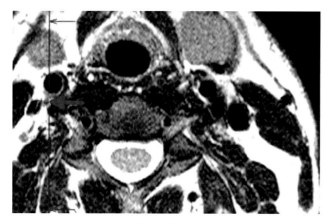

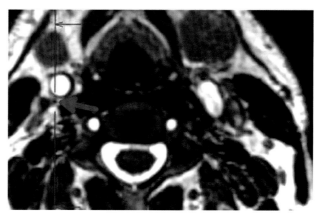

图 6.13　T2 TSE 序列轴面观

图 6.14　CISS 序列轴面观

技术挑战。然而，现有的识别面神经的方案已见发表，而喉返神经的直径约为面神经的 2~4 倍。优化的技术已可显示面神经和脑神经，通过使用新的相位导航 T2 TSE 和 CISS 序列，喉返神经的 MRI 是可行的。最终，随着 MRI 技术的进步，周围神经 MRI 分辨率会随着时间的推移而不断提高。未来研究将确定手术辅助设备（如 MRI）是否可以降低甲状腺或甲状旁腺切除术中喉返神经的损伤率。

参考文献

[1] Francis DO, McKiever ME, Garrett CG, Jacobson B, Penson DF. Assessment of patient experience with unilateral vocal fold immobility: a preliminary study. J Voice. 2014;28(5):636–43.

[2] Serpell JW, Woodruff S, Bailey M, Grodski S, Yeung M. Recurrent laryngeal nerve diameter increases during thyroidectomy. Ann Surg Oncol. 2011;18(6):1742–7.

[3] Nakamichi R, Yamazaki M, Ikeda M, Isoda H, Kawai H, Sone M, Nakashima T, Naganawa S. Establishing normal diameter range of the cochlear and facial nerves with 3D-CISS at 3T. Magn Reson Med Sci. 2013;12(4):241–7.

[4] Tawfik EA. Sonographic characteristics of the facial nerve in healthy volunteers. Muscle Nerve. 2015;52(5):767–71.

[5] Veillona F, Ramos-Taboada L, Abu-Eid M, Charpiot A, Riehm S. Imaging of the facial nerve. Eur J Radiol. 2010;74(2):341–8.

[6] Kakizawa Y, Seguchi T, Kodama K, Ogiwara T, Sasaki T, Goto T, Hongo K. Anatomical study of the trigeminal and facial cranial nerves with the aid of 3.0-tesla magnetic resonance imaging. J Neurosurg. 2008;108(3):483–90.

[7] Takahashi N, Okamoto K, Ohkubo M, Kawana M. High-resolution magnetic resonance of the extracranial facial nerve and parotid duct: demonstration of the branches of the intraparotid facial nerve and its relation to parotid tumours by MRI with a surface coil. Clin Radiol. 2005; 60(3):349–54.

[8] Hong HS, Yi B-H, Cha J-G, Park S-J, Kim DH, Lee HK, Lee J-D. Enhancement pattern of the normal facial nerve at 3.0 T temporal MRI. Br J Radiol. 2010;83(986):118–21.

[9] Chu J, Zhou Z, Hong G, Guan J, Li S, Rao L, Meng Q, Yang Z. High-resolution MRI of the intraparotid facial nerve based on a microsurface coil and a 3D reversed fast imaging with steady-state precession DWI sequence at 3T. AJNR Am J Neuroradiol. 2013;34(8):1643–8.

[10] Kang WS, Hyun SM, Lim HK, Shim BS, Cho JH, Lee K-S. Normative diameters and effects of aging on the cochlear and facial nerves in normal-hearing Korean ears using 3.0-tesla magnetic resonance imaging. Laryngoscope. 2012;122(5):1109–14.

[11] Jaryszak EM, Patel NA, Camp M, Mancuso AA, Antonelli PJ. Cochlear nerve diameter in normal hearing ears using high-resolution magnetic resonance imaging. Laryngoscope. 2009;119(10):2042–5.

[12] Seitz J, Held P, Strotzer M, Völk M, Nitz WR, Dorenbeck U, Stamato S, Feuerbach S. MR imaging of cranial nerve lesions using six different high-resolution T1- and T2(*)-weighted 3D and 2D sequences. Acta Radiol. 2002;43(4):349–53.

[13] Yousry I, Camelio S, Schmid UD, Horsfield MA, Wiesmann M, Brückmann H, Yousry TA. Visualization of cranial nerves I-XII: value of 3D CISS and T2-weighted FSE sequences. Eur Radiol. 2000;10(7):1061–7.

[14] Amemiya S, Aoki S, Ohtomo K. Cranial nerve assessment in cavernous sinus tumors with contrastenhanced 3D fast-imaging employing steady-state acquisition MR imaging. Neuroradiology. 2009;51(7):467–70.

[15] Mikami T, Minamida Y, Yamaki T, Koyanagi I, Nonaka T, Houkin K. Cranial nerve assessment in posterior fossa tumors with fast imaging employing steady-state acquisition (FIESTA). Neurosurg Rev. 2005;28(4):261–6.

[16] Davagnanam I, Chavda SV. Identification of the normal jugular foramen and lower cranial nerve anatomy: contrast-enhanced 3D fast imaging employing steadystate acquisition MR imaging. AJNR Am J Neuroradiol. 2008;29(3):574–6.

[17] Hatipoğlu HG, Durakoğlugil T, Ciliz D, Yüksel E. Comparison of FSE T2W and 3D FIESTA sequences in the evaluation of posterior fossa cranial nerves with MR cisternography. Diagn Interv Radiol. 2007;13(2):56–60.

[18] Yagi A, Sato N, Taketomi A, Nakajima T, Morita H, Koyama Y, Aoki J, Endo K. Normal cranial nerves in the cavernous sinuses: contrast-enhanced three-dimensional constructive interference in the steady state MR imaging. AJNR Am J Neuroradiol. 2005;26(4):946–50.

[19] Zerris VA, Noren GC, Shucart WA, Rogg J, Friehs GM. Targeting the cranial nerve: microradiosurgery for trigeminal neuralgia with CISS and 3D-flash MR imaging sequences. J Neurosurg. 2005;102(Suppl):107–10.

[20] Zhang Z, Meng Q, Chen Y, Li Z, Luo B, Yang Z, Mao L, Lin E. 3-T imaging of the cranial nerves using three-dimensional reversed FISP with diffusion-weighted MR sequence. J Magn Reson Imaging. 2008;27(3):454–8.

第 3 篇
喉返神经的外科解剖

Gregory W. Randolph

第 7 章
喉返神经和甲状腺下动脉之间的解剖关系

Celestino Pio Lombardi, Marco Raffaelli, Carmela De Crea, Giulia Carnassale, and Rocco Bellantone

摘要

喉返神经（RLN）损伤是甲状腺切除术的严重并发症之一，常规显露和保护 RLN 应成为甲状腺手术的标准操作。熟知 RLN 的解剖、变异及其与周围组织的毗邻关系是甲状腺外科医生的基础。甲状腺下动脉（ITA）是术中分离 RLN 及其分支最关键的解剖标志，因此了解 RLN 与 ITA 之间的解剖关系尤为重要。

关键词

喉返神经；甲状腺下动脉；甲状腺；解剖关系；甲状腺手术

RLN 解剖

RLN 的走行是由其伴随动脉的发育模式决定的，两侧动脉发育的变异决定着 RLN 位置异常的变异[1]。通常情况下，RLN 在颈部两侧的走行是不同的。RLN 起源于胸腔上部的迷走神经，一般走行于气管的两侧。右侧 RLN 穿过右锁骨下动脉表面，在颈部向上延伸至气管食管沟，可位于 ITA 浅层或深层，或者其分支之间（图 7.1）。左侧 RLN 勾绕主动脉弓，在左侧气管食管沟内垂直上行（图 7.2），左侧 RLN 与左侧 ITA 之间的解剖关系与右侧类似。

此外，在少数情况下（0.3%~0.8%），右喉下神经不会出现折返现象[2]。在这些病例中，该神经起源于颈部迷走神经。右喉下神经不折返的原因是主动脉弓在胚胎发育的过程中出现了异常：头臂干缺失且右锁骨下动脉直接起源于主动脉弓并跨过食管[3]，但这种解剖变异在左侧非常罕见[3]。外科医生还应注意，在多达 7.5% 的病例中[4]，正常 RLN 和颈交感神经链之间存在着粗大的吻合支，其走行类似于喉不返神经（NRLN）。另一种复杂的情况是 NRLN 的细小分支和星状交感神经节之间存在吻合，这与正常的喉下神经类似[4]。

两侧的 RLN 均通过咽下缩肌纤维下的环甲关节进入喉部。当接近甲状腺下极时，RLN 可能位于 ITA 的深部或浅表，也可能于 ITA 分支间穿行。事实上，识别 RLN 的常规方法之一就是找到 ITA 作

C. P. Lombardi, M.D. • M. Raffaelli, M.D.
C. De Crea, M.D. (✉) • G. Carnassale, M.D.
R. Bellantone, M.D.
Endocrine and Metabolic Surgery, Policlinico
Agostino Gemelli, Universita Cattolica del Sacro
Cuore, Largo Agostino Gemelli 8, Rome 00168, Italy
e-mail: carmela.decrea@unicatt.it

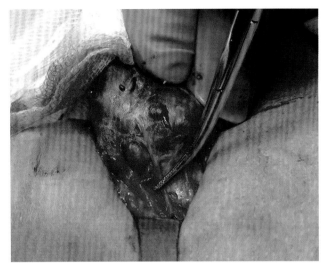

图 7.1　右侧喉返神经走行于甲状腺下动脉深面

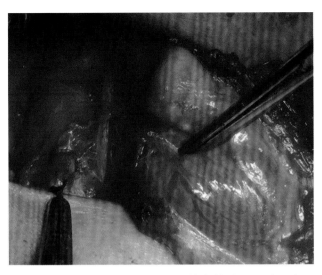

图 7.2　左侧喉返神经在左侧气管食管沟内垂直上行

为解剖标志。然而，由于神经血管之间的解剖关系存在多种变异，这些变异也会因甲状腺的病理改变而变化，因此对 ITA 的识别并不能保证随后分离 RLN 时能够万无一失。甲状腺切除术中 RLN 损伤的发生率为 0%~11%[5]。严重者可导致明显的发声障碍、呼吸困难和吞咽困难。此外，RLN 麻痹也可引发患者的心理疾病和社交困难[5]。Titche[6] 报道，在 RLN 损伤的因素中，甲状腺切除术占手术原因的 35.71%，占所有原因的 3.73%。

术中识别并保护 ITA 是非常重要的，这涉及 RLN 的安全。当误切 ITA 的分支时，RLN 可能会发生横断等损伤；而止血时，RLN 可能会与动脉一并被钳夹，或者可能与动脉剥离[5]。正确认识 RLN 的走行、解剖毗邻关系及变异是避免 RLN 损伤的前提，而预防神经损伤最重要的是熟悉 RLN 的走行及其与 ITA 的关系。

RLN 与 ITA 的关系

甲状颈干是锁骨下动脉的第一个分支。ITA 起源于甲状颈干。ITA 首先于颈部结构（包括颈动脉鞘）的深面上行，然后于颈总动脉的深面、朝着甲状腺下极下行，于颈中央区发出分支。ITA 通常有两个的重要分支——前支和后支，ITA 的主干及其分支向上朝着喉部走行时，RLN 常常与 ITA 主干或分支交叉走行[7]。虽然 RLN 与 ITA 之间的解剖

变异是多种多样的，但二者基本的关系是走行过程中相互穿插。RLN 可能位于 ITA 的深面或浅面，或发出分支，走行于 ITA 分支间。单侧或双侧 ITA 缺如的患者并不罕见，发生率为 3%~6%[8]。在文献中，有几个分类系统阐述了 RLN 和 ITA 之间的关系，这些研究大多是在尸体上进行的。Campos 和 Henriques[9] 回顾了 1929—2000 年进行的 17 项研究，大多数作者描述了 RLN 和 ITA 之间 3 种不同的毗邻关系：RLN 位于 ITA 浅层，RLN 位于 ITA 深层，RLN 位于 ITA 分支之间；其中最为常见的是 RLN 位于 ITA 深面[9]。然而研究结果并不完全一致，Flament 等[10] 观察到 RLN 位于 ITA 分支之间这种类型的比例较高；Reed[11] 描述了二者之间 28 种不同的毗邻关系，但均可归纳到上述三种主要类型中；Freschi 等[12] 报道了二者之间 8 种不同的毗邻关系；Campos 等[9] 发现双侧的毗邻关系有统计学差异，在绝大部分病例中，就发生频率而言，右侧 RLN 多位于 ITA 分支之间，其次是 ITA 的浅面和深层；位于 ITA 分支间的左侧的 RLN 比例更高，其次是 ITA 的浅面和深层。有报道称，在 62.68% 的病例中，左右两侧的神经血管毗邻关系并不一致；某些学者根据性别来评估神经血管毗邻关系差异，其中 Lee 等[13] 发现 RLN 位于 ITA 深面的情况在女性中比较多见（51.7% vs 38.8%）。

最近有关 RLN 分支与 ITA 之间的解剖关系的研究有了新的进展，其中 Sun 等[14] 的研究结果值得关注，他们将神经血管之间的毗邻关系分

为五型：A 型为 RLN 的分支位于 ITA 主干或分支浅面；B 型为 RLN 的分支位于 ITA 分支之间；C 型为 RLN 的分支位于 ITA 深面；D 型为 ITA 穿行于 RLN 分支间；E 型为 RLN 和 ITA 的分支相互交叉。

Kulekci 等[15] 提出了一种新的分型方法，有别于传统的具体的 RLN 和 ITA 浅深走行位置来分类，该方法主要基于 RLN 和 ITA 主干解剖和分支情况，具体分型如下：A 型为 ITA 的主干与 RLN 的主干之间的关系；B 型为 ITA 的分支与 RLN 主干之间的关系；C 型为 ITA 主干与 RLN 分支之间的关系；D 型为 ITA 的分支与 RLN 的主干和分支之间的关系；E 型为 ITA 的分支与 RLN 的分支之间的关系；F 型为 ITA 缺如。Yalçxin[16] 探索了 RLN 的主干和分支解剖模式，此外他们还研究了 RLN 与 ITA 的咽外分支关系，并建立了 20 个亚型的详细分类体系。当然外科医生可能很难记住由 20 个亚型组成的详细分类，但通过这些分型术者可以对 ITA 和 RLN 分支之间的关系有更全面、深刻的认识，因此本章

对外科医生理解 ITA 和 RLN 之间的详细解剖关系具有重要的参考价值。

某些学者[16] 并不推荐将 ITA 作为寻找 RLN 的唯一标志。这种观点主要基于 RLN 和 ITA 分支之间的变异太过复杂，以及存在 ITA 缺如的可能性，此外他们建议在结扎任何血管和切除任何甲状腺组织之前，应显露和识别 RLN，注意 RLN 务必在视野内[17]。

外科医生和解剖学家已经探索了各种各样的手术方法，并使用了许多不同的技术手段来保护甲状腺手术中的 RLN 免受损伤。然而，RLN 的损伤仍然无法完全避免，导致患者残疾并影响其生活和工作的情况并不少见。RLN 损伤也是医疗诉讼最常见的原因[18]，尤其对于缺乏手术经验和相关解剖知识的医生，这种风险更大[19]。当 RLN 的远端分支位于与 ITA 交汇点或以下时，RLN 损伤的风险特别高；而在靠近 RLN 和 ITA 的主干和分支处也有许多动脉分支，神经血管相互穿插，RLN 受损的概率更高。

• 参考文献 •

[1] Gray SW, Skandalakis JE, Akin JT. Embryological considerations of thyroid surgery: developmental anatomy of the thyroid, parathyroids and the recurrent laryngeal nerve. Am Surg. 1976;42:621–8.

[2] Randolph GW. Surgical anatomy of the recurrent laryngeal nerve. In: Randolph GW, editor. Surgery of the thyroid and parathyroid glands Philadelphia. Pennsylvania: Saunders; 2003. p. 300–42.

[3] Henry JF. Applied embryology of the thyroid and parathyroid glands. In: Randolph GW, editor. Surgery of the thyroid and parathyroid glands Philadelphia. Pennsylvania: Saunders; 2003. p. 12–20.

[4] Raffaelli M, Iacobone M, Henry JF. The false nonrecurrent inferior laryngeal nerve. Surgery. 2000;128:1082–7.

[5] Dralle H, Sekulla C, Lorenz K, Brauckhoff M, Machens A. German IONM Study Group. Intraoperative monitoring of the recurrent laryngeal nerve in thyroid surgery. World J Surg. 2008;32:1358–66.

[6] Titche LL. Causes of recurrent laryngeal nerve paralysis. Arch Otolaryngol. 1976;102:259–61.

[7] Monfared A, Gorti G, Kim D. Microsurgical anatomy of the laryngeal nerves as related to thyroid surgery. Laryngoscope. 2002;112:386–92.

[8] Yilmaz E, Celik HH, Durgun B, Atasever A, Ilgi S. Arteria thyroidea ima arising from the brachiocephalic trunk with bilateral absence of inferior thyroid arteries: a case report. Surg Radiol Anat. 1993;15:197–9.

[9] Campos BA, Henriques PR. Relationship between the recurrent laryngeal nerve and the inferior thyroid artery: a study in corpses. Rev Hosp Clin Fac Med Sao Paulo. 2000;55:195–200.

[10] Flament JB, Delattre JF, Palot JP. Les piéges anatomiques de la dissection du nerf récurrent. J Chir (Paris). 1983;120(5):329–33.

[11] Reed AF. The relations of the inferior laryngeal nerve to the inferior thyroid artery. Anat Rec. 1943;85:17–23.

[12] Freschi G, Masi C, Pichi Graziani M, et al. Considerazioni anatomo-chirurgiche sul nervo laringeo ricorrente in corso di tiroidectomia. Minerva Chir. 1994;49:943–7.

[13] Lee M, Lee U, Lee J, Han S. Relative direction and position of recurrent laryngeal nerve for anatomical configuration. Surg Radiol Anat. 2009;31:649–55.

[14] Sun SQ, Zhao J, Lu H, He GQ, Ran JH, Peng XH. An anatomical study of the recurrent laryngeal nerve: its branching patterns and relationship to the inferior thyroid artery. Surg Radiol Anat. 2001;23:363–9.

[15] Kulekci M, Batioglu-Karaaltin A, Saatci O, Uzun I. Recurrent laryngeal nerve & inferior thyroid artery. Ann Otol Rhinol Laryngol. 2012;121(10):650–6.

[16] Yalçxin B. Anatomic configurations of the recurrent laryngeal nerve and inferior thyroid artery. Surgery. 2006;139:181–7.

[17] Raffaelli M, Lombardi CP, Bellantone R, De Crea C, Lesnik D, Potenza A, Randolph G. Avoiding complications

in thyroid and parathyroid surgery. In: Stell & Maran's textbook of head and neck surgery and oncology. 5th ed. Londra: Hodder Arnold; 2012. p. 474–93. ISBN 978-0-340-92916-2.

[18] Abadin SS, Kaplan EL, Angelos P. Malpractice litigation after thyroid surgery: the role of recurrent laryngeal nerve injuries, 1989–2009. Surgery. 2010;148:718.

[19] Edis AJ. Prevention and management of complications associated with thyroid and parathyroid surgery. Surg Clin North Am. 1979;59:83–92.

第 8 章
喉返神经分支

Manuel Durán, Jose Sañudo, Juan J. Sancho, Beata Wojtczak, Eva Maranillo, and Antonio Sitges-Serra

摘要

喉返神经（RLN）功能障碍是甲状腺切除术最常见且最令人担忧的并发症，逐渐成为内分泌外科医生因医疗事故被诉讼的常见原因。暂时性或永久性声带麻痹会带来沉重的负担。熟悉喉返神经正常解剖及其变异的情况、细腻的手术技巧、对其周边组织的温柔操作，以及在此基础上常规显露喉返神经，是保证甲状腺手术安全的前提。喉返神经暂时性麻痹的发生率高达 10%，但仅有 < 2% 的患者出现永久性麻痹。喉返神经在颈部走行中的解剖变异，是造成喉返神经无意中损伤的直接原因。喉返神经喉外分支发生率为 30%~40%，是常见的喉返神经变异。喉返神经分叉通常位于 Berry 韧带水平，向上走行 1~2 cm 后入喉。喉返神经分支的出现是暂时性和永久性神经麻痹的主要风险因素。因此，在甲状腺手术中，识别确认喉返神经及其分支并确保其功能和解剖的完整性是至关重要的。术中神经监测的初步研究发现，喉返神经前支是支配环杓后肌和声带肌的运动纤维。在甲状腺手术中，对喉返神经喉外侧支的识别、暴露和保护是预防喉返神经损伤及其相关并发症的基本手术原则。

关键词

喉返神经；解剖；喉外分支；术中神经监测；声带麻痹；甲状腺切除术

引　言

一台成功的甲状腺外科手术需要外科医生对甲状腺的手术解剖和病理学相关知识有全面的了解，掌握娴熟的手术技巧以对喉返神经进行解剖及功能上的保护，以及术中充分止血。这是确保甲状腺手术成功及安全的三个至关重要的前提。

M. Durán, M.D., Ph.D., F.A.C.S. (✉)
Department of Surgery, King Juan Carlos University
Hospital, Faculty of Health Sciences,
Móstoles, Madrid, Spain
e-mail: manuel.duran@hospitalreyjuancarlos.es

J. Sañudo, Ph.D.
Department of Human Anatomy and Embryology,
Complutense University of Madrid, Madrid, Spain

J. J. Sancho, M.D.
Endocrine Surgery Unit, Hospital del Mar,
Barcelona, Spain

B. Wojtczak, M.D., Ph.D.
First Department and Clinic of General,
Gastroenterological and Endocrine Surgery, Wroclaw
Medical University, Wroclaw, Poland

E. Maranillo, M.D.
Department of Anatomy and Embryology,
Complutense University of Madrid, Madrid, Spain

A. Sitges-Serra, Ph.D.
Department of Surgery, Hospital del Mar,
Universitat Autònoma de Barcelona,
Barcelona, Spain

医源性喉返神经损伤会导致暂时性或永久性的声带功能障碍，继而出现误吸和吞咽困难，尽管其在经验丰富医生的手术中并不常见，但它仍是甲状腺切除术的主要并发症之一。可能导致喉返神经损伤的因素有：巨大甲状腺肿、二次手术、甲状腺切除范围以及外科医生的经验。单侧喉返神经损伤的患者常抱怨声音嘶哑，并有轻度的吞咽困难，除此之外并无明显症状。这两种症状都是由于声门功能障碍所致。双侧神经损伤虽然罕见（0.1%~0.5%），但会导致严重的并发症，包括语音障碍及声门狭窄所致的不同程度的呼吸窘迫，可能导致严重的急性上呼吸道阻塞，需要气管插管和（或）紧急行气管切开术。喉返神经功能障碍是甲状腺/甲状旁腺手术医疗诉讼中常见的原因之一。

暂时性喉返神经麻痹的发生率为 10%，而永久性的声带功能障碍为 2%[1-3]。喉返神经损伤后症状的严重程度与神经损伤程度（神经失用症、轴突断裂或神经断裂）、神经再生能力及喉功能代偿储备能力有关。

为了避免甲状腺手术中喉返神经损伤，最重要的是需要对其解剖关系及变异情况有详尽的了解。喉返神经在颈部的解剖变异，特别是在预料之外的情况下[4]，是公认的神经损伤的危险因素。这些变异包括喉返神经在甲状腺下动脉进入甲状腺腺体处、Berry 韧带、气管食管沟内走行及 Zuckerkandl 结节的变异，以及喉不返神经（NRLN）和喉外分支等[5, 6]。此外，疾病相关因素（包括巨大甲状腺肿物、甲状腺乳头状癌或髓样癌伴Ⅵ区肿大转移性淋巴结等）也会影响喉返神经的解剖结构。为了避免对喉返神经的损伤，外科医生应该熟悉这些危险因素，在找寻喉返神经时小心谨慎，特别是怀疑喉返神经位于甲状腺下动脉分叉处的下方或者与之形成交叉时。

自 Lahey[7] 以后，喉返神经的识别、精细解剖和保护被认为是防止声带麻痹（VCP）的必要手段。对于脆弱的喉返神经分支更是如此。

喉返神经喉外支的发生率及临床意义已在文献中有所描述，但在普外科和内分泌外科的教科书中却很少提及[8]。本章的目的是明确和探讨喉返神经喉外分支的相关解剖及其在外科和临床上的意义。

喉返神经解剖

喉返神经起源于迷走神经，左侧为主动脉弓水平，右侧为右锁骨下动脉水平。向下进入胸腔，随后向上折返，重回颈部，支配除环甲肌（CTM）以外的所有后内肌。双侧喉返神经都从上胸廓出口、颈总动脉的后方穿出胸腔，在一个内侧界为气管和食管，外侧界为颈内静脉和颈总动脉组成的三角形区域（气管食管沟）内向上走行入喉[9, 10]（图 8.1）。两侧喉返神经的解剖学走行是不同的。喉返神经的平均直径为 1~3 mm。左侧较长，通常从迷走神经的发出点至入喉处的距离为 12 cm，而右侧喉返神经从绕行锁骨下动脉处到喉部的距离为 7 cm[11]。

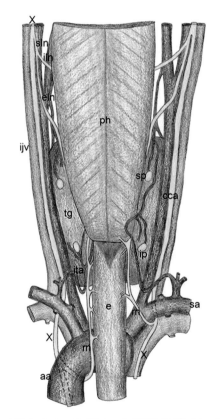

图 8.1　咽（ph）、食管（e）和甲状腺（tg）的后视图，外侧为颈总动脉（cca）、颈内静脉（ijv）和迷走神经（X）。注意喉返神经（rn）与不同解剖标志之间的关系，尤其是甲状腺下动脉（ita）。注意上甲状腺旁腺（sp）和下甲状腺旁腺（ip）的位置。此图还显示了从迷走神经发出的喉上神经（sln）的内侧支（iln）和外侧支（eln）（aa，主动脉弓；sa，锁骨下动脉）（经允许引自 Jose Sañudo, PhD）

可用于识别喉返神经的三个解剖标志：甲状腺下动脉、气管食管沟和入喉处（环甲关节）。外科医生应熟练掌握应用这三个解剖标记，根据每例患者的具体解剖情况，选择合适的路径寻找喉返神经。在可能的情况下，我们建议在下路径方法，即于甲状腺下动脉主干的足侧显露喉返神经，这样更易于寻找喉返神经分支。

喉返神经、气管和食管之间的解剖关系因左侧与右侧以及患者的不同而不同。右侧喉返神经在前述三角中走行更靠近外侧，与左侧喉返神经相比，在颈部的路线更加偏斜，而左侧喉返神经走行较为垂直并沿气管食管沟的内侧上行。

两侧喉返神经向喉部走行，穿过甲状腺下动脉的分叉处时，都表现出很大的解剖变异，这使得它

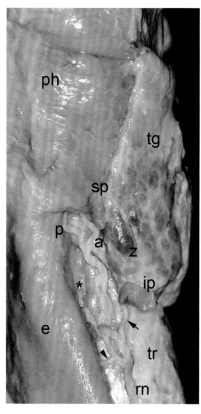

图 8.2　成人尸体颈部解剖右侧视图。显示右侧甲状腺叶（tg，甲状腺）与咽（ph），食管（e）以及气管（tr）的关系。右侧喉返神经（rn）在气管食管沟中上行。在进入喉部之前，右侧喉返神经在其末端发出前支（a）和后支（p）之前，发出食管支（箭头）、腺体支（箭头）和气管支（星号）分支。此图还显示了上甲状旁腺（sp）、下甲状旁腺（ip）和 Zuckerkandl 结节（z）

们更易受损。尤其是右侧，喉返神经位于甲状腺下动脉前方的发生率超过 40%。即便如此，其与甲状腺下动脉的关系也是识别喉返神经的常用标志[12]。

喉返神经上行至气管旁，在咽下缩肌下方走行，到达甲状软骨（下角）下缘入喉点。入喉处被认为是甲状腺手术中识别喉返神经最恒定的标志，因为无论甲状腺病理情况如何变化，该水平的喉返神经行程是不会发生变化的[13, 14]。喉返神经在整个颈部行程中发出多个分支，其中大多数分支都与气管、食管、下咽和喉部感觉相关（图 8.2）。它们的临床意义尚不明确，但可能与甲状腺切除术后的呼吸消化系统症状有关[15]。

喉返神经在 Berry 韧带附近入喉之前的最后 2 cm 是最容易受损的部位。

喉不返神经是喉返神经一项危险的解剖变异[16]，常见于右侧，在研究报道中的发生率为 0.5%~1%。右侧喉不返神经直接从迷走神经颈部的内侧分支发出，与胚胎发育过程中右侧第 4 鳃动脉弓发育不全或消失以及右锁骨下动脉畸形有关[9, 17, 18]。左侧喉不返神经非常罕见，往往伴有内脏转位[19-21]。术中识别和保护喉不返神经是一项极具挑战性的任务。由于喉不返神经较罕见，因此极易受损，易被误认为是甲状腺下动脉的分支，或者在结扎甲状腺上极血管时被包含其中。因此，肉眼识别的准确性在神经损伤的发生过程中起着重要作用。

喉返神经喉外支

据报道，超过 90% 的喉外感觉分支源自喉返神经，这也强调了喉返神经解剖学及其变异的综合知识的重要性[22]。喉返神经主干通常发出 2 支（偶尔为 3 支）喉内支。在尸体解剖和手术切除病例中发生率为 30%~76%[8, 23-28]。如此高的发生率可能源于所有喉返神经在入喉后会分叉的事实。从临床和手术的角度来看，相关的分支在入喉前就出现了。与感觉支相比，支配喉部固有肌肉的含有运动纤维分支的入喉处与咽下缩肌最低处的纤维关系密切，主要支配喉部的运动功能。关于喉返神经末段的认知对甲状腺切除术有极其重要的作用。

在 90% 的病例中，喉返神经分支通常位于喉返神经在颈部走行入喉前的最后 2 cm 处（喉返神

经末段)，Berry 韧带水平，喉返神经和甲状腺下动脉交叉点的头侧 [8, 11, 13, 29]（图 8.3）。Serpell 等将分叉点距离定义为从喉返神经分叉的解剖点至其在咽下缩肌后方入喉处的距离。分叉点距离中位数右侧为 18 mm，左侧为 13 mm，范围为 5~34 mm [8, 30]。Asgharpour 等研究了 143 名成人尸体的颈部结构，并报道喉返神经的喉外分叉到甲状软骨下角的距离，右侧平均为 13 mm，左侧为 12.6 mm，两侧距离相当 [11]。Kandil 等记录了右侧分叉点中位距离为 6.33 mm，左侧为 6.37 mm [31]。因此，当存在喉返神经分叉时，其往往在 Berry 韧带附近，这使其易受损伤 [8, 16, 32]。在此处，常规探查识别喉返神经的分支对于避免损伤神经十分重要。喉返神经分支在甲状腺下动脉足侧并不常见，若发现喉返神经"主干"较细时，应警惕上述可能。此时，应逆行解剖神经以确保所识别的不是喉返神经的后支。

Gurleyik 基于整条神经颈部行程的手术暴露步骤和分叉点的不同解剖标志，提出了喉返神经终末喉外支的分类。根据颈部喉返神经走行分叉点的位置将其分为四型：动脉处、动脉后、喉前和动脉前分叉 [33, 34]。在 1 型（动脉处，46.3%）中，喉返神经分叉发生在甲状腺下动脉附近；在 2 型（动脉后，31.5%）中，分叉发生在喉返神经与甲状腺下动脉交叉点之后；在 3 型中（喉前，11%），分叉非常接近入喉处；在 4 型（动脉前，11%）中，分叉发生在喉返神经与甲状腺下动脉交叉之前。外科医

生提高对这些变化的认识可更安全地解剖神经及分叉，防止损伤喉返神经喉外终末支。

喉返神经的分叉可单侧出现，也可双侧同时出现 [27, 31, 33-35]。喉返神经分叉的发生率和类型在同一患者不同侧或许是不同的。近期一项关于 292 例甲状腺手术患者神经分叉的研究 [34] 发现，单侧分叉的发生率为 71.4%，双侧均分叉的发生率为 28.6% [8, 30, 31, 35]。

Benegarama 等 [8] 的研究证实，与左侧相比，右侧喉返神经出现二分叉或三分叉的发生率更高，这与之前的研究 [4, 8, 11, 30, 31, 35] 是一致的。双侧喉返神经分叉模式的不同可以归因于胚胎学的差异，继而出现双侧神经在胸腔的返回路径不同及在颈部的位置不同。与左侧相比，右侧喉返神经分叉的发生率更高，手术区域更加复杂，因此手术期间受损伤的风险更高。当然，也有部分学者曾报道左侧更容易出现分叉 [33, 36]。解剖学差异可以解释为什么左侧出现分叉的概率更高。左侧喉返神经从主动脉弓折返，右侧绕行右锁骨下动脉；相比之下，左侧更长，平均长度为 12 cm。

文献报道中，分叉的类型存在巨大差异。虽然大多数喉返神经都是两个分叉 [8, 27, 33]，但也有多达 8 个末端分叉的报道 [8, 11, 26, 28, 37-40]（图 8.4）。Fontenot 等 [13] 在一项对 491 例患者 719 条喉返神经的回顾性研究中发现，喉返神经分叉的发生率存在种族和性别的差异。非裔美国患者的发生率

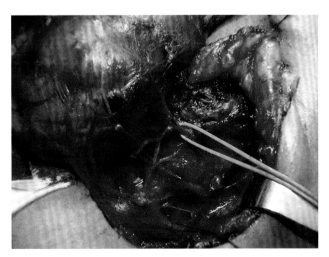

图 8.3　左侧喉返神经分叉点（蓝色标记带）在与之交叉的甲状腺下动脉的上方（也在标记带内）。说明喉返神经前支与其后方的甲状腺下动脉上行支关系密切

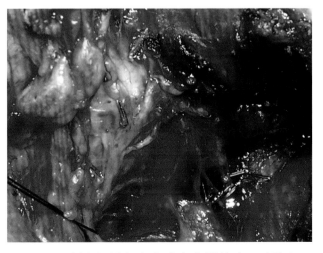

图 8.4　左侧喉返神经多个分支在甲状腺下动脉主干后方穿过，走行于气管食管沟中

（42.1%）高于高加索人（33.2%），非裔人群中喉返神经损伤的风险更高。非裔美国患者从分叉点到神经入喉处的平均距离为 10.07 mm ± 0.55 mm，而高加索人为 11.15 mm ± 0.91 mm，无明显差异。女性的喉返神经分叉点距入喉处较远，因而分叉神经更长。总之，女性患者具有更长的分叉神经，非裔美国患者分叉神经的发生率更高，这两类患者出现神经受损的风险更高。因此，性别和种族特征可认为是喉返神经损伤的危险因素。

喉返神经喉外支和术中神经监测

在甲状腺术中，常规解剖暴露并肉眼识别喉返神经，可以降低永久性喉返神经麻痹的发生率。然而，即使在手术量大的医学中心，意外的喉返神经麻痹仍然会发生。有时，外科医生相信已经很好地保护了喉返神经的解剖学完整性，但此时喉返神经可能已经在不经意间损伤。此外，大多数神经损伤在术中并未被完全发现，尤其是当外科医生不知道喉返神经在入喉前存在分叉的时候。

术中神经监测（IONM）是术中肉眼识别评估喉返神经的辅助手段，基于肌电图（EMG）数据的分析，将功能协作信息与手术实践相结合，为手术解剖提供了更为广阔的视野[2]。IONM 可以将术中刺激喉返神经或迷走神经时喉部肌肉活动转化为听觉和视觉 EMG 信号[41]。甲状腺手术中常规使用 IONM 是基于以下三个目的：在解剖过程中识别喉返神经（包括神经分布）；解剖时的辅助手段，尤其是在困难区域（例如再次手术）；在术中预测术后喉返神经

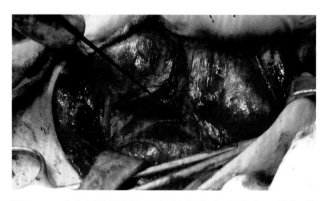

图 8.5 左侧喉返神经入喉前分为多个分支。神经监测探针刺激前分支

的功能[41-44]。

当存在喉外支时，IONM 有助于识别和评估喉返神经的功能状态，这也是我们所感兴趣的地方。神经刺激可避免肉眼错误识别喉外侧支并评估其功能，因为肉眼识别不足以评估喉返神经功能的完整性[29]。神经监测能让外科医生区分感觉支（或喉外支）和主要的运动支；IONM 有助于解剖学识别和定位喉返神经分支的运动纤维（图 8.5）。使用 IONM 可以发现喉返神经运动纤维非常近的分叉。约 10% 的患者喉返神经运动支提前发出，这是众所周知的喉返神经损伤的原因。

喉返神经分支的功能差异

不同文献报道喉返神经分支的功能情况存在一些差异。以前认为当存在喉返神经的喉外支时，前支包含内收纤维，而外展纤维位于后支[45-48]。一些报道甚至描述了前支包含声带内收和外展两种运动纤维，后支包含感觉纤维[4, 8, 11, 30, 31, 40, 49]。1951年，Sunderland 和 Swaney 推测两支分支均含有感觉和运动的混合纤维，那么外展肌和内收肌可能受到任一分支支配或两者的共同支配[50]。这些结果与 Sañudo 小组对 90 例尸体和 13 例术中（喉切除术）病例的研究结果一致。该研究团队分析了喉部连接纤维的解剖和功能状态，喉部感觉和运动纤维吻合支的意义，并特别强调了喉返神经的喉内支和 Galen 神经吻合支的功能活动[51, 52]（图 8.6）。

Maranillo 等[53] 研究了 75 例人尸体喉部环杓后肌（PCA）的神经分布。在所有的研究对象中，确认了环杓后肌由喉返神经的前支支配；而在 6 例（4%）研究对象中，一个小分支发自喉返神经后支的吻合支，这也提示了喉返神经末端分支功能的多变性。

神经监测为喉返神经分支运动功能的研究做出了突出的贡献。在一项关于 838 例喉返神经的前瞻性研究中，Swepell 等[30] 总结：在喉痉挛时，通过 IONM 和手指触诊评估的所有喉返神经分支，内收和外展的运动纤维只位于前支。这与 Kandil 等的研究结论是一致的。支配喉部肌肉（除外环甲肌）的运动神经纤维位于喉返神经喉外支的前支[4, 31]。虽然该发现需要更多更大样本的研究证实，但这

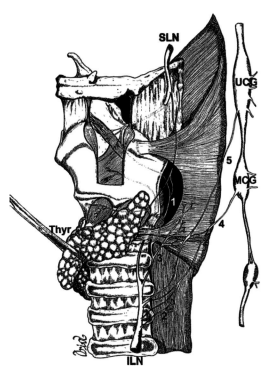

图 8.6　左半颈部侧视图显示了包括自主神经和两个主要喉部神经组成的神经丛的复杂解剖关系。UCG，颈上神经节；MCG，颈中神经节；SLN，喉上神经；ILN，喉下神经；Thyr，甲状腺；1，Galen 吻合支；2，食管分支；3，咽支；4、5，ILN、UCG 和 MCG 之间的吻合支 [经 Elsevier 允许引自 Pereira JA, Girvent M, Sancho JJ, Parada C, Sitges-Serra A. Prevalence of longterm upper aerodigestive symptoms after uncomplicated bilateral thyroidectomy. Surgery 2003; 133 (3): 318–22.]

性，并能准确解释 IONM 提供的信息，甲状腺外科医生必须全面了解喉返神经和喉上神经 （SLN）外科解剖及变异情况，以及它们之间的相互联系。Martín-Oviedo 等 [52] 最近的一项研究表明，喉功能性神经解剖比经典尸体解剖描述更为复杂，并提供了关于人喉部神经功能作用的新视角及其对声带运动的影响。喉上神经与喉返神经之间连接的可变性 [51, 55] 可以解释喉部神经损伤后所表现出的不同临床表现和术后喉镜检查观察到的声带位置的改变。

喉返神经分支和声带麻痹

术中常规显露和识别喉返神经被认为是降低其损伤的金标准 [7, 57-60]。神经受损的因素包括牵拉、压迫、缺血、热损伤、挤压、横断、电损伤、水肿或一些更少见的感染性原因和中毒性神经炎 [32, 61]。神经失用症是手术期间喉返神经损伤的主要病理生理机制。Serpell 的研究小组报道，在甲状腺切除术中喉返神经直径显著增加，腺叶切除前后水肿导致喉返神经的平均直径相差 0.71 mm；但喉返神经受刺激时 EMG 的振幅却反常增加 [62]。由于神经拉伸和过度紧张引起的神经失用症（比如助手向内侧牵拉甲状腺腺叶），可能是由缺血和髓鞘损伤引起的，即使轴突完整也会中断神经传导。

Serpell 等 [63] 研究发现，在喉返神经喉外部分的最后 2 cm 处，神经直径增加最明显，这也正是神经损伤最常见的区域。虽然这与暂时性喉返神经麻痹的发生率较高 （3%） 无关，但似乎可以解释在没有喉返神经麻痹的情况下，为什么会出现声音变化 [62]。对相同人群进一步研究发现，甲状腺切除术后喉返神经麻痹的两侧发生率存在差异，部分归因于两侧喉返神经的直径不同；神经越细，越容易受伤。因此神经直径的差异似乎在喉返神经失用症的病因机制中具有重要作用。

这或许可以解释为什么神经分支在显露过程中更容易受伤 [35]。与喉返神经主干相比，神经分支的直径更细、更脆弱，并且神经外膜覆盖更少 [13]。外科医生发现纤细的喉返神经时，应警惕其为分支的可能性。通常双侧均可见喉返神经喉外支，且分叉点位置不同。因此，双侧均可能发生损伤，导致双

些开创性的发现对于外科医生临床实践来说至关重要。

人的喉返神经由 2 000~3 000 个有髓神经纤维组成。它的前支包含 500~1000 个有髓鞘的轴突，其中 25% 支配环杓后肌，另外 75% 支配声襞的内收肌 [48, 54]。近段的喉返神经中运动纤维和感觉纤维各占一半。在入喉处，运动纤维的百分比上升至 80%，而感觉纤维则分布于附近区域 [48]。

Fontenot 等在其研究中发现，有 3 例患者喉返神经的后支在 IONM 刺激时产生诱发运动反应，类似于前支的相应反应，这也表明喉返神经的两个分支之间存在协同运动 [13]。

为了了解喉返神经喉外支的功能意义和变异

侧喉返神经麻痹。与未分叉的神经相比，在入喉前较早就分叉的喉返神经在手术显露解剖过程中的受损风险更高。

Sancho 等[64]在一项 188 例患者 302 条喉返神经的观察研究中，评估了手术损伤喉返神经分支对声带功能障碍的影响。他们报道在 302 条喉返神经中 37.4% 出现喉外分叉；功能障碍的神经分支明显长于功能正常的神经（29.4 mm ± 10 mm vs 19.1 mm ± 9.8 mm；P=0.003）；较细的前分支相对于无分支的喉返神经承受相同或更大的手术牵拉压力，也就更容易出现声带麻痹；存在分支的患者出现声带功能障碍（麻痹或瘫痪）的比例几乎是无分支患者的

2 倍（15.8% vs 8.1%；P=0.022）。于是他们得出结论，与无分支的喉返神经相比，有分支的喉返神经在手术期间更容易受到伤害（风险增加至 2 倍）。这项工作进一步强调了术中识别喉返神经分支的必要性，因前支含有运动纤维，所以在解剖纤细的前支时需要格外细致。在这种情况下，可以通过 IONM 协助外科医生识别近端分支，并在解剖喉返神经时评估其功能，以减少声带麻痹的发生。Casella 及其同事通过类似的研究证实了 Sancho 等关于分叉神经术中神经损伤风险增加的结论。与无分支的喉返神经相比，存在分支的患者暂时性和永久性神经麻痹的发生率增加至 7~13 倍[35]。

• 参考文献 •

[1] Serpell JW, Phan D. Safety of total thyroidectomy. ANZ J Surg. 2007;77:15–9.

[2] Durán MC, Dionigi G, Sitges-Serra A, Barczynski M, Angelos P, Dralle H, Phelan E, Randolph G. Intraoperative monitoring of the recurrent laryngeal nerve during thyroidectomy: a standardized approach. Part 1. World J Endocr Surg. 2011;3:144–50.

[3] Angelos P. Recurrent laryngeal nerve monitoring: state of the art, ethical and legal issues. Surg Clin N Am. 2009; 89:1157–69.

[4] Kandil E, Abdel Khalek M, Aslam R, Friedlander P, Bellows CF, Slakey D. Recurrent laryngeal nerve: significance of the anterior extralaryngeal branch. Surgery. 2011;149(6):820–4.

[5] Mohebati A, Shaha AR. Anatomy of thyroid and parathyroid glands and neurovascular relations. Clin Anat. 2012;25(1):19–31.

[6] Gil Z, Patel SG. Surgery for thyroid cancer. Surg Oncol Clin N Am. 2008;17:93–120.

[7] Lahey F. Routine dissection and demonstration of recurrent laryngeal nerve in subtotal thyroidectomy. Surg Gynecol Obstet. 1938;66:775–7.

[8] Beneragama T, Serpell JW. Extralaryngeal bifurcation of the recurrent laryngeal nerve: a common variation. ANZ J Surg. 2006;76(10):928–31.

[9] Monfared A, Gorti G, Kim D. Microsurgical anatomy of the laryngeal nerves as related to thyroid surgery. Laryngoscope. 2002;112(2):386–92.

[10] Bliss RD, Gauger PG, Delbridge LW. Surgeon's approach to the thyroid gland: surgical anatomy and the importance of technique. World J Surg. 2000;24(8):891–7.

[11] Asgharpour E, Maranillo E, Sañudo J, Pascual-Font A, Rodríguez-Niedenführ M, Valderrama FJ, Viejo F, Parkin IG, Vázquez T. Recurrent laryngeal nerve landmarks revisited. Head Neck. 2012;34(9):1240–6.

[12] Miller MC, Spiegel JR. Identification and monitoring of the recurrent laryngeal nerve during thyroidectomy. Surg Oncol Clin N Am. 2008;17:121–44.

[13] Fontenot TE, Randolph GW, Friedlander PL, Masoodi H, Yola IM, Kandil E. Gender, race, and electrophysiologic characteristics of the branched recurrent laryngeal nerve. Laryngoscope. 2014;124(10):2433–7.

[14] Kruse E, Olthoff A, Schiel R. Functional anatomy of the recurrent and superior laryngeal nerve. Langenbecks Arch Surg. 2005;391:4–8.

[15] Pereira JA, Girvent M, Sancho JJ, Parada C, SitgesSerra A. Prevalence of long-term upper aerodigestive symptoms after uncomplicated bilateral thyroidectomy. Surgery. 2003; 133(3):318–22.

[16] Cernea CR, Brandão LG, Hojaij FC, De Carlucci D, Montenegro FL, Plopper C, Vanderlei F, Gotoda R, Dias FL, Lima RA. How to minimize complications in thyroid surgery? Auris Nasus Larynx. 2010;37(1):1–5.

[17] Coady A, Adler F, Dávila J, Gahtan V. Nonrecurrent laryngeal nerve during carotid artery surgery: case report and literature review. J Vasc Surg. 2000;32:192–6.

[18] Kamani D, Potenza AS, Cernea CR, Kamani YV, Randolph GW. The nonrecurrent laryngeal nerve: anatomic and electrophysiologic algorithm for reliable identification. Laryngoscope. 2015;125(2):503–8.

[19] Henry J, Audiffret J, Denizot A, Plan M. The nonrecurrent inferior laryngeal nerve: review of 33 cases, including two on the left side. Surgery. 1988;104:977–84.

[20] Fellmer PT, Böhner H, Wolf A, Röher H-D, Goretzki PE. A left nonrecurrent inferior laryngeal nerve in a patient with right-sided aorta, truncus arteriosus communis, and an aberrant left innominate artery. Thyroid. 2008;18:647–9.

[21] Devéze A, Sebag F, Hubbard J, Jaunay M, Maweja S, Henry JF. Identification of patients with a nonrecurrent inferior laryngeal nerve by duplex ultrasound of the brachiocephalic artery. Surg Radiol Anat. 2003;25:263–9.

[22] Yalçin B, Tuğcu H, Cantürk N, Ozan H. Laryngeal branching pattern of the inferior laryngeal nerve, before entering the larynx. Surg Radiol Anat. 2006;28(4):339–42.

[23] Katz AD. Extralaryngeal division of the recurrent laryngeal nerve. Report on 400 patients and the 721 nerves measured. Am J Surg. 1986;152(4):407–10.

[24] Katz AD, Nemiroff P. Anastomoses and bifurcations of the recurrent laryngeal nerve—report of 1177 nerves visualized. Am Surg. 1993;59(3):188–91.

[25] Page C, Foulon P, Strunski V. The inferior laryngeal nerve: surgical and anatomic considerations. Report of 251 thyroidectomies. Surg Radiol Anat. 2003;25(3-4):188–91.

[26] Ardito G, Revelli L, D'Alatri L, Lerro V, Guidi ML, Ardito F. Revisited anatomy of the recurrent laryngeal nerves. Am J Surg. 2004;187(2):249–53.

[27] Cernea CR, Hojaij FC, De Carlucci Jr D, Gotoda R, Plopper C, Vanderlei F, Brandão LG. Recurrent laryngeal nerve: a plexus rather than a nerve? Arch Otolaryngol Head Neck Surg. 2009;135(11):1098–102.

[28] Nemiroff PM, Katz AD. Extralaryngeal divisions of the recurrent laryngeal nerve. Surgical and clinical significance. Am J Surg. 1982;144(4):466–9.

[29] Darr EA, Randolph GW. Management of laryngeal nerves and parathyroid glands at thyroidectomy. Oral Oncol. 2013; 49(7):665–70.

[30] Serpell JW, Yeung MJ, Grodski S. The motor fibers of the recurrent laryngeal nerve are located in the anterior extralaryngeal branch. Ann Surg. 2009;249(4):648–52.

[31] Kandil E, Abdelghani S, Friedlander P, Alrasheedi S, Tufano RP, Bellows CF, Slakey D. Motor and sensory branching of the recurrent laryngeal nerve in thyroid surgery. Surgery. 2011;150(6):1222–7.

[32] Snyder SK, Lairmore TC, Hendricks JC, Roberts JW. Elucidating mechanisms of recurrent laryngeal nerve injury during thyroidectomy and parathyroidectomy. J Am Coll Surg. 2008;206(1):123–30.

[33] Gurleyik E. Extralaryngeal terminal division of the inferior laryngeal nerve: anatomical classification by a surgical point of view. J Thyroid Res. 2013;2013:731250. doi:10.1155/2013/731250.

[34] Gurleyik E. Surgical anatomy of bilateral extralaryngeal bifurcation of the recurrent laryngeal nerve: similarities and differences between both sides. N Am J Med Sci. 2014; 6(9):445–9.

[35] Casella C, Pata G, Nascimbeni R, Mittempergher F, Salerni B. Does extralaryngeal branching have an impact on the rate of postoperative transient or permanent recurrent laryngeal nerve palsy? World J Surg. 2009;33(2):261–5.

[36] Makay O, Icoz G, Yilmaz M, Akyildiz M, Yetkin E. The recurrent laryngeal nerve and the inferior thyroid artery-anatomical variations during surgery. Langenbecks Arch Surg. 2008;393(5):681–5.

[37] Weeks C, Hinton JW. Extralaryngeal division of the recurrent laryngeal nerve. It's significance in vocal cord paralysis. Ann Surg. 1942;116(2):251–8.

[38] Bowden RE. The surgical anatomy of the recurrent laryngeal nerve. Br J Surg. 1955;43(178):153–63.

[39] Armstrong WG, Hinton JW. Multiple divisions of the recurrent laryngeal nerve. An anatomic study. AMA Arch Surg. 1951;62(4):532–9.

[40] Schweizer V, Dörfl J. The anatomy of the inferior laryngeal nerve. Clin Otolaryngol Allied Sci. 1997;22(4):362–9.

[41] Durán MC, Dionigi G, Sitges-Serra A, Barczynski M, Angelos P, Dralle H, Phelan E, Randolph G. Intraoperative monitoring of the recurrent laryngeal nerve during thyroidectomy: a standardized approach. Part 2. World J Endocr Surg. 2012;4(1):33–40.

[42] Dionigi G, Barczynski M, Chiang FY, Dralle H, Duran Poveda M, Iacobone M, et al. Why monitor the recurrent laryngeal nerve in thyroid surgery? J Endocrinol Invest. 2010;33:819–22.

[43] Dralle H, Sekulla C, Lorenz K, Brauckhoff M, Machens A. German IONM Study Group. Intraoperative monitoring of the recurrent laryngeal nerve in thyroid surgery. World J Surg. 2008;32:1358–66.

[44] Randolph GW, Dralle H, Abdullah H, Barczynski M, Bellantone R, Brauckhoff M, Carnaille B, Cherenko S, International Intraoperative Monitoring Study Group, et al. Electrophysiologic recurrent laryngeal nerve monitoring during thyroid and parathyroid surgery: International standards guideline statement. Laryngoscope. 2011;121: S1–16.

[45] Rustad WH. Revised anatomy of the recurrent laryngeal nerves: surgical importance, based on the dissection of 100 cadavers. Clin Endocrinol Metab. 1954;14(1):87–96.

[46] King BT, Gregg RL. An anatomical reason for the various behaviors of paralyzed vocal cords. Ann Otol Rhinol Laryngol. 1948;57(4):925–44.

[47] Armstrong WG, Hinton JW. Multiple divisions of the recurrent laryngeal nerve. Arch Surg. 1951;62:532–9.

[48] Gacek R, Malmgren L, Lyon M. Localization of adductor and abductor motor nerve fibers to the larynx. Ann Otol Rhinol Laryngol. 1977;86:771–6.

[49] Barczynski M, Nowak W, Sancho JJ, Sitges-Serra A. The motor fibers of the recurrent laryngeal nerves are located in the anterior extralaryngeal branch. Ann Surg. 2010;251(4):773–4.

[50] Sunderland S, Swaney WE. The intraneural topography of the recurrent laryngeal nerve in man. Anat Rec. 1952; 114(3):411–26.

[51] Sañudo JR, Maranillo E, León X, Mirapeix RM, Orús C, Quer M. An anatomical study of anastomoses between the laryngeal nerves. Laryngoscope. 1999;109(6):983–7.

[52] Martin-Oviedo C, Maranillo E, Lowy-Benoliel A, Pascual-Font A, Martinez-Guirado T, RodriguezNiedenführ M, Sañudo J, Scola B, Vazquez T. Functional role of human laryngeal nerve connections. Laryngoscope. 2011; 121(11):2338–43.

[53] Maranillo E, León X, Ibañez M, Orús C, Quer M, Sañudo JR. Variability of the nerve supply patterns of the human posterior cricoarytenoid muscle. Laryngoscope. 2003;113(4):602–6.

[54] Murtagh JA, Campbell CJ. The respiratory function of the larynx. III. The relation of fibre size to function in the recurrent laryngeal nerve. Laryngoscope. 1951;61(7):581–90.

[55] Wu BL, Sanders I, Mu L, Biller HF. The human communicating nerve. An extension of the external superior laryngeal nerve that innervates the vocal cord. Arch Otolaryngol Head Neck Surg. 1994;120(12):1321–8.

[56] Mattsson P, Hydman J, Svensson M. Recovery of laryngeal function after intraoperative injury to the recurrent laryngeal nerve. Gland Surgery. 2015;4(1):27–35.

[57] Chiang FY, Wang LF, Huang YF, Lee KW, Kuo WR. Recurrent laryngeal nerve palsy after thyroidectomy with routine identification of the recurrent laryngeal nerve. Surgery. 2005;137(3):342–7.

[58] Hayward NJ, Grodski S, Yeung M, Johnson WR, Serpell J. Recurrent laryngeal nerve injury in thyroid surgery: a review. ANZ J Surg. 2013;83(1-2):15–21.

[59] Delbridge L. Total thyroidectomy: the evolution of surgical technique. ANZ J Surg. 2003;73:761–8.

[60] Dralle H, Sekulla C, Haerting J, Timmermann W, Neumann HJ, Kruse E, Grond S, Mühlig HP, Richter C, Voss J, Thomusch O, Lippert H, Gastinger I, Brauckhoff M, Gimm O. Risk factors of paralysis and functional outcome after recurrent laryngeal nerve monitoring in thyroid surgery.

Surgery. 2004;136(6):1310–22.

[61] Myssiorek D. Recurrent laryngeal nerve paralysis: anatomy and etiology. Otolaryngol Clin North Am. 2004;37(1):25–44.

[62] Serpell JW, Woodruff S, Bailey M, Grodski S, Yeung M. Recurrent laryngeal nerve diameter increases during thyroidectomy. Ann Surg Oncol. 2011;18(6): 1742–7.

[63] Serpell JW, Lee JC, Yeung MJ, Grodski S, Johnson W, Bailey M. Differential recurrent laryngeal nerve palsy rates after thyroidectomy. Surgery. 2014;156(5): 1157–66.

[64] Sancho JJ, Pascual-Damieta M, Pereira JA, Carrera MJ, Fontané J, Sitges-Serra A. Risk factors for transient vocal cord palsy after thyroidectomy. Br J Surg. 2008; 95(8):961–7.

第 9 章
喉返神经与 Zuckerkandl 结节

Steven R. Bomeli, Beata Wojtczak, Hisham Abdullah, Romain E. Kania, and David J. Terris

摘要

Zuckerkandl 结节是甲状腺后侧面的突起，是由解剖学家最先描述的，后来由于它与喉返神经和上甲状旁腺的关系紧密而引起外科医生的兴趣。Zuckerkandl 结节更常见于右侧甲状腺，且当双侧甲状腺均出现时，右侧的结节通常更大。据推测，即使没有大的甲状腺肿块，Zuckerkandl 结节的肿大也能引起压迫症状。它是外科手术中喉返神经和上甲状旁腺的解剖标志，因此具有重要的临床意义。

关键词

Zuckerkandl 结节；喉返神经；上甲状旁腺

引　言

Zuckerkandl 结节的组织结构最初是在 1867 年由一位名叫 Otto Wilhelm Madelung 的德国外科医生发现的[1]，当时被描述为"甲状腺后角"，后来被 Emil Zuckerkandl 重新定义为"结节"或"甲状腺后突"[2]。尽管当时解剖学家很感兴趣，但因为它离上甲状旁腺很近，并且与喉返神经的关系紧密，直到近来才被外科医生了解并重视。

历　史

Emil Zuckerkandl（1849—1910）是奥地利维也纳解剖学院的解剖学家和病理学家（图 9.1）。1867 年，他开始在维也纳大学学习医学，并于 1874 年获得学位。在解剖学家 Joseph Hyrtl（1810—1894）的指导下学习，与 Carl Freiherr von Rokitansky（1804—1878）和 Carl von Langer（1819—1887）密切合作，最终成为维也纳大学的解剖系主任。尽管他的研究

S. R. Bomeli, M.D.
Department of Otolaryngology—Head and Neck
Surgery, Georgia Regents University,
Augusta, GA, USA

B. Wojtczak, M.D., Ph.D. (✉)
First Department and Clinic of General,
Gastroenterological and Endocrine Surgery,
Wroclaw Medical University, M.C. Sklodowskiej 66,
Wroclaw 50-369, Poland
e-mail: beatawojtczak@wp.pl

H. Abdullah, M.D.
Ministry of Health, Putrajaya, Malaysia

R. E. Kania, M.D.
Department of Otorhinolaryngology, Head & Neck
Surgery, Lariboisière University Hospital, Paris
Diderot University, University Paris Sorbonne Cité,
Paris, France

D. J. Terris, M.D., F.A.C.S.
Department of Otolaryngology, Georgia Health
Sciences University, GRU Thyroid Center,
1120 Fifteenth Street, BP-4109, Augusta 30912,
GA, USA
e-mail: dterris@gru.edu

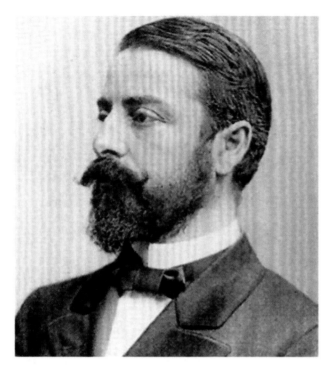

图 9.1　Emil Zuckerkandl（1849—1910）[经 Elsevier 允许引自 Shoja MM, Tubbs RS, Loukas M, Shokouhi G, Jerry Oakes W. Emil Zuckerkandl（1849-1910）: anatomist and pathologist. Annals of Anatomy—Anatomischer Anzeiger: Official Organ of the Anatomische Gesellschaft 2008; 190（1）: 33-6.]

包含整个身体，但以对头部和颈部的解剖贡献而闻名，尤其是鼻腔的生理与病理解剖 [3]。

除了甲状腺的 Zuckerkandl 结节外，医学文献中还以他的名字命名了其他几个医学名词：Zuckerkandl 器官（主动脉旁嗜铬体）、Zuckerkandl 筋膜（肾筋膜的后层）、Zuckerkandl 回（胼胝体下回）、Zuckerkandl 术式（经会阴前列腺切除术）、Zuckerkandl 裂（筛骨裂缝）和 Zuckerkandl 鼻甲（罕见的鼻甲）。尽管因对甲状腺的研究而闻名于内分泌外科，但他最为人所铭记的是对主动脉旁嗜铬组织的描述，因为主动脉旁是交感神经起源的肾上腺外副神经节含量最多的地方。并且，他是一位多产的作家，死前共出版了 164 部手稿。

在甲状腺和环状软骨结合点附近横向且向后突起的部分现在被称为 Zuckerkandl 结节。这种结构的第一次描述可以追溯到 1867 年，一位德国外科医生 Otto Wilhelm Madelung 将其描述为“甲状腺后

角”。后来选择 Emil Zuckerkandl 于 1902 年发表的对其的描述和命名：“结节”或“甲状腺后突”[2]。

胚胎学

妊娠第 5 周，甲状腺随着成对的甲状腺外侧原基和较大的甲状腺内侧原基的融合而发育 [4]。该融合过程及相关组织的确切起源，仍存在一些争议 [5]。包括结节在内的侧部残余部分，从胚胎学上起源于第四鳃裂的多分支体 [6]。这个位置有高浓度的毛囊旁 C 细胞，它们起源于外侧甲状腺原基 [7]。上甲状旁腺是第四咽袋背翼的增生。后鳃体与上甲状旁腺和甲状腺融合，这就解释了 Zuckerkandl 结节与上甲状腺旁腺之间相对恒定的解剖关系 [5, 8]。

解剖学

Gilmour 于 1938 年首次描述了 Zuckerkandl 结节的位置及其与喉返神经和上甲状旁腺的关系 [9]。但在接下来的 50 年里，外科医生和解剖学家并没有重视它的存在。直到 20 世纪八九十年代，Zuckerkandl 结节作为喉返神经和上甲状旁腺的一个解剖标志，以及一种在甲状腺全切术中被遗忘的结构重新出现在文献中 [10-12]。1998 年，因为喉返神经在 Zuckerkandl 结节和气管表面入喉 [13]，或通过 Berry 韧带进入喉部 [14]，在这个位置上神经可能有一个相当锐利的进入角，Pellizzo 等将该结节描述为“指向喉返神经的箭头”。但其他作者不同意如此简单地描述这种解剖关系，主要是因为结节的存在和大小不同，以及结节在 3.8% 的情况下位于神经的上方 [15]。对于任何外科医生来说，了解喉返神经与结节（如果存在）的接近程度和关系是非常有帮助的，以便保证在没有神经损伤的情况下安全地进行甲状腺手术。在具有可识别 Zuckerkandl 结节的患者中，绝大多数情况下，喉返神经位于结节内侧（图 9.2）。据报道，结节外侧神经的出现率较低，为 0.8%~7%，但在肯尼亚的一项尸体解剖研究中其出现率为 45.3%[6, 16, 17]。通常认为仅在 Zuckerkandl 结节内发生了结节性生长的情况下，才导致喉返神经出现在结节表面 [16]。在极少数情况

下（4%~5%），Zuckerkandl 结节是双叶的，但这也可能是其内结节生长的结果[6]。Zuckerkandl 结节由甲状腺组织构成，因此易患增生性或肿瘤性甲状腺疾病，并可能发生许多的解剖学畸变。在神经分支接近其入喉点的情况下，可能在正常位置仅发现一个分支，而其他分支可能由于结节生长移位到异常位置[14]。无论发生的原因或发生率如何，识别这些例外情况非常重要，因为这种情况下喉返神经在进行切开探查时更容易被损伤（图 9.3）。

上甲状旁腺几乎总是在 Zuckerkandl 结节的后面和上面，并且在甲状腺下动脉（结节深处）附近[4, 12, 16]。虽然大多数人认为 Zuckerkandl 结节是上甲状旁腺的可靠解剖标志，但有些人认为这种关系不足以被用作手术标志[18]。

Pelizzo 等为 Zuckerkandl 结节定义了一个分级系统[13]。从 0 至 3 的数值尺度：0 表示不可识别；1 表示甲状腺叶的侧边缘增厚；2 表示小于 1 cm；3 表示大于 1 cm（图 9.4）。并用该系统评估了 104 个甲状腺腺叶，23% 为 0 级，9% 为 1 级，54% 为 2 级，14% 为 3 级。Gauger 等最近在 100 例接受甲状腺切除术的患者中探讨了 Zuckerkandl 结节的存在，在 63% 的患者中发现了明显的结节，45% 的患者其结节大于 1 cm[12]。Gil-Carcedo 等研究发现 79.5% 的患者存在 Zuckerkandl 结节[19]，他们还提出修改 Pelizzo 的分级系统，其中 0 级为无法识别，1 级可疑，2 级

小于 10 mm，3 级为 10~20 mm，4 级大于 20 mm[19]。综合上述来自世界各地的研究表明，Zuckerkandl 结节的发生率和大小根据环境或遗传原因的未知组合而变化[17]。

许多研究者发现，与左侧相比，右侧 Zuckerkandl 结节更常见。尽管这些数字范围存在重叠（右侧为 69.6%~84.8%，左侧为 53.2%~73.9%[6, 16, 19]），但在所有研究中在右侧独立发现的频率更高。此外，Zuckerkandl 结节通常在右侧更大一些（$P<0.001$）[6]。这些数字存在相当大的差异，据推测，甲状腺切除的手术技术可能在 Zuckerkandl 结节的分类和测量中起重要作用[18]。

影像学

虽然 Zuckerkandl 结节在手术视野中是一个常见的解剖标志，但对结节也已经进行了放射学的研究。在侧颈部 X 线摄影中，位于第 4 颈椎水平的椎前软组织的测量值大于 16.5 mm 属于 Zuckerkandl 结节 3 级（大于 1 cm）（图 9.5）[20]。正如从解剖学的已知变化所预期的那样，轴向 CT 扫描的成像特征变化很大。在一项 96 例患者的研究中，Zuckerkandl 结节被定义为在轴向成像中甲状腺向后延伸到气管食管沟的部分[21]。作者指出，Zuckerkandl 结节的

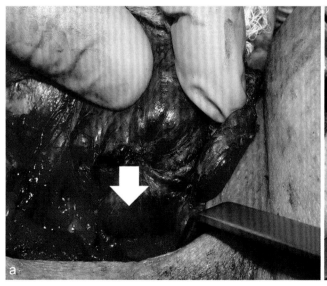
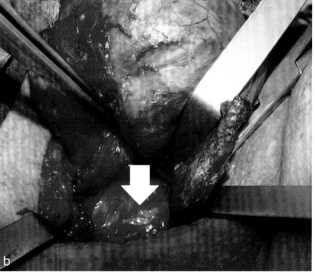

图 9.2　a、b. 解剖 Zuckerkandl 结节（图 a 中箭头所示）并向内侧收缩，以显示喉返神经（图 b 中箭头所示）（经允许引自 David J. Terris，MD）

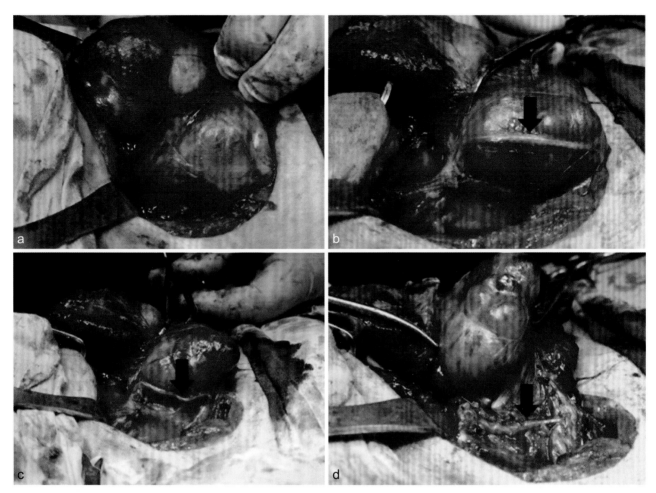

图 9.3　a. Zuckerkandl 结节内的结节生长伸展了喉返神经。b~d. 拉伸的神经（箭头所示）在解剖的早期阶段不清晰，但仔细解剖后变得明显

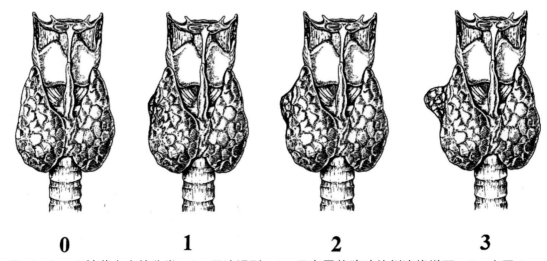

0　　　　**1**　　　　**2**　　　　**3**

图 9.4　Zuckerkandl 结节大小的分类。0，无法识别。1，只有甲状腺叶外侧边缘增厚。2，小于 1 cm。3，大于 1 cm [经 Elsevier 允许引自 Pelizzo MR, Toniato A, Gemo G. Zuckerkandl's tuberculum：an arrow pointing to the recurrent laryngeal nerve（constant anatomical landmark）. Journal of the American College of Surgeons 1998；187（3）：333-6.]

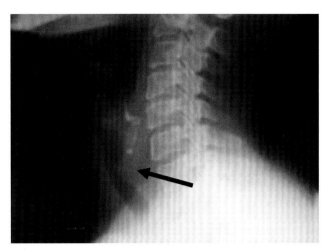

图 9.5 颈部侧位 X 线片显示椎体前间隙增大，气管后部凹陷为 Zuckerkandl 三级结节 [经 Elsevier 允许引自 Hisham AN, Sarojah A, Mastura T, Lim TO. Prevertebral soft tissue measurements in thyroid enlargement: the value of lateral neck radiographs. Asian Journal of Surgery 2004; 27 (3): 172-5.]

外观成像多种多样，可以是完全缺失、大结节、通过狭窄的茎向后延伸的肿块，甚至是与甲状腺不连续的肿块。当肩部的条纹伪影降低衰减时，未经专业训练的影像医生可能会将这些少见的构型误认为 CT 扫描中的可疑肿块或转移性淋巴结 [21]。结节的构造有助于制订手术计划，并且在其他情况下，可以完全消除对额外的超声成像、活组织检查或手术的需要。

临床意义

肿大的 Zuckerkandl 结节可引起颈部压迫症状。Hisham 和 Aina 评估了 66 例接受甲状腺切除术患者的 Zuckerkandl 结节大小，87% 有压迫症状的患者被发现有 3 级（大于 1 cm）结节 [22]。有趣的是，相比甲状腺的体积，Zuckerkandl 结节的大小与压迫症状相关更明显。术前描述颈部压迫的患者在手术后 3 个月其压迫症状均得到缓解。而其他

作者未能证实这种关联，在另外两项包含 100 例及 100 例以上样本量的研究中，发现 Zuckerkandl 结节的大小和位置与术前压迫症状无关 [6, 12, 19]。

在甲状腺手术中，识别 Zuckerkandl 结节是非常重要的，是识别和解剖喉返神经的重要标志。在绝大多数情况下喉返神经位于 Zuckerkandl 结节的内侧，牵拉起 Zuckerkandl 结节就会暴露喉返神经，可以更加准确地识别喉返神经。这种操作是通过侧向入路暴露喉返神经入喉处的最佳方式。在过去，解剖喉返神经的方法是从气管食管沟的低位开始的，需要外科医生沿喉返神经的颈部走行全程显露喉返神经，可能更容易损伤甲状旁腺的血液供应。虽然 Zuckerkandl 结节可以提高喉返神经的识别率，但大的 Zuckerkandl 结节是令人烦恼的，因为游离它并向腹侧继续分离显露神经可能是一个挑战。

在甲状腺切除术中，无意中横切 Zuckerkandl 结节会在术后残留一定量的甲状腺组织 [10]（虽然有些外科医生故意横切结节来保护神经，但这种做法是不提倡的）。对于良性疾病，这样做很少有不良后果，但在甲状腺癌的情况下，残留的甲状腺组织会对术后 [131]I 治疗造成影响。因此，提倡完全解剖和去除 Zuckerkandl 结节 [16]。

总 结

Zuckerkandl 结节是甲状腺的侧面和后部的突起。它的解剖位置是可变的，并且更常见于右侧甲状腺。Zuckerkandl 结节对内分泌外科医生很重要，因为它靠近喉返神经和上甲状旁腺。Zuckerkandl 结节位于上甲状旁腺的下方，并且一般处于喉返神经表面。易受甲状腺的增生性和肿瘤性疾病的影响而改变解剖关系。对 Zuckerkandl 正常 / 变异解剖的了解可以使甲状腺或甲状旁腺外科医生受益，从而减少甲状腺手术中喉返神经或上甲状旁腺的损伤，并且在甲状腺全切术时不会残留病变组织。

• 参考文献 •

[1] Madelung OW. Anat. U. Chirurg. ud gland: Access. Post   Arch. f. Klin. Chir. Bd; 1867.

[2] Zuckerkandl E. Nebst Bemerkungen uber die Epithel-korperchen des Menschen. Anat Hefte. 1902;LXI:61.

[3] Shoja MM, Tubbs RS, Loukas M, Shokouhi G, Jerry OW. Emil Zuckerkandl (1849–1910): anatomist and pathologist. Ann Anat. 2008;190(1):33–6.

[4] Chevallier JM, Martelli H, Wind P. Surgical discovery of parathyroid glands and the recurrent laryngeal nerve. Application of well known embryological concepts in the operating room. Ann Chir. 1995;49(4):296–304.

[5] Mirilas P, Skandalakis JE. Zuckerkandl's tubercle: Hannibal ad Portas. J Am Coll Surg. 2003;196(5): 796–801.

[6] Mehanna R, Murphy MS, Sheahan P. Thyroid tubercle of Zuckerkandl is more consistently present and larger on the right: a prospective series. Eur Thyroid J. 2014;3(1):38–42.

[7] Mansberger Jr AR, Wei JP. Surgical embryology and anatomy of the thyroid and parathyroid glands. Surg Clin North Am. 1993;73(4):727–46.

[8] Skandalakis JE, Gray S, Todd NW. The pharynx and its derivatives. In: Skandalakis JE, Gray SW, editors. Embryology for surgeons. 2nd ed. Baltimore: Williams & Wilkins; 1994. p. 27–31.

[9] Jr G. The gross anatomy of the parathyroid glands. J Pathol. 1938;46:133–49.

[10] Reeve TS, Delbridge L, Cohen A, Crummer P. Total thyroidectomy. The preferred option for multinodular goiter. Ann Surg. 1987;206(6):782–6.

[11] Musajo FG, Mangiante G, Ischia A, et al. Zuckerkandl tubercle of the thyroid gland (anatomo-surgical study: preliminary considerations). Chir Ital. 1989;41(2–3):129–36.

[12] Gauger PG, Delbridge LW, Thompson NW, Crummer P, Reeve TS. Incidence and importance of the tubercle of Zuckerkandl in thyroid surgery. Eur J Surg. 2001; 167(4):249–54.

[13] Pelizzo MR, Toniato A, Gemo G. Zuckerkandl's tuberculum: an arrow pointing to the recurrent laryngeal nerve (constant anatomical landmark). J Am Coll Surg. 1998;187(3):333–6.

[14] Kocak S, Aydintug S. Zuckerkandl's tuberculum. J Am Coll Surg. 2000;190(1):98–9.

[15] Yalcin B, Poyrazoglu Y, Ozan H. Relationship between Zuckerkandl's tubercle and the inferior laryngeal nerve including the laryngeal branches. Surg Today. 2007;37(2):109–13.

[16] Sheahan P, Murphy MS. Thyroid tubercle of Zuckerkandl: importance in thyroid surgery. Laryngoscope. 2011; 121(11):2335–7.

[17] Kaisha W, Wobenjo A, Saidi H. Topography of the recurrent laryngeal nerve in relation to the thyroid artery, Zuckerkandl tubercle, and Berry ligament in Kenyans. Clin Anat. 2011;24(7):853–7.

[18] Page C, Cuvelier P, Biet A, Boute P, Laude M, Strunski V. Thyroid tubercle of Zuckerkandl: anatomical and surgical experience from 79 thyroidectomies. J Laryngol Otol. 2009;123(7):768–71.

[19] Gil-Carcedo E, Menendez ME, Vallejo LA, Herrero D, Gil-Carcedo LM. The Zuckerkandl tubercle: problematic or helpful in thyroid surgery? Eur Arch Otorhinolaryngol. 2013;270(8):2327–32.

[20] Hisham AN, Sarojah A, Mastura T, Lim TO. Prevertebral soft tissue measurements in thyroid enlargement: the value of lateral neck radiographs. Asian J Surg. 2004;27(3):172–5.

[21] Lee TC, Selvarajan SK, Curtin H, Mukundan S. Zuckerkandl tubercle of the thyroid: a common imaging finding that may mimic pathology. AJNR Am J Neuroradiol. 2012; 33(6):1134–8.

[22] Hisham AN, Aina EN. Zuckerkandl's tubercle of the thyroid gland in association with pressure symptoms: a coincidence or consequence? Aust N Z J Surg. 2000; 70(4):251–3.

第 10 章
Berry 韧带

Niranjan Sritharan, Paul M. Paddle, Samuel K. Snyder, and Jonathan W. Serpell

摘要

喉返神经（RLN）喉外最后 2 cm 是一个重要的解剖区域。在甲状腺手术中，此处容易牵拉成角，是喉返神经承受张力最大的区域，同时也是喉返神经发出分支的区域，因此是神经损伤风险最高的部位。Berry 韧带将甲状腺固定于气管之上。在 Berry 韧带区域有两层筋膜结构覆盖喉返神经喉外最后 2 cm 部分。较浅的一层为浅血管筋膜层，其间有甲状腺下动脉分支、上位甲状旁腺和 Zuckerkandl 结节。随着浅血管筋膜层的切开和分离，可见喉返神经贴于更深一层，即更纤维化及致密的真正的 Berry 韧带。行甲状腺手术时，Berry 韧带一旦被分开，喉返神经随即松解并匍匐走行于气管食管沟内。两层 Berry 韧带之间可能存在甲状腺组织。手术中向前内侧牵拉甲状腺、喉和气管，此时可见喉返神经位于 Berry 韧带外侧及浅血管筋膜层深部。因此，喉返神经在两层膜之间走行但并不穿越 Berry 韧带。

关键词

喉返神经；Berry 韧带；浅血管筋膜层；Zuckerkandl 结节；分叉的喉返神经；喉返神经牵拉成角及牵拉力；喉返神经喉外支

引 言

保护 RLN 是甲状腺及甲状旁腺手术中的一项重要目标[1]。多项研究显示，术中常规肉眼识别和全程解剖 RLN 可降低神经损伤的风险。尽管如此，全球著名研究中心的数据表明，甲状腺术中永久性 RLN 损伤的概率约为 0.25%~0.7%[2-4]。但是，文献综述表明永久性 RLN 麻痹平均发生率为 2.3%[5]。甲状腺术中 RLN 损伤的位置常见于神经入喉前最后 2 cm。此处，RLN 与 Berry 韧带、Zuckerkandl 结节、甲状腺下动脉及上位甲状旁腺关系十分密

N. Sritharan, B.Sc. (Med) M.B.B.S., F.R.A.C.S. (OHNS)
Nepean Hospital, Kingswood, NSW, Australia

University of Western Sydney,
Sydney, NSW, Australia

P. M. Paddle, M.B.B.S., (Hons), F.R.A.C.S., (OHNS), M.P.H.
Department of Surgery, Monash University, Alfred
Hospital and Monash Health,
Melbourne, VIC, Australia

School of Allied Health, LaTrobe University,
Melbourne, VIC, Australia

S. K. Snyder, M.D., F.A.C.S.(✉)
Division of Surgical Oncology, Texas A&M
University Health Science Center, Baylor Scott &
White Health, Scott & White Clinic, 2401 South 31st
Street, Temple, TX 76508, USA
e-mail: ssnyder@sw.org

J. W. Serpell, M.B.B.S., M.D., M.Ed., F.R.A.C.S., F.A.C.S. (✉)
Monash University Endocrine Surgery Unit, Alfred
Hospital, 55 Commercial Road, Melbourne, VIC
3004, Australia
e-mail: jonathan.serpell@alfred.org.au

切 [6, 7]。

大多数 RLN 麻痹的确切病理生理学机制尚未明确，推测可能与神经在固定位点受到牵拉及挤压有关，进而导致功能损伤，但大多数功能受损的神经可以恢复。另外，少见的神经损伤原因包括离断、结扎、热损伤、电刺激损伤、局部缺血及钳夹伤，甚至药物及病毒也可致其损伤。显然，彻底了解 RLN 的正常解剖、解剖变异以及疾病所致的神经走行改变，可最大限度地降低神经损伤风险。

术中借助甲状腺下动脉（ITA）、Zuckerkandl 结节、上位甲状旁腺、韧带筋膜层与神经血管束等重要解剖标志可有助于 RLN 末端 2 cm 的识别（图 10.1）。目前，已有很多外科技术可以帮助识别 RLN。RLN 喉外分支的发生率高达 36%[7]，其中绝大部分 RLN 喉外支发生于 RLN 末端 2 cm 处，这使得该区域神经的分离更加复杂，术中要特别注意 RLN 的喉外分支。

原位解剖 vs 手术解剖

需要强调的是，RLN 在 Berry 韧带区域的原位解剖和手术解剖是有所区别的。受腺体病变干扰以及术中向前内侧旋转（接近 120°）牵拉的影响，正常的原位解剖位置有别于术中所见。正常原位解剖下腺叶的背侧及外侧通过周围结构维持自身的解剖位置（图 10.2）[9]。

在切除一侧腺叶时，离断甲状腺中静脉后的第一步是进入颈总动脉与腺体侧方之间的疏松结缔组织，如图 10.2 中表面 1 所示。进入这一层面后，可将腺叶翻转 90°，以显露腺叶后方的表面 2。进一步上牵拉并旋转腺叶可显露表面 2 与表面 3 的交界，甲状腺下动脉的三级分支与静脉属支在此进出甲状腺。一系列的移动和旋转使得这些结构暴露于此。上述手术操作使腺叶向前旋转接近 120°，导致 RLN 受向前牵拉而被拉直并拖出于气管食管沟，

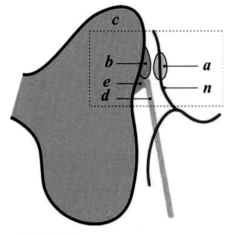

a：上甲状旁腺
b：Zuckerkandl 结节
c：甲状腺上极
d：RLN
e：Berry 韧带
n：甲状腺下动脉

图 10.1　RLN 喉外最后 2 cm 走行的区域，甲状腺左叶前面观 [经 Springer Science 允许引自 Serpell JW. New operative surgical concept of two fascial layers enveloping the recurrent laryngeal nerve. Annals of Surgical Oncology. 2010；17（6）：1628-1636.]

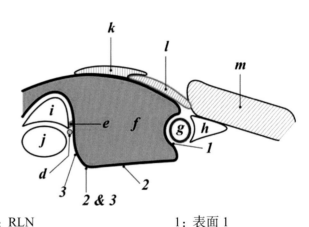

d：RLN
e：Berry 韧带
f：甲状腺
g：颈总动脉
h：颈内静脉
i：气管
j：食管
k：胸骨舌骨肌
l：胸骨甲状肌
m：胸锁乳突肌

1：表面 1
2：表面 2
3：表面 3

图 10.2　甲状腺叶横切面的原位解剖 [经 Springer Science 允许引自 Serpell JW. New operative surgical concept of two fascial layers enveloping the recurrent laryngeal nerve. Annals of Surgical Oncology. 2010；17（6）：1628-1636.]

在甲状腺下动脉水平上方牵拉成角。如图 10.2 和图 10.3 所示，表面 3 仅在甲状腺下动静脉被离断时才能被暴露，暴露此平面时可显露 RLN。

RLN 远端的解剖（ITA 上方的末端 2 cm）

ITA 与 RLN 交叉处是喉返神经末端 2 cm 的起始点。ITA 从胚胎学上起源于第四主动脉弓。甲状颈干自锁骨下动脉第 2 部分上方发出，之后甲状颈干再分出 ITA。ITA 呈拱形向内侧上行，在第 6 颈椎水平达到最高点。然后，ITA 在迷走神经和颈总动脉后方下行，到达甲状腺后方。在甲状腺后方，ITA 与 RLN 的解剖关系非常密切[10]。ITA 在气管前筋膜外分出 4 或 5 条分支，各分支穿过筋膜进入甲状腺下极。

ITA 与 RLN 的关系

喉返神经可在 ITA 的后方、前方或者主干的分支之间穿过（图 10.4 和图 10.5）。Simon 等描述 RLN 可走行于 ITA 的后方（75.6%）、前方（17.4%）或者其分支间（7%）[11]。

最近，Ardito 等研究超过 2500 条 RLN，发现在右侧 RLN 中，位于 ITA 前方者占 12%，位于 ITA 后方者占 61%，穿行于 ITA 分支之间者 27%；在左侧 RLN 中，位于 ITA 前方者占 1.9%，位于 ITA 后方者占 77.4%，穿行于 ITA 分支之间者 20.5%[6]。

尽管上述研究 RLN 与 ITA 的解剖学关系概括为 3 种，但 Steinberg 等发现在多达 75% 的病例中，RLN 与 ITA 分支并没有恒定的解剖学关系。而且，RLN 分支与 ITA 分支间存在错综复杂的关系[12]。一项研究曾报道 RLN-ITA 的解剖关系可多达 28 种[13]。

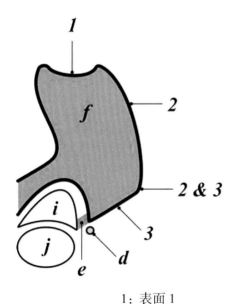

d：RLN
e：Berry 韧带
f：甲状腺
i：气管
j：食管

1：表面 1
2：表面 2
3：表面 3

图 10.3　向前内侧旋转 120°的甲状腺叶解剖 [经 Springer Science 允许引自 Serpell JW. New operative surgical concept of two fascial layers enveloping the recurrent laryngeal nerve. Annals of Surgical Oncology. 2010；17（6）：1628–1636.]

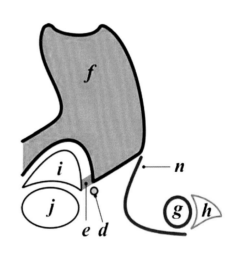

d：RLN
e：Berry 韧带
f：甲状腺
g：颈总动脉
h：颈内静脉
i：气管
j：食管
n：甲状腺下动脉

图 10.4　RLN 与 ITA 主干的关系，RLN 位于 ITA 后方 [经 Springer Science 允许引自 Serpell JW. New operative surgical concept of two fascial layers enveloping the recurrent laryngeal nerve. Annals of Surgical Oncology. 2010；17（6）：1628–1636.]

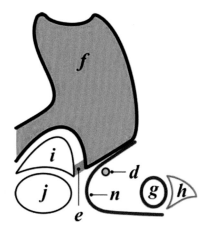

d：RLN
e：Berry 韧带
f：甲状腺
g：颈总动脉
h：颈内静脉
i：气管
j：食管
n：甲状腺下动脉

图 10.5　RLN 与 ITA 主干的关系，RLN 位于 ITA 前方 [经 Springer Science 允许引自 Serpell JW. New operative surgical concept of two fascial layers enveloping the recurrent laryngeal nerve. Annals of Surgical Oncology. 2010；17（6）：1628–1636.]

　　鉴于上述的多种变异性，许多学者认为 RLN 与 ITA 的交叉处是甲状腺手术中喉返神经容易损伤的位置。

　　然而，一旦 RLN 越过 ITA 水平，其走向就变得相对恒定且两侧走行相似。这对于发生率仅为 0.5% 的右侧喉不返神经有着重要的提示作用。喉不返神经起源于迷走神经并横向越过颈部，常于 ITA 水平或其下方向前内侧上行，紧接着，神经在气管食管沟内上行至正常的解剖位置。喉不返神经很少与甲状腺上血管伴行，在这个位置上容易被误认为血管分支而增加其损伤风险。

Zuckerkandl 结节

　　1867 年，Madelung 首次将 Zuckerkandl 结节描述为"甲状腺的后角"[14]；1902 年，Emil Zuckerkandl 将其描述为"甲状腺后外侧缘突出的腺体"[15]。

　　Zukerkandl 结节（TZ）是一种独特的、已被详细陈述并具有可靠的胚胎学来源解释的甲状腺解剖标志。

　　在成人中，TZ 是甲状腺叶外侧部分在 Berry 韧带区域向后方的突起，且与上位甲状旁腺关系十分密切。

TZ 胚胎学

　　通常认为 TZ 起源于第四咽囊的腹部（甲状腺外侧始基）和第五咽囊的融合处，其胚胎学证据包括：TZ 与上位甲状旁腺的密切关系；该部位的甲状腺组织（后鳃体）具有较高比例的滤泡旁细胞（C 细胞）。

　　在第四和第五咽囊间的间质处，迷走神经分出 RLN。RLN 绕过第 4 主动脉弓上行，并很快被产生于第四鳃囊外侧始基的甲状腺组织所覆盖。

　　基于其胚胎学起源，TZ 与 RLN 入喉前末端的关系是相当恒定的[16]，因此 TZ 也常被描述为"指向 RLN 的箭头"。

TZ 的大小及出现概率

　　受滤泡旁 C 细胞含量、增生或肿瘤性甲状腺病变的影响，TZ 的大小差异很大。小的 TZ 可仅表现为腺叶外侧缘轻度增厚，大的 TZ 可造成纵隔增大[16]。Pellizo 等对 TZ 的大小进行从 0（无法辨识）至 3（大于 1 cm）的分级。在他们的研究中，3 级仅占 14.4%，而 1 级和 2 级的总和超过了 62.3%[16]。

　　文献报道，甲状腺术中 TZ 的出现概率差异较大，其范围为 14%~55%[16, 17]。其出现概率的差异可能受不同类型甲状腺疾病、发病时间以及腺体受累范围的影响；这种差异可能是刻意评估结节大小所造成的，也可能是坚持不懈地寻找所导致的。

TZ 与 RLN 的关系

　　在过去的 30 年里，TZ 作为 RLN 重要的解剖标志再次成为研究热点。

1998 年，Pelizzo 等"重新认识"到 TZ 是辨认 RLN 可靠的、恒定的解剖标志[16]。

基于 TZ 的胚胎学特点，在无甲状腺疾患者群中，TZ 与 RLN、甲状腺下动脉及其分支和甲状旁腺保持着恒定的解剖学关系。

Gauger 等报道，93% 的 RLN 位于 TZ 的内侧，7% 的 RLN 位于 TZ 的外侧；位于 TZ 外侧的 RLN 容易受到损伤[17]。

当 RLN 位于 TZ 内侧时，它走行于靠近 TZ 的隧道内；而当 TZ 增大时，TZ 会像"桥"一样跨过 RLN[16]。

需要注意的是，在患有甲状腺疾病的人群中，RLN 与 TZ 这种恒定的关系也许会被改变[18]。Thompson 等认为，当 TZ 内出现甲状腺结节时，RLN 可能会走行于腺体表面或者背侧[13]。在很少见的情况下，TZ 内甲状腺结节会发生于 RLN 后方，当结节逐渐增大时，可将 RLN 顶起至结节的前表面，此时的 RLN 易被误认为是进入腺体的血管而增加其受损风险。

Chevalier 等也注意到，当 TZ 内出现甲状腺肿时，RLN 可能会被禁闭于腺体和气管之间、附着于 TZ 的前表面或出现在 TZ 和腺叶前方之间[19]。

Yalcin 等发现 TZ 可指向（体积小时）或跨过（体积大时）RLN 及其分支，所以 TZ 可作为显露 RLN 或其分支的标志[20]。

通过向前内侧牵拉甲状腺使其形成 3 个不连续的表面[9]。

- 表面 1——腺叶的外侧面，紧贴着颈总动脉。
- 表面 2——腺叶的背面。
- 表面 3——腺叶的内侧面，离断甲状腺下动、静脉的分支可显露此平面。

在离断甲状腺中静脉后，向前内侧牵拉的力量使腺叶旋转接近 120°，导致 RLN 被拉直并且拖出气管食管沟，在甲状腺下动脉的上方牵拉成角，故该处是神经最容易受损伤的位置[22]。

由于 RLN 与 Berry 韧带之间关系紧密，术中牵拉腺体是显露神经重要的一步。前内侧的牵引力使 RLN 承受张力，使其在两个固定点受到挤压：一个位点在左侧动脉韧带的主动脉弓周围，或右侧锁骨下动脉的第一部分；另一个位点位于环甲关节后方，即环咽肌下方的喉返神经入喉点[9]。当 RLN 在 Berry 韧带附近出现喉外分支时，向前内侧的牵拉对前支（运动支）影响要大于后支（感觉支）。在这种情况下，最大张力将从较粗的 RLN 主干转移到较细的前支（运动支）[23]。

多种因素可造成 RLN 远端入喉处的损伤，其中包括：Berry 韧带内的出血、韧带与甲状腺组织紧密相连，以及出现多 RLN 分支[24]。在甲状腺手术中，该部位的操作需要足够的细致和耐心（图 10.6）。

Berry 韧带与 RLN

胚胎学

Berry 韧带是气管前一层致密的膜状血管筋膜组织，其作用是将甲状腺向后固定于环状气管结构上。1888 年，Berry 首次描述此韧带，并将其命名为甲状腺悬韧带[21]。

尽管喉外 RLN 最后 2 cm 一直被认为是一个复杂的外科解剖部位，也是喉外 RLN 最易出现医源性损伤的区域，但大多数内分泌外科学解剖书对这一复杂区域仅做了简略的描述。

手术解剖 vs 原位解剖

讨论 RLN 远端和 Berry 韧带的关键点在于理解手术解剖与原位解剖的差异。如上所述，手术中

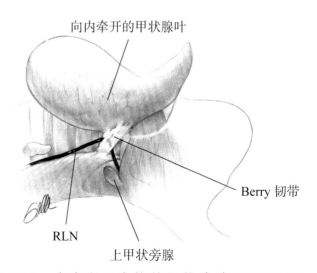

图 10.6　术中所见牵拉的甲状腺叶和 RLN [经 Elsevier © 2012 允许引自 Randolph GW. Surgery of the Thyroid and Parathyroid, 2nd edition.]

（图中标注：向内牵开的甲状腺叶；Berry 韧带；RLN；上甲状旁腺）

RLN 喉外分支与术中神经监测的作用

RLN 喉外分支与 Berry 韧带的关系密切。很多研究报道了 RLN 喉外分支的发生率为 30%~78%[25-29]。但值得注意的是，肌电图（EMG）显示 20%~30% 患者的喉外分支具有固定的运动功能[7, 30]。

通常喉外分支出现在 RLN 和甲状腺下动脉交叉点上方的远端部分[25]，但并非总是存在。

RLN 最常见的分支点通常位于从下咽缩肌底部开始测量的最后 2 cm 内，波动范围为 5~34 mm，平均约为 18 mm[7, 30]。

因此，RLN 的喉外分支通常位于 Berry 韧带水平，很少位于甲状腺下动脉的下方。而当喉外分支发生在甲状腺下动脉水平或其下方时，RLN 的前支易被误认为血管。

由于 RLN 分支纤细、解剖复杂，且其运动纤维位于前支，以致因牵拉引起的短暂性声带麻痹和因错误识别 RLN 分支导致的永久性声带麻痹风险都会增加。

Berry 韧带的血管分布

Berry 韧带内包含甲状腺下动脉的终末分支，通常在解离甲状腺叶的最后阶段会遇到这些血管。最明显的血管是甲状腺下动脉的后分支，即喉下动脉。喉下动脉和气管周围小血管毗邻 RLN 的喉外末段，术中必须精细、准确地处理这部分血管。若术中未注意血管回缩则可能导致术后出血，造成严重后果。

术中可用浸泡肾上腺素的棉球对血管轻压止血。双极电凝止血是有效的，但须谨慎使用。建议使用尖头双极镊进行间断、快速的止血，这有助于减少邻近神经的热损伤[24]。上述操作均应在直视的情况下进行。此外，使用蚊式血管钳钳夹并缝合，或使用小钉夹止血均可避免热损伤。然而，术中盲目的缝合或结扎均可导致 RLN 及喉运动功能的受损。喉部的肌电图监测在这时候非常实用，通过重复刺激 RLN 可确认神经传导的完整性（评估波形完整性和振幅），以确保外科手术未损伤神经

的传导功能。众所周知，随着广泛的术中神经监测技术的临床应用，外观完整的 RLN 并不等同于功能完好。

Berry 韧带筋膜分层结构和 RLN

当 RLN 走行至甲状腺下动脉上方后，双侧神经在气管食管沟中的走行基本相似。

在 RLN 喉外段的最后 2 cm 有两个筋膜层（浅血管筋膜层和深纤维筋膜层）包裹神经直至入喉。上述两个筋膜层是术中辨识、解剖及保护 RLN 的重要标志（图 10.7）[9]。

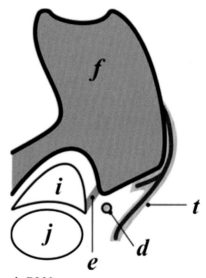

d：RLN
e：Berry 韧带
f：甲状腺
i：气管
j：食管
t：浅血管筋膜层
（含覆盖在 RLN 上的甲状腺下动脉）

图 10.7 环绕 RLN 的两个筋膜层 [经 Springer Science 允许引自 Serpell JW. New operative surgical concept of two fascial layers enveloping the recurrent laryngeal nerve. Annals of Surgical Oncology. 2010; 17（6）: 1628–1636.]

浅血管筋膜层

这个增厚的筋膜层是甲状腺包膜 / 气管前筋膜从甲状腺的背侧向外侧延伸过来的。其内包含甲状腺下动、静脉的 3 级分支和属支，各自进出腺体。

浅血管筋膜层沿着甲状腺背侧向下延伸，位于 RLN 的稍外侧，在表面 2 和表面 3 之间。

当腺叶向前内侧旋转 120° 时，该筋膜层在甲状腺下动脉主干上方水平变成位于 RLN 的前外侧。一旦该筋膜层被游离，RLN 将显露在深面的纤维层（即真正的 Berry 韧带）的表面（图 10.8 和图 10.9）。

真正的 Berry 韧带

真正的 Berry 韧带是甲状腺的内侧深部相对无血管的纤维层。解剖浅血管筋膜层后，可见 RLN 位于 Berry 韧带的表面[9]。

Sasou 等的尸体解剖研究描述了 Berry 韧带的大小。Berry 韧带从环状软骨延伸至第 1~3 气管环，长度为 8~11 mm，厚度为 2~7 mm（平均为 4.4 mm）[22]。

真正的 Berry 韧带通常包含 2 层，2 层之间可能含有甲状腺组织[9]。向后外侧轻推 RLN 使之下降，然后可以轻松分离位于下方的纤维韧带以及完整地切除甲状腺腺叶。虽然 Berry 韧带是相对无血

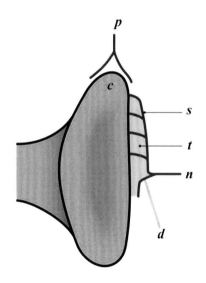

c：甲状腺上极
d：RLN
n：甲状腺下动脉
p：甲状腺上血管
s：RLN 进入环咽肌的区域
t：浅血管筋膜层
　（含覆盖在 RLN 上的甲状腺下动脉）

图 10.8　浅血管筋膜层：向内旋转的甲状腺左叶，阴影部分为表面 2，前面观，显示在 ITA 水平以上覆盖 RLN 的浅血管筋膜层 [经 Springer Science 允许引自 Serpell JW. New operative surgical concept of two fascial layers enveloping the recurrent laryngeal nerve. Annals of Surgical Oncology. 2010；17（6）：1628–1636.]

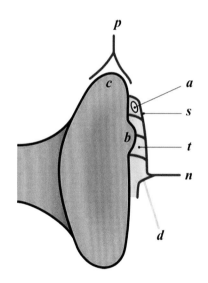

a：上甲状旁腺
b：Zuckerkandl 结节
c：甲状腺上极
d：RLN
n：甲状腺下动脉
p：甲状腺上血管
s：RLN 进入环咽肌的区域
t：浅血管筋膜层
　（含覆盖在 RLN 上的甲状腺下动脉）

图 10.9　Zuckerkandl 结节和上位甲状旁腺在浅血管筋膜层 [经 Springer Science 允许引自 Serpell JW. New operative surgical concept of two fascial layers enveloping the recurrent laryngeal nerve. Annals of Surgical Oncology. 2010；17（6）：1628–1636.]

管的，但如上所述，在处理甲状腺下动脉末端血管分支时，特别是在处理喉下动脉时，必须小心谨慎。

分开 Berry 韧带可使紧绷的 RLN 迅速获得松解，继而在气管食管沟内匍匐走行。通常情况下，RLN 呈直线入喉，但有时也呈屈曲状走行。最后，建议刺激同侧 RLN 和迷走神经以确保完整的神经传导功能。这是术中神经监测的一个关键优势。真正的单侧神经信号丢失会使外科医生考虑延迟的对侧腺叶切除术，并评估双侧 RLN 麻痹及气管切开的风险 [31]。

RLN 是否穿过 Berry 韧带

外科文献对 RLN 是否穿过 Berry 韧带有着激烈的争论。一些学者描述 RLN 是穿过 Berry 韧带的。一些学者描述，在部分患者中 RLN 可穿过、嵌入 Berry 韧带，或被 Berry 韧带覆盖 [32]。而在另外一些尸体解剖研究中，多位学者发现 100% 病例的 RLN 均保持在真正的 Berry 韧带外侧走行 [22, 33]。

Serpell 等的系列研究认为文献之间的矛盾是因为 Berry 韧带的定义不一致所致 [9]。如果把 Berry 韧带定义为更深的纤维筋膜层，那么所有病例的 RLN 均从其外侧经过。在他们的研究中，977 条 RLN 全部被确认为在真正的 Berry 韧带的外侧面通过，其中 241 条神经（24.7%）具有喉外分支 [7, 9, 30]。

• 参考文献 •

[1] Yalcin B, Tugcu H, Canturk N, Kurt B, Ozan H. Critical course of the anterior laryngeal branch of the inferior laryngeal nerve. ANZ J Surg. 2006;76(6):481–3.

[2] Bliss RD, Gauger PG, Delbridge LW. Surgeon's approach to the thyroid gland: surgical anatomy and the importance of technique. World J Surg. 2000;24(8):891–7.

[3] Delbridge L, Guinea AI, Reeve TS. Total thyroidectomy for bilateral benign multinodular goiter: effect of changing practice. Arch Surg. 1999;134(12):1389–93.

[4] Hermann M, Alk G, Roka R, Glaser K, Freissmuth M. Laryngeal recurrent nerve injury in surgery for benign thyroid diseases: effect of nerve dissection and impact of individual surgeon in more than 27,000 nerves at risk. Ann Surg. 2002;235(2):261–8.

[5] Jeannon JP, Orabi AA, Bruch GA, Abdalsalam HA, Simo R. Diagnosis of recurrent laryngeal nerve palsy after thyroidectomy: a systematic review. Int J Clin Pract. 2009; 63(4):624–9.

[6] Ardito G, Revelli L, D'Alatri L, Lerro V, Guidi ML, Ardito F. Revisited anatomy of the recurrent laryngeal nerves. Am J Surg. 2004;187(2):249–53.

[7] Beneragama T, Serpell JW. Extralaryngeal bifurcation of the recurrent laryngeal nerve: a common variation. ANZ J Surg. 2006; 76(10):928–31.

[8] Page C, Cuvelier P, Biet A, Boute P, Laude M, Strunski V. Thyroid tubercle of Zuckerkandl: anatomical and surgical experience from 79 thyroidectomies. J Laryngol Otol. 2009;123(7):768–71.

[9] Serpell JW. New operative surgical concept of two fascial layers enveloping the recurrent laryngeal nerve. Ann Surg Oncol. 2010;17(6):1628–36.

[10] Mansberger Jr AR, Wei JP. Surgical embryology and anatomy of the thyroid and parathyroid glands. Surg Clin North Am. 1993;73(4):727–46.

[11] Simon MM. Recurrent laryngeal nerve in thyroid surgery: triangle for its recognition and protection. Am J Surg. 1943; 60:212–20.

[12] Steinberg JL, Khane GJ, Fernandes CM, Nel JP. Anatomy of the recurrent laryngeal nerve: a redescription. J Laryngol Otol. 1986;100(8):919–27.

[13] Thompson NW. Thyroid gland. In: Greenfield L, Mulolland MW, Oldham KT, editors. Surgery: scientific principles and practice. 2nd ed. Philadelphia: Lippincott-Raven; 1997. p. 1286–8.

[14] Madelung OW. Anat. U. Chirurg.: u.d. gland. Acess Post Arch f Klin Chir Bd;1867.

[15] Zuckerkandl E. Nebst Bermerkungen uber die Epithelkorperchen des Mesnchen. Anat Hefte. 1902;LXI: 61.

[16] Pelizzo MR, Toniato A, Gemo G. Zuckerkandl's tuberculum: an arrow pointing to the recurrent laryngeal nerve (constant anatomical landmark). J Am Coll Surg. 1998;187(3):333–6.

[17] Gauger PG, Delbridge LW, Thompson NW, Crummer P, Reeve TS. Incidence and importance of the tubercle of Zuckerkandl in thyroid surgery. Eur J Surg. 2001; 167(4):249–54.

[18] Mirilas P, Skandalakis JE. Zuckerkandl's tubercle: Hannibal ad Portas. J Am Coll Surg. 2003;196(5): 796–801.

[19] Chevallier JM, Martelli H, Wind P. Surgical discovery of parathyroid glands and the recurrent laryngeal nerve. Application of well known embryological concepts in the operating room. Ann Chir. 1995;49(4):296–304.

[20] Yalcin B, Poyrazoglu Y, Ozan H. Relationship between Zuckerkandl's tubercle and the inferior laryngeal

nerve including the laryngeal branches. Surg Today. 2007;37(2):109–13.

[21] Berry J. Suspensory ligaments of the thyroid gland. In proceedings of the Anatomic Society of Great Britain and Ireland. J Anat. 1887;1888(22).

[22] Sasou S, Nakamura S, Kurihara H. Suspensory ligament of Berry: its relationship to recurrent laryngeal nerve and anatomic examination of 24 autopsies. Head Neck. 1998; 20(8):695–8.

[23] Snyder SK, Lairmore TC, Hendricks JC, Roberts JW. Elucidating mechanisms of recurrent laryngeal nerves during thyroidectomy and parathyroidectomy. J Am Coll Surg. 2008;206(1):123–30.

[24] Randolph GW. Surgery of the thyroid and parathyroid glands: expert consult premium edition-enhanced online features and print. Philadelphia, PA: Elsevier; 2012.

[25] Nemiroff PM, Katz AD. Extralaryngeal divisions of the recurrent laryngeal nerve. Surgical and clinical significance. Am J Surg. 1982;144(4):466–9.

[26] Karlan MS, Catz B, Dunkelman D, Uyeda RY, Gleischman S. A safe technique for thyroidectomy with complete nerve dissection and parathyroid preservation. Head Neck Surg. 1984;6(6):1014–9.

[27] Yalcin B. Anatomic configurations of the recurrent laryngeal nerve and inferior thyroid artery. Surgery. 2006; 139(2):181–7.

[28] Weeks C, Hinton JW. Extralaryngeal division of the recurrent laryngeal nerve: its significance in vocal cord paralysis. Ann Surg. 1942;116(2):251–8.

[29] Armstrong WG, Hinton JW. Multiple divisions of the recurrent laryngeal nerve. An anatomic study. AMA Arch Surg. 1951; 62(4):532–9.

[30] Serpell JW, Yeung MJ, Grodski S. The motor fibers of the recurrent laryngeal nerve are located in the anterior extralaryngeal branch. Ann Surg. 2009;249(4): 648–52.

[31] Randolph GW, Kamani D. Intraoperative neural monitoring in thyroid cancer surgery. Langenbecks Arch Surg. 2014; 399(2):199–207.

[32] Reeve T, Thompson NW. Complications of thyroid surgery: how to avoid them, how to manage them, and observations on their possible effect on the whole patient. World J Surg. 2000;24(8):971–5.

[33] Leow C, Webb A. The lateral thyroid ligament of Berry. Int Surg. 1997;83(1):75–8.

第 11 章
喉不返神经

Carrie C. Lubitz, Dennis H. Kraus, Gregory W. Randolph, and Richard J. Wong

摘要

喉不返神经（又称非返喉下神经，NLRN）是一种罕见的无症状的异常现象。鉴于喉返神经医源性损伤的后果，对甲状腺外科医生来说，深入了解并熟知其所有可能的解剖变异和相关的血管走行异常至关重要。通过对喉不返神经的认识和对其解剖结构的细致了解，可以避免术中神经损伤。

常规使用术中神经监测识别喉不返神经的方法可降低神经损伤的概率。也可以通过刺激甲状软骨上缘的近端迷走神经和第四气管软骨环水平的远端迷走神经帮助识别喉不返神经。

术前缺乏对喉不返神经相关血管走行异常的了解，以及外科医生缺乏对喉返神经入喉处远端或近端识别方面的手术经验等因素都会影响对这种罕见解剖变异的治疗成功率。

关键词

喉不返神经；喉下神经；甲状腺胚胎学

历　史

早在 18 世纪初就有关于主动脉弓血管畸形的描述，Hunauld 首次报道了右侧锁骨下动脉走行异常[1]。直至 19 世纪初，文献中才记载了喉不返神经的相关描述。1823 年，Stedman 在一份尸体解剖报告中描述了右侧喉返神经从迷走神经直接入喉。在此报告中，他还描述了同时并存的主动脉弓的异常——异常的右锁骨下动脉起源于左锁骨下动脉的远端，从左向右在食管后方走行。此后不久，Hart 和 Hilton 发表了关于右侧喉不返神经的其他案例报

C. C. Lubitz, M.D., M.P.H. (✉)
Department of Surgery, Massachusetts General
Hospital, Harvard Medical School,
55 Fruit Street, Yawkey 7B, Boston, MA 02114, USA
e-mail: clubitz@partners.org

D. H. Kraus, M.D. (✉)
New York Head and Neck Institute, North Shore
Health System, 130 E 77th St, 10th floor, New York,
NY 10075, USA
e-mail: DKRAUS@NSHS.EDU

G. W. Randolph, M.D. (✉)
The Claire and John Bertucci Endowed Chair in
Thyroid Surgery Oncology, Harvard Medical School,
Boston, MA, USA

Division of Thyroid and Parathyroid Endocrine
Surgery, Department of Otolaryngology—Head and
Neck surgery, Massachusetts Eye and Ear Infirmary,
Boston, MA, USA

Department of Surgery, Endocrine Surgery Service,
Massachusetts General Hospital, Boston, MA, USA
e-mail: Gregory_Randolph@meei.harvard.edu

R. J. Wong, M.D. (✉)
Department of Surgery, Memorial Sloan-Kettering
Cancer Center, 1275 York Avenue, New York, NY
10021, USA
e-mail: wongr@mskcc.org

告 [2, 3]。Pemberton 和 Beaver 是第一个认识到这种异常的解剖结构会造成相应手术风险增加的人 [4]。直到 1 个多世纪后的 1935 年，Berlin [5] 在一次尸体解剖过程中首次报道了与内脏转位同时发生的左侧喉不返神经。

胚胎学

外科专家在对患者的手术操作中应一丝不苟、始终如一，并通过对可能遇到的正常或异常解剖结构的透彻理解来预测意外情况的发生。熟知正常或异常的解剖结构可最大限度减少对患者的损伤。而要想全面了解外科解剖学，首先需要对胚胎发育学具有充分的认识。了解正常和异常发育过程中复杂的胚胎逻辑关系就可以更早地发现相关的解剖异常，并从根本上避免对患者的损伤。

医源性的喉返神经损伤是每个内分泌科、头颈外科和胸外科医生最关心的问题，因为神经走行中的任何一处损伤都可能导致永久性声音嘶哑、发声障碍、吞咽困难或误吸风险。喉返神经与甲状腺下动脉、Zuckerkandl 结节之间的解剖变异，以及入喉前喉返神经分支是常见的，不常见的是喉不返神经的变异。必须了解甲状腺和大血管的正常胚胎发育过程，才能预测这种罕见的解剖变异。

在早期胚胎发育中，喉下神经起源于第六鳃弓，在第六主动脉弓下由迷走神经发出。在六对鳃弓中，只有第四对鳃弓保留到正常胚胎发育结束时。右侧第五和第六对鳃弓重吸收后，使右侧喉返神经上升至第四对鳃弓（即右锁骨下动脉）下方向上走行。最终，右侧喉返神经起源于右侧迷走神经，并绕过右锁骨下动脉从下、后方上行，沿颈总动脉上行到达颈部沿气管食管沟走行。在左侧，第六鳃弓发育成动脉导管，将左喉返神经固定在胸腔内。左喉返神经起源于胸腔内的迷走神经，勾绕主动脉弓的下、后方沿气管食管沟上行（图 11.1）。

喉不返神经通常由主动脉弓胚胎发育过程中的血管异常所致（图 11.2）。在一系列大病例报道中，右侧喉不返神经的发生率为 0.6%~1.0%（表 11.1），认为是右侧第四对鳃弓异常发育导致左侧主动脉弓和右侧锁骨下动脉解剖异常 [6, 7]。

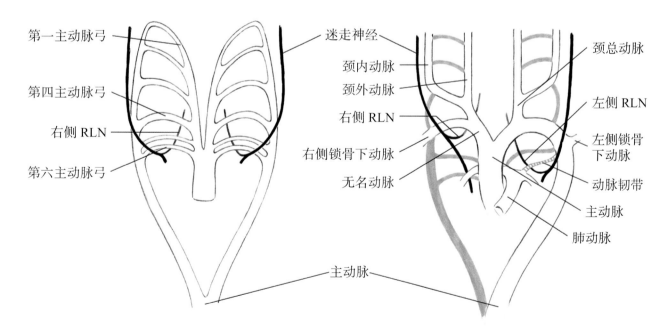

图 11.1　主动脉弓的正常胚胎发育过程。最低位的主动脉弓向下牵拉喉下神经。右侧的喉下神经环绕主动脉弓的第四个分支即锁骨下动脉。左侧的喉下神经环绕主动脉弓的第六个分支即动脉韧带（经 Elsevier © 2012 允许引自 Randolph GW. Surgery of the Thyroid and Parathyroid, 2nd edition.）

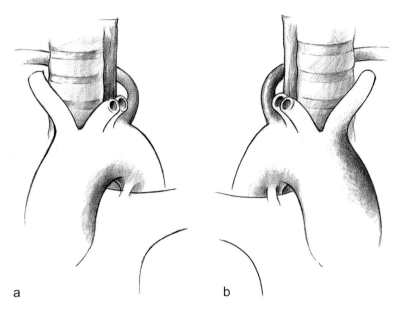

图 11.2　观察喉不返神经所存在的异常血管。a. 在右侧，右侧食管后锁骨下动脉，位于右侧和左侧颈总动脉以及左侧锁骨下动脉之后，起自主动脉弓的第四个分支，无名动脉缺如。b. 在左侧，①右主动脉弓；②左侧食管后锁骨下动脉，位于左、右颈总动脉和右锁骨下动脉之后，起自主动脉弓的第四个分支；③动脉韧带在右侧（经 Elsevier © 2012 允许引自 Randolph GW. Surgery of the Thyroid and Parathyroid，2nd edition.）

表 11.1　喉不返神经的发生率

作者（时间）	国家或地区	右侧		左侧		参考文献
		解剖神经的数量	NRLN 数量（%）	解剖神经的数量	NRLN 数量（%）	
Ardito 等（1998）	意大利	773	2（0.3）	724	0	[31]
Avisse 等（1998）	法国	1 700[a]	17（1.0）	1 700[a]	0	[1]
Chiang 等（2012）	中国台湾	310	4（1.3）	293	0	[27]
Defechereux 等（2000）	比利时	2 517	20（0.8）	—	—	[32]
Dolezel 等（2014）	捷克共和国	725	4（0.6）	714	0	[33]
Donatini 等（2013）	意大利	402	11（2.7）	404	0	[28]
Geraci 等（2011）	意大利	804[a]	3（0.4）	804[a]	0	[34]
Henry 等（1988）	法国	4 921	31（0.6）	4 673	2（0.04）	[10]
Hisham 和 Lukman（2002）	马来西亚	502[a]	1（0.2）	502[a]	0	[16]
Hong 等（2014）	韩国	2 187	15（0.7）	2 145	0	[13]
Katz 和 Nemiroff（1993）	美国	719[a]	11（1.0）	719[a]	0	[14]
Page 等（2008）	法国	787	3（0.4）	770	0	[35]
Proye 等（1991）	法国	6 961	56（0.8）	6 961	0	[20]
Reeve 等（1969）	澳大利亚	1 200[a]	7（0.6）	1 200[a]	0	[15]
Sanders 等（1983）	美国	2 000	7（0.7）	2 000	0	[21]
Stewart 等（1972）	美国	1 817	6（0.3）	1 750	0	[36]
Tartaglia 等（2011）	意大利	2 713[a]	17（0.6）	2 713[a]	0	[37]
Toniato 等（2004）	意大利	6 000[a]	31（0.5）	6 000[a]	0	[12]
Vallicioni 等（2003）	法国	2 128[a]	13（0.4）	2 128[a]	0	[38]
Vuillard 等（1978）	法国	1 889	15（0.8）	—	—	[39]
Watanabe 等（2014）	日本	486	4（0.8）	469	0	[30]
Wijetilaka 等（1978）	斯里兰卡	203[a]	2（1.0）	203[a]	0	[40]
Yetisir 等（2012）	土耳其	309	6（2.0）	299	0	[41]

注：[a] 患者数量。

Arkin 在 1936 年定义了 lusoria 动脉，即奇怪的动脉，血管异常，据报道其发病率为 0.5%~2.0% [8]。右侧锁骨下动脉和颈总动脉不是源于无名动脉，而是直接源于主动脉弓，锁骨下动脉是源于背主动脉的第四分支。异常的右锁骨下动脉向食管后方走行，罕见走行于气管和食管之间。吞咽困难，或由 Bayford 在 1794 年首次描述的"阻塞性吞咽困难"的症状归因于这种血管异常 [9]。但临床上，喉不返神经患者的吞咽困难症状与上述不同，且经常无法与其他甲状腺疾病引起的症状区分 [1, 10]。已有关于异常右锁骨下动脉和喉不返神经相关的其他动脉异常的报道，如 Willis 环发育不全 [11]。

在正常发育中，喉返神经被第四鳃囊形成的右锁骨下动脉向下牵拉。当这种情况没有发生时，右侧喉不返神经直接从颈总动脉后方颈部的迷走神经发出，向内侧走行至甲状腺软骨下角后方入喉。右侧喉不返神经可出现在颈部迷走神经的任何位置（头侧至甲状腺上极，尾侧至甲状腺下动脉）。在已经提出的许多分类系统中，Avisse 等对 17 例右侧喉不返神经进行了分类：7 例为"Ⅰ型"（更加靠近头侧，位于甲状腺上极后方），10 例为"Ⅱ型"（更加靠近尾侧，与甲状腺下动脉伴行）[1]。Toniato 等将更靠近头侧的病例归类为Ⅰ型（即与甲状腺上极血管伴行），更加靠近尾侧为Ⅱ型，于喉气管结合部平面发出、与甲状腺下动脉伴行的为ⅡA 型，于甲状腺下动脉的尾侧发出、呈现向下的环路直接入喉的为ⅡB 型 [12]。Hong 等发现，2187 例右侧喉下神经中有 15 例（0.68%）为喉不返神经，并将右侧喉不返神经的走行分为 4 种模式：下降（5/15）、垂直（4/15）、上升（3/15）和 V 形（3/15）[13]。

类似于喉返神经，多达 40% 的喉不返神经末段存在着发出两支或更多个分支的现象（图 11.3）[10, 14-16]。Toniato 等还报道了 1 例起源于右侧颈动脉内侧迷走神经的喉不返神经 [17, 18]。另外一个病例报道指出，右侧喉不返神经在颈动脉前方从迷走神经发出直接入喉 [19]。

文献报道表明，RLN 与喉不返神经的连接使得识别 RLN/喉不返神经变得更加困难，[20]。Katz 在他们解剖的 1 177 条例神经的报告中指出，11 条喉不返神经中有 5 条存在喉返神经的分支 [14]。Sanders 报道 7 例右侧喉不返神经的病例中包括 2 例这种变异 [21]。一些专家认为，从胚胎学来看，这种异常是

不可能发生的，推测其可能是颈交感神经与喉返神经分支相吻合，如果没有解剖到交感神经的起源，就会被误认为是喉不返神经 [22]。粗大的颈交感源性喉返神经吻合支的出现频率（1.5%）明显高于喉不返神经（小于 1%）。在 277 例尸体颈部解剖的研究中，17% 的尸体中存在交感神经源性的喉返神经交通支。重要的是，交感神经分支的直径与喉返神经相似，使其肉眼上与喉不返神经无法区分。谨慎的、精细的解剖对于区分和保留两者至关重要（见下面的手术方法）。发现右侧细小的喉返神经时应提醒外科医生寻找更粗大的喉不返神经干，且神经监测有助于识别其运动分支（见下文关于术中神经监测的介绍）。

左侧喉不返神经极为罕见，仅有少数的报道 [6, 10, 23]。Henry 在 4 600 多例解剖中仅发现了 2 例（不到 0.04%）左侧喉不返神经 [10]。左侧喉不返神经可能存在于内脏转位，右侧主动脉弓伴左锁骨下动脉的异位，并且左侧动脉韧带缺失的情况。由于这些弓的异常，使得左锁骨下动脉或 lusoria 动脉自右侧发出，经食管后方走向左侧。虽然人们普遍认为喉不返神经必须伴随主动脉弓异常发生，但 Coady 等报道了 1 例在颈动脉内膜剥除术中发现喉不返神经的病例中并无相关主动脉弓异常 [6]。可以推测，假如存在左侧喉不返神经，且未出现 lusoria 动脉，那么

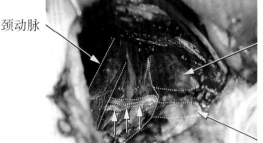

颈动脉　甲状软骨　环状软骨

图 11.3　右侧甲状腺床区域，显示右侧喉不返神经。三个小的白色箭头所指的是右侧喉不返神经的两个分支，从颈总动脉（侧方由白色虚线标示）的后方出现并延伸至喉。甲状软骨、环状软骨和气管（中间位置）均由白色虚线标示（经 Elsevier © 2012 允许引自 Randolph GW. Surgery of the Thyroid and Parathyroid, 2nd edition.）

动脉导管必须在左侧[1, 24]。Fellmer 及其同事报道了 1 例左侧喉不返神经伴有右侧主动脉、动脉干和变异的左侧无名动脉的病例[23]。

术中神经监测技术在喉不返神经中的运用

在甲状腺和甲状旁腺手术期间进行术中神经监测（IONM），可对喉神经的功能进行动态评估，从而有助于神经的识别和处理。术中神经监测的使用率逐渐上升，美国大多数的耳鼻喉科医生和普外科医生现在都使用这种技术。美国耳鼻咽喉-头颈部外科学会最近发布了术中神经监测的应用指南和建议[25]。由于喉不返神经在手术过程中损伤的风险较高，因此适当使用术中神经监测可能会降低神经损伤的风险。

先前的研究表明，术中神经监测有助于识别喉不返神经[26-29]。在之前的 4 项回顾性研究中，共有 34 例喉不返神经患者接受甲状腺切除术，并在术中使用了神经监测技术[26-29]。术后，34 例患者均保留了完整的神经和其功能。相比之下，在一项回顾性研究显示，31 例喉不返神经的患者接受甲状腺切除术但术中未使用神经监测技术，术后声带麻痹的发生率为 12.9%[12]。

运用术中神经监测技术识别喉不返神经

Braukhoff 和 Kamani 描述了使用术中神经监测技术来识别喉不返神经的类似方法，这两种方法都包含了相关的末梢神经和近端迷走神经的刺激[26, 29]。Braukhoff 等提出使用术中神经监测技术刺激迷走神经远端（相当于甲状腺下极水平）[26]。因为刺激是单向传播，如果该位置的信号缺失可能提示可能存在喉不返神经。这种情况下，近端迷走神经刺激如存在，将证实存在完整的喉不返神经。

Kamani 等采取了类似的方法，并主张使用解剖标志指导迷走神经刺激的位置[29]。在该研究报道的所有 10 例喉不返神经的病例中，在甲状腺软骨上缘水平对迷走神经的近端刺激均产生了可靠的肌

电图反应，而在第四气管软骨环水平对迷走神经的远端刺激均没有产生肌电图反应。此外，该小组还指出，通过术中神经监测可以标记出喉不返神经在迷走神经上的发出点，以及其入喉的全程。重要的是，Kamani 等还对喉不返神经术中监测的电生理参数进行了评估[29]。他们发现喉不返神经在波形、振幅、潜伏期和神经刺激阈值方面均与正常喉返神经相似。因此，通过上述的迷走神经刺激所得到的数据并不能替代喉不返神经的解剖定位。

喉不返神经手术路径的外科策略

基于喉不返神经解剖变异的描述和神经监测的潜在用途，有两个主要因素影响该类患者的手术路径：①术前对血管解剖异常即"lusoria 动脉"的认识；②外科医生识别喉返神经在入喉前的解剖关系的临床经验。许多问题可能会影响外科医生是否意识到与喉不返神经最相关的"lusoria 动脉"血管异常。在某些情况下，先前的影像学资料或病史可能会对疑似 lusoria 动脉有所提示。术前 CT 或 MRI 可能会帮助胸骨后甲状腺肿患者或术前评估有无淋巴结转移的患者做出新的诊断。

Watanabe 等研究了 594 例患者的术前 CT，如果在轴位 CT 上右锁骨下动脉位于气管膜的背部，可预测右侧喉不返神经存在的可能[30]。在这种罕见的患者群体中，术前充分了解血管的异常特征，是有利于进行外科治疗的最重要因素。另一个关键因素是外科医生术中识别喉返神经的位置。识别喉返神经有两个典型的部位：①近端，即神经进入环杓关节时与喉上神经非常接近的位置（上入路）；②远端，即甲状腺下极水平处的气管食管沟中（下入路）。作者将结合这两种识别方法对喉不返神经进行识别和保留。

如上所述，术前对疑似喉不返神经的诊断和认识将极大地影响此类患者手术的简易性和安全性。4 名作者在甲状腺手术中都常规应用神经监测技术，这一患者群体（喉不返神经的患者）也不例外。对于已知存在 lusoria 动脉的患者，可扩大手术视野来暴露颈动脉鞘，有助于在迷走神经近端识别和辨认喉不返神经的起源并追踪其走行至入喉处。如前所述，必须了解神经近端和远端的结构（即上述 I 型

或Ⅱ型的不同特征）、潜在喉外分支存在的可能性或喉返神经和喉不返神经的组合体。对于外科医生来说，识别靠近上位甲状旁腺神经的角度可能非比寻常，尤其是第Ⅰ类神经，即下行神经。笔者认为刚开始即在气管食管沟探查没有很大的作用，其成功识别的可能性很低，而且会给外科医生带来不必要的手术时间延长和潜在的挫败感。

根据文献，笔者推断大部分喉不返神经在术前未被知晓。正是由于这种情况，外科医生的临床经验影响了手术的持续时间和安全性。对于那些习惯在甲状腺下极开始显露喉返神经的外科医生来说，这可能是挫败感和担忧的根源。对潜在解剖变异的了解和关注在决定选择远/近端识别法的过程中发挥了关键作用。有医生认为所有的手术都应采用远端识别法，但这也带来一个问题，在每次右侧解剖开始时都会有同样的疑问："这可能是喉不返神经吗？"在确定喉返神经（或喉不返神经）之前，除甲状腺中静脉外，任何从颈动脉鞘中穿过的结构都不应被离断。对于习惯采用近端识别法来暴露喉不返神经并识别和保留甲状旁腺的外科医生来说，喉不返神经的识别和保留或许变成了一个相对简单的操作。但对于Ⅱ型喉不返神经的患者，其喉不返神经和上位甲状旁腺之间的关系与正常的 RLN 和上

旁腺之间的关系相似，外科医生可能会把它误认为是传统解剖学上的喉返神经。同样地，对于Ⅱ型喉不返神经的患者而言，由于喉不返神经上外至下内的路径，给神经的识别增加了难度。这种情况下，常规使用神经监测有助于神经的识别。在保留上位甲状旁腺及其供应血管时必须格外小心，同样要保留Ⅱ型喉不返神经在解剖和生理上的完整性。在外科医生无法识别神经的情况下，可以考虑参考上述操作方式扩大术野，以便重复上述步骤并识别迷走神经。

上述的内脏转位是一个解剖学上的"独角兽"，其存在非常罕见。正如上文术语所证明的一样，4名作者中没有1个人在这种罕见的人群中做过甲状腺切除术。这些患者中的大多数在他们的常规医疗护理中已经确认了这种情况。对于之前未确诊的异常患者，术前胸部 X 线和心电图检查将有助于对该情况的识别和评估。笔者推测手术的严格操作可能有助于发现与右侧喉不返神经相似的左侧喉不返神经。

总之，只有将胚胎学、术中神经监测和最佳手术操作有机融合，才能使发生率约为 1% 的喉不返神经患者受益。每位甲状腺外科医生在诊疗过程中都应该具备这一思维过程。

· 参考文献 ·

[1] Avisse C, Marcus C, Delattre JF, et al. Right nonrecurrent inferior laryngeal nerve and arteria lusoria: the diagnostic and therapeutic implications of an anatomic anomaly. Review of 17 cases. Surg Radiol Anat. 1998;20(3):227–32.

[2] Hart J. A case of irregular origin and course of the right subclavian and right inferior laryngeal nerve: with remarks. Edin Med Surg J. 1826;25:286.

[3] Hilton J. On the distribution and probable function of the superior and recurrent laryngeal nerves: as demonstrated by dissection in the human subject. Guys Hosp Rep. 1837;2:514.

[4] Pemberton JD, Beaver MG. Anomaly of the right recurrent laryngeal nerve. Surg Gynecol Obstet. 1932;54:594–5.

[5] Berlin D. The recurrent laryngeal nerves in relation of the normal thyroid gland. Surg Gynecol Obstet. 1935; 60:19–26.

[6] Coady MA, Adler F, Davila JJ, Gahtan V. Nonrecurrent laryngeal nerve during carotid artery surgery: case report and literature review. J Vasc Surg. 2000;32(1):192–6.

[7] Doherty GM, Mulholland MW, Lillemoe KD, Maier RV, Simeone DM, Upchurch GR. Greenfield's Surgery: scientific principles and practice. 5th ed. Philadelphia, PA: Wolters Kluwer Health/Lippincott Williams & Wilkins; 2010.

[8] Epstein DA, Debord JR. Abnormalities associated with aberrant right subclavian arteries—a case report. Vasc Endovascular Surg. 2002;36(4):297–303.

[9] Bayford D. Account of singular case of obstructive deglutition. Mem Med Soc Lond. 1794;2:271–82.

[10] Henry JF, Audiffret J, Denizot A, Plan M. The nonrecurrent inferior laryngeal nerve: review of 33 cases, including two on the left side. Surgery. 1988;104(6): 977–84.

[11] Kobayashi M, Yuta A, Okamoto K, Majima Y. Nonrecurrent inferior laryngeal nerve with multiple arterial abnormalities. Acta Otolaryngol. 2007;127(3): 332–6.

[12] Toniato A, Mazzarotto R, Piotto A, Bernante P, Pagetta C, Pelizzo MR. Identification of the nonrecurrent laryngeal nerve during thyroid surgery: 20-year experience. World J Surg. 2004;28(7):659–61.

[13] Hong KH, Park HT, Yang YS. Characteristic travelling patterns of non-recurrent laryngeal nerves. J Laryngol Otol. 2014;128(6):534–9.

[14] Katz AD, Nemiroff P. Anastamoses and bifurcations of the recurrent laryngeal nerve—report of 1177 nerves visualized. Am Surg. 1993;59(3):188–91.

[15] Reeve TS, Coupland GA, Johnson DC, Buddee FW. The recurrent and external laryngeal nerves in thyroidectomy. Med J Aust. 1969;1(8):380–2.

[16] Hisham AN, Lukman MR. Recurrent laryngeal nerve in thyroid surgery: a critical appraisal. ANZ J Surg. 2002; 72(12):887–9.

[17] Sagayaraj A, Deo RP, Merchant S, Mohiyuddin SM, Nayak AC. Medially placed vagus nerve in relation to common carotid artery: a pointer to a non-recurrent laryngeal nerve. Eur Arch Otorhinolaryngol. 2015;272(10):3027–30.

[18] Toniato A, Merante Boschin I, Pagetta C, Casalide E, Pelizzo M. A "pilot light" of the right non-recurrent laryngeal nerve. Acta Otorhinolaryngol Ital. 2010;30(2): 107–9.

[19] Sogutlu G, Olmez A, Firat Y, et al. Non-recurrent inferior laryngeal nerves: report of two cases and review of the literature. ANZ J Surg. 2007;77(7):601–2.

[20] Proye CA, Carnaille BM, Goropoulos A. Nonrecurrent and recurrent inferior laryngeal nerve: a surgical pitfall in cervical exploration. Am J Surg. 1991;162(5):495–6.

[21] Sanders G, Uyeda RY, Karlan MS. Nonrecurrent inferior laryngeal nerves and their association with a recurrent branch. Am J Surg. 1983;146(4):501–3.

[22] Raffaelli M, Iacobone M, Henry JF. The "false" nonrecurrent inferior laryngeal nerve. Surgery. 2000; 128(6): 1082–7.

[23] Fellmer PT, Bohner H, Wolf A, Roher HD, Goretzki PE. A left nonrecurrent inferior laryngeal nerve in a patient with right-sided aorta, truncus arteriosus communis, and an aberrant left innominate artery. Thyroid. 2008;18(6):647–9.

[24] Corone P, Vernant P. Anomalies des arcs aortiques. EMC Coeur et Vaisseaux 11040 M 50; 21–28. 1970.

[25] Chandrasekhar SS, Randolph GW, Seidman MD, et al. Clinical practice guideline: improving voice outcomes after thyroid surgery. Otolaryngol Head Neck Surg. 2013;148(6 Suppl):S1–37.

[26] Brauckhoff M, Gimm O, Thanh PN, et al. First experiences in intraoperative neurostimulation of the recurrent laryngeal nerve during thyroid surgery of children and adolescents. J Pediatr Surg. 2002;37(10): 1414–8.

[27] Chiang FY, Lu IC, Tsai CJ, Hsiao PJ, Lee KW, Wu CW. Detecting and identifying nonrecurrent laryngeal nerve with the application of intraoperative neuromonitoring during thyroid and parathyroid operation. Am J Otolaryngol. 2012;33(1):1–5.

[28] Donatini G, Carnaille B, Dionigi G. Increased detection of non-recurrent inferior laryngeal nerve (NRLN) during thyroid surgery using systematic intraoperative neuromonitoring (IONM). World J Surg. 2013;37(1):91–3.

[29] Kamani D, Potenza AS, Cernea CR, Kamani YV, Randolph GW. The nonrecurrent laryngeal nerve: anatomic and electrophysiologic algorithm for reliable identification. Laryngoscope. 2015;125(2):503–8.

[30] Watanabe A, Taniguchi M, Kimura Y, Ito S, Hosokawa M, Sasaki S. Efficient, effective, safe procedure to identify non-recurrent inferior laryngeal nerve during thyroid surgery. Head Neck. 2014. doi:10.1002/hed.23932.

[31] Ardito G, Manni R, Vincenzoni C, Modugno P, Guidi ML. The non-recurrent inferior laryngeal nerve. Surgical experience. Ann Ital Chir. 1998;69(1):21–4.

[32] Defechereux T, Albert V, Alexandre J, Bonnet P, Hamoir E, Meurisse M. The inferior non recurrent laryngeal nerve: a major surgical risk during thyroidectomy. Acta Chir Belg. 2000;100(2):62–7.

[33] Dolezel R, Jarosek J, Hana L, Ryska M. Clinical relevance and surgical anatomy of non-recurrent laryngeal nerve: 7 year experience. Surg Radiol Anat. 2015;37(4):321–5.

[34] Geraci G, Lo Nigro C, Sciuto A, Arone E, Modica G, Sciume C. Non-recurrent laryngeal nerve coexisting with ipsilateral recurrent nerve: personal experience and literature review. G Chir. 2011;32(5): 251–4.

[35] Page C, Monet P, Peltier J, Bonnaire B, Strunski V. Non-recurrent laryngeal nerve related to thyroid surgery: report of three cases. J Laryngol Otol. 2008;122(7):757–61.

[36] Stewart GR, Mountain JC, Colcock BP. Non-recurrent laryngeal nerve. Br J Surg. 1972;59(5):379–81.

[37] Tartaglia F, Blasi S, Tromba L, et al. Duplex ultrasound and magnetic resonance imaging of the supraaortic arches in patients with non recurrent inferior laryngeal nerve: a comparative study. G Chir. 2011;32(5):245–50.

[38] Vallicioni J, Ndiaye M, Poissonnet G, et al. Nonrecurrent inferior laryngeal nerve: review of 13 cases. Ann Otolaryngol Chir Cervicofac. 2003;120(5): 268–70.

[39] Vuillard P, Bouchet A, Gouillat C, Armand D. Nonrecurrent inferior laryngeal nerve (15 operative cases). Bull Assoc Anat. 1978;62(179):497–505.

[40] Wijetilaka SE. Non-recurrent laryngeal nerve. Br J Surg. 1978;65(3):179–81.

[41] Yetisir F, Salman AE, Ciftci B, Teber A, Kilic M. Efficacy of ultrasonography in identification of non-recurrent laryngeal nerve. Int J Surg. 2012;10(9): 506–9.

第 12 章
国际喉返神经解剖分类系统

Gregory W. Randolph, Che-Wei Wu, Gianlorenzo Dionigi, Dipti Kamani,
Rahul R. Modi, Feng-Yu Chiang, and Jean François Henry

人们只会看到他们准备看到的。

——Ralph Waldo Emerson，1863

我深信，喉返神经损伤的最佳治疗方法是预防性治疗。

——Frank Lahey，1938

摘要

在本章中，我们提供了喉返神经（RLN）的解剖学分类系统，该分类包括左、右两侧喉返神经在颈部的正常解剖、胚胎学解剖变异和后天性解剖变异。我们努力提出一种简单且与手术相关的分类系统，它能涵盖上述所有的变异，以求在甲状腺切除术中对外科医生产生最大的价值。

该分类系统与喉返神经主干走行有关。我们认识到喉返神经和甲状腺 Zuckerkandl 结节（见第 9 章）、Berry 韧带（见第 10 章）及甲状腺下动脉（见第 7 章）关系密切。可以通过不同的手术路径来探查喉返神经，这一点在第 13 章中有详细的描述。本章介绍与甲状腺手术有关的喉返神经在颈部外科解剖的基本分类，以及和迷走神经在颈动脉鞘的解剖关系。

G. W. Randolph, M.D. (✉)
The Claire and John Bertucci Endowed Chair in
Thyroid Surgery Oncology, Harvard Medical School,
Boston, MA, USA

Division of Thyroid and Parathyroid Endocrine
Surgery, Department of Otolaryngology—Head and
Neck surgery, Massachusetts Eye and Ear Infirmary,
Boston, MA, USA

Department of Surgery, Endocrine Surgery Service,
Massachusetts General Hospital, Boston, MA, USA
e-mail: Gregory_Randolph@meei.harvard.edu

C.-W. Wu, M.D., Ph.D.
Department of Otorhinolaryngology—Head and Neck
Surgery, Faculty of Medicine, College of Medicine,
Kaohsiung Medical University, Kaohsiung, Taiwan, China

G. Dionigi, M.D., F.A.C.S., Ph.D. (✉)
1st Division of Surgery, Department of Surgical Sciences
and Human Morphology, University of Insubria, VIALE
GUICCIARDINI 9, Varese 21100, Italy
e-mail: gianlorenzo.dionigi@uninsubria.it

D. Kamani, M.D.
Division of Thyroid and Parathyroid Endocrine
Surgery, Department of Otolaryngology—Head and
Neck Surgery, Massachusetts Eye and Ear Infirmary,
Harvard Medical School, Boston, MA, USA

R. R. Modi, M.B.B.S., M.S., D.N.B.
Otolaryngology—Head & Neck Surgery, Dr. L. H.
Hiranandani Hospital, Mumbai, Maharashtra, India

F.-Y. Chiang, M.D. (✉)
Department of Otolaryngology—Head and Neck
Surgery, Kaohsiung Medical University, Chung-Ho
Memorial Hospital, No.100, Tzyou 1st Road,
Kaohsiung City 807, Taiwan, China
e-mail: fychiang@kmu.edu.tw

J. F. Henry, M.D.
University Marseilles, Marseille, France

General and Endocrine Surgery, Hôpital La Timone,
Marseilles, France

关键词 ┄┄

外科解剖；喉返神经；分类；喉返神经获得性改变；喉不返神经；喉返神经分支

第 1 节：迷走神经颈动脉鞘解剖

更好地了解颈迷走神经（VN）在动脉鞘内的走行位置解剖和变异情况，不仅有助于减少并发症，而且能保证术中神经监测的准确性和安全性。颈动脉鞘是围绕颈部血管腔的纤维结缔组织的解剖术语，是颈深筋膜的一部分[1, 2]。一般而言，颈总动脉位于颈动脉鞘的内侧，颈内静脉位于颈动脉鞘的外侧或前外侧[1, 2]。偶尔，颈内静脉位于颈动脉鞘的内侧[1, 2]。在迄今为止最大的系列数据中，Dionigi 等根据迷走神经相对于颈部大血管的位置，提出了一种迷走神经的解剖学分类，并提出了一种可以重复应用于识别颈动脉鞘内迷走神经及其走行的方案[2]。迷走神经的相对位置可分为不同的区域，其中 A 表示颈总动脉和颈内静脉的浅面，P 代表迷走神经位于颈总动脉和颈内静脉之间的深面，Pj 代表颈内静脉的深面，Pc 代表颈总动脉的深面[2]。迷走神经位于 P 位置（73%）是最常见的情况，然后依次为 Pc（15%）、Pj（8%）、A（4%）（图 12.1）[2]。这种分类有利于术中喉返神经监测时迷走神经的定位。在不直视迷走神经的情况下可以用 2 mA 刺激探针盲刺激颈动脉和颈静脉之间的颈动脉鞘识别迷走神经。

第 2 节：喉返神经在颈根部外科解剖走行的基本分类

本节描述了与甲状腺外科手术有关的喉返神经在颈部外科解剖走行的基本分类，该分类广义地将喉返神经分为以下几类。

（1）正常走行。

（2）获得性异常走行。

（3）胚胎学异常走行。

这些类别中的每一种都是基于进一步的解剖偏差进行详细分类和亚分类。具体类别的分类细节和预计发生率见表 12.1。

正常走行：L1 和 R1

由于胚胎期随着心脏和大血管的下降，喉返神经被最低的主动脉弓持续性牵拉，所以左右两侧迷走神经走行截然不同。右侧迷走神经从颈根部颈动脉鞘的后侧走行，一直走行到锁骨下动脉前方。喉返神经在这里从迷走神经发出并向后走行，首先向下绕锁骨下动脉（第四鳃弓残端），沿着颈总动脉后方向上走行，进入颈根部的右侧胸

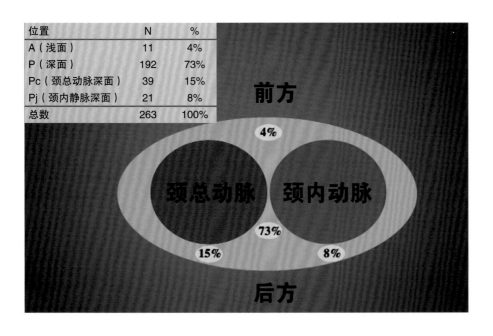

位置	N	%
A（浅面）	11	4%
P（深面）	192	73%
Pc（颈总动脉深面）	39	15%
Pj（颈内静脉深面）	21	8%
总数	263	100%

图 12.1 颈动脉鞘内迷走神经的位置 / 分类

表 12.1　喉返神经解剖分类和每个类别的估计发生率

分类	描述[a]	可能的发生率
I. 左侧喉返神经		
L1	正常走行	95%
L2a	获得性变异——外侧型	5%
L2b	获得性变异——腹侧型	<1%
L3	胚胎学异常——左侧喉不返神经	0.04%
II. 右侧喉返神经		
R1	正常走行	90%
R2a	获得性变异——内侧型	5%~10%
R2b	获得性变异——腹侧型	<1%
R3	胚胎学异常——右侧喉不返神经	0.5%~1%
III. 重要的临床特征		
解剖		
F：固定 / 挤压 / 陷入甲状腺组织内	由于筋膜条索、血管或结节性甲状腺肿改变，导致喉返神经与甲状腺被膜关系密切	在胸骨后甲状腺肿患者中，约占 15%[7]
I：侵犯	神经受侵	甲状腺癌患者中，占 < 5%[7]
L：穿过 Berry 韧带的后部	喉返神经穿过 Berry 韧带后部或与血管关系密切	10%[7]
B：分叉	喉返神经喉外分支	24.3%~72%[15-19]
T：细小	神经直径 < 1 mm	<2.5%[20, 21]
功能学异常		
LOS：电生理信号丧失	电生理监测信号丢失	
D：广泛解离神经	神经被广泛解离或 360° 游离	

注：[a]1，正常走行；2，获得性变异；3，胚胎学变异。

廓入口，然后随着在颈段的上升过程逐渐从外侧向内侧靠近。在颈根部，左侧迷走神经位于颈动脉鞘的后侧，然后下行至主动脉弓的前方。在主动脉弓尾侧、动脉导管（出生后逐渐闭锁为动脉韧带）的外侧，迷走神经主干发出左侧喉返神经，并向后走行延伸。左侧喉返神经位于气管食管沟内，与右侧喉返神经在气管旁区的斜行走行相比较，左侧喉返神经走行更贴近气管食管沟，并以直行的方式进入气管旁区（图 12.2a~c 和图 12.3a、b）。多项研究表明，至少 80% 的病例左侧喉返神经以平行于气管食管沟走行或小于 30° 的路径走行，而在近 80% 的病例中，右侧喉返神经相对于气管食管沟在 15° ~45° 之间走行。向最远端的走

行过程中，在进入环状软骨边缘之前，左右喉返神经更接近气管食管沟走行[3-6]。右、左喉返神经与 Berry 韧带的关系及入喉点的详细情况已在上文中详细阐述[7]。

左喉返神经异常分类

左侧喉返神经获得性变异：L2a
当左侧甲状腺肿明显侵入气管食管沟时，左侧喉返神经会向外侧移动。图 12.2d 和 12.3a、c 显示甲状腺肿侵入气管食管沟的患者左侧喉返神经移位。左喉返神经的这一获得性变异属于 L2a。

左侧喉返神经的获得性变异：L2b

如果左侧甲状腺肿压迫至气管深处区域，左侧喉返神经可能被挤压到甲状腺肿的腹侧，当将带状肌牵拉开后，可以看到 RLN 位于甲状腺腺体的表面。我们将这种位置变异定义为 L2b（图 12.2e 和图 12.3a）。

左侧喉返神经的胚胎学变异：左侧喉不返神经或 L3

左侧的喉不返神经非常罕见，发生率仅为 0.04% 左右[8]。1988 年，Henry 报道了 2 例左侧喉不返神经[8]。左喉不返神经被称为 L3（图 12.2f）。左喉不返神经的出现常常同时伴随其他的胚胎解剖变异，即原位反转、锁骨下动脉异常和左动脉导管未闭[9]（对喉不返神经的详细描述见第 11 章）。

右喉返神经异常分类

右侧喉返神经获得性变异：R2a

甲状腺中下极背面的肿块可以将正常倾斜的右喉返神经推移到更直的气管食管沟位置，从而将右喉返神经从原来的正常位置上推挤到新的内侧位置。这种神经位置的变化被定义为 R2a（图 12.2g 和图 12.3b）。

右侧喉返神经获得性变异：R2b

Zuckerkandl 结节处甲状腺组织可以形成气管后颈部甲状腺肿或后纵隔性甲状腺肿，即ⅡA 和 B 型胸骨后甲状腺肿，喉返神经可能会被其背侧的甲状腺组织所挤压，并可能导致喉返神经向腹侧明显移位[7]。喉返神经背侧出现的部分甲状腺组织会使喉返神经被带到甲状腺组织的腹侧（图 12.2h 和图 12.3b）。我们称之为 R2b。

右喉返神经的胚胎变异：右侧喉不返神经或者 R3

胚胎发育时，当右锁骨下动脉起源于主动脉弓并在食管后方向右延伸，右喉返神经从迷走神经到其入喉点有一个更为直接的路径，形成喉不返神经[10]。右侧喉不返神经在我们的系统中表示为 R3（图 12.2i 和 12.3b）。应该注意的是，在高达 1.5%

的患者中，交感神经链和喉返神经之间的交通吻合相对比较常见，可能会被误认为喉不返神经[11]（喉不返神经在第 11 章中有详细描述）。

临床重要神经特征

除了上述 L1~L3 和 R1~R3 类外，还存在一些影响喉返神经的因素。这些可以通过额外的文字添加到左右侧喉返神经的分类系统中。

解剖学异常：F 为固定 / 挤压 / 陷入甲状腺组织内；I 为侵犯；L 为穿过 Berry 韧带的后部；B 为分叉；T 为细小。

功能学异常：LOS 为电生理信号丧失；D 为彻底解离神经。

解剖学

结节性甲状腺肿可以导致明显的肿块，这些肿块与喉返神经关系密切，根据肿块大小的不同，喉返神经可能被肿块挤压或陷入甲状腺组织内。据估计，多达 15% 的胸骨后甲状腺肿可能出现这种情况[7]。此类型的喉返神经用字母 F 表示（图 12.3d）。在这种情况下，对甲状腺结节的钝性分离，有牵拉损伤神经的风险。

类似地，喉返神经可能被恶性肿瘤侵犯，虽然这与神经生理解剖无关，但它极大地改变了外科解剖，在神经分类系统中用字母 I 表示（图 12.3d）。

Chiang 和 Snyder 的神经监测研究清楚地表明，当喉返神经与 Berry 韧带（特别是 Berry 韧带后部）或血管关系密切时，容易发生喉返神经的牵拉损伤，75% 的神经牵拉伤发生于此处[12, 13]。因此，如果喉返神经深入 Berry 韧带内，这在神经分类系统中用字母 L 表示（图 12.3d）。

喉返神经的分支类型已在本书第 8 章进行了详细描述。Sancho 和 Sitges-Serra 的研究表明，较为复杂的神经分支类型与较高的手术损伤风险有关[14]，因此在外科手术中识别的神经分支应纳入神经分类系统，以字母 B 表示（图 12.3d）。

我们的研究表明，神经的粗细，特别是神经与 Berry 韧带的相互关系，与神经损伤的风险有

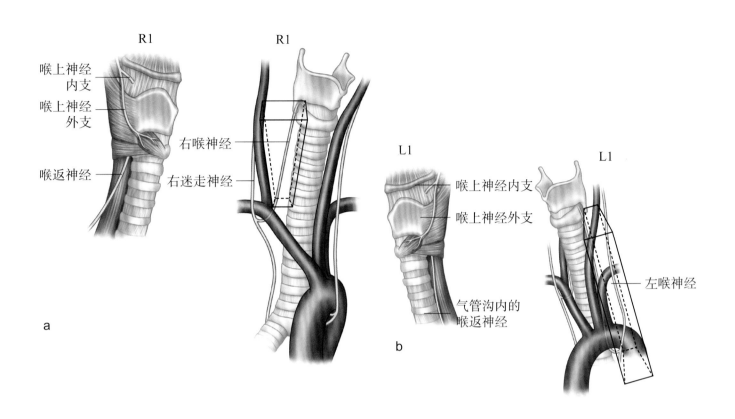

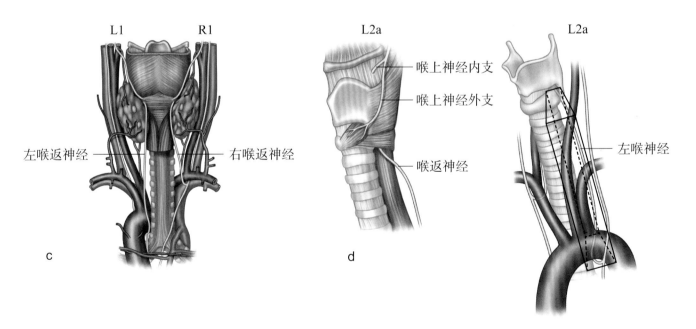

图 12.2　a. R1：右侧喉返神经在右侧气管旁的正常走行。b. L1：左侧喉返神经在左侧气管旁的正常走行。c. (左侧) L1：左侧喉返神经经左侧气管旁区的正常走行；(右侧) R1：右侧喉返神经经右侧气管旁区的正常走行。d. L2a：左侧喉返神经获得性异常侧移

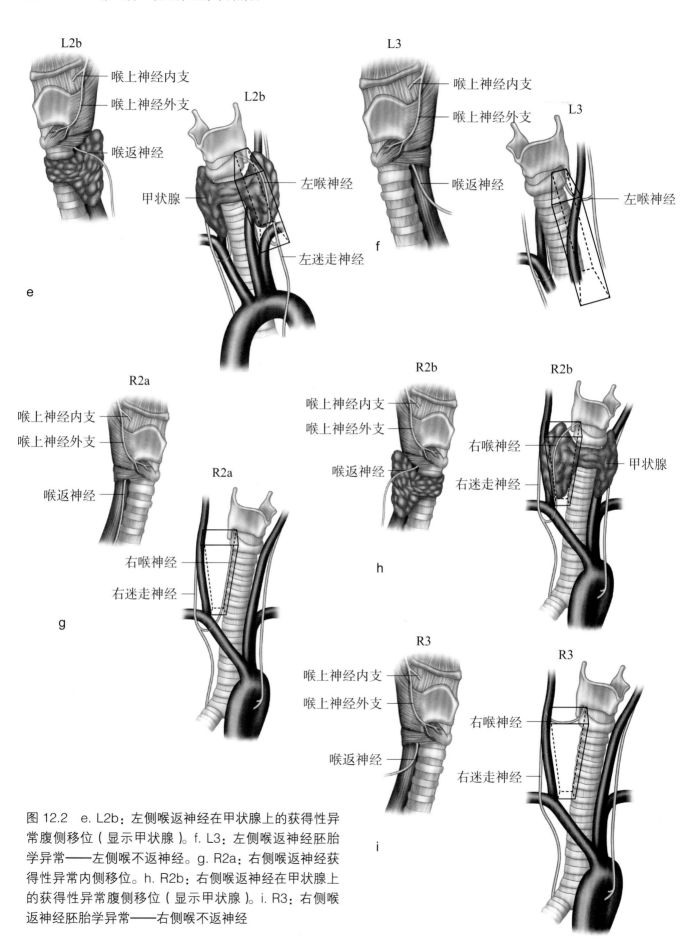

图 12.2　e. L2b：左侧喉返神经在甲状腺上的获得性异常腹侧移位（显示甲状腺）。f. L3：左侧喉返神经胚胎学异常——左侧喉不返神经。g. R2a：右侧喉返神经获得性异常内侧移位。h. R2b：右侧喉返神经在甲状腺上的获得性异常腹侧移位（显示甲状腺）。i. R3：右侧喉返神经胚胎学异常——右侧喉不返神经

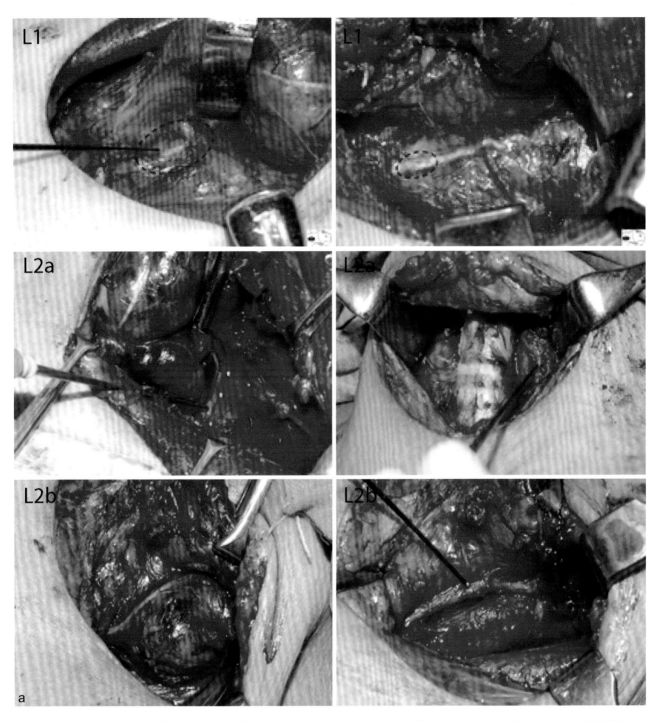

图 12.3　a. 左喉返神经型类型。L1：正常走行；L2a：获得性变异——外侧型；L2b：获得性变异——腹侧型

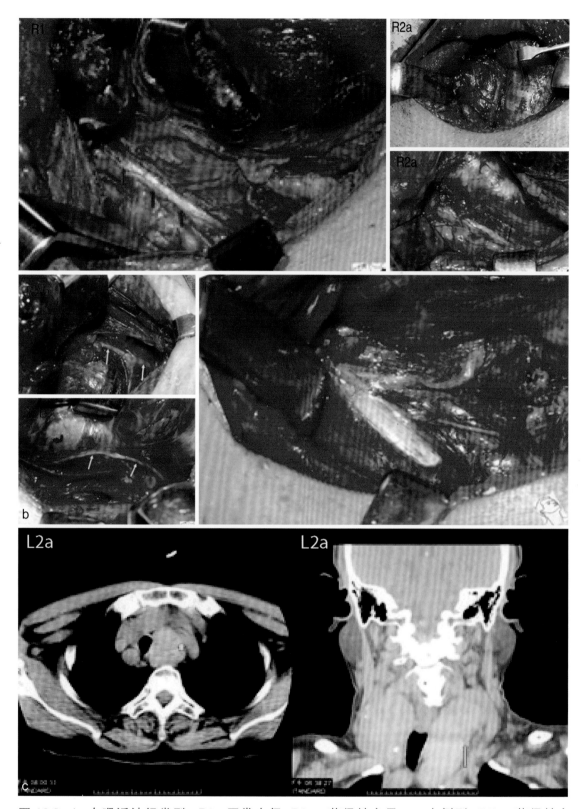

图 12.3　b. 右喉返神经类型。R1：正常走行；R2a：获得性变异——内侧型；R2b：获得性变异——腹侧型；R3：胚胎学变异——右侧喉不返神经；c. L2a 获得性异常侧位的 CT 扫描图像

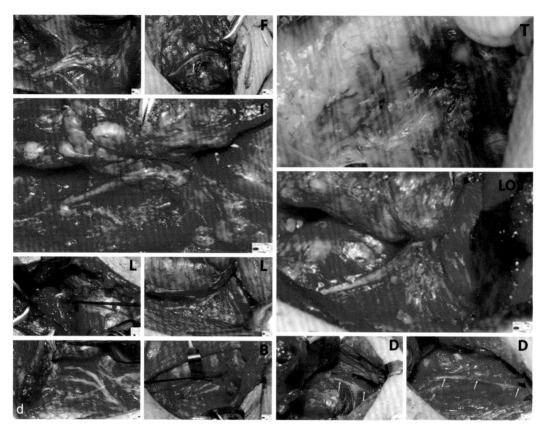

图 12.3　d. 基于临床重要神经特征的喉返神经类型。解剖特征：F，固定 / 挤压 / 陷入甲状腺组织内；I，侵犯；L，穿过 Berry 韧带的后部；B，分叉；T，细小。功能性特征：LOS，电生理信号丧失（喉返神经牵拉，LOS 在两个蓝色小箭头处）；D，广泛解离神经

关。较细的喉返神经更容易在靠近 Berry 韧带的区段发生牵拉伤。因此，在神经分类系统中，我们将神经直径作为一个重要的参数（用字母 T 表示）。

功能学

许多外科医生使用术中神经检测，检测期间的信号丢失已经被证明是术后发声功能障碍的可靠预测指标，因其具有很大的功能意义这种新的电生理元件被纳入我们的喉返神经分类系统中[3]。在我们的分类系统中用 LOS 表示（图 12.3d）。

最后，神经解剖的程度可能与术后功能有关。我们发现，对神经（尤其是较细的神经）进行 360° 解剖，将会使神经面临更大的牵引损伤风险。因此，在我们的神经分类系统中，神经解剖的程度被作为一个附加的限定参数被包括在内，在分类中用字母 D 表示（图 12.3d）。

分类系统应用实例

利用我们的分类系统，右侧喉返神经在手术中移位，有分支并失去神经信号，被分类为 R2a/B、LOS。右侧喉返神经以正常的解剖走行，对之进行了 360° 的解剖，可分为 R1/D。

同样，左侧喉返神经向外侧移位，直径小，受肿瘤侵犯，记录为 L2a/T、I。左侧喉返神经遵循正常或典型的左侧解剖走行，有神经分支，可归为 L1/B。

总　结

我们希望这个分类系统有助于外科医生在甲状腺手术过程中更好地理解喉返神经解剖和功能，有助于医生之间能够更有效地进行交流，并在今后的研究工作中，更加合理、统一地进行数据的收集。

• 参考文献 •

[1] Shoja MM, Ardalan MR, Tubbs RS, et al. The relationship between the internal jugular vein and common carotid artery in the carotid sheath: the effects of age, gender and side. Ann Anat. 2008;190:339–43.

[2] Dionigi G, Chiang FY, Rausei S, et al. Surgical anatomy and neurophysiology of the vagus nerve (VN) for standardised intraoperative neuromonitoring (IONM) of the inferior laryngeal nerve (ILN) during thyroidectomy. Langenbecks Arch Surg. 2010;395:893–9.

[3] Shindo ML, Wu JC, Park EE. Surgical anatomy of the recurrent laryngeal nerves revisited. Otolaryngol Head Neck Surg. 2005;133:514–9.

[4] Haller JM, Iwanik M, Shen FH. Clinically relevant anatomy of recurrent laryngeal nerve. Spine (Phila Pa 1976). 2012;37:97–100.

[5] Uen YH, Chen TH, Shyu JF, et al. Surgical anatomy of the recurrent laryngeal nerves and its clinical applications in Chinese adults. Surg Today. 2006;36:312–5.

[6] Lee MS, Lee UY, Lee JH, Han SH. Relative direction and position of recurrent laryngeal nerve for anatomical configuration. Surg Radiol Anat. 2009;31:649–55.

[7] Randolph GW, Rameau A, Netterville JL. Surgery of cervical and substernal goiter. In: Randolph GW, editor. Surgery of the thyroid and parathyroid glands. Philadelphia, PA: Elsevier Saunders; 2013. p. 63–77.

[8] Henry JF, Audiffret J, Denizot A, Plan M. The nonrecurrent inferior laryngeal nerve: review of 33 cases, including two on the left side. Surgery. 1988;104:977–84.

[9] Fellmer PT, Bohner H, Wolf A, Roher HD, Goretzki PE. A left nonrecurrent inferior laryngeal nerve in a patient with right-sided aorta, truncus arteriosus communis, and an aberrant left innominate artery. Thyroid. 2008;18:647–9.

[10] Kamani D, Randolph G, Potenza A, Cernea C. Electrophysiologic monitoring characteristics of the recurrent laryngeal nerve preoperatively paralyzed or invaded with malignancy. Otolaryngol Head Neck Surg. 2013;149: 682–8.

[11] Raffaelli M, Iacobone M, Henry JF. The "false" nonrecurrent inferior laryngeal nerve. Surgery. 2000;128: 1082–7.

[12] Chiang FY, Lu IC, Chen HC, et al. Anatomical variations of recurrent laryngeal nerve during thyroid surgery: how to identify and handle the variations with intraoperative neuromonitoring. Kaohsiung J Med Sci. 2010;26:575–83.

[13] Snyder SK, Lairmore TC, Hendricks JC, Roberts JW. Elucidating mechanisms of recurrent laryngeal nerve injury during thyroidectomy and parathyroidectomy. J Am Coll Surg. 2008;206:123–30.

[14] Sancho JJ, Pascual-Damieta M, Pereira JA, Carrera MJ, Fontane J, Sitges-Serra A. Risk factors for transient vocal cord palsy after thyroidectomy. Br J Surg. 2008;95:961–7.

[15] Kandil E, Abdel Khalek M, Aslam R, Friedlander P, Bellows CF, Slakey D. Recurrent laryngeal nerve: significance of the anterior extralaryngeal branch. Surgery. 2011;149:820–4.

[16] Fontenot TE, Randolph GW, Friedlander PL, Masoodi H, Yola IM, Kandil E. Gender, race, and electrophysiologic characteristics of the branched recurrent laryngeal nerve. Laryngoscope. 2014;124:2433–7.

[17] Kandil E, Abdelghani S, Friedlander P, et al. Motor and sensory branching of the recurrent laryngeal nerve in thyroid surgery. Surgery. 2011;150:1222–7.

[18] Serpell JW, Yeung MJ, Grodski S. The motor fibers of the recurrent laryngeal nerve are located in the anterior extralaryngeal branch. Ann Surg. 2009;249:648–52.

[19] Ardito G, Revelli L, D'Alatri L, Lerro V, Guidi ML, Ardito F. Revisited anatomy of the recurrent laryngeal nerves. Am J Surg. 2004;187:249–53.

[20] Serpell JW, Lee JC, Yeung MJ, Grodski S, Johnson W, Bailey M. Differential recurrent laryngeal nerve palsy rates after thyroidectomy. Surgery. 2014;156:1157–66.

[21] Serpell JW, Woodruff S, Bailey M, Grodski S, Yeung M. Recurrent laryngeal nerve diameter increases during thyroidectomy. Ann Surg Oncol. 2011;18:1742–7.

第 13 章
喉返神经的手术入路

Emad Kandil, Michael Singer, Ahmed Deniwar, and Gregory W. Randolph

摘要

在甲状腺和甲状旁腺的手术中，避免对喉返神经（RLN）的损伤是至关重要的。在甲状腺手术中，识别和显露喉返神经是保护喉返神经的标准技术。基于病理和手术指征，可在侧方入路、上方入路和下方入路中选择一种作为暴露喉返神经的最佳手术入路。

关键词

喉返神经；手术；解剖；甲状腺切除术；远端入路；机器人甲状腺切除术

入路概述

目前，外科医生可采用多种技术来识别喉返神经，但最基本的问题在于：术中识别或规避喉返神经，能否最大限度地减少喉返神经损伤？历史上，一些外科医生采用避免解剖显露喉返神经的手术入路[1]，其理念基于解剖显露喉返神经的操作可能导致其损伤[2]。此外，他们还认为紧贴甲状腺被膜的操作可以简单地避免术中损伤喉返神经。然而，正如其他章中讨论的那样，避免对喉返神经解剖并不能保证其完整性。

目前一些研究已经证实，识别和完整显露喉返神经是最安全的神经处理方法[3, 4]。

对喉返神经的识别需要基于对其正常和异常解剖以及周围结构的专业知识。在寻找喉返神经的过程中，我们应该通过多个解剖学关系（其他章会详细讨论）而不是单一的结构来辨认喉返神经。直至如今，解剖和显露喉返神经依旧只能基于视觉线索。目前，一些外科医生推崇使用神经监测系统，在"神经地图"中初步定位喉返神经。

E. Kandil, M.D., M.B.A.
Department of General Surgery, Tulane University
School of Medicine, New Orleans, LA, USA

M. Singer, M.D.
Department of Otolaryngology—Head and Neck
Surgery, Henry Ford Health System,
West Bloomfield, MI, USA

A. Deniwar, M.D.
Department of Pediatrics, Tulane University School
of Medicine, Metairie, LA, USA

G. W. Randolph, M.D. (✉)
The Claire and John Bertucci Endowed Chair in
Thyroid Surgery Oncology, Harvard Medical School,
Boston, MA, USA

Division of Thyroid and Parathyroid Endocrine
Surgery, Department of Otolaryngology—Head and
Neck Surgery, Massachusetts Eye and Ear Infirmary,
Boston, MA, USA

Department of Surgery, Endocrine Surgery Service,
Massachusetts General Hospital, Boston, MA, USA
e-mail: Gregory_Randolph@meei.harvard.edu

基本原则

在解剖喉返神经时，术中的适当显露是至关重要的。为了达到这个目的，如果在甲状腺肿手术中单纯依靠拉钩不能充分暴露视野时，可将颈部带状肌离断以进一步显露。为了最佳地显露喉返神经的区域，在将颈部带状肌向外侧牵拉的同时，可将甲状腺和喉气管复合体一并向内前方牵拉。

术中出血会导致手术视野模糊，增加神经显露的难度，因此无血的手术野对神经显露很重要。但即使术中充分、细致地止血，Berry 韧带区域依旧会在甲状腺的切除过程中或移除甲状腺后出现出血。在充分显露喉返神经的情况下，用双极电凝小心精确地灼烧或夹紧出血点是最好的处理方法。在没有显露神经的情况下，对喉返神经区域出血点盲目钳夹或烧灼可能会导致神经的损伤。

重要的是在解剖神经时，在充分、清晰显露喉返神经前不要离断任何组织。严格遵守这个原则会大幅度降低发生喉返神经横断性损伤的风险。找到喉返神经后，应十分谨慎地注意对神经的牵拉程度，过度牵拉甲状腺可导致喉返神经的牵拉损伤[5]。在甲状腺被向中央牵拉的过程中，喉部可能会向上偏位并牵拉喉返神经远端，增加神经麻痹的风险。因此，也有人提出利用牵拉过程中喉返神经的张力来进行神经触诊辨认[6]。理论上，这个神经张力可以使神经更容易被触及，并且有一定的理论依据；但还是要避免使用这种技术，因为这个张力本身就可能会造成神经损伤。

具体技术

尽管不同患者的喉返神经处理方法会有轻微差别，但解剖和显露喉返神经的方式可大致分为三种：侧方入路、上方入路和下方入路。因为不能预测具体手术过程中需要使用哪一种方案[7]，所以施行甲状腺手术的外科医生应当对三种方案都要充分了解。

侧方入路

在传统的开放式甲状腺切除术中，侧方入路是最常用的喉返神经显露方法。在这种入路中，喉返神经会在甲状腺叶的中部显露[8]。

牵拉胸骨舌骨肌和胸骨甲状肌可以暴露甲状腺和中央区，将带状肌向侧方牵拉，暴露颈总动脉和颈静脉；然后小心地向外侧牵拉颈总动脉，同时向内侧牵拉甲状腺，得以显露喉返神经所在的气管旁软组织。

解剖出甲状腺的上、下极，正确处理这些位置的血管。离断甲状腺中静脉以便进一步将甲状腺向内侧牵拉，更好地暴露气管旁软组织。为了保护下甲状旁腺的供血血管，最好先将下位甲状旁腺从甲状腺下极上解离下来，然后在内侧牵拉甲状腺叶[9]。

如前所述，很多组织结构可以被用作定位寻找辨认神经的标志，包括甲状旁腺、Zuckerkandl 结节、甲状腺下动脉和甲状软骨下角的下缘。将这些结构作为线索，通常可以迅速定位喉返神经。

侧方入路有一个显著优势，即喉返神经只需要在其远端进入咽下缩肌的最后几厘米被解剖和显露，避免了暴露颈区下段和胸廓入口的神经，减少了喉返神经的显露区域。此外，避免解剖颈区下段的喉返神经也有利于保护下位甲状旁腺的血供。

这种入路可能并不适用于一些甲状腺侧方区域暴露受限的情况，比如甲状腺巨大肿物或明显增大的 Zuckerkandl 结节。在甲状腺再次手术中，由于致密的瘢痕组织常常覆盖甲状腺侧方区域，这种入路也不利于神经的显露。在甲状腺再次切除术中，通常可以很容易地在一些瘢痕较轻的区域内找到喉返神经。如果从低于先前解剖平面的位置着手，则常常可以避开瘢痕组织。

当选择侧方入路时，同时需要考虑一些其他的因素。侧方入路时常先显露喉返神经远端，但也可能出现的是其喉外分支。我们不能简单地通过一部分喉返神经来推测其整体结构，每一个分支都需要仔细地识别和保护。罕见的喉不返神经变异同样在行侧方入路解剖时会面临很大的风险。由于其通常垂直于常规神经走行方向，喉不返神经很容易被忽视或被横断损伤[10]。

上方入路

从上方入路寻找喉返神经的操作具有挑战性。但对于巨大甲状腺肿物或胸骨后甲状腺肿的手术，因为侧方入路和下方入路往往难以通过牵拉甲状腺获得足够的操作空间来显露喉返神经，所以这种入路价值更高。该入路还适用于其他入路没有成功找到喉返神经或怀疑存在喉不返神经的时候。对于耳后切口远入路甲状腺手术时，需要从上往下的矢量方向显露和切除甲状腺，此时寻找喉返神经的最佳方法为上方入路。

在上方入路中，显露甲状腺上极后，结扎上极血管。巨大甲状腺肿患者的喉上神经外支会在腺体上极向下延展，如果没有仔细保护则很容易受到损伤。离断甲状腺上极后，将上极向腹外侧翻转后可显露咽下缩肌。在咽下缩肌下缘可以发现 Berry 韧带；同时喉返神经也沿着咽下缩肌下缘走行。喉返神经在入喉处的位置是最常用的解剖标志。为了进一步显露喉返神经，可应用神经监测仪进行辅助辨认。

虽然有时上方入路是很理想的手段，但有时需面临以下等问题：Berry 韧带的解剖很容易出血，并且少量的血液就可以使视野变得模糊；喉返神经远端会变细，不易与其伴行的小血管相区分；同时，喉返神经远段与周围组织相对固定，很容易受到牵拉和出现神经麻痹。因此，无论是在解剖神经，还是在牵拉腺体上极的过程中，都需要注意避免在神经上施加过多的压力。

下方入路

下方入路由 Sedgwick 和 Lore 在 20 世纪 70 年代提出[11, 12]。这种技术逐渐成为寻找喉返神经的标准方法，并适用于大多数常规的甲状腺切除术。但对巨大甲状腺肿尤其是胸骨后肿的患者而言，由于不能显露喉返神经三角区，这种方法并不适用。

喉返神经三角是下方入路的关键，喉返神经位于尖端顶点向下进入胸廓的倒三角内[13]。三角底边为甲状腺下极，内侧边为气管，外侧边为带状肌。

三角内组织疏松，而且喉返神经在此处并不与周围固定（与其在 Berry 韧带处不同）。这些因素均有利于喉返神经的无损伤解剖。除此之外，喉返神经在此处为无分支主干，常常较粗。

虽然下方入路是常规的方法，但是很多医生会因为以下原因避免使用：下方入路喉返神经的位置靠近近端，因此解剖的追踪神经较长；解剖长度的增加不仅导致神经损伤的风险增加，而且会影响下位甲状旁腺的血供。

下方入路是甲状腺再次手术时喉返神经探查的优选方案。如前所述，既往甲状腺切除术的患者由于瘢痕和纤维的增生不适合经侧方入路；而在既往

手术区域的下方辨认喉返神经则更易操作。

微创和远端入路

近 20 年来，一大批微创甲状腺手术方式涌现，其中最流行的是 Miccoli 等提出的腔镜辅助甲状腺切除术（MIVAT）[14]。近几年，创口不在颈前的远端入路技术方法受到大量关注[15, 16]。这些方法要求外科医生了解的手术入路与传统方法有些不同。

在 MIVAT 中，内镜下观察甲状腺的方向和传统手术相同，因此找寻喉返神经的方法与侧方入路相同。此时，暴露气管旁区域的关键是将甲状腺向中线和腹侧牵拉。将甲状腺从气管旁旋离后，可见喉返神经近端延伸至 Zuckerkandl 结节的深面。在内镜放大作用下可以用小型无创伤器械解剖甲状腺气管沟，并可以为观察神经提供极佳的视野。当切下的腺体通过创口移出后，医生要注意避免过度牵拉导致的神经损伤。

在远端入路的手术中，探查喉返神经的选择取决于切口的位置。耳后入路手术中最先接触腺体的上端，所以上方入路寻找喉返神经比较合适。断扎上极血管后，腺体上极向中线和腹侧牵拉显露出咽下缩肌，沿此方向进一步在 Berry 韧带处探查喉返神经较为容易。

另外一种比较常见的是经腋下远端入路手术，其从下外侧方接近腺体，然后离断甲状腺的上极和下极，以便松解甲状腺腺体，继而显露气管的前表面。将腺体向中线牵拉后，此时可在气管食管沟中解剖显露出喉返神经。腋下入路探查喉返神经的方向与传统甲状腺切除术中腹侧到背侧解剖有很大不同，喉返神经是沿外侧到内侧进行解剖显露操作的。

喉返神经解剖技巧和注意事项

临床经验和对外科解剖学的专业知识是无可替代的。此外，下列技巧有助于更安全地解剖和显露喉返神经[9]。

- 如上文提及，在神经没有完全显露之前不要切断任何结构，可将永久性喉返神经损伤的风险降至最低。直视追踪神经时，分离神经周围组织之前神经必须完整暴露在视野中。若使用神经监测技术，

则每次横切组织都要以组织神经监测阴性为前提。

● 识别神经后，尽量对神经进行少量的解剖而完成甲状腺切除手术。为了显露和追踪喉返神经行程进行喉返神经的解剖是合适的。一旦达到目的，应避免任何多余的操作以避免额外损伤。

● 追踪喉返神经远端时，向中线牵拉甲状腺的动作务必十分小心。施加在腺体上的压力可以经由 Berry 韧带等组织上的纤维组织传递至神经，同时压力通过狭小的空间会对局部组织释放更强的压力。避免过多的压力造成神经麻痹十分重要。同样，牵拉可以通过神经伴行的弓形血管对神经形成压迫。

● 喉返神经最终总是会分出至少一个前支和一个后支[17]。然而分支也可以很复杂，可以出现多个前支或感觉支[18]，因此，外科医生必须确定他们追踪的是喉返神经的前支并且不能忽视其他运动支。错误地追踪喉返神经后支可导致重要的运动前支被不经意地切断。如果发现一个前支比较细小，需要考虑可能只是运动分支其中一个小分支。在这种情况下，可以逆行解剖确定是否有近端分支存在。

● Berry 韧带上缠绕的神经和一些细小神经很容易受损。如果喉返神经损伤风险很高，可以在此处留下一小块正常甲状腺组织（远离肿瘤边缘）来保护神经避免损伤[9]。

● 在靠近神经的区域，应慎用任何形式的电凝操作。腺体切除后在 Berry 韧带附近的小出血点很常见，止血操作应当在避免神经受到热损伤的情况下进行。带有精细尖端的双极电凝可以精准地传送能量，瞬间放电止血，是神经区域止血的最佳装置。

● 解剖神经时，如果遇到紧贴在甲状腺被膜上的甲状旁腺，应尽量保护好甲状旁腺的血供。如果保留甲状旁腺的血供与保护神经相矛盾，则可将甲状旁腺切除并行自体移植。应记住对喉返神经的保护是最重要的。

● 巨大甲状腺肿，尤其是胸骨后甲状腺肿，可以拉伸喉返神经。在增大的腺体移除后可能会有一段冗长的喉返神经存在，对其远端的忽视可能导致神经损伤。因此，在这类情况下，喉返神经应该一直追踪到其入喉处。

● 在解剖神经的过程中，大力地抽吸和使用花生米、纱布的力量过大均可能对神经造成损伤，应尽量减少其应用。

● 环状软骨前弓是甲状腺切除过程中的重要标志。喉返神经紧贴咽下缩肌的深面入喉，而咽下缩肌则附着在环状软骨上。此时，喉返神经进入喉部，消失在术野中。

● 环甲肌的解剖需要小心，在环甲肌浅面电凝止血可能会损伤环甲肌，导致患者术后喉功能不全。

------------------------------ ● 参考文献 ● ------------------------------

[1] Gacek RR, Malmgren LT, Lyon MJ. Localization of adductor and abductor motor nerve fibers to the larynx. Ann Otol Rhinol Laryngol. 1977;86(6):771–6.

[2] Chonkich GD, Petti GH, Goral W. Total thyroidectomy in the treatment of thyroid disease. Laryngoscope. 1987; 97(8):897–900.

[3] Barczynski M, Konturek A, Cichon S. Randomized clinical trial of visualization versus neuromonitoring of recurrent laryngeal nerves during thyroidectomy. Br J Surg. 2009;96(3):240–6.

[4] Jatzko GR, Lisborg PH, Muller MG, et al. Recurrent nerve palsy after thyroid operations—principal nerve identification and a literature review. Surgery. 1994;115(2): 139–44.

[5] Reeve T, Thompson NW. Complications of thyroid surgery: how to avoid them, how to manage them, and observations on their possible effect on the whole patient. World J Surg. 2000;24(8):971–5.

[6] Procacciante F, Picozzi P, Pacifici M, Picconi S, Ruggeri S, Fantini A, et al. Palpatory method used to identify the recurrent laryngeal nerve during thyroidectomy. World J Surg. 2000;24(5):571–3.

[7] Bliss RD, Gauger PG, Delbridge LW. Surgeon's approach to the thyroid gland: surgical anatomy and the importance of technique. World J Surg. 2000;24(8):891–7.

[8] Akin Jr JT, Skandaliakis JE. Technique of total thyroid lobectomy. Am Surg. 1976;42(9):648–52.

[9] Attie JN, Khafif RA. Preservation of parathyroid glands during total thyroidectomy. Improved technic utilizing microsurgery. Am J Surg. 1975;130(4):399–404.

[10] Henry JF, Audiffret J, Denizot A, et al. The nonrecurrent inferior laryngeal nerve: review of 33 cases, including two on the left side. Surgery. 1988;104(6):977–84.

[11] Lore Jr JM, Kim DJ, Elias S. Preservation of the laryngeal nerves during total thyroid lobectomy. Ann Otol Rhinol Laryngol. 1977;86(6):777–88.

[12] Sedjwick C. Major problems in clinical surgery. Philadelphia, PA: WB Saunders; 1974.

[13] Lore Jr JM. Practical anatomical considerations in thyroid tumor surgery. Arch Otolaryngol. 1983;109(9):568–74.

[14] Miccoli P, Berti P, Raffaelli M, Conte M, Materazzi G, Galleri D. Minimally invasive video-assisted thyroidectomy. Am J Surg. 2001;181(6):567–70.

[15] Kang SW, Jeong JJ, Nam KH, Chang HS, Chung WY, Park CS. Robot-assisted endoscopic thyroidectomy for thyroid malignancies using a gasless transaxillary approach. J Am Coll Surg. 2009;209(2):e1–7.

[16] Terris DJ, Singer MC, Seybt MW. Robotic facelift thyroidectomy: II. Clinical feasibility and safety. Laryngoscope. 2011;121:1636–41.

[17] Serpell JW, Yeung MJ, Grodski S. The motor fibers of the recurrent laryngeal nerve are located in the anterior extralaryngeal branch. Ann Surg. 2009;249(4):648–52.

[18] Kandil E, Abdelghani S, Friedlander P, Alrasheedi S, Tufano RP, Bellows CF, et al. Motor and sensory branching of the recurrent laryngeal nerve in thyroid surgery. Surgery. 2011;150(6):1222–7.

第 *4* 篇
喉返神经的神经监测

Gianlorenzo Dionigi

第 14 章
术中喉返神经监测

Gianlorenzo Dionigi, Henning Dralle, Whitney Liddy, Dipti Kamani, Natalia Kyriazidis, and Gregory W. Randolph

摘要

甲状腺手术过程中可能会对双侧喉返神经（RLN）造成损伤。单侧声带麻痹（VCP）可导致声音改变，尤其是声音相关从业者更加明显，并可能导致吞咽困难和误吸；而双侧声带麻痹可能需要气管切开。术中 RLN 的显露被认为是预防 RLN 损伤的金标准；然而术中观察到结构完整的神经并不一定代表其术后功能正常。神经监测越来越受到全世界范围内从事甲状腺和甲状旁腺外科医生的关注。目前的研究表明，大多数普外科医生和头颈外科医生会在他们的一些甲状腺手术患者中使用神经监测。本章节介绍了术中神经监测（IONM）的历史概况和使用模式，并探讨了其对外科临床实践的影响，包括术中 IONM 的应用、IONM 标准化的操作步骤、正常数据，以及目前 IONM 的最新进展，如持续性 IONM。

关键词

术中神经监测；喉返神经；声带麻痹；IONM 标准化；甲状腺手术；喉返神经损伤；甲状腺手术中的医疗纠纷问题

引　言

声音是人类交流的重要组成部分，通过其独特的方式传递信息和情感。虽然现代甲状腺手术的起源可以追溯到 100 多年前，但是 RLN 损伤仍然是最可怕的并发症。1938 年，波士顿的 Lahey 教授首次提出在甲状腺手术中常规显露 RLN，有

G. Dionigi, M.D., F.A.C.S., Ph.D. (✉)
1st Division of Surgery, Department of Surgical
Sciences and Human Morphology, University of
Insubria, Viale Guicciardini 9, Varese 21100, Italy
e-mail: gianlorenzo.dionigi@uninsubria.it

H. Dralle, M.D., Ph.D.
Department of General, Visceral and Vascular
Surgery, Medical Faculty, Martin Luther
University Halle-Wittenberg, Halle (Saale),
Germany

W. Liddy, M.D. • D. Kamani, M.D.
N. Kyriazidis, B.S., M.S.
Division of Thyroid and Parathyroid Endocrine
Surgery, Department of Otolaryngology—Head and
Neck Surgery, Massachusetts Eye and Ear Infirmary,
Harvard Medical School, Boston, MA, USA

G. W. Randolph, M.D.
The Claire and John Bertucci Endowed Chair in
Thyroid Surgery Oncology, Harvard Medical School,
Boston, MA, USA

Division of Thyroid and Parathyroid Endocrine
Surgery, Department of Otolaryngology—Head and
Neck Surgery, Massachusetts Eye and Ear Infirmary,
Boston, MA, USA

Department of Surgery, Endocrine Surgery Service,
Massachusetts General Hospital, Boston, MA, USA

效降低了 RLN 的损伤率。Lahey 教授在他超过3 000 例常规显露 RLN 的甲状腺切除术报告中提到"仔细的解剖可以有效减少 RLN 的损伤",并且可以使 RLN 损伤率从 1.6% 下降到 0.3%[1]。Karlan(1984)、Jatzko(1994) 和 Hermann(2002)教授的报道显示全程显露 RLN 有助于在甲状腺切除过程中对神经完整性进行观察,其所报道的 RLN 损伤率为 1%~2%,明显优于更小范围的神经显露或没有进行神经识别定位的甲状腺切除术[2-4]。目前,在常规甲状腺手术中,总 RLN 损伤率约为10%;在结节性甲状腺肿中占 0.5%~2%,在恶性肿瘤、格雷夫斯病或再次甲状腺手术中高达 20%[5, 6]。由于全世界有 5%~7% 的人口患有甲状腺疾病,其中 10%~15% 的人将会接受手术,所以制订最佳的RLN 保护策略就显得很有必要。在手术过程中,通过细致的解剖定位可以避免 RLN 损伤[7, 8]。甲状腺手术中 RLN 的保护策略包括全面了解 RLN 的解剖、颈段 RLN 的常规显露和识别、获得培训和临床经验,以及术前和术后喉镜检查(表 14.1)[5, 9, 10]。随着新技术在临床实践中的出现和应用(包括IONM),RLN 保护策略也会逐渐更新[11-13]。本章回顾相关文献,重点介绍 IONM 的使用情况及其技术要领,以及 IONM 应用如何提高现代甲状腺切除术的质量[12, 13]。本文作者根据相关文献、指南和临床经验提出建议[14-16]。本文不推荐任何特定公司或术中监测设备。

表 14.1　甲状腺手术中 RLN 管理标准

• 全面了解 RLN 解剖
• 常规肉眼识别 RLN
• 颈段 RLN 显露
• 经验
• 培训
• 术前和术后喉镜检查

历　史

1848 年,Du Bois-Reymond 首次用肌电图(EMG)记录了神经的动作电位,描述了肌肉的电活动[14]。1935 年,Foerster 和 Alternberger 首次使用了术中脑电图(EEG)[14]。IONM 已被用来减少手术造成的神经系统相关并发症[14]。IONM 的目的是在发生不可逆损伤之前识别出神经功能的变化。IONM 用于定位神经(如颅底手术时的脑神经),监测这些神经的功能,并对术中神经损伤进行早期监测,以便立即纠正手术操作[14]。神经监测被脊柱外科医生广泛使用,但神经外科、血管外科、骨科、耳鼻喉科和泌尿科医生也会在一部分手术中使用神经监测。神经监测在实际运用中常见于脊柱手术、某些脑部手术、颈动脉内膜切除术,以及耳鼻喉科手术,如听神经瘤(前庭神经鞘瘤)切除术、腮腺切除术和颈部淋巴结清扫手术等。运动诱发电位也能应用于胸腹主动脉瘤手术[14]。1966 年,耶鲁大学的 Shedd 和 Durhan 首次发表了在犬模型中运用喉部气囊研究 RLN 和喉上神经(SLN)的电刺激、识别和反应评估的研究[17]。实验表明,喉部气囊的压力数据在电刺激喉返神经后始终显示出可识别的变化。这为 RLN 的电刺激识别提供了一种方法。对于 SLN,刺激时的压力数据变化更为多变,但仍足以进行识别。同一作者对 2 例甲状腺手术进行的临床研究显示,当 RLN 和 SLN 受到刺激时,喉内气囊压力记录信号清晰[17]。1970 年。Riddell 发表了持续 23 年(1946—1969)的研究结果,即在甲状腺手术中通过刺激 RLN 后进行喉部触诊来识别RLN[18]。1986 年,Galivan 和 Galivan 提出了一种在甲状腺和甲状旁腺手术中进行 RLN 识别的安全而简单的技术,其不需要额外的手术器械,只需要通过 0.5~2.0 mA 电流刺激 RLN 后对环杓后肌进行触诊[19]。尽管如此,对于颈部解剖知识的全面掌握仍然是这项手术中最重要的技能。

自 1980 年以来,不同的 IONM 技术被提出,包括有 / 无创装置、喉部触诊、声门压力监测、声门观察、内镜下放置的声带肌内电极、气管导管表面电极和环状软骨后表面电极[15, 20]。气管导管表面电极体系因其优点较多已经成为甲状腺手术中广受欢迎的喉返神经术中监测方法,其优点包括易于安装和使用、为无创装置、表面电极接触更大范围的目标肌肉群并且把刺激反应的总和反射在 EMG上[15, 20-22]。在文献报道的各种 RLN 监测方法中,从外科实用性的角度来看,使用气管内导管表面电极与使用内镜在喉部肌肉中放置单极电极,或者手术期间通过环甲膜放置双极电极以及放置与环状软骨后部肌肉接触的表面电极的效果相似[15, 20-22]。虽然用表面电极记录的肌肉电位可能有较低的振幅，但它们显示出相似的刺激阈值[23]。与肌肉内电极相比，直接将表面电极与气管导管固定在一起的装置更容易使用，因为肌肉内电极的置入更为复杂，可能会被置入错误的位置，在手术过程中移位，甚至可能会断裂。

IONM 技术的标准化为 IONM 的临床应用提供了统一标准[24-26]。技术的革新使得 RLN 的任何潜在牵拉都可以被进行持续监测（CIONM）[27]。2006年，致力于甲状腺和甲状旁腺手术中喉部神经监测研究的国际神经监测研究组（INMSG）成立[33]。INMSG 是多学科的国际组织，吸纳拥有甲状腺和甲状旁腺手术、神经监测和相关领域临床经验与专业知识的外科医生及专业研究人员。INMSG 成员包括外科医生（耳鼻喉科、普外科和内分泌外科）、喉科医生、嗓音和喉肌电图专家、麻醉医生、神经生理学家和技术人员。INMSG 已经发布了甲状腺和甲状旁腺手术中 RLN 和喉上神经外支（EBSLN）术中 IONM 相关标准的指南[15, 34]。INMSG 的目标是为了提高 IONM 质量，减少不规范操作，坚持严格标准，促进神经生理监测的发展，提高其地位，鼓励相关研究，明确其局限性，改进和更新指南，开展 IONM 课程，为实践和培训制定质量标准，明确 RLN 神经生理学和病理学的参考范围，改进 EBSLN 监测方法，以及评估新兴发展技术，如 CIONM。2015 年第一届国际甲状腺及甲状旁腺术中神经监测大会在波兰的克拉科夫举行[35]。

神经监测使用情况

在过去的几年，随着世界各地许多机构开始在甲状腺切除术中运用神经监测技术，人们对 IONM 的兴趣越来越浓厚[22, 36-46]。随着无创监测设备的引进、前瞻性随机试验结果的发表、RLN 和 EBSLN 监测指南的制订、培训课程的开展，以及对临床、法律和研究意义的解释，人们对 IONM 的态度发生了改变（表 14.2）[15, 16, 21, 26, 28-32, 47-49]。2007 年，Horn 首次报道了运用邮寄问卷的方式对美国耳鼻喉科医生 RLN 监测使用情况进行的调查，共回收了 685/1 685 份（40%）问卷[36]。其中 81% 的回访者实施过甲状腺切除术，28% 的回访者在他们的所

有病例中都使用了 RLN 监测。如果回访者在受训期间使用了术中神经监测，那么他们使用术中监测的可能性提高了 3.14 倍。在甲状腺切除术中使用 RLN 监测的外科医生报道其永久性 RLN 损伤率降低了 41%。

表 14.2　甲状腺手术中 IONM 逐渐增多的原因

- 无创监测设备（基于气管内导管的系统）的引入
- 好用的软件
- 前瞻性随机试验结果的发表
- 指南和标准化（RLN 和 EBSLN IONM 的定义标准）
- 结构化的培训课程
- 法医学的问题
- 研究的意义
- 协会建议
- 商业工作

2006 年，美国内分泌外科医师协会（AAES）对使用神经监测的态度、使用模式和何时使用进行了调研[37]。通过电子邮件的方式对 AAES 会员进行了调查，共完成 117 份调查报告（41%）。受访者根据使用 IONM（37%）或不使用 IONM（62%）分为两组。使用组由常规使用（13%）和选择性使用（23%）组成。不使用组由从未使用（49%）和放弃使用（13%）组成。不使用者通常年龄较大（$P=0.023$），手术例数较低（$P=0.003$），对技术的熟悉程度较低（$P<0.001$），不易获得该设备（$P<0.001$）。不使用者也报道患者主动与其讨论神经监测的频率较低（$P<0.001$），并且也不太可能主动与患者讨论使用神经监测（$P<0.001$）。总体来看，56% 的使用者和 90% 的非使用者认为神经监测不能提高甲状腺切除术的安全性（$P<0.01$）。尽管如此，经常使用神经监测的外科医生比例已经从 2001 年的 7% 上升至 2007 年的 37%，其中年轻外科医生、学术型外科医生和那些在大病例医院的外科医生最有可能一直使用 IONM[37]。

宾夕法尼亚州立大学的一项调查比较了耳鼻喉头颈外科医生和普通外科医生进行甲状腺和甲状旁腺手术时使用 IONM 的模式和动机[38]。这项研究是针对美国 103 名耳鼻喉科医生和 103 名同机构的普外科医生的多中心调查。该研究向耳鼻喉头颈外科和普通外科学术项目主任发送了 256 项调查，回访率为 44.7%。在实施甲状腺手术中的医生中，80.6% 的耳鼻喉头颈外科医生和 48.0% 的普通外科

医生使用 IONM，44.3% 的耳鼻喉头颈外科医生和 30.8% 的普通外科医生在他们所有的甲状腺病例中均使用 IONM。对于甲状腺手术，随着手术量的增加，外科医生更可能频繁地使用 IONM。14% 的耳鼻喉头颈外科医生和 42% 的普通外科医生主要为了便于寻找 RLN 而使用 IONM，而 40% 的耳鼻喉头颈外科医生和 8% 的普通外科医生是出于减少医疗纠纷的目的来使用 IONM。

IONM 现在是德国的医疗常规[39]。根据 2010 年的一项全国调查，德国 90% 的外科科室都配备了神经监测仪。93% 的甲状腺切除术运用了 RLN 监测，49% 的甲状腺切除术术前常规刺激迷走神经（V1 信号），73% 的甲状腺切除术术后常规刺激迷走神经（V2 信号）。在双侧甲状腺手术中，93% 的外科医生在一侧发生信号丢失（LOS）后改变了对侧的手术切除方案。

在英国，仅有一小部分英国内分泌和甲状腺外科医师协会（BAETS）的会员使用 IONM，但人数正在缓慢增加[40]。2000 年 1 月至 2012 年 11 月，BAETS 数据库登记了 26 365 例甲状腺手术。其中，1 902 台手术运用了 IONM，13 655 台手术未使用 IONM，10 808 台手术未登记是否运用 IONM。在 BAETS 会员中，大多数为不使用者（60%），许多人（20%）很少使用它（小于 5% 的病例），只有 10% 的人在其大于 50% 的病例中使用 IONM。其中有少量的"转变者"，即以前的不使用转变为了常规使用。患者年龄对 IONM 的使用没有影响：小于 16 岁的患者使用 IONM 比率为 13%（22/174），而大于 16 岁的患者使用 IONM 比率也为 13%（1 857/14 718）。IONM 在恶性和良性手术（15% vs 12%，$P<0.000\ 1$）中的使用情况以及再次手术和首次手术（16% vs 12%，$P<0.000\ 01$）的使用情况存在显著差异。数据统计结果进一步显示，使用 IONM 组（3.1%）与不使用 IONM 组（1.3%）在声带麻痹（VCP）发生率上存在明显差异。作者认为，缺乏术后声带麻痹发生原因的 1 级证据以及经济成本足以解释为何英国外科医生对 IONM 使用具有截然相反的两种态度。最近对英国耳鼻喉科医生进行的问卷调查显示，只有 24% 的人在其所有病例中常规使用 RLN 监测。在再次手术中，这一比例增加到 35%[41]。

在丹麦，Godballe 在一份 2007 年的外科手术登记表中统计发现 IONM 的使用率为 77%[42]。在法国，2008 年 IONM 的数量为 6 200 台，2010 年增加 10 000 台[43]。在西班牙，2009 年 IONM 为 613 台，2011 年为 1 956 台[44]。在波兰，每年约有 8% 的甲状腺手术运用 IONM[45]。2013 年，中国台湾学者 Chiang 报道 12 000 台手术使用 IONM[46]。最后，一项登记了 IONM 在意大利甲状腺手术中使用、管理和记录的调查表明，目前 IONM 在 48 项手术项目中被使用（包括 24 项普外科手术、22 项耳鼻喉科手术和 2 项胸外科手术）。总体而言，2006 年至 2013 年，共计 12 853 台手术使用了 IONM，其数量从 2007 年的 253 台增加至 2013 年的 5 100 台。根据 2013 年数据统计结果，IONM 使用情况按专科分布划分为：普外科（50%）、耳鼻喉科（46%）、胸外科（4%）。按医院类型划分为：公立医院占 48%、研究型医院占 37%、私立医院占 15%。甲状腺手术量大的医院占 IONM 使用量的 33%。2013 年的数据显示，IONM 在 98% 的病例中运用音频和图形监测，98% 的病例采用肌电图表面电极气管导管监测系统，82% 的病例采用单极刺激探针。5 个研究中心（3 个普外科和 2 个耳鼻喉科）引进了 CIONM[22]。总体而言，使用 IONM 的动机主要为了减少医疗纠纷（30%）、确认喉返神经（20%）、识别喉返神经（20%）、预后评估（10%）、疑难病例（10%）、减少手术时间（5%）和教学需要（5%）。大多数回访者（62%）选择性使用 IONM（高风险手术）。术中运用正确步骤监测 EMG 信号（包括 V1、R1、R2、V2）的比例为 28%。手术量较大中心和研究型学术中心更容易遵循指南要求使用 IONM（分别为 78% 和 64%）。8% 的中心为患者提供常规使用 IONM 知情同意书和（或）根据 IONM 监测结果制订的知情同意书（例如，一侧出现 LOS 后进行分期甲状腺切除术的病例），20% 的病例医疗文书中包含 EMG 资料[22]。

通过查阅文献和临床记录，得到了不同国家医院的 RLN 监测使用情况及发展趋势（表 14.3）[36-46]。虽然 IONM 使用时间已经近 30 年，但除德国外，在大多数国家，IONM 在外科手术中并不是医疗常规。目前 RLN 保护策略包括广泛全面的解剖学知识、常规视觉识别、颈部解剖暴露、经验、培训和术前术后喉镜检查[5, 9, 10]。

表 14.3　甲状腺手术中 IONM 使用和管理的区域调查总结

参考文献	年份	国家	使用率	科室
Horne SK et al. Otolaryngol Head Neck Surg. 2007；136（6）：952-6	2007	美国	28%	耳鼻喉科
Sturgeon C et al. World J Surg. 2009；33（3）：417-25	2009	美国	37%	美国内分泌外科医师协会
Ho Y，et al. Eur Arch Otorhinolaryngol. 2013 Sep；270（9）：2525-30	2013	美国	耳鼻喉头颈外科为 80.6%，普外科为 48.0%	耳鼻喉头颈外科与普外科
Dralle H，et al. Br J Surg. 2012 Aug；99（8）：1089-95	2012	德国	90%	普外科
Mihai R，Chadwick D on behalf of BAETS，2013 Annual Meeting，Rome	2013	英国	20% 的医师很少使用（<5%），仅有 10% 的医师使用率 >50%	英国内分泌医师协会和甲状腺医师协会
Hopkins C，et al. Clin Otolaryngol. 2005 Apr；30（2）：195-8	2005	英国	24%	耳鼻喉科
Godballe C. Registry of Surgical results：organization and outcomes. In 34th Annual meeting of the European Thyroid Association. ETA Lisbon 2009	2009	丹麦	77%	耳鼻喉科
Carnaille B.—General and Endocrine Surgery，Centre Hospitalier Universitaire Lille，France during the 6th Meeting of the International Neural Monitoring Study Group—INMSG，2013	2013	法国	2008 年为 6 200 次，2010 年为 10 000 次	普外科
Duran Poveda MC—Department of Endocrine Surgery，University Hospital of Fuenlabrada Health Sciences School，King Juan carlos University，Madrid，Spain during the 6th Meeting of the International Neural Monitoring Study Group—INMSG，2013 Spain IONM procedures：613（2009）to 1，956（2011）General surgeons	2013	西班牙	2009 年为 613 次，2011 年为 1 956 次	普外科
Barczyński M—Third Department of General Surgery，Jagiellonian University Medical College，Kraków，Poland，during the Polish Club of Endocrine Surgery in 2014	2014	波兰	8%	普外科
Chiang FY—the Department of Otolaryngology—Head and Neck Surgery，Kaohsiung Medical University Hospital，Kaohsiung，Taiwan，China，during the 7 th Meeting of the INMSG，2014	2014	中国	2013 年为 12 000 次	普外科
Dionigi G，et al. Updates Surg. 2014 Dec；66（4）：269-76	2014	意大利	13%	普外科与耳鼻喉头颈外科

虽然多数国家使用 IONM 的影响因素尚不清楚，但 IONM 使用增加的原因是多方面的，包括无创 IONM 设备引进、安全性提升、简单好用的软件系统、随机临床研究确认其良好效果、标准化操作指南、培训课程、较少医疗纠纷需要及教学和研究需求 [15, 16, 21, 26, 28-32, 47-49]。耳鼻喉科和头颈外科医生使用 IONM 的变化趋势表明，耳鼻喉科医生对 IONM 的使用率增加了。耳科手术及腮腺手术中面神经 IONM 越来越常见，60% 的美国耳鼻咽喉外科医生在腮腺切除术中使用 IONM[15, 16, 21, 26, 28-32, 47-49]。研究型学术中心更愿意使用 IONM，部分原因是疑难病例较多，但也用于医学教学和培训 [15, 20, 21, 26, 28-32, 47-49]。积极开展 IONM 标准化培训课程是非常重要的。

在使用 IONM 的调查中，常见的原因之一是避免医疗纠纷 [22, 36-46]。这些问题可能与减少医疗损伤，如双侧喉返神经麻痹和记录喉返神经肌电图信号有关。

IONM 对外科实践的影响

本章作者认为，IONM 作为肉眼识别神经辅助手段的金标准，作为一种甲状腺手术中动态识别神经功能的技术手段，影响甲状腺手术的质量（表 14.4）[49]。由于疑难病例不能全部在手术前被预测，所以建议常规使用 IONM。不断累积如何去解析异常信号和排除系统故障经验可以缩短 IONM 学习曲线 [48]。

表 14.4　IONM 对外科实践的影响

- 减少高危患者 RLN 暂时性麻痹的发生率
- RLN 麻痹的术中（而非术后）诊断
- RLN 预后评估
- 早期识别和确认 RLN
- 有助于 RLN 解离
- 检测 RLN 的分支
- 处理扭曲的 RLN
- RLN 分支与 ITA 缠绕的处理
- 评估喉不返神经
- 有助于甲状腺全切术
- 肿瘤侵犯 RLN
- 延期的甲状腺手术
- 腔镜下甲状腺手术
- 研究
- 教学培训
- 医疗纠纷问题

循证研究结果分析

为了对 IONM 的文献资料进行客观性分析，必须对两个重要的因素进行评估。首先，永久性和暂时性喉返神经损伤的发生率相对较低 [48, 58-61]，因此为了获得足够的统计效力，需要有足够大的临床样本进行研究 [48]。其次，目前为止发表的大多数研究呈现出显著的异质性 [48]。事实上，有几个因素可以影响神经损伤的发生率，为避免统计偏倚，必须在这些不同研究中的纳入和排除标准中考虑这些因素。尤其是神经损伤率可能与外科医生的专业知识、组织学病理性质（良性肿瘤或恶性肿瘤、格雷夫斯病、结节性甲状腺肿）有关，并与手术类型和切除范围（再次手术与初次手术、甲状腺全部切除术与次全切除术）有关 [4, 47, 62-69]。另外，其中一些研究并未将术前和术后喉镜作为声带运动评估的标准工具 [47, 48]。而且对不同类型的 IONM 进行评估（有创性和无创性设备、仅音频、音频和 EMG），通常无法获得标准化应用的数据 [48]。例如，一项研究显示，初学者在进行 IONM 过程中未使用迷走神经刺激 [48]。

为了验证 IONM 可以降低神经损伤发生率的假说，Barczynski 等研究了 850 多例二次甲状腺切除术的患者资料 [70]。在使用 IONM 组中，RLN 暂时性麻痹发生率为 2.6%，永久性麻痹发生率为 1.4%；而在未行 IONM 组，暂时性麻痹发生率为 6.3%，永久性麻痹发生率为 2.4%。统计学分析显示，IONM 能显著降低再次手术中 RLN 暂时性麻痹的发生率。永久性麻痹发生率缺乏统计学上的显著性差异，这可能是由于样本容量不足（每组至少需要 952 例患者）。类似地，Snyder 等对 3 400 多条神经进行了回顾性分析，研究 IONM 对手术结果的影响 [71]。研究发现，应用 IONM 20 个月后，神经损伤的发生率明显降低。他们赞同 IONM 在处理复杂病例以及解剖变异病例中的重要性。Alesina 等报道了 1 100 多例受训者施行的甲状腺切除术的术后结果，以测试医生训练期间使用 IONM 的潜在优势 [72]。作者得出的结论是 IONM 为年轻的外科医生提供了一个类似于由资深的、更有经验的外科医生提供指导的效果。

尽管设计科学的试验以检测 IONM 在预防 RLN 损伤方面的有效性存在困难，但也发表了这方面重要的前瞻性随机研究 [47, 48]。Barczynski 等通过比较两组手术患者（每组合计 1 000 条神经）来研究 IONM 的作用[47]。总体来说，在高危患者中，IONM 组中暂时性神经损伤的发生率（组间差异为 2.9%）较低[47]。此外，低危和高危患者之间也存在差异（组间差异为 0.9%），但没有统计学意义。作者得出结论，与单纯的肉眼识别相比，IONM 可以减少暂时性损伤的发生率（特别是在高危患者中），但永久性神经损伤发生率无统计学差异[47]。Sari 等前瞻性研究了 IONM 对医疗费用的影响，比较了 200 多例使用了 IONM 的患者和近 200 例未使用 IONM 的患者[73]。结果显示，虽然两组之间的喉返神经损伤率相似，但 IONM 组的整体手术时间和识别喉返神经的时间较短，这充分说明了 IONM 的经济优势，可以减少手术时间和相关费用。Thomusch 等在一项超过 5 000 台甲状腺手术的研究中发现，与肉眼识别相比较，使用 IONM 显著降低了暂时性和永久性 RLN 麻痹的发生率（$P<0.05$）。暂时性和永久性 RLN 麻痹的发生率在使用 IONM 组中分别为 1.4% 和 0.4%，单纯肉眼识别 RLN 组中为 2.1% 和 0.8%[69]。多因素逻辑回归分析发现 IONM 降低了术后暂时性（$P<0.008$）和永久性（$P<0.004$）RLN 麻痹发生率，其独立预测因子分别为 0.58 和 0.30[69]。Dionigi 等评估了 IONM 在腔镜辅助甲状腺切除术中的作用，特别侧重于 RLN 和 EBSLN 的识别[74]。他将肉眼识别 RLN 与使用 IONM 定位 RLN 进行了比较，发现单纯肉眼识别组的暂时性神经损伤率为 8.3%，而使用 IONM 组的神经损伤率为 2.7%。他进一步指出，使用 IONM 可以使识别 EBSLN 变得更容易，识别率大于 83%，而在肉眼识别组中则为 42%[74]。Barczynski 等报道，IONM 组术后嗓音质量较好，IONM 组暂时性 RLN 损伤发生率较低（1% vs 2%），EBSLN 识别率大于 80%，而无 IONM 组 EBSLN 识别率为 34%[75]。Lifante 和 Khaled Hjaled 等研究发现使用 IONM 组术后嗓音质量和 EBSLN 识别率也较好[76, 77]。

在 IONM 这一主题上已经发表了几个结论不一的荟萃分析。尤其是两个有趣而重要的荟萃分析，它们从前瞻性试验和队列研究中收集数据，允许进行更广泛的样本分析，但降低了部分证据质量[62, 63]。Zheng 等分析了 5 项前瞻性随机研究和 12 项非随机性比较研究，其中纳入超过 36 000 条神经[62]。统计结果发现 IONM 组暂时性神经损伤

为 2.56%，而非 IONM 组为 2.71%，差异有统计学意义（$P<0.05$），但 IONM 组永久性损伤发生率为 0.78%，IONM 组为 0.96%，两组比较差异无统计学意义（$P>0.05$）。Pisanu 等分析了 3 项前瞻性研究和 17 项非随机比较研究，共纳入 35 500 多条神经，发现两组（使用和不使用 IONM）之间存在相似的喉返神经麻痹发生率[63]。此外，Sanabria 等分析了 6 项前瞻性随机对照研究，其中纳入 3 000 多条神经（1 523 条有使用 IONM，1541 条没有使用 IONM）[78]。IONM 组暂时性麻痹发生率为 4.2%，非 IONM 组为 7.7%。IONM 组永久性麻痹发生率为 1.0%，非 IONM 组为 1.6%。然而，这些结果都没有统计学差异。

总结现有数据，尽管关于 IONM 在甲状腺手术中的作用的结论和观点存在很大差异，但仍可以得出一些统计学上支持的结论[48, 79-83]。我们坚信，随着 IONM 使用的逐渐增多、新的 IONM 模式（如 CIONM）出现及临床证据支持，该技术目前已经并将在未来对外科实践产生积极的影响[79-87]。IONM 是对 RLN 完整性进行可靠、实时、可重复、准确的术中评估的唯一方法。IONM 数据的可靠性已得到广泛认可[48, 79-87]。

甲状腺和甲状旁腺手术的主要目标之一是保护 RLN 的功能，为患者提供更好的临床治疗效果，使外科医生避免遇到潜在的医疗纠纷。患者开始意识到 IONM 的优点，一些患者要求在手术中使用 IONM。因此，招募不使用 IONM 的患者参与临床试验并不容易。此外，鉴于现有文献支持 IONM 的使用，一些研究者认为设计不使用 IONM 作为对照的前瞻性随机研究是不符合伦理要求的。这导致设计不使用 IONM 的临床研究出现了困难。考虑到上述所有数据、专家意见和重要的临床结果，我们相信未来 IONM 的应用将越来越广。

RLN 损伤的术中诊断

术中引起 RLN 损伤的原因是多方面的，主要是由于手术技术上的失误：离断神经、缝扎、牵引、夹闭损伤、神经附近吸引、压迫、挫伤、挤压、过度解剖、缺血、热损伤[88, 89]。神经解剖变异也可能与术后声带麻痹有关[88, 89]。Snyder、Chiang 和 Dionigi 通过使用 IONM 发现甲状腺和甲状旁腺手术中造成 RLN 损伤的主要原因是牵

拉（占所有病例的 67%~93%）[71, 90, 91]。在他们丰富的手术经验中，RLN 的完全离断是非常罕见的[71, 90, 91]。有研究表明，外科医生（甚至包括经验丰富者）低估了 RLN 损伤的真实发生率[8, 71, 74, 90-94]。由于 RLN 损伤（包括热损伤、牵拉伤、压迫或挫伤）可能不会被外科医生的眼睛发现，所以只有用 IONM 对 RLN 进行功能评估才能排除这种损伤（图 14.1）。新出现的能量器械（目前广泛用于手术室）可能无意间对邻近结构（如喉神经）造成医源性热损伤[95, 96]。IONM 有助于判断术中 RLN 功能的丧失，即使神经在视觉上是完整的[48, 95]。甲状腺手术中（而非术后）用 IONM 评估 RLN 功能是非常重要的，原因如下[48]：①术中对术后神经功能（预后）进行预测；②通过"分期手术"预防双侧 RLN 损伤（当 LOS 发生在计划的双侧手术的第一侧时）；③ IONM 定位神经传导中断，确定 RLN 损伤的方式和时间[48]。阐明 RLN 损伤的机制，有助于甲状腺外科医生更好地矫正外科操作。如果 RLN 损伤部位被 IONM 识别，并且是由结扎或钳夹引起的，则可以立即将其移除，从而有可能逆转 RLN 损伤。

更快识别、确认和定位 RLN 走行

在复杂甲状腺手术中，尽早发现并识别 RLN 是避免神经意外损伤的重要步骤。IONM 能在肉眼发现前定位 RLN[97]。多项研究表明，IONM 可

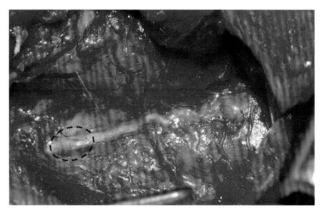

图 14.1　术中发现 RLN 损伤。由能量器械引起的 RLN 热损伤很难从视觉上进行判断，并且可能在术中未被识别。应用 IONM 对 RLN 功能的评价有助于 RLN 损伤的定位和鉴别

提高神经识别率[98-100]。无 IONM 的 RLN 识别率为 90%，而 IONM 的 RLN 识别率为 99.3%[98-100]。在使用 IONM 过程中，通过探针刺激可以定位 RLN 在气管旁区域走行，然后根据走行进行解剖来直观地识别[97]。IONM 可区分血管和神经[15, 20, 97]。一旦神经被识别，进一步间歇刺激邻近的非神经组织与神经，特别是我们在进行气管食管解剖之前（用于识别 RLN）和期间（以监测 RLN）不断地使用探针刺激神经，可以帮助追踪神经走行及其分支（图 14.2）[15, 20, 97]。对于 RLN 的识别，建议刺激电流为 2 mA。为了验证 RLN 以及进行术中监测，我们建

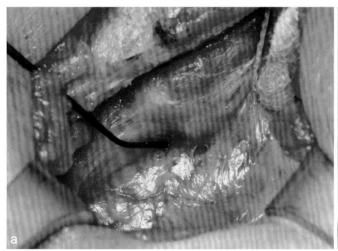
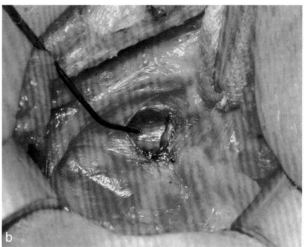

图 14.2　a. 更快识别和确认 RLN。IONM 可在肉眼识别前定位 RLN。对于定位 RLN，我们建议使用 2 mA 的电流用于寻找神经走行。b. 当神经被肉眼识别后，以 1 mA 的电流间歇刺激神经与邻近的非神经组织可以帮助追踪神经走行及其分支

议刺激电流为 1 mA[23, 97]。

辅助 RLN 解剖

探针刺激有助于提示正确的解剖层面，能够在术中持续提供有关喉神经功能的信息[20, 101]。通过使用 IONM 可以安全地追踪到 RLN 在颈部的走行。IONM 也有助于控制和处理出血。例如，在遇到 Berry 韧带出血的情况下，最好先通过 IONM 正确定位 RLN 走行后，再通过电凝控制出血[97, 101]。

RLN 分支探测

RLN 的解剖变异，如喉外支、喉不返神经以及喉返神经与甲状腺下动脉（ITA）的交叉分支可通过 IONM 的协助得到最佳处理[102]。RLN 损伤的发生率较高可能与术前无法预测 RLN 的解剖变异有关[20, 102]。IONM 的应用提高了外科医生识别 RLN 分支的能力：使用 IONM 组中，42 例（28%）识别到了 RLN 分支；未应用 IONM 的组中，25 例（17%）识别出了 RLN 分支（P=0.001）[103]。应用 IONM 刺激 RLN 前支可诱发肌电图（EMG）信号和喉的抽搐。Serpell 等报道，RLN 的运动纤维位于 RLN 喉外分支的前支[104]。牵拉 Berry 韧带有时

可能损伤 RLN 前支。RLN 后支直径有时可能大于前支，RLN 可能发生分叉，其分叉偶尔会低于甲状腺下动脉水平。在这种情况下，仅在 Berry 韧带区域显露喉部分返神经，就会很容易损伤 RLN。然而，如果在甲状腺下动脉的水平使用 IONM 识别 RLN，则会很容易识别这些变异和陷阱。应该注意的是，当神经的后支或邻近的小动脉靠近真正的运动支时，刺激电流会分流到运动神经上，从而引起肌电活动（图 14.3）[102]。

RLN 走行的变异

在胸骨后或再次手术的甲状腺肿患者中，RLN 的位置可能存在明显变异（图 14.4）。RLN 可以向任何方向移位，甚至可能位于下极的腹侧[20]。这会导致定位困难，并使神经处于极度危险之中，即使对于经验丰富的手术医生也是如此。有时 RLN 附着在复发性巨大甲状腺肿的被膜上[4, 20, 26, 49, 102]。在这种情况下，位置变异的神经可能会被误认为血管，并在不经意间被离断。但通过应用 IONM，可以更容易地识别这些变异和陷阱，并且可以保留 RLN[4, 20, 26, 49, 102]。因此，我们建议在用 IONM 确定 RLN 之前，应避免在分离甲状腺腺体时钳夹或横

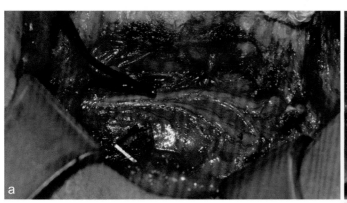
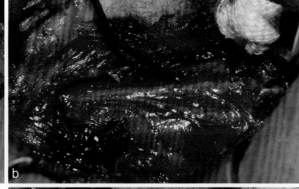
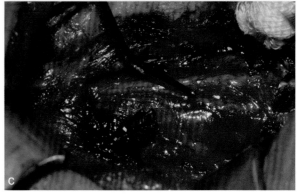

图 14.3　RLN 分支识别。当前后支较为接近时，并联的电刺激会产生假的肌电信号，因此我们建议将刺激电流水平降低到 0.5 mA。只有刺激 RLN 的前支（运动支），才能诱导出肌电图信号和喉的抽搐。a、b. 通过运用刺激电极诱发肌电信号识别 RLN 主干。c. 刺激后支不能诱发肌电信号，但能引起颈段食管收缩

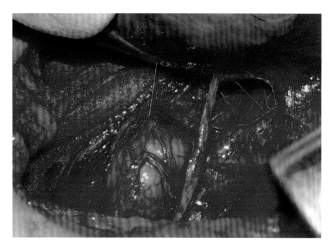

图 14.4　RLN 走行的变异。胸骨后甲状腺肿或再次甲状腺肿手术时，RLN 位置可出现明显异常。我们建议在用 IONM 确定 RLN 之前，不要钳夹或横断任何结构

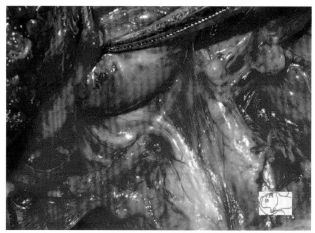

图 14.5　RLN 和甲状腺下动脉分支相互交织。当甲状腺下动脉分支和 RLN 的分支相互交织时，RLN 损伤风险增加。我们建议首先识别 RLN，并追踪 RLN 穿过 Berry 韧带至入喉处

断任何组织结构 [4, 20, 26, 49, 102]。

RLN 分支和甲状腺下动脉分支关系

RLN 和甲状腺下动脉之间的关系变异较多 [105]。当甲状腺下动脉分支和 RLN 分支相互交织时，神经损伤的风险增加 [105]。为了止血而进行的钳夹或电凝会损伤神经。有时，RLN 可以与甲状腺下动脉的一条分支相伴行，如果神经暴露不完全，则会发生肉眼识别错误（图 14.5）[105]。

彻底的甲状腺全切除术

最新的指南建议对分化型甲状腺癌（DTC）和良性甲状腺疾病进行更广泛的手术切除，即甲状腺全切除术 [106-109]。在甲状腺全切除术中，Berry 韧带区域是最困难的部分 [5, 110-114]，也是导致 RLN 意外损伤的常见位置。RLN 损伤最常发生于其颈段的最后 2 cm [71, 90, 91]。RLN 分支特别容易在 Berry 韧带附近受伤 [71, 90, 91, 103]。在这个水平上，RLN 可能位于甲状腺腺体内（Berlin 10% 的病例，Armstrong 10% 的病例，Wafae 38% 的病例）[112-114]。因此，外科医生需要警惕，适当暴露并在解剖 Berry 韧带时对肉眼完整的神经进行功能确认，以便按照甲状腺全切除术的要求，安全、彻底地切除该区域全部的甲状腺组织 [20]。此外，控制这一区域出血的最好方法是通过 IONM 仔细定位 RLN 走行，盲目钳夹或烧灼可能损伤神经 [20, 103]。通过使用 IONM 进行甲状腺彻底的全部切除从而改善甲状腺癌患者预后 [103]。

肿瘤侵犯 RLN

当肿瘤向外侵犯或附近转移淋巴结侵犯局部 RLN 时，通过使用 IONM 来保留 RLN 是可行的 [115-119]。Chi 和他的同事们认为，即使在 RLN 麻痹的病例中，通过刺激仍然可以产生阳性的肌电图反应 [119]。他们的处理方法是在出现阳性肌电反应的情况下尽可能保护同侧神经，以防止声带的完全萎缩。此外，对于先前切断 RLN 的患者，IONM 有助于寻找 RLN 断端从而行吻合手术 [115-119]。

神经损伤位置的确认和术后功能判断

鉴于甲状腺手术常常需要切除双侧甲状腺叶，应用 IONM 对预防双侧声带麻痹具有重要意义 [48]。本章讨论的许多因素都可能影响预后，但与肉眼识别神经相比，电生理功能评估神经功能对预后判断更加准确。此外，在神经监测之前，还没有找到识别神经损伤部位的理想方法 [48]。在现有研究基础上，统一和标准化 LOS 评估方法能提供更为一致的阳性预测值（PPV）。特别重要的是，在设备设置、系统评估和故障排除中应用标准的 IONM 操作，可以使神经监测更便于比对、更准确。

指导手术策略

当 IONM 信号改变时，可能需要改变手术策略[4, 8, 20, 48, 71, 74, 90-94]。通过解析 IONM 信号，外科医生可以在术中识别和确定神经损伤的部位。如果损伤是由于钳夹、缝扎或结扎造成的，外科医生可以解除损伤的原因，并可能在发生不可逆损伤前使神经功能恢复[4, 8, 20, 48, 71, 74, 90-94]。IONM 还可以预防甲状腺全切术引起的双侧喉返神经麻痹，提醒外科医生在一侧出现 LOS 时考虑分期手术[120, 121]。分期甲状腺手术是指在两个不同时间点进行的甲状腺/颈部手术：手术最初限于切除患侧腺叶，对侧腺叶留待以后切除。1929 年，Pemberton 首次报道为降低风险而调整手术方案[122]。Porta（1811）和 Blizzard、Billroth、Wolfler、Kocher 和 Mayo（20 世纪初）在甲状腺良性和恶性疾病治疗中描述了分期手术[122]。由于 RLN 的 LOS 位于最初手术侧，外科医生可以仔细考虑对侧手术的最佳时机。当出现 LOS 时，外科医生必须意识到至少发生了同侧神经的暂时性损伤。当术中存在同侧 RLN 麻痹，就需要考虑后果是否严重，并站在患者的最佳利益角度考虑是否继续进行对侧手术[39, 123, 124]。Goretzki 认为，在切除一侧甲状腺叶后，如果 IONM 发现 RLN 损伤，为了避免双侧 RLN 麻痹，必须重新考虑手术策略[123]。实际上，在 85% 已知神经损伤以及 56% 在第一侧 IONM 刺激阴性时的患者中，其手术策略发生了改变，成功避免了术后可能出现的双侧 RLN 麻痹。相反，当外科医生不知道甲状腺手术患者既往存在神经损伤或术中 LOS 时，双侧 RLN 麻痹的发生率为 17%（$P<0.05$）[123]。此外，在双侧甲状腺切除的第一侧发生 LOS 后，超过 93% 的德国外科医生表示愿意改变对侧的切除计划，以避免双侧 RLN 麻痹的风险。这导致手术中止（84%），或对侧切除范围少于原手术计划（9%）[39]。与病例数多的中心相比，病例数少的中心更经常地改变其手术计划[39]。Sadowski 的研究结论需要慎重考虑[124]。首先，与 IONM 故障排除有关。考虑到 LOS 对手术计划的潜在影响（即中止对侧手术），使用 IONM 的外科医生对 LOS 的故障排除经验是至关重要的[4]。如果正确排除故障原因引起的 LOS，手术过程中阴性信号的发生率会降低，信号阴性时术后声带麻痹的发生率就会高得多[4]。INMSG 建议在术中可通过喉抽搐和对侧迷走神经刺激产生 EMG 进行评估[4]。

最好首先切除患侧甲状腺叶。至少这种方法可以优先处理需要进行手术的病灶。对分期甲状腺切除术的病例分析显示，没有额外的手术或与麻醉相关的并发症[4, 120, 125]。不幸的是，并不是所有的外科医生都是从患侧腺叶开始手术的[4, 120, 125]。

甲状腺恶性肿瘤完成一侧手术时，如果出现了 LOS，是否必须停止手术？甲状腺癌在肿瘤生物学、转移行为和预后等方面各不相同[106, 120]。尽管存在局部侵袭和远处转移风险，但 DTC 预后总体尚可。需要新的指南来确定甲状腺癌患者分期手术的指征[106, 120, 125]。

需要与麻醉医生、患者和内分泌科医生协商决定是否分期手术[39, 123, 124]。外科医生必须与麻醉医生沟通，以确定第二次全身麻醉的潜在风险，以便决定一侧发生 LOS 的患者是否应接受第二次手术[39, 123, 124]。对于内分泌科医生来说，可以考虑其他方式治疗对侧残余腺叶。例如，对于格雷夫斯病患者来说，如果残存的对侧叶较小，则可实施 ^{131}I 消融治疗。

通常在手术后 6~8 周进行喉镜检查，证实神经功能恢复正常时，可继续进行对侧手术[126]。

在初次和再次手术的术前知情同意中应提及 IONM[120]。如果告知患者使用 IONM，也需要告知术中出现 LOS 的处理方法[120]。再次手术的额外费用令人关心[50, 120]。分期甲状腺切除术可能导致医疗费用的增加，因为需要两次住院才能完成手术[50, 120]。不过，还必须权衡单侧和双侧 RLN 损伤出院后的费用，包括言语和（或）药物治疗、反复的喉部检查，甚至声带手术和法律索赔[51-57]。

教学需求

IONM 并不能取代对甲状腺和周围组织解剖的全面了解[5, 9, 10]。RLN IONM 是一种重要的教学工具，可帮助外科住院医师将新技术（包含甲状腺切除术的标准化技术、迷走神经刺激、喉返神经识别、解剖学、神经生理学和神经病理学）纳入其外科技能培训范畴[4, 71, 90, 91]。了解神经损伤的机制对于指导住院医师未来的手术非常重要[4, 71, 90, 91]。阐明 RLN 术中损伤的机制有助于提高甲状腺外科医生的技术水平，减少机械性损伤，降低神经损伤发生率。IONM 提高了专业水平，降低了并发症的发生率[4, 71, 90, 91]。此外，Dralle 回顾性分析了近 30 000 台涉及 RLN 手术中使用和未使用 RLN 监测的声带麻痹发生率。对于缺乏经验（手术量少）的外科医生，经监测可显著降 RLN 低永久性麻痹的发生率[48]。

医疗诉讼问题

甲状腺术后如果出现 RLN 损伤，无论是否使用 RLN 监测，均可能导致医疗诉讼。在术前知情告知时，外科医生不应夸大神经监测对患者的益处[4, 49, 51-57]。很少有关于在甲状腺手术中使用 IONM 的法律条款[51-57]。在标准甲状腺切除术中使用 IONM 的问题，需要从法律和伦理两方面考虑[47, 51-57]。

（1）减少主要并发症，例如双侧 RLN 麻痹。这是现代甲状腺手术的一大优势。如果诊断出 RLN 损伤，IONM 允许外科医生分期进行对侧手术，从而可能避免双侧声带麻痹[4, 47, 51-57]。

（2）记录和存档 RLN 的肌电信号。通常可以打印 IONM 数据，并在病历中存档。在手术结束后，如果记录到 RLN 最终的神经生理信号正常，则可以区分声音改变是否与 RLN 有关。肌电图是记录神经功能完整的证据[51-57]。作者认为手术过程中的神经监测可以减少外科医生的法律纠纷，同时减少患者、医保和保险的经济负担[51-57]。

IONM 标准化

多学科协作和技术标准化是成功进行 IONM 的先决条件[15, 20, 26, 48, 79]。外科医生和麻醉医生都必须熟悉喉电极的正确使用、最佳气管导管插管位置和假阴性错误的原因[26, 79, 127-130]。

术前、术后处理

IONM 应由完全掌握 IONM 知识的甲状腺外科医生实施，包括熟悉基础的 IONM 知识[即麻醉设备、设置、常规术前刺激迷走神经（V1）和甲状腺切除术结束时（V2）刺激迷走神经]和高深的 IONM 知识（即完全了解故障排除、信号丢失评估、肌电图信号解析）[15, 20, 26, 39, 48, 65, 79, 127-130]。IONM 学习曲线需要 50~350 台手术[72, 131-133]。外科医生的

学习曲线差异反映在其调整自己手术操作技巧的程度。此外，如果术前或术中 IONM 出现问题，外科医生必须依靠其他方法、手术技巧、临床经验和良好的解剖学知识来防止 RLN 损伤[79]。术前（L1）和术后喉镜检查（L2）及 IONM 对于提高刺激迷走神经结果与术前和术后声门运动功能相关性至关重要[20]。L1 是 V1（术前迷走神经刺激）的参考，L2 是 V2（术后迷走神经刺激）的参考[20, 126]。IONM 需要记录的数据包括每侧腺叶 V1、R1、R2 和 V2 的振幅、潜伏期、波形形态和刺激电流大小（表 14.5）[39]。

表 14.5　标准化 IONM 程序

- 知情同意书（包含一侧 LOS 时，建议分期手术）
- 术前喉镜检查（L1）
- 甲状腺操作前，刺激同侧迷走神经获得的 EMG（V1）
- RLN 显露前，在其走行区域内定位识别后探测获得 EMG（R1）
- 甲状腺切除结束，彻底止血，探测 RLN 获得 EMG（R2）
- 处理甲状腺上极血管前，探测获得 EMG（S1）
- 上极血管结扎后，探测 EBSLN 最近端获得的 EMG（S2）
- 甲状腺切除结束后，彻底止血后刺激迷走神经获得的 EMG（V2）
- 患者病历中包含的 EMG 数据（每侧 V1、R1、R2、V2）
- 术后喉镜检查（L2）

设备及其设置

IONM 技术是根据 INMSG[15] 所推荐的设备设置、诱导和维持麻醉、正确的气管导管插管、验证测试和 EMG 的标准进行的。设备设置应包括检查阻抗值。此时，显示器事件阈值设置在 100 μV 较为合理，刺激器探针电流设置为 1~2 mA。

用于 IONM 的气管导管可预先制作成完整的左右不锈钢电极镶嵌在气管导管表面，位于声门的水平[15, 20, 48]。或者，标准气管导管通过放置包含成对电极[15, 20, 48] 的薄胶垫来作为监测导管。术前体位摆放完毕后直接观察导管位置，术中刺激迷走神经（V1）信号值大于 500 μV[15, 20]。患者头部位置改变后，导管电极位置可能出现移位[127, 129]。麻醉医生必须与外科医生密切合作，在患者体位摆放完毕后，用纤维喉镜对声门位置进行反复确认[15]。在

IONM 期间，不能使用肌松剂，因为肌松剂会明显降低肌电反应，甚至导致声带对神经刺激无肌电反应 [127]。

标准的迷走神经与 RLN 肌电信号参数：EMG 信号优化

INMSG 成员提出了 V1 振幅大于 500 μV [15, 20, 23, 26, 48] 的正确含义。V1 信号是正确解释、诊断和验证 RLN 功能完整的先决条件，也是定义信号"真正"降低和发生 LOS 的先决条件（表 14.6）。根据已发表的一系列报道，刺激迷走神经的肌电信号平均振幅为 750 μV ± 279 μV，低于直接刺激 RLN 的肌电信号的平均振幅（1 086 μV ± 349 μV）[134]。正常潜伏期分析显示，左右迷走神经的潜伏期平均值分别为 8.14 ms ± 0.86 ms 和 5.47 ms ± 0.73 ms（$P<0.000\ 1$）。ELN 潜伏期为 3.96 ms ± 0.69 ms，EBSLN 潜伏期为 3.56 ms ± 0.49 ms，均明显短于迷走神经潜伏期（$P<0.000\ 1$）[135]。波幅和潜伏期参数与肿瘤大小（大于 5 cm 或小于 5 cm）、体重指数（大于 25 kg/m^2 或小于 25 kg/m^2）、年龄（大于 50 岁或小于 50 岁）、性别、神经解剖程度无关 [135]。左右侧迷走神经和 RLN 潜伏期各具特点，并可根据该特点来确认（特征波形以及潜伏期）左 / 右迷走 / 喉返神经的完整性。

表 14.6　EMG 信号的解析

明确 V1 的标准定义是进行任何外科手术的基础，也是安全性和减少假阳性的基础。INMSG 建议 V1 的平均值振幅大于 500 μV。V1 信号是正确解释、诊断和验证以下各项的先决条件

- 功能完好的 RLN 信号
- 定义"显著"衰减的识别
- 识别"重返"信号
- LOS 评估
- 术前 VCP（神经功能 / 肌电信号）

IONM 的安全性

IONM 是一种安全的技术 [15]，为确保临床上安全地应用该技术，必须强调如下问题：已经公布的国际指南旨在提高监测质量和安全性，并防止对 IONM 技术的不当应用 [15, 34]。外科医生必须坚持并严格遵守标准化 IONM 操作方法，以保持手术结果、质量和安全 [13, 26]。IONM 的过程应该是外科医生和麻醉医生之间密切合作 [24, 83]。

间断 IONM 的局限性

鉴于 IONM 使用增多的趋势，必须评估现有 IONM 技术的局限性 [22, 36-46]。IONM 对 RLN 功能完整性的评估为间断性的，RLN 在两次刺激之间仍然存在损伤风险（表 14.7）[79]，所以 IONM 仍然有其自身的局限性。这导致了目前认为 CIONM 可能是一种降低和预测 RLN 风险更好的方法。

表 14.7　目前间断 IONM 的局限性

- 使用 IONM 仍可发生 RLN 麻痹
- RLN 完整性的评估仅限于外科医生刺激时间段和神经刺激的部位远端，即在刺激部位近端以及在神经刺激间隔期间，RLN 仍有受损的风险。
- 标准化 IONM 技术的应用不统一
- 需要具备常见故障排除知识
- IONM 不能取代临床判断——它只是一种有用的辅助手段
- 阳性预测值相对较低
- 成本效益有待评估
- 手术时间
- 需要进一步研究 RLN 的神经生理学
- RLN 后支的评估
- 局部麻醉下甲状腺切除术

- ● 参考文献 ● -

[1] Lahey FH, Hoover WB. Injuries to the recurrent laryngeal nerve in thyroid operations: their management and avoidance. Ann Surg. 1938;108:545–62.

[2] Karlan MS, Catz B, Dunkelman D, Uyeda RY, Gleischman S. A safe technique for thyroidectomy with complete nerve dissection and parathyroid preservation. Head Neck Surg. 1984;6:1014–9.

[3] Jatzko GR, Lisborg PH, Muller MG, Wette VM. Recurrent nerve palsy after thyroid operations—principal nerve identification and a literature review. Surgery. 1994;

115:139–44.

[4] Hermann M, Alk G, Roka R, Glaser K, Freissmuth M. Laryngeal recurrent nerve injury in surgery for benign thyroid diseases: effect of nerve dissection and impact of individual surgeon in more than 27,000 nerves at risk. Ann Surg. 2002;235:261–8.

[5] Bliss RD, Gauger PG, Delbridge LW. Surgeon's approach to the thyroid gland: surgical anatomy and the importance of technique. World J Surg. 2000;24:891–7.

[6] Gharib H, Papini E, Paschke R, et al. American Association of Clinical Endocrinologists, Associazione Medici Endocrinologi, and European Thyroid Association Medical Guidelines for Clinical Practice for the Diagnosis and Management of Thyroid Nodules. Endocr Pract. 2010;16 Suppl 1:1–43.

[7] Davies L, Randolph G. Evidence-based evaluation of the thyroid nodule. Otolaryngol Clin North Am. 2014; 47:461–74.

[8] Bergenfelz A, Jansson S, Kristoffersson A, et al. Complications to thyroid surgery: results as reported in a database from a multicenter audit comprising 3,660 patients. Langenbecks Arch Surg. 2008;393:667–73.

[9] Randolph GW. The importance of pre- and postoperative laryngeal examination for thyroid surgery. Thyroid. 2010;20:453–8.

[10] Randolph GW, Kamani D. The importance of preoperative laryngoscopy in patients undergoing thyroidectomy: voice, vocal cord function, and the preoperative detection of invasive thyroid malignancy. Surgery. 2006;139:357–62.

[11] Thompson NW, Olsen WR, Hoffman GL. The continuing development of the technique of thyroidectomy. Surgery. 1973;73:913–27.

[12] Dralle H. Impact of modern technologies on quality of thyroid surgery. Langenbecks Arch Surg. 2006;391:1–3.

[13] Dionigi G, Dionigi R. Standardization of intraoperative neuromonitoring of recurrent laryngeal nerve in thyroid operation: to the editor. World J Surg. 2010;34:2794–5.

[14] Sala F. Intraoperative neurophysiology is here to stay. Childs Nerv Syst. 2010;26:413–7.

[15] Randolph GW, Dralle H, Abdullah H, et al. Electrophysiologic recurrent laryngeal nerve monitoring during thyroid and parathyroid surgery: international standards guideline statement. Laryngoscope. 2011;121 Suppl 1:S1–16.

[16] Dionigi G, Bacuzzi A, Barczynski M, et al. Implementation of systematic neuromonitoring training for thyroid surgery. Updates Surg. 2011;63:201–7.

[17] Shedd DP, Durham C. Electrical identification of the recurrent laryngeal nerve. I. Response of the canine larynx to electrical stimulation of the recurrent laryngeal nerve. Ann Surg. 1966;163:47–50.

[18] Riddell V. Thyroidectomy: prevention of bilateral recurrent nerve palsy. Results of identification of the nerve over 23 consecutive years (1946-69) with a description of an additional safety measure. Br J Surg. 1970;57:1–11.

[19] Gavilan J, Gavilan C. Recurrent laryngeal nerve. Identification during thyroid and parathyroid surgery. Arch Otolaryngol Head Neck Surg. 1986;112:1286–8.

[20] Randolph G. Surgical anatomy of recurrent laryngeal nerve. In: Randolph GW, editor. Surgery of the thyroid and parathyroid glands. Philadelphia: Saunders; 2013.

[21] Lamade W, Fogel W, Rieke K, Senninger N, Herfarth C. Intraoperative monitoring of the recurrent laryngeal nerve. A new method. Chirurg. 1996;67:451–4.

[22] Dionigi G, Lombardi D, Lombardi CP, et al. Intraoperative neuromonitoring in thyroid surgery: a point prevalence survey on utilization, management, and documentation in Italy. Updates Surg. 2014;66:269–76.

[23] Wu CW, Lu IC, Randolph GW, et al. Investigation of optimal intensity and safety of electrical nerve stimulation during intraoperative neuromonitoring of the recurrent laryngeal nerve: a prospective porcine model. Head Neck. 2010;32:1295–301.

[24] Chan WF, Lo CY. Pitfalls of intraoperative neuro-monitoring for predicting postoperative recurrent laryngeal nerve function during thyroidectomy. World J Surg. 2006;30:806–12.

[25] Thomusch O, Sekulla C, Machens A, Neumann HJ, Timmermann W, Dralle H. Validity of intra-operative neuromonitoring signals in thyroid surgery. Langenbecks Arch Surg. 2004;389:499–503.

[26] Chiang FY, Lee KW, Chen HC, et al. Standardization of intraoperative neuromonitoring of recurrent laryngeal nerve in thyroid operation. World J Surg. 2010;34:223–9.

[27] Lamade W, Meyding-Lamade U, Buchhold C, et al. First continuous nerve monitoring in thyroid gland surgery. Chirurg. 2000;71:551–7.

[28] Consensus: protocolli gestionali in chirurgia tiroidea. http://www.clubdelleuec.it/protocolli.htm.

[29] 2.6.1. Darstellung des Nervus laryngeus recurrens. http://www.dgch.de.

[30] Musholt TJ, Clerici T, Dralle H, et al. German Association of Endocrine Surgeons practice guidelines for the surgical treatment of benign thyroid disease. Langenbecks Arch Surg. 2011;396:639–49.

[31] National Institute for Health and Care Excellence (NICE). Intraoperative nerve monitoring during thyroid surgery. 2008. https://www.nice.org.uk/guidance/ipg255.

[32] Chandrasekhar SS, Randolph GW, Seidman MD, et al. Clinical practice guideline: improving voice outcomes after thyroid surgery. Otolaryngol Head Neck Surg. 2013; 148:S1–37.

[33] International Neural Monitoring Study Group (INMSG). http://www.inmsg.org.

[34] Barczynski M, Randolph GW, Cernea CR, et al. External branch of the superior laryngeal nerve monitoring during thyroid and parathyroid surgery: International Neural Monitoring Study Group standards guideline statement. Laryngoscope. 2013;123 Suppl 4:S1–14.

[35] First World Congress of Neural Monitoring in Thyroid and Parathyroid Surgery. 2015; Krakow, Poland. Jagiellonian University. http://ionmworldcongress.com/.

[36] Horne SK, Gal TJ, Brennan JA. Prevalence and patterns of intraoperative nerve monitoring for thyroidectomy. Otolaryngol Head Neck Surg. 2007;136:952–6.

[37] Sturgeon C, Sturgeon T, Angelos P. Neuromonitoring in thyroid surgery: attitudes, usage patterns, and predictors of use among endocrine surgeons. World J Surg. 2009; 33:417–25.

[38] Ho Y, Carr MM, Goldenberg D. Trends in intraoperative

neural monitoring for thyroid and parathyroid surgery amongst otolaryngologists and general surgeons. Eur Arch Otorhinolaryngol. 2013;270:2525–30.

[39] Dralle H, Sekulla C, Lorenz K, Nguyen Thanh P, Schneider R, Machens A. Loss of the nerve monitoring signal during bilateral thyroid surgery. Br J Surg. 2012;99:1089–95.

[40] Mihai R, Chadwick D. Intraoperative nerve monitoring is used by a small (but slowly increasing) minority of members of British Association Of Endocrine And Thyroid Surgeons (BAETS). Paper presented at the 33rd BAETS Annual Scientific Meeting, Rome, Italy. October 2013.

[41] Hopkins C, Khemani S, Terry RM, Golding-Wood D. How we do it: nerve monitoring in ENT surgery: current UK practice. Clin Otolaryngol. 2005;30: 195–8.

[42] Godballe C. Registry of surgical results: organization and outcomes. In: 34th Annual meeting of the European Thyroid Association. ETA, Lisbon, 2009.

[43] Personal communication by Carnaille B. General and Endocrine Surgery, Centre Hospitalier Universitaire Lille, France during the 6th Meeting of the International Neural Monitoring Study Group—INMSG, 2013.

[44] Personal communication by Duran Poveda M C. Department of Endocrine Surgery, University Hospital of Fuenlabrada Health Sciences School, King Juan Carlos University, Madrid, Spain during the 6th Meeting of the International Neural Monitoring Study Group—INMSG, 2013.

[45] Personal communication by Barczyński M. Third Department of General Surgery, Jagiellonian University Medical College, Kraków, Poland, during the Polish Club of Endocrine Surgery in 2014.

[46] Personal communication by Chiang FY. The Department of Otolaryngology—Head and Neck Surgery, Kaohsiung Medical University Hospital, Kaohsiung, Taiwan, during the 7th Meeting of the INMSG, 2014.

[47] Barczynski M, Konturek A, Cichon S. Randomized clinical trial of visualization versus neuromonitoring of recurrent laryngeal nerves during thyroidectomy. Br J Surg. 2009;96:240–6.

[48] Dralle H, Sekulla C, Lorenz K, Brauckhoff M, Machens A. Intraoperative monitoring of the recurrent laryngeal nerve in thyroid surgery. World J Surg. 2008;32:1358–66.

[49] Dionigi G, Barczynski M, Chiang FY, et al. Why monitor the recurrent laryngeal nerve in thyroid surgery? J Endocrinol Invest. 2010;33:819–22.

[50] Dionigi G, Bacuzzi A, Boni L, Rausei S, Rovera F, Dionigi R. Visualization versus neuromonitoring of recurrent laryngeal nerves during thyroidectomy: what about the costs? World J Surg. 2012;36:748–54.

[51] Kern KA. Medicolegal analysis of errors in diagnosis and treatment of surgical endocrine disease. Surgery. 1993;114:1167–73. discussion 1173–4.

[52] Shaw GY, Pierce E. Malpractice litigation involving iatrogenic surgical vocal fold paralysis: a closed-claims review with recommendations for prevention and management. Ann Otol Rhinol Laryngol. 2009;118:6–12.

[53] Rosenthal MS, Angelos P, Cooper DS, et al. Clinical and professional ethics guidelines for the practice of thyroidology. Thyroid. 2013;23:1203–10.

[54] Lydiatt DD. Medical malpractice and the thyroid gland.

Head Neck. 2003;25:429–31.

[55] Dralle H, Lorenz K, Machens A. Verdicts on malpractice claims after thyroid surgery: emerging trends and future directions. Head Neck. 2012;34:1591–6.

[56] Angelos P. Ethical and medicolegal issues in neuromonitoring during thyroid and parathyroid surgery: a review of the recent literature. Curr Opin Oncol. 2012;24: 16–21.

[57] Angelos P. Recurrent laryngeal nerve monitoring: state of the art, ethical and legal issues. Surg Clin North Am. 2009;89:1157–69.

[58] Rulli F, Ambrogi V, Dionigi G, et al. Meta-analysis of recurrent laryngeal nerve injury in thyroid surgery with or without intraoperative nerve monitoring. Acta Otorhinolaryngol Ital. 2014;34:223–9.

[59] Mangano A, Wu CW, Lianos GD, et al. Evidence-based analysis on the clinical impact of intraoperative neuromonitoring in thyroid surgery: state of the art and future perspectives. Surg Technol Int. 2014;25:91–6.

[60] Cernea CR, Brandao LG, Brandao J. Neuromonitoring in thyroid surgery. Curr Opin Otolaryngol Head Neck Surg. 2012;20:125–9.

[61] Cernea CR, Brandao LG, Hojaij FC, et al. How to minimize complications in thyroid surgery? Auris Nasus Larynx. 2010;37:1–5.

[62] Zheng S, Xu Z, Wei Y, Zeng M, He J. Effect of intraoperative neuromonitoring on recurrent laryngeal nerve palsy rates after thyroid surgery—a metaanalysis. J Formos Med Assoc. 2013;112:463–72.

[63] Pisanu A, Porceddu G, Podda M, Cois A, Uccheddu A. Systematic review with meta-analysis of studies comparing intraoperative neuromonitoring of recurrent laryngeal nerves versus visualization alone during thyroidectomy. J Surg Res. 2014; 188:152–61.

[64] Jeannon JP, Orabi AA, Bruch GA, Abdalsalam HA, Simo R. Diagnosis of recurrent laryngeal nerve palsy after thyroidectomy: a systematic review. Int J Clin Pract. 2009;63:624–9.

[65] Dionigi G, Chiang FY, Dralle H, et al. Safety of neural monitoring in thyroid surgery. Int J Surg. 2013;11 Suppl 1:S120–6.

[66] Chiang FY, Wang LF, Huang YF, Lee KW, Kuo WR. Recurrent laryngeal nerve palsy after thyroidectomy with routine identification of the recurrent laryngeal nerve. Surgery. 2005;137:342–7.

[67] Kunath M, Hussock J, Marusch F, Horschig P, Gastinger I. Identifying the recurrent laryngeal nerve by intraoperative neuromonitoring. Zentralbl Chir. 1999;124:641–5.

[68] Lamade W, Renz K, Willeke F, Klar E, Herfarth C. Effect of training on the incidence of nerve damage in thyroid surgery. Br J Surg. 1999;86:388–91.

[69] Thomusch O, Machens A, Sekulla C, et al. Multivariate analysis of risk factors for postoperative complications in benign goiter surgery: prospective multicenter study in Germany. World J Surg. 2000;24:1335–41.

[70] Barczynski M, Konturek A, Pragacz K, Papier A, Stopa M, Nowak W. Intraoperative nerve monitoring can reduce prevalence of recurrent laryngeal nerve injury in thyroid reoperations: results of a retrospective cohort study. World J Surg. 2014;38:599–606.

[71] Snyder SK, Lairmore TC, Hendricks JC, Roberts JW. Elucidating mechanisms of recurrent laryngeal nerve injury during thyroidectomy and parathyroidectomy. J Am Coll Surg. 2008;206:123–30.

[72] Alesina PF, Hinrichs J, Meier B, Cho EY, Bolli M, Walz MK. Intraoperative neuromonitoring for surgical training in thyroid surgery: its routine use allows a safe operation instead of lack of experienced mentoring. World J Surg. 2014;38:592–8.

[73] Sari S, Erbil Y, Sumer A, et al. Evaluation of recurrent laryngeal nerve monitoring in thyroid surgery. Int J Surg. 2010;8:474–8.

[74] Dionigi G, Boni L, Rovera F, Bacuzzi A, Dionigi R. Neuromonitoring and video-assisted thyroidectomy: a prospective, randomized case-control evaluation. Surg Endosc. 2009;23:996–1003.

[75] Barczyński M, Konturek A, Stopa M, et al. Randomized controlled trial of visualization versus neuromonitoring of the external branch of the superior laryngeal nerve during thyroidectomy. World J Surg 2012;36(6):1340–7.

[76] Lifante JC, McGill J, Murry T, Aviv JE, Inabnet 3rd WB. A prospective, randomized trial of nerve monitoring of the external branch of the superior laryngeal nerve during thyroidectomy under local/regional anesthesia and IV sedation. Surgery. 2009;146:1167–73.

[77] Khaled AO, Irfan M, Baharudin A, Shahid H. Comparing the morbidity of external laryngeal nerve injury in thyroid surgery with and without identifying the nerve using intraoperative neuromonitoring. Med J Malaysia. 2012;67:289–92.

[78] Sanabria A, Ramirez A, Kowalski LP, et al. Neuro-monitoring in thyroidectomy: a meta-analysis of effectiveness from randomized controlled trials. Eur Arch Otorhinolaryngol. 2013;270:2175–89.

[79] Dionigi G, Van Slycke S, Boni L, Rausei S, Mangano A. Limits of neuromonitoring in thyroid surgery. Ann Surg. 2013;258:e1–2.

[80] Timmerman WHW. Thyroid surgery: neuromonitoring of the RLN during thyroid surgery. Dtsch Arztebl Int. 2004;101.

[81] Ulmer C, Friedrich C, Kohler A, et al. Impact of continuous intraoperative neuromonitoring on autonomic nervous system during thyroid surgery. Head Neck. 2011;33:976–84.

[82] Yarbrough DE, Thompson GB, Kasperbauer JL, Harper CM, Grant CS. Intraoperative electromyographic monitoring of the recurrent laryngeal nerve in reoperative thyroid and parathyroid surgery. Surgery. 2004;136:1107–15.

[83] Dralle H, Sekulla C, Haerting J, et al. Risk factors of paralysis and functional outcome after recurrent laryngeal nerve monitoring in thyroid surgery. Surgery. 2004;136:1310–22.

[84] Frattini F, Mangano A, Boni L, Rausei S, Biondi A, Dionigi G. Intraoperative neuromonitoring for thyroid malignancy surgery: technical notes and results from a retrospective series. Updates Surg. 2010;62:183–7.

[85] Chan WF, Lang BH, Lo CY. The role of intraoperative neuromonitoring of recurrent laryngeal nerve during thyroidectomy: a comparative study on 1000 nerves at risk.

Surgery. 2006;140:866–72. discussion 872–3.

[86] Shindo M, Chheda NN. Incidence of vocal cord paralysis with and without recurrent laryngeal nerve monitoring during thyroidectomy. Arch Otolaryngol Head Neck Surg. 2007;133:481–5.

[87] Robertson ML, Steward DL, Gluckman JL, Welge J. Continuous laryngeal nerve integrity monitoring during thyroidectomy: does it reduce risk of injury? Otolaryngol Head Neck Surg. 2004;131:596–600.

[88] Rice DH, Cone-Wesson B. Intraoperative recurrent laryngeal nerve monitoring. Otolaryngol Head Neck Surg. 1991;105:372–5.

[89] Steurer M, Passler C, Denk DM, Schneider B, Niederle B, Bigenzahn W. Advantages of recurrent laryngeal nerve identification in thyroidectomy and parathyroidectomy and the importance of preoperative and postoperative laryngoscopic examination in more than 1000 nerves at risk. Laryngoscope. 2002;112:124–33.

[90] Chiang FY, Lu IC, Kuo WR, Lee KW, Chang NC, Wu CW. The mechanism of recurrent laryngeal nerve injury during thyroid surgery—the application of intraoperative neuromonitoring. Surgery. 2008;143:743–9.

[91] Dionigi G, Alesina PF, Barczynski M, et al. Recurrent laryngeal nerve injury in video-assisted thyroidectomy: lessons learned from neuromonitoring. Surg Endosc. 2012;26:2601–8.

[92] Lo CY, Kwok KF, Yuen PW. A prospective evaluation of recurrent laryngeal nerve paralysis during thyroidectomy. Arch Surg. 2000;135:204–7.

[93] Caldarelli DD, Holinger LD. Complications and sequelae of thyroid surgery. Otolaryngol Clin North Am. 1980;13:85–97.

[94] Patow CA, Norton JA, Brennan MF. Vocal cord paralysis and reoperative parathyroidectomy. A prospective study. Ann Surg. 1986;203:282–5.

[95] Dionigi G. Energy based devices and recurrent laryngeal nerve injury: the need for safer instruments. Langenbecks Arch Surg. 2009;394:579–80. author reply 581–6.

[96] Agarwal BB, Agarwal S. Recurrent laryngeal nerve, phonation and voice preservation—energy devices in thyroid surgery—a note of caution. Langenbecks Arch Surg. 2009;394:911–2. author reply 913–4.

[97] Chiang FY, Lu IC, Chen HC, et al. Intraoperative neuromonitoring for early localization and identification of recurrent laryngeal nerve during thyroid surgery. Kaohsiung J Med Sci. 2010;26:633–9.

[98] Hamelmann WH, Meyer T, Timm S, Timmermann W. A critical estimation of intraoperative neuromonitoring (IONM) in thyroid surgery. Zentralbl Chir. 2002;127:409–13.

[99] Jonas J. Reliability of intraoperative recurrent laryngeal nerve monitoring in thyroid surgery. Zentralbl Chir. 2002;127:404–8.

[100] Neumann HJ. Intraoperative neurophysiological monitoring (IONM) of the recurrent laryngeal nerve and microdissection. Surgical techniques for decreasing the risk of recurrent laryngeal nerve paralysis. Laryngorhinootologie. 2000;79:290–6.

[101] Chiang FY, Lu IC, Tsai CJ, Hsiao PJ, Hsu CC, Wu CW. Does extensive dissection of recurrent laryngeal nerve

during thyroid operation increase the risk of nerve injury? Evidence from the application of intraoperative neuromonitoring. Am J Otolaryngol. 2011.

[102] Chiang FY, Lu IC, Chen HC, et al. Anatomical variations of recurrent laryngeal nerve during thyroid surgery: how to identify and handle the variations with intraoperative neuromonitoring. Kaohsiung J Med Sci. 2010;26:575–83.

[103] Barczynski M, Konturek A, Stopa M, Hubalewska-Dydejczyk A, Richter P, Nowak W. Clinical value of intraoperative neuromonitoring of the recurrent laryngeal nerves in improving outcomes of surgery for well-differentiated thyroid cancer. Pol Przegl Chir. 2011;83: 196–203.

[104] Serpell JW, Yeung MJ, Grodski S. The motor fibers of the recurrent laryngeal nerve are located in the anterior extralaryngeal branch. Ann Surg. 2009;249:648–52.

[105] Yalcin B. Anatomic configurations of the recurrent laryngeal nerve and inferior thyroid artery. Surgery. 2006;139:181–7.

[106] American Thyroid Association (ATA) Guidelines Taskforce on Thyroid Nodules and Differentiated Thyroid Cancer, Cooper DS, et al. Revised American Thyroid Association management guidelines for patients with thyroid nodules and differentiated thyroid cancer. Thyroid. 2009;19:1167–1214.

[107] Bilimoria KY, Bentrem DJ, Ko CY, et al. Extent of surgery affects survival for papillary thyroid cancer. Ann Surg. 2007;246:375–81. discussion 381–4.

[108] Rios A, Rodriguez JM, Galindo PJ, Montoya MJ, Canteras M, Parrilla P. Surgical treatment of multinodular goiter in young patients. Endocrine. 2005;27:245–52.

[109] Friguglietti CU, Lin CS, Kulcsar MA. Total thyroidectomy for benign thyroid disease. Laryngoscope. 2003;113:1820–6.

[110] Sancho JJ, Pascual-Damieta M, Pereira JA, Carrera MJ, Fontane J, Sitges-Serra A. Risk factors for transient vocal cord palsy after thyroidectomy. Br J Surg. 2008;95:961–7.

[111] Lekacos NL, Tzardis PJ, Sfikakis PG, Patoulis SD, Restos SD. Course of the recurrent laryngeal nerve relative to the inferior thyroid artery and the suspensory ligament of Berry. Int Surg. 1992;77: 287–8.

[112] Berlin D. The recurrent laryngeal nerve in total ablation of the normal thyroid gland. Surg Gynecol Obstet. 1935; 19.

[113] Armstrong WG, Hinton JW. Multiple divisions of the recurrent laryngeal nerve. An anatomic study. AMA Arch Surg. 1951;62:532–9.

[114] Wafae N, Vieira MC, Vorobieff A. The recurrent laryngeal nerve in relation to the inferior constrictor muscle of the pharynx. Laryngoscope. 1991;101:1091–3.

[115] Lorenz RR, Esclamado RM, Teker AM, et al. Ansa cervicalis-to-recurrent laryngeal nerve anastomosis for unilateral vocal fold paralysis: experience of a single institution. Ann Otol Rhinol Laryngol. 2008;117:40–5.

[116] Chou F-F, Su C-Y, Jeng S-F, Hsu K-L, Lu K-Y. Neurorrhaphy of the recurrent laryngeal nerve. J Am Coll Surg. 2003;197:52–7.

[117] Miyauchi A, Ito Y, Miya A, et al. Lateral mobilization of the recurrent laryngeal nerve to facilitate tracheal surgery in patients with thyroid cancer invading the trachea near

Berry's ligament. World J Surg. 2007;31:2081–4.

[118] Miyauchi A, Inoue H, Tomoda C, et al. Improvement in phonation after reconstruction of the recurrent laryngeal nerve in patients with thyroid cancer invading the nerve. Surgery. 2009;146:1056–62.

[119] Chi SY, Lammers B, Boehner H, Pohl P, Goretzki PE. Is it meaningful to preserve a palsied recurrent laryngeal nerve? Thyroid. 2008;18:363–6.

[120] Dionigi G, Frattini F. Staged thyroidectomy: time to consider intraoperative neuromonitoring as standard of care. Thyroid. 2013;23:906–8.

[121] Fontenot TE, Randolph GW, Setton TE, Alsaleh N, Kandil E. Does intraoperative nerve monitoring reliably aid in staging of total thyroidectomies? Laryngoscope. 2015;125:2232–5.

[122] Pemberton JJ. Exophthalmic goiter: Indications for stage-operation. Arch Surg. 1929;18:735–44.

[123] Goretzki PE, Schwarz K, Brinkmann J, Wirowski D, Lammers BJ. The impact of intraoperative neuromonitoring (IONM) on surgical strategy in bilateral thyroid diseases: is it worth the effort? World J Surg. 2010;34:1274–84.

[124] Sadowski SM, Soardo P, Leuchter I, Robert JH, Triponez F. Systematic use of recurrent laryngeal nerve neuromonitoring changes the operative strategy in planned bilateral thyroidectomy. Thyroid. 2013;23: 329–33.

[125] Erdem E, Gulcelik MA, Kuru B, Alagol H. Comparison of completion thyroidectomy and primary surgery for differentiated thyroid carcinoma. Eur J Surg Oncol. 2003;29:747–9.

[126] Dionigi G, Boni L, Rovera F, Rausei S, Castelnuovo P, Dionigi R. Postoperative laryngoscopy in thyroid surgery: proper timing to detect recurrent laryngeal nerve injury. Langenbecks Arch Surg. 2010;395:327–31.

[127] Chu KS, Wu SH, Lu IC, et al. Feasibility of intraoperative neuromonitoring during thyroid surgery after administration of nondepolarizing neuromuscular blocking agents. World J Surg. 2009;33:1408–13.

[128] Eltzschig HK, Posner M, Moore Jr FD. The use of readily available equipment in a simple method for intraoperative monitoring of recurrent laryngeal nerve function during thyroid surgery: initial experience with more than 300 cases. Arch Surg. 2002;137:452–6. discussion 456–7.

[129] Lu IC, Chu KS, Tsai CJ, et al. Optimal depth of NIM EMG endotracheal tube for intraoperative neuromonitoring of the recurrent laryngeal nerve during thyroidectomy. World J Surg. 2008;32:1935–9.

[130] Randolph GW, Kobler JB, Wilkins J. Recurrent laryngeal nerve identification and assessment during thyroid surgery: laryngeal palpation. World J Surg. 2004; 28:755–60.

[131] Dionigi G, Bacuzzi A, Boni L, Rovera F, Dionigi R. What is the learning curve for intraoperative neuromonitoring in thyroid surgery? Int J Surg. 2008;6 Suppl 1:S7–12.

[132] Duclos A, Lifante JC, Ducarroz S, Soardo P, Colin C, Peix JL. Influence of intraoperative neuromonitoring on surgeons' technique during thyroidectomy. World J Surg. 2011;35:773–8.

[133] Jonas J, Bahr R. Intraoperative neuromonitoring of the

recurrent laryngeal nerve—results and learning curve. Zentralbl Chir. 2006;131:443–8.

[134] Dionigi G, Chiang FY, Rausei S, et al. Surgical anatomy and neurophysiology of the vagus nerve (VN) for standardised intraoperative neuromonitoring (IONM) of the inferior laryngeal nerve (ILN) during thyroidectomy. Langenbecks Arch Surg. 2010;395:893–9.

[135] Sritharan N, Chase M, Kamani D, Randolph M, Randolph GW. The vagus nerve, recurrent laryngeal nerve, and external branch of the superior laryngeal nerve have unique latencies allowing for intraoperative documentation of intact neural function during thyroid surgery. Laryngoscope. 2014.

第 15 章
喉返神经的持续性术中神经监测

Rick Schneider, Kerstin Lorenz, Andreas Machens, Phuong Nguyen Thanh, Gregory W. Randolph, and Henning Dralle

摘要

持续性术中神经监测（CIONM）作为一项先进技术，可在甲状腺手术中持续监测迷走神经的振幅和潜伏期，从而改善喉返神经（RLN）的风险管理。与间歇性术中神经监测（IIONM）相比，CIONM 的优势显而易见。当术中操作影响喉返神经时，CIONM 可即刻提醒术者；而 IIONM 是在喉返神经损伤发生后才能监测到神经功能异常，本身具有局限性；CIONM 可以克服上述局限性。

动物和人体研究均证明 CIONM 的可行性、安全性和可靠性。肌电图波形的改变，甚至信号丢失（LOS），提示神经功能的异常。因此，通过波形变化的评估，可以准确地预测即将发生的喉返神经损伤。"复合事件"定义为肌电图振幅（下降到初始基线的 50% 以下）和潜伏期（上升到初始基线的 110% 以上）的一致变化，通常发生在术后声带麻痹之前，80% 的病例在神经松解后是可以恢复的。EMG 振幅恢复至基线值 50% 以上时，提示神经功能的恢复，这样有利于调整手术方案。

CIONM 可以在 LOS 发生之前及时提醒术者纠正危险操作。近期证据表明，相对于 IIONM，CIONM 能更好地保护神经功能。使用 IIONM 发生永久性喉返神经麻痹概率为 0.4%，而使用 CIONM 的发生率为 0%（$P=$ 0.019）。

关键词

迷走神经刺激；持续性术中神经监测；复合 EMG 事件；信号丢失；喉返神经损伤；甲状腺手术；声带麻痹

R. Schneider, M.D. (✉) • K. Lorenz, M.D.
A. Machens, M.D., Ph.D. • P. N. Thanh, M.D.
H. Dralle, M.D., Ph.D.
Department of General, Visceral, and Vascular Surgery, Medical Faculty, Martin Luther University Halle-Wittenberg, Halle (Saale), Saxony-Anhalt, Germany
e-mail: rick.schneider@uk-halle.de

G. W. Randolph, M.D.
The Claire and John Bertucci Endowed Chair in Thyroid Surgery Oncology, Harvard Medical School, Boston, MA, USA

Division of Thyroid and Parathyroid Endocrine Surgery, Department of Otolaryngology—Head and Neck Surgery, Massachusetts Eye and Ear Infirmary, Boston, MA, USA

Department of Surgery, Endocrine Surgery Service, Massachusetts General Hospital, Boston, MA, USA

引　言

间歇性术中神经监测（IIONM）最主要的缺点是无法在两次刺激之间监测喉返神经功能，从而增加了神经损伤的风险。因此，需要一个新的监测系统能够在术中连续监测喉返神经功能，从而尽可能降低 RLN 损伤风险[1-3]。

20 世纪 90 年代中期，甲状腺手术中开始使用 IIONM[4]。经气管行喉返神经监测，起初采用双腔气管插管，后渐被带电极的气管插管替代[4, 5]。2007 年，迷走神经刺激电极的发明促进了持续性术中神经监测（CIONM）的发展，其基本原理也经历了时间的考验[6, 7]。为了减少干扰电流，更好地保护神经，需要对生物兼容性混合袖式电极进行优化设计，特别是弹性和几何学结构，能使其更好地接触迷走神经，避免偶发的电极错位或者移除带来的神经损伤。商品化的 EMG 多通道系统可以提供听觉和视觉反馈，便于对 EMG 信号实时分析。

目前已设计出多款电极，可以根据迷走神经的解剖程度不同进行分类（图 15.1）。电极一旦置于迷走神经上，就可刺激迷走神经，无须中断手术操作。CIONM 中首字母"C"是"Continuous"的缩写，代表连续的迷走神经刺激对神经监测的连续性。这个词更合理的含义是对运动神经不间歇的非生理性刺激，从而引起其支配声带肌的持续性单收缩。因此，连续性刺激可更准确地描述为术中与手术操作同步的重复电流脉冲刺激[8]。CIONM 可实时密切监测整个迷走神经 / 喉返神经轴功能的完整性，因此可及时发现潜在的神经损伤，从而快速纠正危险操作（表 15.1）[6, 9, 10]。

表 15.1　间歇性和持续性 IONM 的优点和不足

	间歇性 IONM	持续性 IONM
对 EMG 信号丢失的提前判定	有限	很好
对 EMG 信号丢失的判定	很好	很好
EMG 信号丢失后的恢复	非常有限	很好

参数	迷走神经电极种类					
	S Shaped	Anchor	V3	Delta	Saxophone	APS
形状	开放	开放	开放	半闭	半闭	全闭
解剖	360°	表面	表面	360°	360°	360°
尺寸	●●●	●●●	●●●	●●	●●	●
灵活性	●●●	●	●●	●●	●●	●●●
极性	三极	双极	三极	双极	三极	单极
生产商	Dr. Langer	Dr. Langer	Inomed	Inomed	Dr. Langer	Medtronic
临床应用参考	Van Slycke et al. [32]	Schneider et al. [26]	Jonas [38, 39]	Lamade et al. [33, 40]	—	Schneider et al. [8, 30, 31, 35]

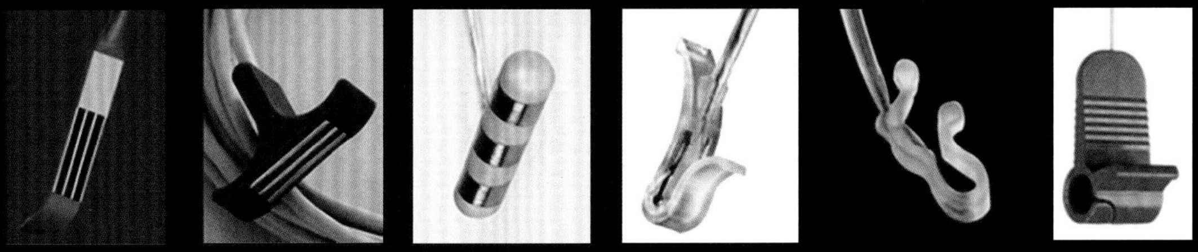

图 15.1　商用的迷走神经电极特点分析（数据来自参考文献 [41]）

CIONM 的标准操作

作用方式

CIONM 采用的仪器设备与 IIONM 类似，如多通道 EMG 系统、EMG 显示器、气管内插管表面电极及手持的刺激电极。但与 IIONM 不同，CIONM 需要在整个手术期间放置一个迷走神经刺激电极。多个厂家均可提供这种商用电极，其在 EMG 信号显示、报警阈值、电极形状方面均存在差异（图 15.1）。

CIONM 和 IIONM 均推荐采用手持刺激探针和技术，对喉返神经进行辨识和追踪显露[11]。不同于 CIONM，IIONM 需要中断手术操作，反复刺激颈鞘寻找迷走神经。

CIONM 需要将刺激电极放置在环状软骨水平的迷走神经上，即喉返神经发出点的近端。通过该电极，按照预先设定好的频率和强度刺激迷走神经，从而引起声带肌的收缩。气管内插管电极可以捕获到肌肉收缩，并将其转换为音频信号和图像信号。

采用 1 mA 电流刺激迷走神经，可以使所有 A 型和 B 型神经纤维去极化，而不会刺激 C 型迷走神经纤维。这样的刺激可以诱发获得最大的神经振幅，同时避免 C 型迷走神经纤维受刺激导致的血管副作用[9, 12-15]。最常用的刺激频率是 1 Hz（各厂家不同，最高可达 3 Hz）。电刺激脉冲是矩形的、负性的，持续 100 μs 或 200 μs。根据作者的经验，1 Hz 的电流刺激，可以使 2 次刺激的间歇期足够短，更加接近于喉返神经连续监测，而无须等待下一个刺激周期。研究清晰地表明，这种重复的低电流、短时间脉冲刺激，对迷走神经、喉返神经、喉都是安全的，不会导致心肺副作用。

EMG 表现为典型的双相或者三相波形。监测系统可以通过扬声装置将波形转换为音频信号。手术开始时需要确定基线振幅和基线潜伏期，每例患者的基线水平都不同，取决于多种因素，如气管内插管与气管壁的接触情况、插管的型号和位置，以及喉返神经和颈部的解剖特点。

为了监测有临床意义的 EMG 变化，需要将神经刺激振幅最大化，在 IONM 系统上校准后的振幅不应低于 500 μV[8]。调整气管插管，使其与声带充分接触，可以达到上述要求。基线振幅的优化调整可更好地发现术中潜在的神经损伤。口腔内放置纱布，可使气管插管更好地接触声带，并起到固定插管作用。一旦振幅和潜伏期基线被校准完成后，就可以对 IONM 系统进行操作，以患者特有的神经振幅和神经潜伏期基线为中心显示单独的线。在 IONM 系统上也可以对警报线进行设置，超过该警报线将触发声光报警。

电极放置

与 IIONM 不同[16]，CIONM 需要打开颈动脉鞘，解剖出迷走神经，然后放置刺激电极。在解剖迷走神经之前，需要采用间断监测的探针来证实迷走神经功能正常[17]。如果监测不到 EMG 信号，建议遵循国际神经监测研究组（INMSG）的故障排除方案寻找原因[11]。

可以采取不同的手术入路暴露颈动脉鞘（图 15.2 和图 15.3）。甲状腺和甲状旁腺手术推荐采用前方（中线）入路（图 15.2）。该入路是在颈中线切开颈筋膜浅层和中层，纵行打开颈白线，牵开左侧带状肌。游离胸骨舌骨肌和胸骨甲状肌并向侧方牵开，同时向内牵开甲状腺叶，从而暴露颈鞘。刺激电极线可能从术野下方穿过，增加术中因无意牵拉电极线导致电极错位的风险。对于颈部存在广泛瘢痕或者巨大甲状腺肿患者，前方入路可能不易操作，可以采取侧方入路（图 15.3）。沿胸骨舌骨肌的外侧缘和胸锁乳突肌的内侧缘切开颈筋膜浅层，拉钩钝性牵开肌肉从而暴露颈鞘。与前方入路相比，侧方入路可以更好地暴露侧颈部淋巴结，便于侧颈部淋巴结清扫[18]。

在甲状软骨水平打开颈鞘鞘膜，切开长度取决于刺激电极的大小。迷走神经多走行于颈内静脉和颈总动脉的内后方（73%），然后依次是内侧（15%）、外侧（8%）和前方（4%）[19]。为便于放置刺激电极，需要裸露一小段迷走神经，对于开放式电极，可以用神经拉钩牵开后留置。对于闭合式或者半闭合式刺激电极，需要完全游离迷走神经。与开放式电极相比，半闭合式电极可以更好地避免电极错位，EMG 信号更稳定，结果更容易判读。无论采取何种手术操作，都要小心避免神经去血管化。采取标准的、谨慎的精细化颈部操作技术，是不会损伤迷走神经的。许多研究表明，经验丰富的外科

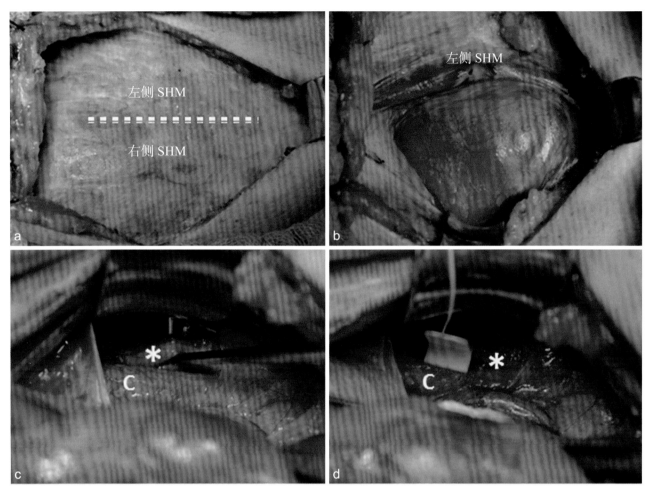

图 15.2　前方（中线）手术入路暴露迷走神经。a. 双侧胸骨舌骨肌（SHM）内侧缘构成颈白线，沿颈白线纵行切开（虚线）颈筋膜浅层和中层。b. 侧方牵开右侧带状肌，暴露甲状腺。c. 完全游离一小段迷走神经（左侧，＊）。向内牵开左侧甲状腺叶，向外牵开左侧颈内静脉和左侧带状肌，从而显露左侧颈总动脉（"C"）。d. 自动周期刺激电极 (APS®) 放置在左侧迷走神经上（＊）

医生进行 CIONM 操作是安全的，包括在术中温和地解剖迷走神经以适应刺激电极 [7, 8, 14, 20-25]。

　　在右侧迷走神经的近端，需要注意喉不返神经的可能，其发生率小于 1.0%[26]。

迷走神经刺激的安全性

　　多年来，植入式电极被用于刺激迷走神经来治疗多种慢性疾病，如癫痫、抑郁、焦虑、阿尔茨海默病、偏头痛和纤维肌痛。这种永久性迷走神经刺激疗法，并未观察到临床相关的副作用 [13, 27-30]。换言之，长期治疗的安全性也提示甲状腺术中暂时使

用 CIONM 是安全的。

　　为了明确迷走神经受刺激后的神经生理学改变，在动物体内进行了相关基础研究 [9, 12, 15, 32]。CIONM 采用 1 mA 的电流刺激，可以刺激 A 型传出运动纤维和 B 型有髓自主神经纤维，但不会刺激纤细的 C 型无髓纤维。刺激 C 型迷走神经纤维可引起血管迷走神经症状，如中枢系统副作用（头痛、麻木）、心脏副作用（心律失常、心动过缓）、呼吸系统副作用（支气管痉挛）或者胃肠道副作用（恶心、呕吐）[8, 9, 27]。

　　其他神经生理学研究显示，超过 0.7~0.8 mA 电流阈值的刺激，并不会提高 EMG 信号振幅 [9, 32]。Groves 和 Brown 的研究发现，2.0 mA 以上的电

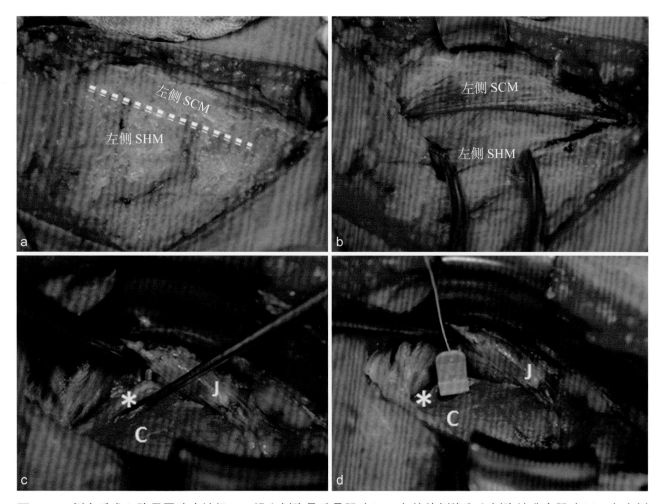

图 15.3　侧方手术入路暴露迷走神经。a. 沿左侧胸骨舌骨肌（SHM）的外侧缘和左侧胸锁乳突肌（SCM）内侧缘组成的虚拟线（虚线）切开颈筋膜浅层。b. 拉钩钝性牵开肌肉。c. 完全游离一小段迷走神经（左侧，＊）。向内牵开甲状腺和带状肌，向外牵开左侧胸锁乳突肌，从而暴露左侧颈总动脉（"C"）和左侧颈内静脉（"J"）。d. 自主周期刺激电极（APS®）放置在左侧迷走神经上（＊）

流才能刺激 C 型迷走神经纤维，从而诱发心肺反应 [13]。CIONM 中采用 5.0 mA 的电流，可以观察到心率变异性增加 [14, 21]，然而，这种心率变异性增加是无症状的，也不会引起交感神经代偿反应。类似地，CIONM 常用的刺激频率 ≤ 3 Hz，如果刺激频率 <30 Hz 不会引起血管迷走神经反应。

CIONM 的可靠性

对 IONM 系统上的信号振幅进行优化有助于发现具有临床意义的 EMG 信号变化 [8, 33]。由于潜伏期的测量受 EMG 振幅的质量和特点的影响，仪器设置问题可降低 CIONM 系统的性能。

电极类型

目前已开发出多款不同类型的电极，在神经接触方式、电极极性、形状、大小和弹性方面均存在差异（图 15.1）。所有电极都在以下两方面寻求平衡：更好的稳定性（EMG 信号更稳定，并减少电极移位）和更好的顺应性（以保护迷走神经）。

电极设计的不同，如开放式、半封闭式或者封闭式，其所需的迷走神经解剖程度也不同。开放式电极不需要打开颈动脉鞘，或者仅需要暴露很短一段迷走神经来接触电极。开放式电极需要颈动脉鞘的支撑，所以对于需要切除颈动脉鞘的病例，如肿瘤侵犯颈部大血管或者广泛的颈侧区淋巴结清扫术，开放式电极是不适合的。对于半封闭或全封闭电极，则需要完全游离一段迷走神经，以便于电极

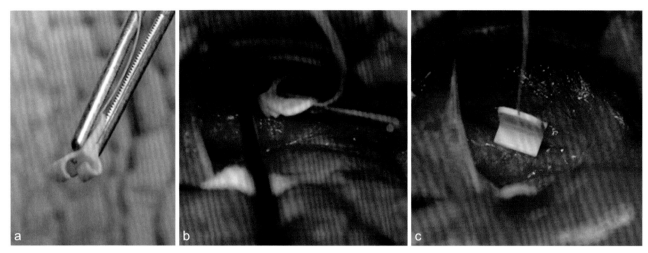

图 15.4　在迷走神经上放置自主周期刺激电极（APS®）。a. 单极的自主周期刺激电极（APS®）。b. 游离出一段迷走神经，然后用钳子从 45° 方向放置 APS®。c. APS® 电极放置在迷走神经上

半 / 完全包绕迷走神经（图 15.4）。电极包绕神经有助于保持稳定，避免电极移位，同时带来高质量的 EMG 信号。

为了传输迷走神经刺激脉冲电流，需要刺激电极（可以是单极、双极或三极）及闭合的电流环路。

无论术野干燥程度如何，单极电极的刺激都相当稳定，但精确度较低，因此杂散电流可以激活邻近的神经和肌肉。单极电极需要在皮下留置皮内针作为正极。双极电极或者三极电极则更加精确，但若电极周围存在血清或者血液，刺激可能被分流，导致迷走神经刺激不足。与单极电极不同，双极电极的两个电极直接接触神经，三极电极的负极放置在两个正极之间，所以二者均不需要额外的正极。相对于单极和双极电极，三极电极需要将各个电极分开，所以略显粗笨。

EMG 信号干扰

正确地放置气管插管，对于 CIONM 至关重要，需要术者和麻醉医生的密切配合。应当避免插管的错位、扭转，或者气管插管过大、过小。为了获得稳定、可靠的 EMG 信号，IONM 系统上经过校准后的神经振幅（基线振幅）至少要达到 500 µV（图 15.5a）[8]，这有助于避免“潜伏期跳跃”的发生。潜伏期跳跃是指当振幅低于 350 µV 时，出现的系统测量错误[8]。经过校准后，高的信号振幅有助于避免背景噪声的干扰，从而便于监测即将发生的神经损伤。

一些孤立事件，如与手术操作无关的、振幅或潜伏期间断性的稍增或稍减，这些 EMG 的变化可能是由于气管插管位置的改变，或者其他仪器设备的干扰引起的，而非真正的喉返神经功能异常，对于神经功能的影响关系不大（图 15.6）[8]。调整气管插管位置，使插管电极与声带肌接触紧密，可获得更好的 EMG 信号。双极镊、电凝、迷走神经刺激电极的脱离可分别导致 EMG 信号的静默、干扰，或者短暂信号丢失。术野用冷盐水冲洗，会导致振幅快速下降，并伴随潜伏期逐渐延长。这种温度相关 EMG 信号改变的临床意义尚不明晰，术中应避免用冷盐水冲洗术野[8, 23]。

单侧声带麻痹的预防

对喉返神经的直接牵拉、压迫及热损伤，都可导致 EMG 信号的改变。其中，振幅的改变（降低 40% ~60%）比潜伏期的改变（延长 15%）更明显[9]。由于有功能的神经纤维数减少，亚急性喉返神经损伤起初表现为神经振幅的降低，然后才表现为潜伏期的延长，预示着残存神经纤维的信号传导功能受影响（图 15.7）。

信号丢失前神经损伤的逆转

近期一项概念验证性研究，纳入 52 例 CIONM 患者，52 条神经，提出了“复合事件”的概念。复

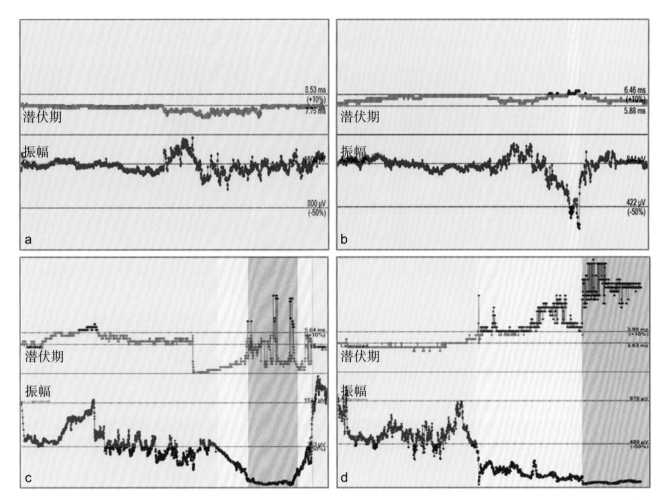

图 15.5　持续性术中神经监测过程中 EMG 变化的临床意义。a. 相对于基线水平，振幅降低低于 50%，伴潜伏期延长低于 10%，提示声带功能正常。b. 相对于基线水平，振幅降低超过 50%，伴潜伏期延长超过 10%，但无信号丢失（LOS），提示声带功能正常。c. 一过性信号丢失（振幅降至 100 μV 以下），之后振幅恢复至基线水平 50% 以上，提示声带功能正常。d. 持续性信号丢失（振幅降低至 100 μV 以下），术后声带麻痹风险高达85% 以上

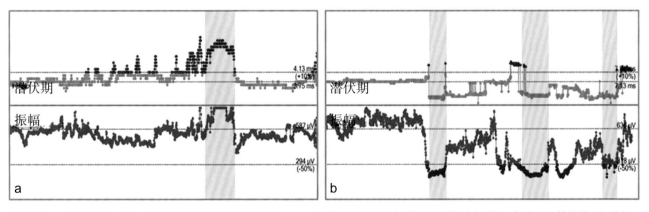

图 15.6　持续性术中神经监测 EMG 信号的干扰。a. 气管移位导致气管内插管的扭转，振幅和潜伏期均增加，气管复位后恢复。b. 向上牵拉气管后，导致气管插管的下移，振幅和潜伏期降低，气管复位后恢复

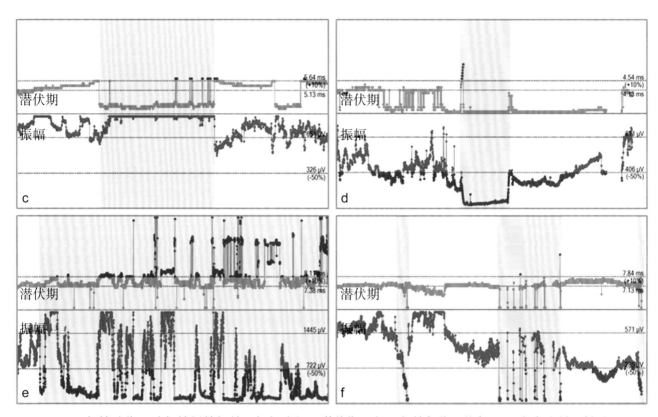

图 15.6　c. 气管移位导致气管插管扭转，振幅降低，潜伏期延长，气管复位后恢复。d. 术中注射肌松药 10 mg 罗库溴铵后，导致信号丢失（振幅小于 100 μV），应用拮抗剂 300 mg 舒更葡糖静脉注射后，振幅恢复（达到基线水平 50% 以上）。e. 迷走神经电极太大，接触不良，导致了 "EMG 风暴"。f. 迷走神经电极太小，反复脱位导致的 EMG 信号稀少

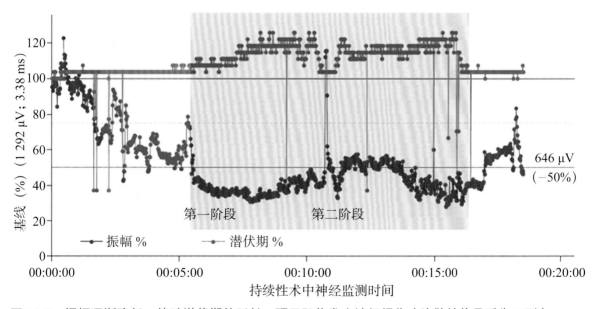

图 15.7　振幅逐渐降低，伴随潜伏期的延长，预示即将发生神经损伤（弥散性信号丢失 2 型）

合事件定义为信号振幅下降超过 50%，同时伴随潜伏期延长大于 10%。复合事件预示着即将发生神经损伤（图 15.5b）[8]。对甲状腺腺体不恰当的牵拉会导致喉返神经的牵拉损伤，特别是在 Berry 韧带处或者神经与甲状腺下动脉交叉处。当喉返神经运动支在喉外发出时，在 Berry 韧带附近，前支更容易出现牵拉损伤。向内牵拉甲状腺腺叶，会导致振幅下降超过 60%，终止外科操作后，神经功能完全恢复。与牵拉腺体类似，牵拉喉气管夹角处，会累及喉返神经入喉处，从而诱发复合事件。在出现的 13 例复合事件中，10 例（77%）是由于牵拉引起的，3 例（23%）是由于烧灼引起的。复合事件会逐渐进展为信号丢失，从而导致声带麻痹（VCP）。及时终止危险操作后，70% 患者的 EMG 信号会逆转。

另一项纳入 102 例患者的研究将严重复合事件定义为振幅下降超过 70%，伴随潜伏期延长超过基线的 10%[23]。严重复合事件和信号丢失均预示术后声带麻痹。严重复合事件预测声带麻痹的阳性预测值（PPV）为 33%，阴性预测值（NPV）为 97%，73% 的患者可以逆转为正常；而信号丢失对声带麻痹的 PPV 为 83%，NPV 为 98%，只有 17% 的患者可逆转为正常。孤立的振幅变化，或者潜伏期改变，与术后声带麻痹无关。

另一项大样本研究证实了上述结果，纳入 788 例患者，共计 1 314 条神经，术中均予以 CIONM。发生了 77 例复合事件，其中 63 例（82%）因及时终止危险操作而逆转（图 15.5c）[25]。

上述研究表明，在神经损伤转变为永久性损伤之前，CIONM 可及时提醒纠正危险操作（表 15.1）。

信号丢失后 EMG 振幅的恢复

国际神经监测学组将信号丢失（LOS）定义为神经振幅低至 100 μV 以下（图 15.5d）[11]。并进一步将 LOS 分为节段性 LOS 1 型和弥散性 LOS 2 型。

节段性 LOS 1 型由于神经的直接损伤所致，如神经的横断、钳夹、结扎、挤压，或者烧灼，通常来不及纠正危险操作。神经的解剖学变异，如神经纤细、喉外分支、神经走行于甲状腺下动脉前方，更容易出现节段性 LOS 1 型[34-36]。

弥散性 LOS 2 型机制尚未完全明晰，可能源于喉内因素。多数由于非直接作用力引起，如牵拉气道、或牵拉神经周围组织。由于通常伴随复合事件，因此有机会通过纠正外科操作，从而避免声带麻痹[35]。

一项纳入 785 例患者（1 291 条神经）的 CIONM 研究中，18 例患者（1.4%）出现节段性 LOS 1 型，23 例患者（1.8%）出现弥散性 LOS 2 型[35]。在 LOS 1 型中，EMG 信号突然消失（平均时间为 2 s）；在 LOS 2 型中，信号丢失是逐渐缓慢发生的（平均时间为 156 s）。LOS 1 型中，神经的潜伏期没有变化，提示为急性神经损伤。29 例声带麻痹均为单侧，术后 2 个月功能完全恢复。如果神经监测提示信号突然丢失，此时声带功能的恢复需要更长的时间。LOS 1 型声带麻痹通常伴随严重的神经损伤，需要更长的时间恢复神经功能（平均恢复时间为 62 天）；而 LOS 2 型声带麻痹，神经损伤相对较轻，神经功能恢复时间更短（平均为 27 天）。

这项研究中，如果神经信号在术中恢复至基线水平 50% 以上，提示术后声带功能正常（表 15.1）；反之，如果信号恢复至基线水平 50% 以下，所有 LOS 1 型和 2/3 的 LOS 2 型患者术后会出现声带麻痹（图 15.8）；如果 LOS 在术中未恢复，所有 LOS 1 型和 3/4 的 LOS 2 型患者会出现术后声带麻痹[35]。

研究建议，当出现一侧神经损伤 LOS 时，应等待至少 20 分钟，待振幅恢复至基线振幅 50% 以上时，再完成喉返神经未受影响的对侧甲状腺手术（图 15.9）[35, 37]。

CIONM 和 IIONM 预防术后声带麻痹的表现

近期的一项研究比较了 CIONM 和 IIONM 对于术后声带麻痹的预测[24]。CIONM 组纳入患者 788 例，包含 1 314 条神经；IIONM 组纳入患者 738 例，包含 965 条神经。CIONM 组和 IIONM 组在术后早期声带麻痹发生率没有差异（2.5% vs 2.4%；$P = 0.84$）；但 CIONM 组永久性声带麻痹的发生概率低于 IIONM 组（0% vs 0.4%；$P = 0.019$；表 15.2）。

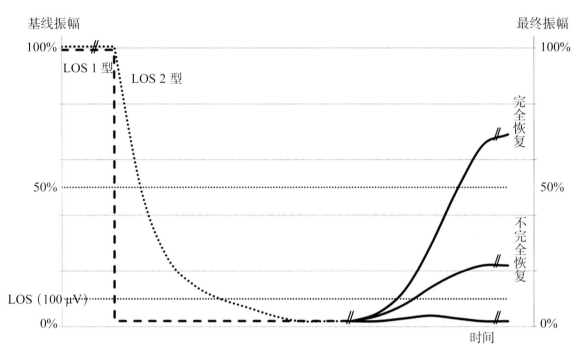

图 15.8　LOS 1 型（虚线）和 LOS 2 型（点线）EMG 振幅丢失和恢复的动态变化及其临床意义。术中振幅未恢复或者不全恢复（低于 50% 基线振幅），100% 的 LOS 1 型患者术后声带麻痹；75% vs 67% 的 LOS 2 型患者术后会出现声带麻痹。而术中振幅完全恢复（超过 50% 基线振幅）的 LOS 1 型和 2 型患者术后声带功能是正常的（数据来自文献 [35]）

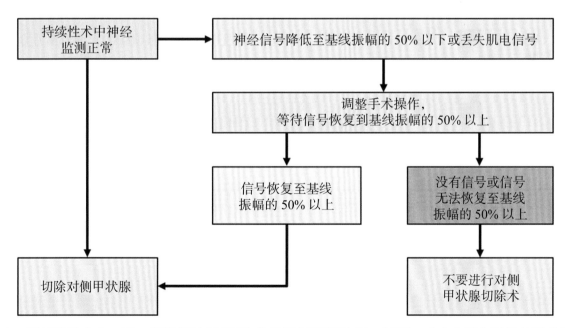

图 15.9　甲状腺手术中，当一侧喉返神经 EMG 信号振幅下降至 50% 以下，或完全丢失时的外科处理流程（数据来自文献 [35，37]）

表 15.2　间歇性和连续性术中神经监测的验证

	间断术中神经监测（965 条神经）[n（%）]	连续术中神经监测（1 314 条神经）[n（%）]	P
真阳性结果	17（77.3）	30（88.2）	0.745
真阴性结果	937（99.4）	1 277（99.8）	0.238
假阳性结果	5（0.5）	4（0.3）	0.358
假阴性结果	6（0.6）	3（0.2）	0.142
术后早期声带麻痹	23（2.4）	33（2.5）	0.844
永久性声带麻痹	4（0.4）	0	0.019

注：数据源于文献 [24]。

对于术后早期声带麻痹，CIONM 的监测灵敏性要高于 IIONM（90.9% vs 73.9%；$P=0.09$）。该研究中，CIONM 准确预测了 10 例声带麻痹中的 9 例。高灵敏性有助于排除假阴性结果（正常 EMG 信号）。医学界必须重视因神经监测的灵敏性低无法发现声带麻痹，可能带来潜在的可靠性的问题。

根据本研究，对于计划行双侧手术的患者，当一侧出现 EMG 信号丢失，CIONM 组中 12% 的患者进行了没必要的二期手术；而在 IIONM 组高达 23%。

术中如果神经信号正常，提示术后神经功能完整。此时，CIONM 组发生术后早期声带麻痹的概率为 0.2%，而 IIONM 组为 0.6%（表 15.2）。

总　结

CIONM 作为一项先进的技术，在甲状腺手术中，通过实时记录迷走神经的振幅和潜伏期，有助于更好地评估喉返神经额损伤风险。神经监测中，IIONM 和 CIONM 有共同的优势和劣势。

• 区分喉返神经功能完整和异常，区分节段性 LOS 1 型和弥散性 LOS 2 型。
• 预测术后声带功能。
• 无法预防突发的神经损伤，表现为信号突然完全丢失。

与 IIONM 相比，CIONM 的优势表现在于：当外科操作干扰到喉返神经时，CIONM 能够及时提醒术者。

CIONM 的主要优势在于：当神经受轻度或中度牵拉导致神经信号向 LOS 进展的过程中，CIONM 能即刻发现神经功能异常。不同于 IIONM，CIONM 能够把神经功能连续反馈给术者，从而及时纠正操作，释放受牵拉的神经。"复合事件"定义为同时发生信号振幅变化（下降至起始基线水平 50% 以下）和潜伏期变化（延长至起始基线水平 110% 以上），复合事件的出现通常先于术后声带麻痹。神经减张后，80% 可逆转恢复。及时终止危险操作，这使神经转变为完全损伤之前有恢复的可能，这也是 CIONM 与 IIONM 的不同点。IIONM 只能在损伤发生后才能发现神经功能异常和信号丢失；而 CIONM 旨在克服 IIONM 在方法学上的这一局限性。

CIONM 的另外一个主要优势在于：可以发现神经功能的术中恢复，当振幅恢复至基线水平 50% 以上时，预示术后声带功能正常。

近期的研究提示，相对于 IIONM，CIONM 能更好地保护神经功能。CIONM 组永久性声带麻痹发生率为 0%，而 IIONM 组为 0.4%（$P=0.019$）[24]。

• 参考文献 •

[1] Cernea CR, Brandão LG, Brandão J. Neuromonitoring in thyroid surgery. Curr Opin Otolaryngol Head Neck Surg. 2012;20:125–9.
[2] Dralle H, Sekulla C, Lorenz K, Nguyen Thanh P, Schneider R, Machens A. Loss of the nerve monitoring signal during bilateral thyroid surgery. Br J Surg. 2012;99:1089–95.
[3] Dralle H, Lorenz K, Schabram P, Musholt TJ, Dotzenrath C, Goretzki PE, et al. Surgical Working Group for

Endocrinology [Intraoperative neuromonitoring in thyroid surgery. Recommendations of the Surgical Working Group for Endocrinology]. Chirurg. 2013;84:1049–56.

[4] Lamadé W, Meyding-Lamade U, Hund E, Senninger N, Herfarth C. Transtracheal monitoring of the recurrent laryngeal nerve. Prototype of a new tube. Chirurg. 1997; 68:193–5.

[5] Lamadé W, Meyding-Lamade U, Buchhold C, Brauer M, Brandner R, Uttenweiler V, et al. First continuous nerve monitoring in thyroid gland surgery. Chirurg. 2000;71:551–7.

[6] Lamadé W, Ulmer C, Seimer A, Molnar V, Meyding-Lamade U, Thon K, et al. A new system for continuous recurrent laryngeal nerve monitoring. Minim Invasive Ther Allied Technol. 2007;16:149–54.

[7] Ulmer C, Koch K, Seimer A, Molnar V, MeydingLamade U, Thon K, et al. Real-time monitoring of the recurrent laryngeal nerve: an observational clinical trial. Surgery. 2008;143:359–65.

[8] Schneider R, Randolph GW, Sekulla C, Phelan E, Thanh PN, Bucher M, et al. Continuous intraoperative vagus nerve stimulation for identification of imminent recurrent laryngeal nerve injury. Head Neck. 2013;35:1591–98.

[9] Schneider R, Przybyl J, Pliquett U, Hermann M, Wehner M, Pietsch UC, et al. A new vagal anchor electrode for real-time monitoring of the recurrent laryngeal nerve. Am J Surg. 2010;199:507–14.

[10] Schneider R, Lamadé W, Hermann M, Goretzki P, Timmermann W, Hauss J, et al. [Continuous intraoperative neuromonitoring of the recurrent laryngeal nerve in thyroid surgery (CIONM)—where are we now?]. Zentralbl Chir. 2012;137:88–90.

[11] Randolph G, Dralle H, International Intraoperative Monitoring Study Group. Electrophysiologic recurrent laryngeal nerve monitoring during thyroid and parathyroid surgery: international standards guideline statement. Laryngoscope. 2011;121 Suppl 1:S1–16.

[12] Castoro M, Yoo P, Hincapie J, Hamann J, Ruble S, Wolf P, et al. Excitation properties of the right cervical vagus nerve in adult dogs. Exp Neurol. 2011;227:62–8.

[13] Groves DA, Brown VJ. Vagal nerve stimulation: a review of its applications and potential mechanisms that mediate its clinical effects. Neurosci Biobehav Rev. 2005;29:493–500.

[14] Ulmer C, Friedrich C, Kohler A, Rieber F, Basar T, Deuschle M, Thon K, Lamadé W. Impact of continuous intraoperative neuromonitoring on autonomic nervous system during thyroid surgery. Head Neck. 2011;33:976–84.

[15] Yoo P, Lubock N, Hincapie J, Ruble S, Hamann J, Grill W. High-resolution measurement of electrically-evoked vagus nerve activity in the anesthetized dog. J Neural Eng. 2013;10:026003.

[16] Wu C, Dionigi G, Chen H, Chen H, Lee K, Lu I, et al. Vagal nerve stimulation without dissecting the carotid sheath during intraoperative neuromonitoring of the recurrent laryngeal nerve in thyroid surgery. Head Neck. 2013;35:1443–7.

[17] Lorenz K, Abuazab M, Sekulla C, Schneider R, Nguyen Thanh P, Dralle H. Results of intraoperative neuromonitoring in thyroid surgery and preoperative vocal cord paralysis. World J Surg. 2014;38:582–91.

[18] Dralle H, Damm I, Scheumann GF, Kotzerke J, Kupsch E, Geerlings H, et al. Compartment-oriented microdissection of regional lymph nodes in medullary thyroid carcinoma. Surg Today. 1994;24:112–21.

[19] Dionigi G, Chiang F, Rausei S, Wu C, Boni L, Lee K, et al. Surgical anatomy and neurophysiology of the vagus nerve (VN) for standardised intraoperative neuromonitoring (IONM) of the inferior laryngeal nerve (ILN) during thyroidectomy. Langenbecks Arch Surg. 2010;395:893–9.

[20] Schneider R, Przybyl J, Hermann M, Hauss J, Jonas S, Leinung S. A new anchor electrode design for continuous neuromonitoring of the recurrent laryngeal nerve by vagal nerve stimulations. Langenbecks Arch Surg. 2009;394:903–10.

[21] Friedrich C, Ulmer C, Rieber F, Kern E, Kohler A, Schymik K, et al. Safety analysis of vagal nerve stimulation for continuous nerve monitoring during thyroid surgery. Laryngoscope. 2012;122:1979–87.

[22] Dionigi G, Chiang FY, Dralle H, Boni L, Rausei S, Rovera F, et al. Safety of neural monitoring in thyroid surgery. Int J Surg. 2013;11 Suppl 1:S120–6.

[23] Phelan E, Schneider R, Lorenz K, Dralle H, Kamani D, Potenza A, et al. Continuous vagal IONM prevents RLN paralysis by revealing initial EMG changes of impending neuropraxic injury: a prospective, multicenter study. Laryngoscope. 2014;124:1498–505.

[24] Schneider R, Sekulla C, Machens A, Lorenz K, Nguyen-Thanh P, Dralle H. Postoperative vocal fold palsy in patients undergoing thyroid surgery with continuous and intermittent nerve monitoring. Br J Surg. 2015;102 (11):1380–7.

[25] Van Slycke S, Gillardin JP, Brusselaers N, Vermeersch H. Initial experience with S-shaped electrode for continuous vagal nerve stimulation in thyroid surgery. Langenbecks Arch Surg. 2013;398:717–22.

[26] Brauckhoff M, Machens A, Sekulla C, Lorenz K, Dralle H. Latencies shorter than 3.5 ms after vagus nerve stimulation signify a nonrecurrent inferior laryngeal nerve before dissection. Ann Surg. 2011;253:1172–7.

[27] Ben-Menachem E. Vagus-nerve stimulation for the treatment of epilepsy. Lancet Neurol. 2002;1:477–82.

[28] Ben-Menachem E, Revesz D, Simon BJ, Silberstein S. Surgically implanted and non-invasive vagus nerve stimulation: a review of efficacy, safety and tolerability. Eur J Neurol. 2015;22(9):1260–8.

[29] Cohen-Gadol AA, Britton JW, Wetjen NM, Marsh WR, Meyer FB, Raffel C. Neurostimulation therapy for epilepsy: current modalities and future directions. Mayo Clin Proc. 2003;78:238–48.

[30] Hatton KW, McLarney JT, Pittman T, Fahy BG. Vagal nerve stimulation: overview and implications for anesthesiologists. Anesth Analg. 2006;103:1241–9.

[31] Wu CW, Dionigi G, Sun H, Liu X, Kim HY, Hsiao PJ, et al. Intraoperative neuromonitoring for the early detection and prevention of RLN traction injury in thyroid surgery: a porcine model. Surgery. 2014;155:329–39.

[32] Wu CW, Lu IC, Randolph GW, Kuo WR, Lee KW, Chen CL, et al. Investigation of optimal intensity and safety

of electrical nerve stimulation during intraoperative neuromonitoring of the recurrent laryngeal nerve: a prospective porcine model. Head Neck. 2010;32:1295–301.

[33] Lamadé W, Ulmer C, Rieber F, Friedrich C, Koch KP, Thon KP. New backstrap vagus electrode for continuous intraoperative neuromonitoring in thyroid surgery. Surg Innov. 2011;18:206–13.

[34] Schneider R, Bures C, Lorenz K, Dralle H, Freissmuth M, Hermann M. Evolution of nerve injury with unexpected EMG signal recovery in thyroid surgery using continuous intraoperative neuromonitoring. World J Surg. 2013;37:364–8.

[35] Schneider R, Sekulla C, Machens A, Lorenz K, Thanh PN, Dralle H. Dynamics of loss and recovery of the nerve monitoring signal during thyroidectomy predict early postoperative vocal fold function. Head Neck. 2016;38:E1144–51.

[36] Wu CW, Wang MH, Chen CC, Chen HC, Chen HY, Yu JY, et al. Loss of signal in recurrent nerve neuromonitoring: causes and management. Gland Surg. 2015;4:19–26.

[37] Schneider R, Lorenz K, Sekulla C, Machens A, Nguyen-Thanh P, Dralle H. Surgical strategy during intended total thyroidectomy after loss of EMG sig nal on the first side of resection. Chirurg. 2015;86:154–63.

第 5 篇

喉上神经的术中解剖和神经监测

Marcin Barczyński

第 16 章
喉上神经外支的解剖分型

Marcin Barczyński, Jeremy L. Freeman, and Claudio R. Cernea

摘要 ----------

喉上神经外支（EBSLN）与甲状腺上血管关系密切，术中游离上极血管时容易损伤 EBSLN。为了避免甲状腺术中发生 EBSLN 损伤，必须全面掌握 EBSLN 外科解剖及其变异。近年来，人们提出了几种 EBSLN 的解剖分型系统，包括 Cernea 分型、Kierner 分型、Friedman 分型和 Selvan 分型。本章将逐一展示并讨论有关分型发表的研究背景。1992 年，Cernea 等提出了最受认可的 EBSLN 外科解剖分型，该分型基于甲状腺手术期间神经损伤的潜在风险而制订。Cernea 分型根据 EBSLN 与甲状腺上血管及甲状腺上极相对位置分为三型：1 型，EBSLN 与甲状腺上血管交叉点距离甲状腺上极 > 1 cm，见于 68% 的小甲状腺肿患者和 23% 的大甲状腺肿患者；2A 型，EBSLN 与甲状腺上血管交叉点距离甲状腺上极上方 ≤ 1 cm，但高于甲状腺上极水平，见于 18% 的小甲状腺肿患者和 15% 的大甲状腺肿患者；2B 型，EBSLN 与甲状腺上血管交叉点低于甲状腺上极水平，见于 14% 的小甲状腺肿患者和 54% 的大甲状腺肿患者。显然，2B 型神经最容易受到意外伤害。其他分型系统作为 Cernea 分型的补充，可为术中辨认 EBSLN 提供有用的信息。

关键词 ----------

喉上神经；喉上神经外支；Cernea 分型；Kierner 分型；Friedman 分型；Selvan 分型

引 言

自 Kocher 教授实施首例甲状腺手术至今，甲状腺切除术的手术技巧并无明显改变[1]。最常见的并发症包括喉返神经（RLN）损伤和甲状旁腺功能减退。然而，在离断和钳夹甲状腺上极血管时，可能发生喉上神经外支（EBSLN）的损伤。这种损伤会导致环甲肌（CTM）瘫痪，影响高音的产生，并改变声音的基频，对女性和专业歌手来说，问题尤其明显。术后喉镜检查很难发现 EBSLN 麻痹，但对于那些依赖声音的专业人士来说，功能丧失的后

M. Barczyński, M.D., Ph.D. (✉)
Department of Endocrine Surgery, Jagiellonian
University Medical College, 37 Pradnicka Street,
Krakow 31-202, Poland
e-mail: MARBAR@MP.PL

J. L. Freeman, M.D., F.R.C.S.C., F.A.C.S.
Department of Otolaryngology—Head & Neck
Surgery, Mount Sinai Hospital, University of Toronto,
Toronto, ON, Canada

C. R. Cernea, M.D., Ph.D.
Department of Head and Neck Surgery,
University of São Paulo Medical School, São Paulo,
Brazil

果可能是灾难性的。我们认为，掌握甲状腺上极区的解剖变异，术中精细解剖该区域，EBSLN 的损伤是可以避免的。

历　史

1892 年，Fort 等首次报道了 CTM 的解剖特征，包括其运动由 EBSLN 支配[2]。随后数位学者通过尸体研究分析了 EBSLN 的解剖结构[3-9]，其中最大样本量为 200 具新鲜尸体（Moosman 和 DeWeese）[6]。

在 20 世纪初，学界对 EBSLN 的关注甚少，Kocher 的著作记录了 3 000 多例甲状腺切除术的手术经验，被称为甲状腺外科的奠基石[1]，但该书中并未提到 EBSLN。直至 1935 年，一例甲状腺手术的悲剧结果引起了世人对保留 EBSLN 的高度重视。当时，世界最著名的女高音歌唱家 Amelita Galli-Curci 在局部麻醉下接受了甲状腺切除术（她的外科医生要求她在手术中持续说话，以确保 RLN 没有损伤），手术切除了约 170 g 的甲状腺肿物，并仔细辨认和保护了 RLN。然而，术后 Amelita Galli-Curci 的音调明显降低，声音变得嘶哑，最终不得不放弃了唱歌，时代周刊的记者写道："那令人惊讶的声音已经一去不返，鬼魅般悲伤的嘶哑取代了天鹅绒般柔软的天籁[10]。"从那时起，EBSLN 就被称为"Amelita Galli-Curci 神经"，但近期有些学者质疑了这一事件的真实性[10]。1957 年，Gregg 教授称虽然他手术经验丰富（完成了 8 000 余例甲状腺手术），但仍不确定如何预防或检测 EBSLN 的损伤[11]。随后，有学者提出应非常仔细地解剖甲状腺上极，以避免将 EBSLN 同甲状腺上极血管一并结扎[12-16]。

甲状腺术中 EBSLN 识别方法相关的文献较少，一些作者仅根据解剖外观来识别神经[8, 10]，另一些在处理明显增大的甲状腺时[22]尝试用电刺激的方式来辅助识别 EBSLN[17-21]。在 2013 年，国际神经监测研究组（INMSG）发表了甲状腺和甲状旁腺手术期间 EBSLN 监测指南。指南认为，通过标准化术中神经监测（IONM）技术可对 EBSLN 进行功能保护，从而改善甲状腺或甲状旁腺切除术后声音状态。指南旨在改进甲状腺和甲状旁腺手术中 EBSLN 的神经监测操作技术，并基于现有循证医学证据和专家共识来优化该技术的临床应用[18]。

解　剖

喉上神经（SLN）是迷走神经穿出颅底后的第一分支，通常起自迷走神经平第 2 颈椎水平（颈总动脉分叉以上约 4 cm）的结状神经节[12]，自起点向尾侧走行约 1.5 cm 后（约相当于舌骨大角平面），分成内支和外支（EBSLN）[6]。EBSLN 沿颈动脉鞘背面下行，随后与颈动脉鞘交叉并向内侧走行，最终至于喉。在其内行过程中，EBSLN 通常走行于甲状腺上动脉背侧及咽下缩肌表面，自环状软骨下方向前外侧穿入 CTM，支配 CTM 活动。

Moosman 和 DeWeese 在一项包括 200 例尸体的解剖研究中，在接近喉部的胸骨甲状肌-喉三角（Jolls 间隙）内发现了 EBSLN。胸骨甲状肌-喉三角为倒三角结构（图 16.1），其解剖构成为：咽下缩肌和 CTM 为内侧界，向外侧牵拉的甲状腺上极为外侧界，胸骨甲状肌为前界[6]。EBSLN 沿喉部外表面下行至咽下缩肌上方，一般在环状软骨水平分为两个分支，分别进入 CTM 肌腹的直部和斜部（图 16.2）。EBSLN 直径约 0.8 mm，总长度在 8~8.9 cm[19, 20]。

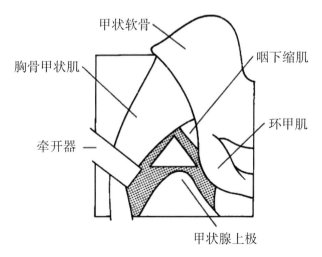

图 16.1　胸骨甲状肌 - 喉三角（经 Elsevier © 2012 允许引自 Randolph GW. Surgery of the Thyroid and Parathyroid, 2nd edition. ）

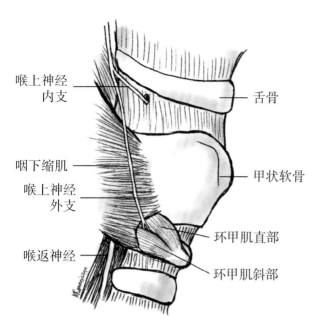

喉上神经内支
舌骨
咽下缩肌
甲状软骨
喉上神经外支
环甲肌直部
喉返神经
环甲肌斜部

图 16.2　EBSLN 向下走行至喉部，分为两个分支，分别进入环甲肌腹侧的直部和斜部（经允许引自 Marcin Barczyński）

Wu 等用 Sihler 染色法（一种清除软组织和抗神经染色技术）分析了 27 份人体喉组织标本，其中 12 例（44%）发现 EBSLN 自 CTM 内面（喉外侧）穿出，走行至环甲膜入喉并分支至甲杓肌前 1/3 处[21]。Nasri 等在犬中进行的研究发现了类似结果，在 42.9% 的样本中，电刺激 EBSLN 后的甲杓肌肌电图记录证实 EBSLN 对甲杓肌存在神经支配[22]。Sanudo 等研究了 90 份人体显微解剖标本，发现 68% 的标本中 EBSLN 穿入 CTM 后继续行进，穿透环甲膜至甲杓肌前侧，并支配甲杓肌[23]。Maranillo 等用显微解剖技术研究了 103 例尸体标本，证实 85% 的样本（双侧 44%，单侧 41%）存在人类语言交流神经（HCN），即 EBSLN 末梢与 RLN 前支末梢之间的吻合[24]。41%~85%[21-26]的患者存在 HCN，可能是术中探测 EBSLN 诱发声带肌电反应的原因。神经末梢吻合的变异、刺激 EBSLN 所产生的小且早期的声门波形变化的变异、气管插管位置的变异等均可能导致我们在使用传统的标准神经监测技术探测 EBSLN 时无法在所有患者中记录到波形[26-28]。而近期，附有前表电极的新型气管插管的应用可以量化记录全部患者的 EBSLN 肌电活动，其中单极和双极刺激探头产生

的肌电图数据相似[29]。

由于 EBSLN 与甲状腺上血管之间解剖关系密切，术中需给予足够重视。多数情况下，EBSLN 于甲状腺上极水平的上方向内侧走行入喉，因此，紧贴甲状腺真被膜并分别结扎甲状腺上血管的分支可降低 EBSLN 损伤风险。然而，EBSLN 末段与甲状腺上极的相对位置存在较大变异（详见下文分类阐述）。对甲状腺肿物巨大、肿物位于甲状腺上极或颈部较短患者而言，EBSLN 与甲状腺上血管之间的解剖关系可能更为密切，其意外损伤风险亦增加[9, 30]。

与甲状腺手术中常规显露 RLN 相反，大多数外科医生倾向于避免暴露 EBSLN。对于经验丰富的甲状腺外科医生而言，其 EBSLN 的肉眼识别率超过 98%[31]。Freeman 报道，在 112 例甲状腺肿瘤患者中共探查了 178 条 EBSLN，仅 3 例（1.7%）未能找到 EBSLN[31]。需要强调的是，对经验不足的外科医生而言，肉眼识别 EBSLN（尤其是解剖复杂的病例）是非常困难的[26]。此外，约 80% 的患者 EBSLN 位于咽下缩肌的表面，可直接识别定位，但其余 20% 患者的神经位于咽下缩肌筋膜深面，除非肌肉内解剖，否则无法进行肉眼识别[8]。应用 IONM 技术，可监测识别包括位于筋膜深面无法肉眼识别的全部 EBSLN。

EBSLN 解剖变异的外科分类方法较少。1992 年，Cernea 等提出的 Cernea 分类是目前受到最广泛认可的 EBSLN 手术分类方法[9]。该分类方法是基于甲状腺手术期间 EBSLN 损伤的潜在风险制订的，根据 EBSLN 与甲状腺上血管、甲状腺上极上缘的相对位置进行分类（图 16.3）。

Cernea EBSLN 分型

- 1 型：EBSLN 与甲状腺上血管交叉点位于甲状腺上极水平上方，且距离 > 1 cm。见于 68% 的小甲状腺肿患者和 23% 的大甲状腺肿患者。
- 2A 型：EBSLN 与甲状腺上血管交叉点位于甲状腺上极水平上方，且距离 < 1 cm。见于 18% 的小甲状腺肿患者和 15% 的大甲状腺肿患者。
- 2B 型：EBSLN 神经与甲状腺上血管交叉点低于甲状腺上极水平。见于 14% 的小甲状腺肿患者和 54% 的大甲状腺肿患者。

2A 型和 2B 型走行位置较低，在甲状腺上血

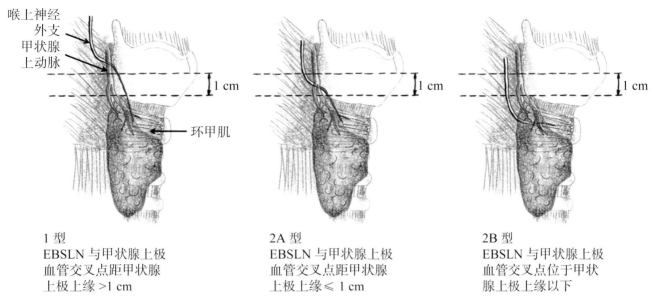

喉上神经
外支
甲状腺
上动脉

环甲肌

1 型
EBSLN 与甲状腺上极
血管交叉点距甲状腺
上极上缘 >1 cm

2A 型
EBSLN 与甲状腺上极
血管交叉点距甲状腺
上极上缘 ≤ 1 cm

2B 型
EBSLN 与甲状腺上极
血管交叉点位于甲状
腺上极上缘以下

图 16.3　EBSLN 的 Cernea 分型。EBSLN，喉上神经外支（经允许引自 Marcin Barczyński）

管的解剖和结扎过程中极易被损伤[9, 32]。多数关于 EBSLN 解剖的研究都是在西方国家进行的，这些研究结果在应用于其他地区特别是亚洲的患者时，可能因地域人种不同而存在差异，应引起重视。Hwang 等对 50 例接受甲状腺手术的韩国成年患者进行了研究，共探查 92 条 EBSLN，其结果显示，92 例 EBSLN 中 15 例（16.3%）为 1 型，52 例（56.5%）为 2A 型，25 例（27.2%）为 2B 型。

与西方研究相比，2A 型和 2B 型发生率显著增加（83.7%）。该研究另报道 35.9% 的 EBSLN 入喉点在环状软骨中心 1 cm 范围内[33]。

1998 年，Kierner 等发表了一个与 Cernea 分型类似的 EBSLN 分类，该分型系统增加了第四型走行于甲状腺上血管背侧的 EBSLN（发生率为13%），并认为此型 EBSLN 的肉眼识别较其他三类更困难[34]（图 16.4）。

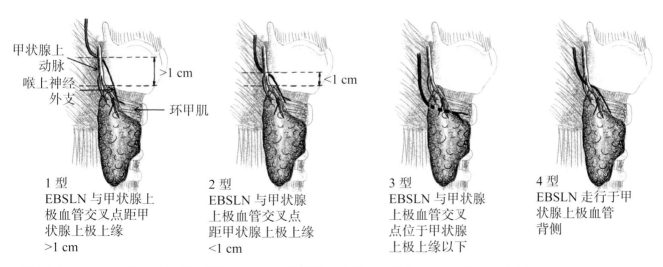

甲状腺上
动脉

喉上神经
外支

环甲肌

1 型
EBSLN 与甲状腺上
极血管交叉点距甲
状腺上极上缘
>1 cm

2 型
EBSLN 与甲状腺
上极血管交叉点
距甲状腺上极上缘
<1 cm

3 型
EBSLN 与甲状腺
上极血管交叉
点位于甲状腺
上极上缘以下

4 型
EBSLN 走行于甲
状腺上极血管
背侧

图 16.4　Kierner EBSLN 分型。EBSLN，喉上神经外支（经允许引自 Marcin Barczyński）

Kierner EBSLN 分型

- 1 型：神经与甲状腺上血管交叉点位于甲状腺上极上方 1 cm 以上。
- 2 型：神经与甲状腺上血管交叉点位于甲状腺上极上方 1 cm 以内。
- 3 型：神经与甲状腺上血管交叉点位于甲状腺上极下方。
- 4 型：神经走行于甲状腺上血管背侧直达环甲肌。

Friedman 等提出另一个 EBSLN 分型系统[35]，该系统主要依据 EBSLN 入 CTM 前的解剖变异进行分类。Friedman 分型并不是 Cernea 分型的替代；相反，二者应相互补充，联合应用更有助于术中神经识别。Friedman 分类描述了 EBSLN 主干末端分支的三种解剖变异（图 16.5）。

Friedman EBSLN 分型

- 1 型：EBSLN 与甲状腺上血管伴行，全程走行于咽下缩肌表面或侧面，至入 CTM。
- 2 型：EBSLN 于咽下缩肌下部进入该肌肉，EBSLN 只有部分节段受到咽下缩肌保护。
- 3 型：EBSLN 全程走行于咽下缩肌深面，下

行至 CTM。

2009 年，Selvan 等基于对 35 例患者 70 条 EBSLN 解剖的前瞻性研究，提出了一种新的 EBSLN 分型系统。该研究于甲状腺手术中以肌电图记录环甲肌复合肌肉动作电位（CMAP）来识别 EBSLN，据术中发现的临床变化对其进行分类[36]。该分类方法基于神经与甲状腺上血管和环状软骨的位置关系进行分类（图 16.6）。

Selvan EBSLN 分型

- 1a 型：EBSLN 位于甲状腺上极血管进入腺体处周围 1 cm 范围，走行于甲状腺上极血管前方或分支间，或距环状软骨距离小于 3 cm（占 9%）。
- 1b 型：EBSLN 位于甲状腺上极血管入腺体处周围 1 cm 范围，走行于甲状腺上极血管后方，邻近环状软骨表面环甲肌前缘（占 3%）。
- 2 型：EBSLN 位于甲状腺上极血管进入腺体处周围 1~3 cm 范围，距环状软骨 3~5 cm（占 68%）。
- 3 型：EBSLN 位于甲状腺上极血管进入腺体处周围 3~5 cm 范围，距环状软骨超过 5 cm（占 20%）。

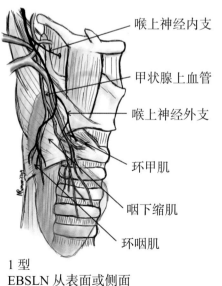
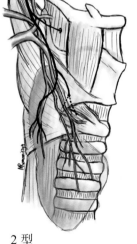
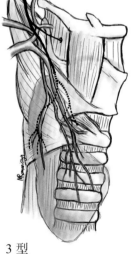

喉上神经内支
甲状腺上血管
喉上神经外支
环甲肌
咽下缩肌
环咽肌

1 型
EBSLN 从表面或侧面延伸至咽下缩肌，与甲状腺上血管一起下行至环甲肌

2 型
EBSLN 从咽下缩肌低位穿入，部分受到咽下缩肌的保护

3 型
EBSLN 潜入咽下缩肌的上纤维下方，在到达环甲肌的整个过程中始终被该肌肉覆盖

图 16.5　Friedman EBSLN 分型。EBSLN，喉上神经外支（经允许引自 Marcin Barczyński）

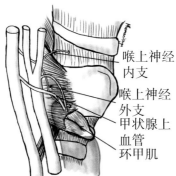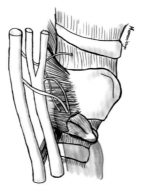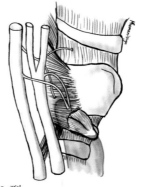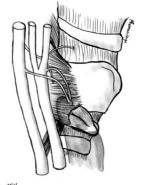

1A 型
EBSLN 入喉点位于甲状腺上极血管进入腺体处周围 1cm 内，走行于血管前方或分支间，距离环状软骨 3cm 以内

1B 型
EBSLN 入喉点位于甲状腺上极血管进入腺体处周围 1 cm 内，走行于血管后方，邻近环状软骨表面环甲肌前缘

2 型
EBSLN 入喉点位于甲状腺上极血管进入腺体处周围 1~3 cm，距离环状软骨 3~5 cm

3 型
EBSLN 入喉点位于甲状腺上极血管进入腺体处周围 3~5 cm，距离环状软骨超过 5 cm

图 16.6　Selvan EBSLN 分型。EBSLN，喉上神经外支（经允许引自 Marcin Barczyński）

参考文献

[1] Kocher ET. Indikationen und Resultäte bei Kropfoperation. In: Kocher ET, editor. Chirurgische operationslehre. 5th ed. Jena: Gustav Fischer; 1907.

[2] Fort JA. Anatomie descriptive et dissection. Paris: Octave Doin; 1892.

[3] Berlin DD, Lahey FH. Dissections of the recurrent and superior laryngeal nerves: the relation of the recurrent to the inferior thyroid artery and the relation of the superior to abductor paralysis. Surg Gynecol Obstet. 1929;49:102–4.

[4] Vernetti L. Studio anatomo-chirurgico sui rapproti della branch esterna del nervo laringeo superior com il penduncular vascolare superiore delle tiroid. Minerva Chir. 1947;2:427–32.

[5] Durham CF, Harrison TS. The surgical anatomy of the superior laryngeal nerve. Surg Gynecol Obstet. 1964; 118:38–44.

[6] Moosman DA, DeWeese MS. The external laryngeal nerve as related to thyroidectomy. Surg Gynecol Obstet. 1968; 129:1011–6.

[7] Kambic V, Zargu M, Radsel Z. Topographic anatomy of the external branch of the superior laryngeal nerve: its importance in head and neck surgery. J Laryngol Otol. 1984;98:1121–4.

[8] Lennquist S, Cahlin C, Smeds S. The superior laryngeal nerve in thyroid surgery. Surgery. 1987;102:999–1008.

[9] Cernea C, Ferraz AR, Nishio S, Dutra Jr A, Hojaij FC, dos Santos LR. Surgical anatomy of the external branch of the superior laryngeal nerve. Head Neck. 1992;14:380–3.

[10] Kark AE, Kissin MW, Auerbach R, Meikle M. Voice changes after thyroidectomy: role of the external laryngeal nerve. Br Med J. 1984;289:1412–5.

[11] Gregg RL. Avoiding injury to the extralaryngeal nerves.

Ann Otol Rhinol Laryngol. 1957;66:656–78.

[12] Kirchner JA. Surgically induced disorders of the vocal folds. Conn Med. 1964;28:24–8.

[13] Ferraz AR, Toledo AC. Aspectos techicos no tratamento de bocio nodular. Rev Hosp Clin Fac Med Sao Paulo. 1979;34:88–92.

[14] Lekakos NL, Miligos ND, Tzardis PJ, Majiatis S, Patoulis J. The superior laryngeal nerve in thyroidectomy. Am Surg. 1987;53:610–2.

[15] Teitelbaum BJ, Wenig BL. Superior laryngeal nerve injury from thyroid surgery. Head Neck. 1995;17:36–40.

[16] Loré Jr JM, Kokocharov SI, Kaufman S, Richmond A, Sundquist N. Thirty-eight-year evaluation of a surgical technique to protect the external branch of the superior laryngeal nerve during thyroidectomy. Ann Otol Rhinol Laryngol. 1998;107:1015–22.

[17] Kratz RC. The identification and protection of the laryngeal motor nerves during thyroid and laryngeal surgery: a new microsurgical technique. Laryngoscope. 1973;83:59–78.

[18] Barczyński M, Randolph GW, Cernea CR, Dralle H, Dionigi G, Alesina PF, Mihai R, Finck C, Lombardi D, Hartl DM, Miyauchi A, Serpell J, Snyder S, Volpi E, Woodson G, Kraimps JL, Hisham AN, International Neural Monitoring Study Group. External branch of the superior laryngeal nerve monitoring during thyroid and parathyroid surgery: International Neural Monitoring Study Group standards guideline statement. Laryngoscope. 2013;123 Suppl 4:S1–14.

[19] Sow ML, Koyalta M, Benchekroun A, Diop A. The external laryngeal nerve in surgical excision of the thyroid. Anatomo-surgical correlations apropos of 30 dissections. Dakar Med. 1982;27:177–86.

[20] Lang J, Nachbaur S, Fischer K, Vogel E. The superior laryngeal nerve and the superior laryngeal artery. Acta Anat (Basel). 1987;130:309–18.

[21] Wu BL, Sanders I, Mu L, Biller HF. The human communicating nerve. An extension of the external superior laryngeal nerve that innervates the vocal cord. Arch Otolaryngol Head Neck Surg. 1994;120:1321–8.

[22] Nasri S, Beizai P, Ye M, Sercarz JA, Kim YM, Berke GS. Cross-innervation of the thyroarytenoid muscle by a branch from the external division of the superior laryngeal nerve. Ann Otol Rhinol Laryngol. 1997;106:594–8.

[23] Maranillo E, León X, Quer M, Orús C, Sañudo JR. Is the external laryngeal nerve an exclusively motor nerve? The cricothyroid connection branch. Laryngoscope. 2003; 113:525–9.

[24] Martin-Oviedo C, Maranillo E, Lowy-Benoliel A, Pascual-Font A, Martinez-Guirado T, RodriguezNiedenführ M, Sañudo J, Scola B, Vazquez T. Functional role of human laryngeal nerve connections. Laryngoscope. 2011; 121:2338–43.

[25] Masuoka H, Miyauchi A, Yabuta T, Fukushima M, Miya A. Innervation of the cricothyroid muscle by the recurrent laryngeal nerve. Head Neck. 2015. doi:10.1002/hed.24015.

[26] Barczyński M, Konturek A, Stopa M, Honowska A, Nowak W. Randomized controlled trial of visualization versus neuromonitoring of the external branch of the superior laryngeal nerve during thyroidectomy. World J Surg. 2012;36:1340–7.

[27] Potenza AS, Phelan EA, Cernea CR, Slough CM, Kamani DV, Darr A, Zurakowski D, Randolph GW. Normative intra-operative electrophysiologic waveform analysis of superior laryngeal nerve external branch and recurrent laryngeal nerve in patients undergoing thyroid surgery. World J Surg. 2013;37:2336–42.

[28] Masuoka H, Miyauchi A, Higashiyama T, Yabuta T, Fukushima M, Ito Y, Kihara M, Kobayashi K, Yamada O, Nakayama A, Miya A. Prospective randomized study on injury of the external branch of the superior laryngeal nerve during thyroidectomy comparing intraoperative nerve monitoring and a conventional technique. Head Neck. 2015;37(10):1456–60.

[29] Darr EA, Tufano RP, Ozdemir S, Kamani D, Hurwitz S, Randolph G. Superior laryngeal nerve quantitative intraoperative monitoring is possible in all thyroid surgeries. Laryngoscope. 2014;124:1035–41.

[30] Cernea CR, Nishio S, Hojaij FC. Identification of the external branch of the superior laryngeal nerve (EBSLN) in large goiters. Am J Otolaryngol. 1995;16:307–11.

[31] Pagedar NA, Freeman JL. Identification of the external branch of the superior laryngeal nerve during thyroidectomy. Arch Otolaryngol Head Neck Surg. 2009; 135:360–2.

[32] Cernea CR, Ferraz AR, Furlani J, Monteiro S, Nishio S, Hojaij FC, Dutra Júnior A, Marques LA, Pontes PA, Bevilacqua RG. Identification of the external branch of the superior laryngeal nerve during thyroidectomy. Am J Surg. 1992;164:634–9.

[33] Hwang SB, Lee HY, Kim WY, Woo SU, Lee JB, Bae JW, Kim HY. The anatomy of the external branch of the superior laryngeal nerve in Koreans. Asian J Surg. 2013; 36:13–9.

[34] Kierner AC, Aigner M, Burian M. The external branch of the superior laryngeal nerve: its topographical anatomy as related to surgery of the neck. Arch Otolaryngol Head Neck Surg. 1998;124:301–3.

[35] Friedman M, Wilson MN, Ibrahim H. Superior laryngeal nerve identification and preservation in thyroidectomy. Oper Tech Otolaryngol. 2009;20:145–51.

[36] Selvan B, Babu S, Paul MJ, Abraham D, Samuel P, Nair A. Mapping the compound muscle action potentials of cricothyroid muscle using electromyography in thyroid operations: a novel method to clinically type the external branch of the superior laryngeal nerve. Ann Surg. 2009; 250:293–300.

第 17 章
喉上神经外支的手术方式及神经监测

Marcin Barczyński and Gregory W. Randolph

摘要

本章详细阐述了喉上神经外支（EBSLN）的保护要点和监测方法。在甲状腺切除术中，大多数外科医生倾向于避开 EBSLN，而非常规显露和识别 EBSLN，这一点与常规解剖喉返神经（RLN）截然不同。EBSLN 损伤是甲状腺外科手术中最常被低估的并发症。大约 1/3 的患者 EBSLN 为 Cernea 分型 2A 型和 2B 型，甲状腺切除术中解剖甲状腺上极时，这些患者发生 EBSLN 损伤的风险很高。EBSLN 沿着咽下缩肌下降至环甲肌（CTM），在胸骨甲状肌的甲状软骨头处位置固定，且位置恒定。在高达 20% 的病例中，EBSLN 在咽下缩肌的筋膜下走行，可能看不到神经。因此，甲状腺切除术中使用术中神经监测（IONM）可以显著提高 EBSLN 的识别率。CTM 震颤收缩和声门肌电图（EMG）记录是术中神经监测的两种方法，建议在所有甲状腺手术患者中使用，尤其是那些容易造成 EBSLN 损伤的病例。推荐在甲状腺上极血管（负极探头）和胸骨甲状肌甲状软骨头（正极探头）区域之间使用刺激探头来确保 EBSLN 的安全。EBSLN 常伴随甲状腺上动脉下行，然后贴附在咽下缩肌筋膜或其肌肉纤维间走行，直至进入 CTM，因此，横断胸骨甲状肌甲状软骨头并向侧下方轻柔牵拉甲状腺上极，然后在胸骨甲状肌-喉三角区内的无血管区钝性解剖，这样可以更好地暴露 EBSLN。神经刺激有助于准确地识别 EBSLN，并且在所有的病例中都可以看到 CTM 震颤收缩。使用标准的 EMG 管，可以对近 80% 病例的 EMG 活动进行实时量化；而使用新型带有前表面电极的 EMG 管，可对所有患者的 EMG 活动进行量化。然而测量波形振幅在预测 EBSLN 功能方面的作用尚不明确。

关键词

喉上神经；喉上神经外支；神经识别；神经刺激；神经监测；甲状腺手术

M. Barczyński, M.D., Ph.D. (✉)
Department of Endocrine Surgery, Jagiellonian
University Medical College, 37 Pradnicka Street,
Krakow 31-202, Poland
e-mail: MARBAR@MP.PL

G. W. Randolph, M.D.
The Claire and John Bertucci Endowed Chair in
Thyroid Surgery Oncology, Harvard Medical School,
Boston, MA, USA

Division of Thyroid and Parathyroid Endocrine
Surgery, Department of Otolaryngology—Head and
Neck Surgery, Massachusetts Eye and Ear Infirmary,
Boston, MA, USA

Department of Surgery, Endocrine Surgery Service,
Massachusetts General Hospital, Boston, MA, USA

引　言

甲状腺术后最常见的并发症是 RLN 麻痹和甲状旁腺功能减退。然而在解剖和结扎甲状腺上血管的过程中，高达 58% 的患者可能发生 EBSLN 损伤。由于 EBSLN 损伤患者的症状轻微、表现多样并且喉镜检查变化不明显，一般很难被发现[1-3]。喉上神经外支损伤后出现 CTM 功能障碍，导致声音基本频率改变，声音变低（不能发高频声音），同时音量减弱。这对于那些以发声为职业的人来说尤其重要。EBSLN 损伤在术中难以识别，术后常规喉镜检查中也很难被发现[4]。

近年来，IONM 已成为公认的辅助肉眼识别神经的金标准，该技术既可用于 RLN 的识别，又可用于 EBSLN 的识别[5, 6]。与 RLN 监测不同，EBSLN 监测有两种不同的结果。

（1）评估 CTM 震颤收缩（出现在所有患者）。

（2）使用标准肌电图管时，70%~80% 的患者在气管插管内表面电极阵列上可识别声带去极化的肌电图声门反应。刺激 EBSLN 所诱发的声门反应，可能是通过 EBSLN 末梢神经纤维介导的，这些神经纤维从 CTM 的两头延伸扩展至声门前方，并且被称为"人类语言交流神经"。现有数据表明，在刺激 EBSLN 过程中，70%~80% 的患者

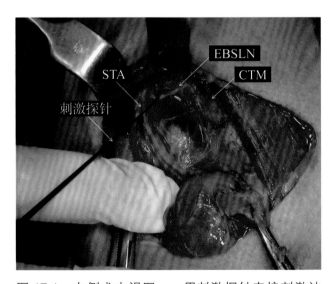

图 17.1　右侧术中视图——用刺激探针直接刺激神经，可以对肉眼识别的 EBSLN 进行确认。EBSLN，喉上神经外支；CTM，环甲肌；STA，甲状腺上动脉

可以通过目前标准的气管内插管电极阵列识别声门反应。新的电极阵列和监测方法可以刺激后声门反应提高 EBSLN 的识别率。一种带有更近端定位前表面电极的新型肌电信号管可 100% 识别出 EBSLN 受刺激后的声门肌电信号反应[7]。全面掌握甲状腺上极区域的 EBSLN 解剖和 IONM 技术有望改善 EBSLN 的解剖和功能识别，并更好地保护 EBSLN。

EBSLN 的外科解剖技术

在分离和结扎甲状腺上极血管的过程中，下列几种技术可将 EBSLN 损伤风险降到最低。

（1）直视下紧贴甲状腺被膜依次结扎甲状腺上血管的各个分支，而无须肉眼识别神经[8]。

（2）在结扎甲状腺上极血管前肉眼识别神经[9]。

（3）使用神经刺激器或 IONM 定位和确认 EBSLN[4, 6, 10 - 17]。

为保护 EBSLN 和 CTM，甲状腺外科医生必须仔细、精细地解剖甲状腺上极区域。应通过确定 EBSLN 的走行，或通过肉眼 / 神经监测确认被分离组织中不存在 EBSLN，以确保在分离甲状腺上极时未损伤 EBSLN。因此，外科医生应充分了解甲状腺上极附近的相关解剖知识，以了解 EBSLN 可能出现的解剖变异（见上文）。首先在甲状腺上极内侧与 CTM 之间的无血管间隙进行钝性剥离，以充分暴露含有 EBSLN 的胸骨甲状肌-喉三角（图 17.1）。多数情况下，当甲状腺大小正常或轻度增大时，不需要离断带状肌。然而，对肿块位于甲状腺上极或颈部较短的患者，电凝切断部分胸骨甲状肌可以改善甲状腺上极的显露（图 17.2）。往外下方轻拉甲状腺上极有助于显露胸骨甲状肌-喉三角。通过精细化的钝性解剖分离出甲状腺上血管，紧贴甲状腺组织将上血管分支分别解剖出来（图 17.3）。需要强调的是，由于 EBSLN 通常与甲状腺上动脉平行下行且走行在下咽缩肌上，最后终止于 CTM，因此，离断胸骨甲状肌上缘，小心地向外下方向轻牵拉甲状腺上极，并在胸骨甲状肌-喉三角的无血管平面内进行钝性分离，可以改善 EBSLN 的暴露（图 17.2）。

与术中常规解剖 RLN 相反，大多数外科医生

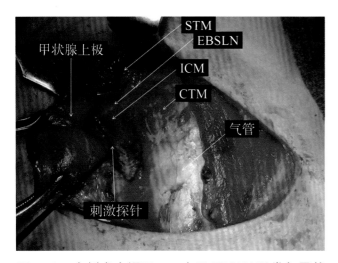

图 17.2　右侧术中视图——由于 EBSLN 通常与甲状腺上动脉平行下行且走行在咽下缩肌上，最终止于环甲肌。因此，横断胸骨甲状肌上缘、小心地把甲状腺上极向侧下方牵拉，然后在胸骨甲状肌 – 喉三角区内的无血管区钝性解剖可以更好地显露 EBSLN。EBSLN，喉上神经外支；CTM，环甲肌；ICM，咽下缩肌；STM，胸骨甲状肌

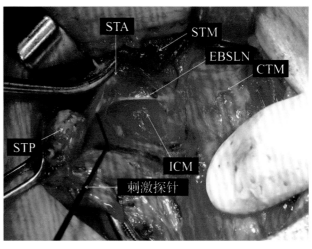

图 17.3　右侧术中视图——为了确保解剖和功能上保留 EBSLN，需在肉眼识别出 EBSLN 肌电信号刺激出现"环甲肌震颤收缩"阳性时，才能逐步结扎甲状腺上动脉的各个分支。EBSLN，喉上神经外支；CTM，环甲肌；ICM，咽下缩肌；STM，胸骨甲状肌；STA，甲状腺上动脉；STP，甲状腺上极

倾向于在甲状腺切除术时避免暴露和识别 EBSLN。在最近的指南中，国际神经监测研究组（INMSG）强调在所有病例中肉眼识别神经的重要性[6]。据报道，甲状腺外科专家对术中 EBSLN 的定位非常准确，识别率超过 98%[18]。然而，据 Lennquist 和 Freidman 报道，近 20% 的 EBSLN 由于在咽下缩肌筋膜下 / 肌内走行而不能被肉眼识别[19, 20]，这部分患者除非进行肌内显微剥离，否则通常无法肉眼识别 EBSLN。此外，Selvan 还发现，在许多情况下非神经纤维或局部肌腱纤维可能被误认为 EBSLN[21]。因此，INMSG 最近建议，所有患者均应尝试肉眼识别 EBSLN，除此之外，还应使用神经监测技术评估 CTM 震颤收缩和声门气管内肌电图监测（见下文），以避免在甲状腺切除术中损伤 EBSLN[6]。

　　在给巨大甲状腺肿或短颈患者手术时，解剖甲状腺上极时保护 EBSLN 更加困难且其损伤风险更高。这种情况下，甲状腺上极明显升高，导致 EBLSN 紧贴甲状腺。Cernea 等的研究表明，当甲状腺肿大在 100 g 以上时，2B 型神经（这种神经更容易受到损伤）发生率可能高达 54%[4, 11]。但这种 2B 型神经占比的增加可能是由于甲状腺上极

向上增大，而不是 EBSLN 走行下降。Furlan 等也得出了类似的结论，他们基于 EBSLN 与甲状腺的解剖关系评估了 EBSLN 手术损伤的一些"内在危险因素"。通过对 72 具新鲜成人尸体进行颈部解剖，发现颈短（短脖子）和单侧甲状腺腺体大是 EBSLN 损伤的危险因素。在这项"大甲状腺肿"的研究中，甲状腺重量超过 240 g 时，约 41% 的 EBSLN 为 1 型，25% 为 2a 型，24% 为 2b 型[22]。因此，应尽量避免大块结扎，因为它是不安全的，而且在这一过程中可能会不可避免地损伤 EBSLN。

　　要始终牢记，当术中使用能量器械（EBD）凝闭甲状腺上极血管时，邻近结构（包括 EBSLN、RLN 和甲状旁腺）发生医源性热损伤的风险会很高[13]。因此，在使用 EBD 之前，应先进行 EBSLN 的肉眼识别或神经定位，以确保其远离可能发生热损伤的危险区域。另外，在处理甲状腺上血管时使用传统的缝扎方法，而不是使用 EBD。如果 IONM 提示神经功能障碍，并且在 EBSLN 附近发现有缝合结扎或血管夹时，可将缝合线和血管夹取下，以减少此区域发生永久性神经损伤的风险。

EBSLN 的神经监测技术 I：刺激 ——环甲肌震颤技术

最近发表的国际标准指南详细阐述了甲状腺手术中 RLN 电生理监测原则，这些原则同样适用于 EBSLN 的刺激和监测，而且没有明显的区别[5]。如上所述，应尽量直接肉眼识别出 EBSLN。此外，INMSG 根据其经验和现有文献提出了保护上极和 EBSLN 的理想管理办法，包括只有神经监测 / 刺激才能实现的两种操作，通过这些操作可以最大限度地保护 EBSLN。

（1）将刺激探头由头侧逐渐转移至甲状腺上极附近，当有清楚明确的表现时（通过 CTM 震颤收缩评估或观察到气管内声门波形）可以确认 EBSLN 的存在。这种反应被认为是一种真正的阳性刺激。

（2）对拟离断的甲状腺上极血管蒂进行刺激，提示 EBSLN 刺激阴性（即无肉眼可见的 CTM 震颤收缩或气管内声门肌电反应波形）。这说明血管蒂中不存在 EBLSN，即刺激阴性（与上面提到的刺激阳性相对应）[6]。

INMSG 强烈认识到这一神经监测数据有利于保护 EBSLN[6]。最近发表的几项研究证实了该方法的可行性。这些研究发现，使用 IONM 可提高 EBSLN 识别率，减少意外神经损伤的风险[10-17]。通过这一系列的探测操作，在拟进行外科操作（如结扎、离断等）的甲状腺上极组织中可以有效排除存在 EBSLN 的风险。

在一项腔镜辅助甲状腺切除术的前瞻性研究中，Dionigi 等将 72 例患者随机分为两组，发现使用 IONM 组 EBSLN 的识别率为 84%，而未使用 IONM 组的识别率为 42%[13]。在一项有 69 条易损伤神经的 47 例患者的研究中，Lifante 等也发现在局部麻醉下行甲状腺切除术时应用 IONM 后 EBSLN 的识别率更高，使用 IONM 组 EBSLN 的识别率为 65%，未使用 IONM 组为 33%[14]。

在一项对 210 例患者进行的前瞻性随机对照的研究中，Barczynski 等发现，与仅依靠肉眼识别相比，使用 IONM 能提高 EBSLN 的识别率：未使用 IONM 组的 EBSLN 识别率为 34%，使用 IONM 组

的识别率为 84%（P<0.001）。与肉眼识别组相比，IONM 还降低了 EBSLN 暂时性损伤的发生率（分别为 1.0% 和 5.0%；P=0.02），但未降低 EBSLN 永久性损伤的发生率；IONM 降低了甲状腺切除术后早期声音改变的风险，但未降低永久性声音改变的风险[10]。

Masuoka 等最近发表了一项关于 EBSLN 在甲状腺切除术中损伤的前瞻性随机研究，比较了 IONM 和传统技术，得出了类似的令人鼓舞的数据。该研究包括 252 例甲状腺切除术患者，随机分为 N 组（采用 nimo - response 3.0 系统）和 C 组（采用传统的 vario - stim 3 技术），以确认 EBSLN。其主要观察指标是 EBSLN 识别率，次要观察指标是术后发声障碍发生率。N 组和 C 组 EBSLN 的肉眼识别率分别为 48.8% 和 17.8%（P<0.001），电生理识别率分别为 89.2% 和 17.8%（P<0.001）。女性患者主观声音（嗓音）损害比例在 N 组明显低于 C 组。因此，作者的结论是，在甲状腺切除术中使用 nimo-response 3.0 显著提高了 EBSLN 的识别率，降低了声音损伤的发生率[23]。

Aina 等使用神经刺激器对 151 例连续患者和 218 条易损伤的神经进行 EBSLN 识别。该研究中 EBSLN 的识别率高达 92.7%。其中，首次甲状腺手术患者的 EBSLN 识别率为 95.5%，但二次甲状腺手术患者的 EBSLN 识别率仅为 65.0%[15]。

Selvan 对 35 例患者和 70 条有损伤风险的神经进行神经刺激和 CTM 的肌电图记录，识别出了所有（100%）的 EBSLN。这项研究表明，仅通过肉眼识别 EBSLN，会出现很多假阳性结果[21]，在许多病例中，CTM 或下咽缩肌的非神经纤维或腱纤维被误认为 EBSLN，但因为受到刺激后缺乏动作电位而被神经刺激识别为非 EBSLN。这一发现表明，没有通过肌电图证实仅依靠肉眼识别的 EBSLN 可能是不准确的。我们相信，在此技术中加入定量数据可以使 EBSLN 识别和保护过程更加精准。

神经刺激技术对所有类型的神经识别都有很大优势，包括可以发现处在更高位置的 1 型神经（有时可位于胸骨甲状肌甲状软骨头的位置），以及下行的 2A 型和 2B 型神经（这两种类型的神经在手术操作中最容易受到损伤）[10]。

INMSG 推荐在解剖甲状腺上极时使用 IONM（电流强度设置为 1 mA），在甲状腺上极的每个部位和 CTM 中用刺激探针探查 EBSLN[6]。肉眼识别出的 EBSLN 可通过用刺激探针直接刺激神经（如果可见）进入 CTM 时穿入点的上方来确认（图 17.1~ 图 17.3）。为便于定位 EBSLN，建议刺激胸骨甲状肌甲状软骨头下方平行的组织，作为鉴别 EBSLN 进入 CTM 前的可靠标志（图 17.4）[24]。

EBSLN 监测的重要优势之一是：即使是在神经走行于咽下缩肌筋膜深面而不能被肉眼识别时，也可以通过神经监测技术来定位 EBSLN（刺激电流可以从 1 mA 增加至 2 mA）[5]。如前所述，胸骨甲状肌甲状软骨头是 EBSLN 沿咽下缩肌斜向下行进入 CTM 的一个很好的标志。在距离甲状软骨斜线的 1~2 mm 范围内（即胸骨甲状肌的甲状软骨头附着在甲状软骨板的位置），此时 EBSLN 平行于胸骨甲状肌的甲状软骨附着处，即 EBSLN 的位置是非常固定的（图 17.4）。用神经刺激器对这一区域进行盲刺激，可以一致地识别出一条线性路径，当受到刺激时，会导致 CTM 的不连续收缩。这样，对 EBSLN 的神经刺激能够在所有（100%）的病例中识别出这条神经。EBSLN 阳性应通过观察 CTM（CTM 震颤）的收缩来确认，在某些情况下，CTM 震颤收缩还可伴有在监视器上听到听觉信号和看到肌电图改变（见下文讨论）。甲状腺上极解剖完成后，通过电刺激和 CTM 的阳性震颤反应，可以记录神经功能的完整性（图 17.3）。这是 EBSLN 刺激后最可靠的确认结果（在 100% 的病例中存在）。这种技术不仅推荐用于开放性甲状腺切除术，也可用于腔镜辅助下甲状腺微创切除术（MIVAT）[13]。

CTM 是位于环状软骨前外侧的三角形肌肉，术中必须清晰地显露。在所有的甲状腺和甲状旁腺手术中，只要对喉部进行适当的基本解剖，它的震颤收缩是可以明确的而且是很容易被识别的（图 17.2）。

当刺激 EBSLN 时，通过神经监测和评估 CTM 的震颤收缩，我们能够 100% 识别出 EBSLN（包括那些无法肉眼识别的 EBSLN）。在甲状腺上极处理结束后，自 EBSLN 近端（如上极、头侧）到上血管区域解剖的阳性刺激可以提示术后神经功能正常。

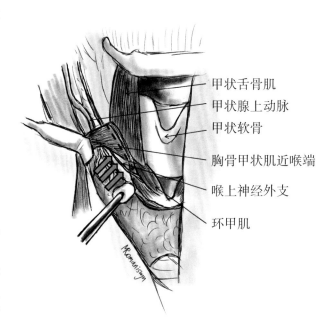

图 17.4 为便于定位 EBSLN，建议刺激胸骨甲状肌甲状软骨头下方平行的组织（虚线标注），作为鉴别 EBSLN 进入环甲肌前的可靠标志[24]（经允许引自 Marcin Barczyński）

EBSLN 技术的 IONM Ⅱ：刺激——声门肌电图技术

与 RLN 监测不同，EBSLN 监测是基于 EBSLN 刺激后两种不同结果的指标：对 CTM 收缩震颤收缩的评估（所有患者均有），以及监视器通过声门表面电极记录声带内的肌电图反应（在使用标准肌电图时 70%~80% 的患者会出现）（图 17.5）。

Potenza 等对 72 例甲状腺手术的 EBSLN 和 RLN 神经监测数据进行了前瞻性研究，记录和分析了 EBSLN 刺激时正常的肌电图和 CTM 震颤收缩反应。作者发现，刺激 EBSLN 会引起全部患者（100%）出现 CTM 震颤收缩，而仅 80% 的患者能够记录到肌电图反应。EBSLN 的肌电图振幅约为同侧 RLN 振幅的 1/3，而且在多次刺激的情况下没有变化。在刺激水平为 1 mA 和 2 mA 时，男性和女性对 EBSLN 的刺激表现相似。作者认为，IONM 有助于 EBSLN 的识别，并在 80% 的病例中出现肌电图信息[25]。因此，在 EBSLN 刺激过程中，70%~80% 的病例可以通过标准气管内插管电极在监视器

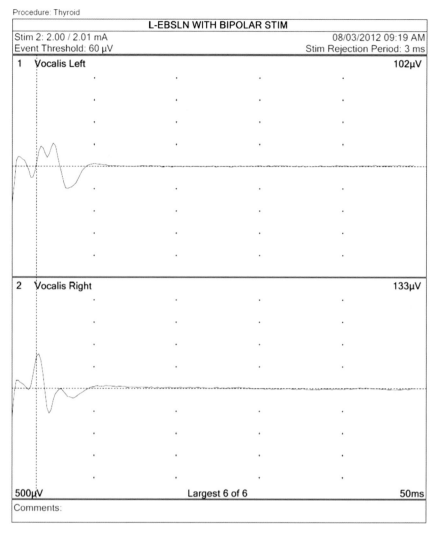

图 17.5　双极刺激左侧 EBSLN 后检测到的气管插管的电极波形。这个记录不是人为造成的（人为现象），它是清晰的波形而不是人为刺激后形成的短的延迟波，它是探针刺激后环甲肌收缩形成的小但有清晰振幅的双相波。在不直接刺激 EBSLN 的情况下，刺激邻近下咽缩窄肌可导致局部的咽下缩肌痉挛，而无环甲肌痉挛和声门波形。反应的延迟也与喉上神经对迷走神经反射的中枢影响反应不一致。

上检测到肌电图波形（图 17.3）。这是一个 EBSLN 受刺激后很常见的变异表现，它通常是因为外部人类语言交流神经造成的，这是一种代表 EBSLN 外延的神经，分支到 CTM 的两个头并进入受神经支配的喉部再到同侧声带前部。这种去极化随后可以在声门表面的气管插管电极内被检测到。多项解剖研究表明，人类语言交流神经的出现率高达 85%[26-28]。Masuoka 等对 50 例甲状腺切除术（甲状腺全切术 20 例，单侧甲状腺腺叶切除术 30 例）患者进行肌电图研究，刺激 EBSLN、RLN 和迷走神经。通过对 CTM 的肉眼观察和将针极电极插入 CTM 的肌电图反应来评估这些神经的反应，共评估了 70

块 CTM。刺激 RLN 后，其中 27 块环甲肌（39%）产生了明显的收缩和肌电图反应（> 300 μV），24 块环甲肌（34%）仅出现一项反应（CTM 收缩或肌电图反应），19 块环甲肌（27%）无反应。刺激迷走神经也得到了类似的结果。作者认为，在所有病例中，CTM 受 RLN 支配的患者至少占 39%[29]。

使用标准肌电图管时，刺激 EBSLN 仅出现 70%~80% 声门可识别波形的原因尚不清楚，这种现象可能是由设备相关的测量问题造成的。值得注意的是，在刺激 EBSLN 和声门波形记录期间的采样时间太快，EBSLN 的肌电图活动不可能是传入性 SLN 刺激-中央介导-反射性迷走神经声门活动的结果。这种活动的潜伏期比刺激 EBSLN 引起的声门肌电图活动更长，所产生的波形幅度很小，因此可能不会被监视软件视为显著且可识别的波形。这可以在一定程度上通过降低监测器的振幅阈值设置来控制，将其设置为低于 RLN 监测的典型阈值（100~150 mV）。此外，由于距离喉部较短，波形的潜伏期非常短，监测软件可能会有意抑制非常早期的反应，这可能是与电流传递的刺激伪影相关的肌电图活动的尾部。这可以通过缩短监控器上预设的"刺激抑制伪影周期"在一定程度上加以控制。刺激 EBSLN 后声门肌电图的可变性也可能是由于 EBSLN 主要支配声带前 1/3，因此其测量结果可能对气管插管位置特别敏感。此外，这种可变性可能与人类交感神经解剖存在差异有关，尽管这种解剖差异似乎并不直观。使用改进的声门测量电极进行的初步研究表明，随着时间的推移，新型监测系统将能够记录在刺激 EBSLN 期间所有患者的肌电图。

Darr 等对 22 例甲状腺手术中的 EBSLN、RLN 和迷走神经的肌电图数据进行了前瞻性研究，他们使用了标准单极和新型双极刺激探头以及新型气管内导管，并获得了规范的肌电图数据，同时分析了刺激 EBSLN 期间 CTM 的震颤反应。在所有病例中，EBSLN 被识别并观察到可量化的肌电图反应。尽管进行了广泛的神经解剖和多次神经刺激，但肌电图振幅并没有变化。在 50 岁以下和 50 岁及以上的患者中，无论男女，单极和双极刺激器的左右两侧 EBSLN 振幅相似。总之，作者强调，在所有甲状腺手术患者中，IONM 可以安全地用于协助 EBSLN 的识别。一种新型的气管插管可以在所有病例中进行可量化的 EBSLN 肌电图活动。单极和双极刺激探头产生的肌电图数据基本相似[7]。

EBSLN 监测设备

目前已经研究了多种不同的神经监测模式，包括喉部触诊、声门观察、声门压力监测、内镜下放置的肌内声带电极、经环甲膜放置的肌内电极、气管插管表面电极和环后表面电极等。由于安全性、实用性和便捷性等原因，依赖于气管插管表面电极的系统已经大幅推广，并成为迄今为止最常见的监测设备[5]。

INMSG 指南声明中指出，对于 RLN 和 EBSLN 的神经监测，要使用气管内插管系统，包括波形的图形监测文档。但使用纯音频系统的问题在于无法量化对 RLN 和 EBSLN 刺激所产生的肌电图反应（波形形态、振幅、阈值和潜伏期）[5]。刺激电极可为单极或双极。双极电极可能通过聚焦刺激和更少的刺激伪影，从而可能获得更高的灵敏度。

EBSLN 监测技术

对于 EBSLN 和 RLN 的 IONM，某些麻醉标准、设备设置、气管插管位置以及气管套管定位的验证测试都是类似的[5, 6]。监视器应设置一个适当的结果阈值，在 100 μV（或如上所述更低），刺激探头应设置为 1~2 mA。一旦 EBSLN 被肉眼确认，刺激器探头应设置为 1 mA 输出电流。但是，对于 EBSLN 定位，应该使用高达 2 mA 的刺激电流。通过一个灵活的刺激探针（单极或双极）产生 4 Hz 持续 100 μs 的脉冲刺激。必须意识到，如果使用双极刺激，当正（阳极）和负（阴极）刺激电极被放置在神经上时，它们的精确定位对有效的神经刺激极为重要。但双极探头可能不是绘制神经区域范围的最佳选择，因为与单极探头相比，它的刺激更集中，而单极探头提供了更广泛的电流传播，便于绘制更大的神经区域范围。

EBSLN 监测的标准数据

最近 Barczynski 等研究了 210 条 EBSLN，在给予 1 mA 刺激后，73.9% 的 EBSLN 中出现了气管内插管的标准表面肌电图电极，且诱发的平均振幅为 249.5 μV ± 144.3 μV。需要注意的是，刺激 EBSLN 后的平均振幅明显低于刺激 RLN 时观察到的诱发电位的平均振幅，因为刺激 RLN 后的平均振幅为 638.5 μV ± 568.4 μV（$P < 0.001$）[10]。

Randolph 等最近也进行了类似的观察，他们回顾了 72 例接受甲状腺手术患者的数据。他们使用 1 mA 或 2 mA 电流刺激 93 条 RLN，识别并刺激了 73 条 EBSLN。57 例（78.1%）患者在 EBSLN 刺激后获得了清晰的肌电图波形。EBSLN 的平均振幅为 269.9 μV ± 178.6 μV。RLN 的平均振幅为 782.2 μV ± 178.6 μV。初始获得的 EBSLN 平均振幅为 270.7 μV ± 190.7 μV，解剖 EBSLN 后的平均振幅为 260.3 μV ± 177.9 μV。初始振幅和最终振幅之间没有显著差异（$P=0.469$）。用 1 mA 刺激 EBSLN 产生的振幅（280.8 μV ± 216.9 μV）和用 2 mA 刺激 EBSLN 产生的振幅（261.8 μV ± 142.4 μV）没有显著差异（$P=0.704$）。EBSLN 动作电位的平均幅度显著低于 RLN 的平均幅度，约为 RLN 幅度的 1/3[25]。然而，Darr 等测试了一种新上市的气管导管，该导管设计用于从环甲肌中获取肌电图（EMG）信号，并发现可以在 100% 的病例中记录可量化的 EBSLN EMG 信号[7]。

振幅的数值变异很大，因为气管内插管的位置会影响振幅动作电位大小，因此研究从每个病例的 RLN 和迷走神经获得数值的百分比可能是获得 EBSLN 神经监测正常参数的有用工具，而不仅是用一个绝对的数值或一个区间作为参考。性别因素与 EBSLN 肌电信号振幅无关。左侧的 RLN 振幅和右侧没有差异。然而，右侧 EBSLN 的振幅高于左侧，其原因尚不清楚。

EBSLN 神经监测的定义

当用 1 mA 电流刺激同侧神经（有或无相应的 EMG 反应）出现 CTM 震颤收缩时，意味着正确识别 EBSLN，即确认为真阳性结果。真阴性结果定义为在刺激非 EBSLN 组织后没有 CTM 震颤收缩。假阳性被定义为对非神经分流刺激后出现 CTM 收缩（伴有或不伴有相应的肌电图反应），即将非神经组织误认为 EBSLN。在电流为 2 mA 的神经定位过程中有时会出现这种情况。为了排除非神经分流刺激，最好将刺激电流降低到可以不出现假阳性刺激的水平（通常在 0.8~1 mA）。假阴性结果（将 EBSLN 误认为非神经结构）被定义为在刺激 EBSLN 后没有 CTM 震颤收缩反应（并且没有相应的 EMG 反应）。造成这种情况的最常见原因包括刺激系统刺激端的各种设备问题、血液或筋膜覆盖了受刺激神经节段、刺激电流不足、神经肌肉阻滞及 EBSLN 的短暂麻痹。

EBSLN 损伤的发生率

由于数据有限且不同研究中使用的方法不同，EBSLN 损伤的实际发生率难以评估。由于术后喉部症状不一、声音改变症状多变且轻微，诊断 EBSLN 损伤的唯一确定方法是使用 CTM EMG。不同报道中 EBSLN 损伤的发生率差异很大，从 0% 至 58% 不等。因此，甲状腺手术后 EBSLN 损伤可能是最常被低估的并发症[2, 30-34]。尽管如此，在已发表的文献中越来越多的证据表明，在术中解剖甲状腺上极血管时提高对 EBSLN 的关注度，可能会降低神经功能障碍的发生率。此外，近年来越来越多地使用神经刺激或 IONM 技术已经改善了神经的识别和功能保持率[4, 10, 16, 35]。Jansson 等术后对 26 例甲状腺切除术中未识别 EBSLN 的患者给予 CTM EMG 活动检测，发现 58% 的患者为暂时性 EBSLN 损伤，3.8% 的患者为永久性损伤[2]。Cernea 等发现，术中未识别 EBSLN 时，其损伤发生率为 12%~28%；长期肌电图评估证实，部分 EBSLN 为永久性损伤[4, 11]。相反地，Bellantone 等的随机研究证明，医生在术中不肉眼识别神经而精细结扎甲状腺上血管的分支与术中常规识别神经的 EBSLN 损伤率相似（暂时性病变为 0.5% vs 0.8%），但本研究未包括 EMG 对 CTM 功能的定义[8]。

参考文献
---

[1] Bevan K, Griffiths MV, Morgan MH. Cricothyroid muscle paralysis: its recognition and diagnosis. J Laryngol Otol. 1989;103:191–5.

[2] Jansson S, Tisell LE, Hagne I, Sanner E, Stenborg R, Svensson P. Partial laryngeal nerve lesions before and after thyroid surgery. World J Surg. 1988;12:522–7.

[3] Teitelbaum BJ, Wenig BL. Superior laryngeal nerve injury from thyroid surgery. Head Neck. 1995; 17:36–40.

[4] Cernea CR, Ferraz AR, Furlani J, Monteiro S, Nishio S, Hojaij FC, Dutra Júnior A, Marques LA, Pontes PA,

Bevilacqua RG. Identification of the external branch of the superior laryngeal nerve during thyroidectomy. Am J Surg. 1992;164:634–9.

[5] Randolph GW, Dralle H, Abdullah H, Barczynski M, Bellantone R, Brauckhoff M, Carnaille B, Cherenko S, Chiang FY, Dionigi G, Finck C, Hartl D, Kamani D, Lorenz K, Miccoli P, Mihai R, Miyauchi A, Orloff L, Perrier N, Poveda MD, Romanchishen A, Serpell J, Sitges-Serra A, Sloan T, Van Slycke S, Snyder S, Takami H, Volpi E, Woodson G, International Intraoperative Monitoring Study Group. Electrophysiologic recurrent laryngeal nerve monitoring during thyroid and parathyroid surgery: international standards guideline statement. Laryngoscope. 2011;121 Suppl 1:S1–16.

[6] Barczyński M, Randolph GW, Cernea CR, Dralle H, Dionigi G, Alesina PF, Mihai R, Finck C, Lombardi D, Hartl DM, Miyauchi A, Serpell J, Snyder S, Volpi E, Woodson G, Kraimps JL, Hisham AN, International Neural Monitoring Study Group. External branch of the superior laryngeal nerve monitoring during thyroid and parathyroid surgery: International Neural Monitoring Study Group standards guideline statement. Laryngoscope. 2013;123 Suppl 4:S1–14.

[7] Darr EA, Tufano RP, Ozdemir S, Kamani D, Hurwitz S, Randolph G. Superior laryngeal nerve quantitative intraoperative monitoring is possible in all thyroid surgeries. Laryngoscope. 2014;124:1035–41.

[8] Bellantone R, Boscherini M, Lombardi CP, Bossola M, Rubino F, De Crea C, Alesina P, Traini E, Cozza T, D'alatri L. Is the identification of the external branch of the superior laryngeal nerve mandatory in thyroid operation? Results of a prospective randomized study. Surgery. 2001;130:1055–9.

[9] Adour KK, Schneider GD, Hilsinger Jr RL. Acute superior laryngeal nerve palsy: analysis of 78 cases. Otolaryngol Head Neck Surg. 1980;88:418–24.

[10] Barczyński M, Konturek A, Stopa M, Honowska A, Nowak W. Randomized controlled trial of visualization versus neuromonitoring of the external branch of the superior laryngeal nerve during thyroidectomy. World J Surg. 2012;36:1340–7.

[11] Cernea C, Ferraz AR, Nishio S, Dutra Jr A, Hojaij FC, dos Santos LR. Surgical anatomy of the external branch of the superior laryngeal nerve. Head Neck. 1992;14:380–3.

[12] Friedman M, Toriumi D. Functional identification of the external laryngeal nerve during thyroidectomy. Laryngoscope. 1986;96:1291–2.

[13] Dionigi G, Boni L, Rovera F, Bacuzzi A, Dionigi R. Neuromonitoring and video-assisted thyroidectomy: a prospective, randomized case-control evaluation. Surg Endosc. 2009;23:996–1003.

[14] Lifante JC, McGill J, Murry T, Aviv JE, Inabnet 3rd WB. A prospective, randomized trial of nerve monitoring of the external branch of the superior laryngeal nerve during thyroidectomy under local/regional anesthesia and IV sedation. Surgery. 2009;146:1167–73.

[15] Aina EN, Hisham AN. External laryngeal nerve in thyroid surgery: recognition and surgical implications. ANZ J Surg. 2001;71:212–4.

[16] Jonas J, Bähr R. Neuromonitoring of the external branch of the superior laryngeal nerve during thyroid surgery. Am J Surg. 2000;179:234–6.

[17] Inabnet WB, Murry T, Dhiman S. Neuromonitoring of the external branch of the superior laryngeal nerve during minimally invasive thyroid surgery under local anesthesia: a prospective study of 10 patients. Laryngoscope. 2009;119:597–601.

[18] Pagedar NA, Freeman JL. Identification of the external branch of the superior laryngeal nerve during thyroidectomy. Arch Otolaryngol Head Neck Surg. 2009;135:360–2.

[19] Lennquist S, Cahlin C, Smeds S. The superior laryngeal nerve in thyroid surgery. Surgery. 1987;102:999–1008.

[20] Friedman M, Wilson MN, Ibrahim H. Superior laryngeal nerve identification and preservation in thyroidectomy. Oper Technol Otolaryngol. 2009;20:145–51.

[21] Selvan B, Babu S, Paul MJ, Abraham D, Samuel P, Nair A. Mapping the compound muscle action potentials of cricothyroid muscle using electromyography in thyroid operations: a novel method to clinically type the external branch of the superior laryngeal nerve. Ann Surg. 2009;250:293–300.

[22] Furlan JC, Cordeiro AC, Brandão LG. Study of some "intrinsic risk factors" that can enhance an iatrogenic injury of the external branch of the superior laryngeal nerve. Otolaryngol Head Neck Surg. 2003;128:396–400.

[23] Masuoka H, Miyauchi A, Higashiyama T, Yabuta T, Fukushima M, Ito Y, Kihara M, Kobayashi K, Yamada O, Nakayama A, Miya A. Prospective randomized study on injury of the external branch of the superior laryngeal nerve during thyroidectomy comparing intraoperative nerve monitoring and a conventional technique. Head Neck. 2014. doi:10.1002/hed.23778.

[24] Randolph GW. SLN monitoring (in chapter 33). In: Randolph GW, editor. Surgery of the thyroid and parathyroid glands. 2nd ed. Philadelphia: Elsevier; 2012. p. 339.

[25] Potenza AS, Phelan EA, Cernea CR, Slough CM, Kamani DV, Darr A, Zurakowski D, Randolph GW. Normative intra-operative electrophysiologic waveform analysis of superior laryngeal nerve external branch and recurrent laryngeal nerve in patients undergoing thyroid surgery. World J Surg. 2013;37:2336–42.

[26] Maranillo E, León X, Quer M, Orús C, Sañudo JR. Is the external laryngeal nerve an exclusively motor nerve? The cricothyroid connection branch. Laryngoscope. 2003;113:525–9.

[27] Morton RP, Whitfield P, Al-Ali S. Anatomical and surgical considerations of the external branch of the superior laryngeal nerve: a systematic review. Clin Otolaryngol. 2006;31:368–74.

[28] Kochilas X, Bibas A, Xenellis J, Anagnostopoulou S. Surgical anatomy of the external branch of the superior laryngeal nerve and its clinical significance in head and neck surgery. Clin Anat. 2008;21:99–105.

[29] Masuoka H, Miyauchi A, Yabuta T, Fukushima M, Miya A. Innervation of the cricothyroid muscle by the recurrent laryngeal nerve. Head Neck. 2015. doi:10.1002/hed.24015.

[30] Rossi RL, Cady B, Silverman ML, Wool MS, Horner TA. Current trends of conservative surgery for differentiated

thyroid carcinoma. World J Surg. 1986;10:612–22.

[31] Aluffi P, Policarpo M, Cherovac C, Olina M, Dosdegani R, Pia F. Post-thyroidectomy superior laryngeal nerve injury. Eur Arch Otorhinolaryngol. 2001;258:451–4.

[32] Loré Jr JM, Kokocharov SI, Kaufman S, Richmond A, Sundquist N. Thirty-eight-year evaluation of a surgical technique to protect the external branch of the superior laryngeal nerve during thyroidectomy. Ann Otol Rhinol Laryngol. 1998;107:1015–22.

[33] Kark AE, Kissin MW, Auerbach R, Meikle M. Voice changes after thyroidectomy: role of the external laryngeal nerve. Br Med J (Clin Res Ed). 1984;289:1412–5.

[34] Reeve TS, Coupland GA, Johnson DC, Buddee FW. The recurrent and external laryngeal nerves in thyroidectomy. Med J Aust. 1969;22:380–2.

[35] El-Kashlan HK, Carroll WR, Hogikyan ND, Chepeha DB, Kileny PR, Esclamado RM. Selective cricothyroid muscle reinnervation by muscle-nerve-muscle neurotization. Arch Otolaryngol Head Neck Surg. 2001;127:1211–5.

第 6 篇
神经损伤

Feng-Yu Chiang

第 18 章
术中神经监测信号丢失及分期甲状腺手术

Kerstin Lorenz, Rick Schneider, Andreas Machens, Carsten Sekulla, Gregory W. Randolph, and Henning Dralle

摘要

在甲状腺切除的手术过程中，术中通过刺激迷走神经进行神经功能监测，可为准确识别喉返神经和神经完整性的全面综合评估提供确凿的依据。喉返神经和迷走神经对刺激可产生带有音频的肌电图。利用神经功能监测，术中通过观察振幅、潜伏期和信号结构等肌电图参数，可以获得与神经完整性相关的信息。当肌电图发生变化时，需及时对手术操作做出相应的反应，从而预防神经的损伤。与术后声带功能障碍相对应的神经损伤表现是术中肌电信号的信号丢失且不能恢复。因此，当一侧甲状腺手术引起信号丢失时，如术前计划行双侧甲状腺全切，应建议在喉返神经功能恢复后再择期行另一侧甲状腺切除。本章对相关的术中神经监测参数和信号丢失给出了详细的定义，并对术中神经监测的应用进行了描述，提供了程序化的建议。

关键词

术中神经监测；信号丢失；肌电图；信号恢复；双侧声带麻痹；分期甲状腺切除术

引　言

目前，术中神经监测（IONM）的使用是以国际神经监测研究小组（INMSG）提供的标准化方式进行的。与单纯通过肉眼相比，IONM 可以更好地识别喉返神经及其共存的喉外分支。随着喉返神经的解剖推进，IONM 可同时持续确认神经功能的完整性[1-5]。完整的喉返神经功能的综合评估依赖于对同侧迷走神经的刺激，从迷走神经发出喉返神经处至喉返神经入喉点。

虽然肉眼可见的喉返神经解剖损伤通常会导致喉返神经的功能障碍和声带麻痹，但反之未必成立，神经大体形态的完整并不能保证神经功能的完整性。然而 IONM 几乎可以实时监测喉返神经功能，能够有效保证术后声带功能的完整[1-7]。预防

K. Lorenz, M.D. (✉) • R. Schneider, M.D.
A. Machens, M.D. • C. Sekulla, Ph.D.
H. Dralle, M.D.
Department of General, Visceral, and Vascular
Surgery, Medical Faculty, Martin Luther University
of Halle- Wittenberg, Halle (Saale), Saxony-Anhalt,
Germany
e-mail: kerstin.lorenz@uk-halle.de

G. W. Randolph, M.D.
The Claire and John Bertucci Endowed Chair in
Thyroid Surgery Oncology, Harvard Medical School,
Boston, MA, USA

Division of Thyroid and Parathyroid Endocrine
Surgery, Department of Otolaryngology—Head and
Neck Surgery, Massachusetts Eye and Ear Infirmary,
Boston, MA, USA

Department of Surgery, Endocrine Surgery Service,
Massachusetts General Hospital, Boston, MA, USA

双侧声带麻痹导致的永久性气管切开仍然是颈部手术首先要考虑的重要问题。该策略的成功与否取决于术中在开始对侧甲状腺切除前，第一侧喉返神经功能状态评估的可靠性。

术中神经监测的可靠性

只有严格遵守 INMSG 建立的 L1、V1、R1、R2、V2、L2 流程，才能保证术中神经监测信号的可靠性[1-12]。

（1）术前喉镜检测确定基线声带功能（L1）。

（2）在切除前（V1，R1）和切除时 / 后（R2，V2）刺激迷走神经和喉返神经，以确认迷走神经-喉返神经轴功能的完整性，在发生信号丢失的情况下使用故障排除法。

（3）术后喉镜检查以证实声带功能（L2）。

为了提高 IONM 的可靠性，需严格遵守以上流程。最新文献报道显示，间歇性 IONM 的阳性预测值（PPV）为 62.5%~77.8%，持续性 IONM 的 PPV 为 88.2%[5]（表 18.1）。

表 18.1　间歇性和持续性术中神经监测对术后暂时性和永久性声带麻痹的预测

作者	年份	有风险神经	敏感性	特异性	PPV (%)	NPV (%)	暂时性 VCP (%)	永久性 VCP (%)
IIONM								
Hamelmann et al.[34]	2002	428	23.5	98.5	40.0	96.8	19 (4.4)	1 (0.2)
Thomusch et al.[35]	2004	12 486	33.0	98.3	36.7	97.9	413(2.7)a	104(0.7)b
Beldi et al.[36]	2004	429	40	98	67	91	37(8.7)	6(1.4)
Hermann et al.[37]	2004	475	57.1	99.3	87.0	96.6	43 (8.9)c	15 (3.1)c
Chan et al.[38]	2006	271	53	94	35	97	15 (5.5)	2 (0.7)
Tomoda et al.[39]	2006	2 197	69.3	99.7	92.1	98.5	80 (3.6)	21 (1.0)
Barczynski et al.[40]	2009	1 000	63.0	97.1	37.8	98.9	27 (2.7)	8 (0.8)
Melin et al.[41]	2014	3 426	85.4	99.0	68.0	99.6	82 (2.4)	N/A
Calò et al.[42]	2014	2 068	91.3	99.4	77.8	99.8	23 (1.1)	6 (0.3)
De Falco et al.[43]	2014	600	83.3	99.5	62.5	99.8	5 (0.8)	4 (0.7)
Schneider et al.[5]	2015	965	73.9	99.5	77.3	99.4	23 (2.4)	4 (0.4)
CIONM								
Schneider et al.[5]	2015	1 314	90.9	99.7	88.2	99.8	33 (2.5)	0 (0)

注：CIONM，持续性术中神经监测；IIONM，间歇性术中神经监测；N/A，未评估；NPV，阴性预测值；PPV，阳性预测值；VCP，声带麻痹。
a 基于 15 403 条有风险神经的随访信息。
b 基于 15 340 条有风险神经的随访信息。
c 基于 481 条有风险神经的随访信息。
数据基于参考文献 [5]。

信号丢失的定义

基于当前文献和 INMSG 发表的标准指南[1]，信号丢失定义为音频音调丢失和（或）采用 1~2 mA 电流刺激时，肌电图上神经振幅低于 100 μV。为了能够做出更加准确的判断，术前喉镜检查声带功能必须正常，喉返神经的基线幅度不应低于 500 μV（绝不低于 300 μV），同时拥有正常的神经潜伏期[8, 10, 13-18]。

神经损伤的严重程度主要表现为神经信号的突然快速丢失和振幅的下降。与间歇性 IONM 相比，持续性 IONM 可以更早地发现神经损伤。结构损伤通常由神经横断、钳夹或热损伤引起，而牵拉损伤会导致缓慢、细微的神经损伤。

单独或连续的神经延迟或振幅降低，即使分

别超过阈值的 10% 和基线值的 50%，也被认为是轻度事件。复合事件（同时发生神经延迟增加和振幅下降）被称为严重事件，因为它们可能在延迟增加超过 10% 和振幅下降大于 50% 后发展为信号丢失[7]。相对于同时伴有振幅降低和神经延迟延长，单独的神经振幅降低在临床上没有多大意义，通常是由于术中气管内导管移位引起的[19]。

信号丢失有两种类型：节段性信号丢失（1 型）和全程性信号丢失（2 型）。

1 型节段性信号丢失

1 型节段性信号丢失定义为喉头的远端，或从喉头损伤点向喉头远端下游的神经功能损伤，而不管上游（近端）神经刺激水平如何（图 18.1）。手持式刺激探头可以帮助确定损伤位置，可以在其损伤点下游引出常规肌电图信号[19]。因对迷走神经的刺激不能产生反应信号，这种情况很快就能被确定。

1 型信号丢失损伤点可以位于喉返神经的任何位置。神经受损伤点主要有以下几个部位（概率由大到小）。

（1）喉返神经与甲状腺下动脉交叉点和喉返神经进入喉部之间（P1；Berry 韧带周围）。

（2）喉返神经与甲状腺下动脉的交叉点周围

（3）喉返神经与甲状腺下动脉的交叉点以下（P3）。

节段性信号丢失最常见的损伤机制是直接损伤，多由神经受到挤压、钳夹、剪切或热损伤所致。这种损伤可能会即刻发生，这种情况下，肌电图信号无法预警 1 型信号丢失。1 型信号丢失通常突然发生，神经振幅骤降，几乎没有纠正措施（即使运用连续性 IONM）。当术中在第一侧甲状腺切除时出现 1 型信号丢失并且未见好转，需考虑分期切除对侧甲状腺。

2 型全程性信号丢失

2 型全程性信号丢失是在没有可识别损伤点的情况下出现音频、音调的完全丧失，通常伴有神经振幅的逐渐下降，这可能与迷走神经-喉返神经轴的信号丢失有关。2 型信号丢失可能更多反映了间接损伤，通常是由于操作时牵拉神经造成的。这种类型的信号丢失通常是逐渐发生的，并且大多数时候都存在先前定义的轻微或严重的损伤事件。通常间歇性 IONM 间隔刺激时间太长，从而导致无法立即采取纠正措施来避免损伤加重，但连续性 IONM 可以在造成神经永久性损伤之前，有足够的时间解除神经受压。因此，总体来说，2 型全程性信号丢失比 1 型节段性信号丢失有更好的临床预后。

信号丢失故障排除法

当发生气管内插管移位、技术故障（如硬件故障、电线断开、唾液淤积导致的阻抗问题）或使用肌肉松弛剂时，尽管神经功能正常，也可能会出现信号丢失的现象，由此引发不必要的医疗行为，所以必须鉴别这些假阳性结果。INMSG 公布了一种故障排除法来帮助解决这个问题（图 18.2）。

如果刺激对侧迷走神经也不能获得正常的肌电图信号，则要排除肌松剂、气管插管位置和刺激设备连接等问题。如果刺激对侧迷走神经诱导出正常的电生理反应，则需要进一步明确同侧迷走神经-喉返神经轴有无损伤。若触诊没有发现喉部抽搐，则进一步证实了信号丢失的诊断。

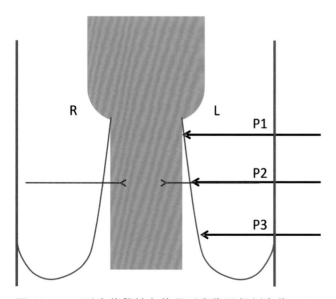

图 18.1　1 型（节段性）信号丢失位置解剖定位。P1：喉返神经与甲状腺下动脉交点以上神经病变。P2：喉返神经与甲状腺下动脉交点神经病变。P3：喉返神经与甲状腺下动脉交点以下神经病变

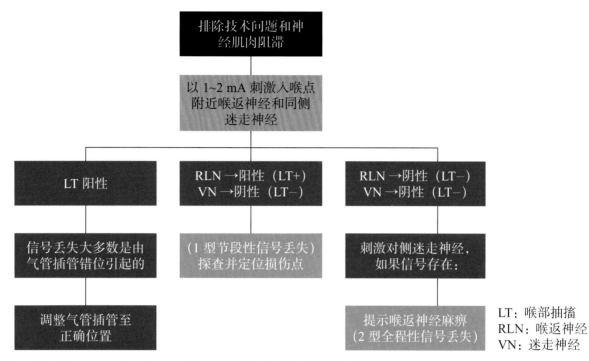

图 18.2　信号丢失故障排除法（数据来自参考文献 [3, 45]）

术中信号丢失后神经功能恢复

发生信号丢失后，如果术中神经振幅恢复到基线的 50% 以上，也称为"完全恢复"[20]，虽然其恢复很难预测，但应在信号丢失后等待一段时间（通常至少 20 分钟），停止所有的手术操作，避免牵拉喉返神经、Berry 韧带和气管（此外，任何牵拉同侧甲状腺腺叶的操作亦均需避免）[20, 21]。

相应的纠正措施主要取决于信号丢失的类型。在 1 型节段性信号丢失中，必须迅速识别和移除损伤点附近压迫喉返神经的夹子或结扎线。对热辐射造成的损伤，可能缺乏有效的补救措施。在 2 型全程性信号丢失中，当发生神经振幅逐渐下降时，需要中断手术操作。

持续性 IONM 几乎可以实时监测神经振幅的恢复情况。停止所有手术操作，经过 20 分钟的观察后，神经完全恢复的可能性越来越小，若神经不完全恢复（神经振幅不能恢复到基线的 50% 以上），术后声带麻痹的风险很高。迄今为止，当术中神经监测信号丢失后，几乎没有证据表明通过静脉注射糖皮质激素或钙通道阻滞剂能有效地恢复喉返神经的功能 [22-24]。然而，在一项双盲的随机对照研究中，术前给予 8 mg 地塞米松可将暂时性喉返神经麻痹的发生率从 8.4% 降低到 4.9%（$P=0.04$）[25]。

发生信号丢失后手术计划的调整

出于安全考虑，手术应该从病情最严重的一侧开始，让外科医生和患者在切除第一侧甲状腺发生信号丢失后有更多的选择 [26]。术前应做好术中神经信号丢失或肿瘤侵犯喉返神经后变更手术计划的方案，并提前获得患者知情同意。

当采用故障排除法确定信号丢失后，术中神经振幅不能恢复到术前基线的 50% 以上时，术后发生声带麻痹的风险为 62.5%～77.8%（间歇性 IONM）和 88.2%（持续性 IONM）[2, 19, 22, 26-28]（表 18.2，图 18.3）。

根据这些数据，特别是在切除第一侧甲状腺发生信号丢失或涉及唯一一侧完整的喉返神经时，外科医生需重新考虑手术计划。根据临床情况（甲状腺疾病的类型、手术干预的紧迫性，以及外科医生的技能和经验），有以下几种选择。

（1）推迟完成手术（分期甲状腺切除术），直到受损伤的喉返神经功能完全恢复 [8, 14, 26, 29]。

表 18.2　关于双侧甲状腺切除术中第一侧信号丢失手术策略改变及结果的发表资料摘要

作者	拟行双侧甲状腺切除术 n/有风险神经	一侧信号丢失 n/%	信号丢失分型 1型=节段性	信号丢失分型 2型=全程性	第一侧信号丢失后的手术策略，n 无对侧切除	有限的对侧切除	对侧全切	分期手术 n	单侧声带麻痹 暂时性/永久性，n (%)	双侧声带麻痹 暂时性/永久性，n (%)	FN n	FP n	完成甲状腺切除的时间
Goretzki et al.[30]	1 321/2 642	36/2.7	n.a.	n.a.	15	5	16	9	32(2.4)/4(0.3)	3 (0.2)/0 (0)	2	n.a.	术后第 1 天 ~ 术后 4 个月
Melin et al.[41]	2 546/4 012	98/3.8	n.a.	n.a.	40	—	24	18	119 (2.9)/15 (0.37)	4 (0.1)/6 (0.2)	22	47	术后第 1 天 ~ 术后 > 24 个月
Périé et al.[13]	100/200	4/4.0	n.a.	n.a.	4	0	0	3	9(9.6)/2(2.0)	2(2.0)/0(0)	2	n.a.	术后 2~6 个月
Sadowski et al.[25]	220/440	9/4.1	n.a.	n.a.	9	0	0	8	7 (3.2)/n.a.	0 (0)/0 (0)	0	2	术后第 3 天 ~ 术后 6 个月
Sitges-Serra et al.[20]	290/580	16/5.5	1:11	2:5	0	4	14	0	10 (3.4)/n.a.	0(0)/0(0)	3	0	—
Schneider et al.[44]	1 049/2 086	27/2.6	1:11	2:16	12	4	11	9	26(2.5)/4(0.4)	0(0)/0(0)	5	6	n.a.
Fontenot et al.[9]	206/412	—	n.a.	n.a.	10	—	—	10	8(1.9)/1(0.5)	0(0)/0(0)	0	2	平均术后 14.1±11.7 个月

注：FN，假阴性（术中神经监护正常，术后声带麻痹）；FP，假阳性（术中神经监护信号丢失，术后声带活动正常）；n.a.，未评估。

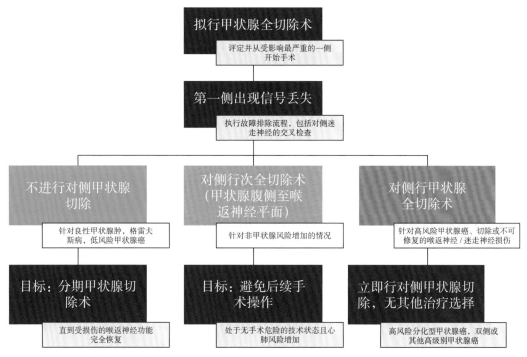

图 18.3　拟行双侧甲状腺切除术，第一侧术中信号丢失的策略和手术方案的调整（数据来自文献 [44]）

（2）对侧甲状腺叶采取次全切除术（而非腺叶全部切除术），手术操作尽量远离对侧喉返神经 [26, 30-33]。

（3）在特殊情况下（高风险方法，一般不推荐），继续完成手术，尽最大努力保护对侧喉返神经。这应该只在最有经验的中心进行。

信号丢失后的术后气道管理

预测术后声带功能在单侧甲状腺手术中也是十分有益的。这一信息直接关系到患者的术后气道管理，因此外科医生和麻醉医生之间的密切合作至关重要。当确定信号丢失后，除了调整手术计划外，拔管期间需麻醉医生在场，以便对患者进行仔细的监测 [8, 29]。

术后神经功能恢复

气管插管后喉部的炎症和肿胀也会导致声音变化，因此，为了判断声带功能，术后必须予以喉镜检查（L2）。术后当天检查声带功能可能会对患者产生不利影响，因为患者可能没有完全清醒，很难配合，喉部肿胀也可能影响检查 [11, 15, 29]。而术后第

二天声带麻痹的发生率不高于术后当天，因此常在术后第二天检查声带功能 [31]。如果术后早期出现声带麻痹，则需要定期进行喉镜检查监测喉返神经功能恢复情况。经过故障排除法确定为信号丢失后，偶尔会出现声带功能正常现象。这种不寻常的发现可能是由于术中故障排除有误或术后早期损伤神经恢复的原因所致。

由于神经的修复机制通常在损伤后的几天内被激活，而功能恢复通常需要几周。Randolph 和 Dralle 发现声带功能障碍的"轻度损伤病例"在术中神经监测信号丢失后恢复到术前的功能状态需6~8 周的时间 [1]。尽管持续 6 个月以上的声带麻痹通常被认为是永久性的，但91% 的受损神经在信号丢失后的 6 个月内能够完全恢复 [31]。少数情况下，受损神经可以在 12 个月或更长时间内完全恢复 [32]。

分期甲状腺手术

原则上，是否行非神经损伤侧甲状腺切除取决于损伤侧喉返神经功能的恢复情况，喉镜检查能明确声带功能。瘢痕在手术 1 周后形成，因此对侧甲状腺切除术最好在手术后 1 周内或 3 个月后进行。

一侧神经损伤出现声带麻痹，仍要求完成未受损伤侧甲状腺手术的情况较为少见。完成非损伤侧手术的决定应基于广泛的跨学科共识，并包括患者能够接受双侧声带麻痹的风险及其后果（如永久性气管切开术）。

这种高危患者应转诊给具有丰富经验的颈部手术中心。为使手术风险最小化，术中需使用持续性 IONM（CIONM）。

法医学的注意事项

为了让外科医生在切除第一侧甲状腺腺叶发生信号丢失后仍有选择的余地，手术必须先处理最严重的一侧[26]。需考虑甲状腺肿块的体积、恶性肿瘤的风险和切除困难来决定哪一侧更为严重[30]。

例如在切除第一侧甲状腺腺叶后发生信号丢失，术中可能需要改变既定的手术方案，行分期甲状腺手术，而且应事先得到患者的知情同意。同样重要的是，要向患者详细说明以下风险。

（1）由于 IONM 结果假阳性而采用分期甲状腺手术（即第二次的甲状腺手术），在事后看来可能没有必要。

（2）由于 IONM 结果出现假阴性，喉返神经麻痹可能会被忽略[4, 20]。

大量证据表明，IONM 发现第一侧甲状腺手术出现信号丢失时，行分期手术可预防双侧声带麻痹[3, 5, 9, 25, 27, 30]。因此，IONM 提高了不良事件的发

现率，外科医生也适应了甲状腺切除的预期类型和范围。最近，在对德国甲状腺外科医生中进行的一项调查中发现，超过 90% 的医生运用 IONM 时会依据术中监测结果，当发生信号丢失后，选择切除一侧腺叶后停止手术或者缩小对侧甲状腺的切除范围[29]（表 18.3）。尤其对于年甲状腺手术超过 200 台的高手术量甲状腺外科医生而言，在切除第一侧甲状腺发生信号丢失时，他们愿意选择停止手术。IONM 作为一种可以降低手术风险的工具在临床得到广泛应用，并被作为医疗标准，尤其在发生双侧声带麻痹时，不使用 IONM 就很难进行法律辩护。在德国，人们越来越认识到使用 IONM 对法医学的影响。此外，IONM 的适应证、正确使用和记录可以成为法医学审查的重要方面，法院或调解委员会会依据其做出法律决定。

总 结

IONM 作为一项新技术出现，在降低手术风险方面取得了长足的发展。间歇性 IONM 的特点是两次刺激之间的解剖分离存在无监测的空白期，只有在发生喉返神经损伤后才表现出典型的信号丢失。相反，持续性 IONM 几乎可以实时监测喉返神经损伤，为外科医生提供了立即解除神经受压的机会。作为创新的一步，持续性 IONM 比间歇性 IONM 能够使外科医生在神经发生不可逆损伤前更早地采取纠正措施。

表 18.3 运用 IONM 的双侧甲状腺肿手术中，德国外科医生对信号丢失后首选方案的选择

医院双侧甲状腺切手术量 / 年	IONM（包括 RLN IONM）[a]	首侧手术发生信号丢失后的处理策略		
		信号丢失后终止手术（%）	信号丢失后对侧次全切（%）	信号丢失后对侧全切（%）
<50	3 400	70.7	20.4	8.9
50~99	1 200	73.6	18.3	8.1
100~199	1 600	75.7	14.9	9.4
≥ 200	44 200	92.3	3.0	4.7
总数	76 400	84.7	8.8	6.4

注：[a] 甲状腺切除术次数乘以喉返神经监测率，四舍五入至接近 100（由于四舍五入，部分数值未相加）。
IONM，术中神经监测；RLN，喉返神经。

最新进展包括区分 1 型节段性和 2 型全程性信号丢失，这两种信号丢失反映了不同的喉返神经损伤模式（急性和直接 vs 渐进和间接）和临床结果（较差 vs 较好）。为了更好地利用这些信息，遵从 INMSG 的故障排除法是至关重要的。

一旦确认信号丢失，20 分钟的等待时间可以使外科医生知道受损伤的神经能否完全恢复，以及在第一侧切除后是否考虑行分期手术。在德国，这一手术策略被广泛接受，并已成为知情同意的一部分 [30]，但在全球范围内尚未实施 [33]。

参考文献

[1] Randolph GW, Dralle H, Abdullah H, Barczynski M, Bellantone R, Brauckhoff M, Carnaille B, Cherenko S, Chiang FY, Dionigi G, Finck C, Hartl D, Kamani D, Lorenz K, Miccoli P, Mihai R, Miyauchi A, Orloff L, Perrier N, Poveda MD, Romanchishen A, Serpell J, Sitges-Serra A, Solan T, Van Slycke S, Snyder S, Takami H, Volpi E, Woodson G. Electrophysiologic recurrent laryngeal nerve monitoring during thyroid and parathyroid surgery: international standards guideline statement. Laryngoscope. 2011;121:S1–16.

[2] Dralle H, Sekulla C, Lorenz K, Brauckhoff M, Machens A. Intraoperative monitoring of the recurrent laryngeal nerve in thyroid surgery. World J Surg. 2008;32:1438–66.

[3] Dralle H, Lorenz K. Intraoperative neuromonitoring of thyroid gland operations: surgical standards and aspects of expert assessment. Chirurg. 2010;81:612–9.

[4] Dralle H, Lorenz K, Schabram P, Musholt TJ, Dotzenrath C, Goretzki PE, Kußmann J, Nies C, Scheuba C, Simon D, Steinmüller T, Trupka A. Intraoperative neuromonitoring in thyroid surgery. Recommendations of the German association of endocrine surgeons (CAEK). Chirurg. 2013; 84: 1049–56.

[5] Schneider R, Sekulla C, Machens A, Lorenz K, Nguyen Thanh P, Dralle H. Postoperative vocal fold palsy in patients undergoing in thyroid surgery with continuous and intermittent nerve monitoring. Br J Surg. 2015; 102(11):1380–7.

[6] Lorenz K, Dralle H. Intraoperatives Neuromonitoring in der Schilddrüsenchirurgie. In: Dralle H, editor. Endokrine Chirurgie. Evidenz und Erfahrung. Stuttgart: Schattauer; 2014. p. 88–111.

[7] Schneider R, Randolph GW, Sekulla C, Phelan E, Nguyen Thanh P, Bucher M, Machens A, Dralle H, Lorenz K. Continuous intraoperative vagus nerve stimulation for identification of imminent recurrent laryngeal nerve injury. Head Neck. 2013;35:1591–8.

[8] Lorenz K, Abuazab M, Sekulla C, Schneider R, Nguyen Thanh P, Dralle H. Results of intraoperative neuromonitoring in thyroid surgery and preoperative vocal cord paralysis. World J Surg. 2014;38:582–91.

[9] Fontenot TE, Randolph GW, Setton TE, Alsaleh N, Kandil E. Does intraoperative nerve monitoring reliably aid in staging of total thyroidectomies? Laryngoscope. 2015; 125(9):2232–5. doi:10.1002/lary.25133.

[10] Lorenz K, Sekulla C, Schelle J, Schmeiss B, Brauckhoff M, Dralle H, German Neuromonitoring Study Group. What are normal quantitative parameters of intraoperative neuromonitoring (IONM) in thyroid surgery? Langenbecks Arch Surg. 2010;395:901–9.

[11] Randolph GW, Kamani D. The importance of preoperative laryngoscopy in patients undergoing thyroidectomy: voice, vocal cord function, and the preoperative detection of invasive thyroid malignancy. Surgery. 2006;139:357–62.

[12] Chiang FY, Lu IC, Tsai CJ, Hsiao PJ, Hsu CC, Wu CW. Does extensive dissection of recurrent laryngeal nerve during thyroid operation increase the risk of nerve injury? Evidence from the application of intraoperative neuromonitoring. Am J Otolaryngol. 2011;32:499–503.

[13] Périé S, Aïit-Mansour A, Devos M, Sonji G, Buajat B, St Guily JL. Value of recurrent laryngeal nerve monitoring in the operative strategy during total thyroidectomy and parathyroidectomy. Eur Ann Otorhinolaryngol Head Neck Dis. 2013;130:131–6.

[14] Friedrich C, Ulmer C, Rieber F, Kern E, Kohler A, Schymik K, Thon KP, Lamadé W. Safety analysis of vagal nerve stimulation for continuous nerve monitoring during thyroid surgery. Laryngoscope. 2012;122:1979–87.

[15] Caragacianu D, Kamani D, Randolph GW. Intraoperative monitoring: normative range associated with normal postoperative glottic function. Laryngoscope. 2013; 123:3026–31.

[16] Phelan E, Schneider R, Lorenz K, Dralle H, Kamani D, Potenza A, Sritharan N, Shin J, Randolph G W. Continuous vagal IONM prevents recurrent laryngeal nerve paralysis by revealing initial EMG changes of impending neuropraxic injury: a prospective, multicenter study. Laryngoscope. 2014;124:1498–505.

[17] Pavier Y, Saroul N, Pereira B, Tauveron I, Gilain L, Mom T. Acute prediction of laryngeal outcome during thyroid surgery by electromyographic laryngeal monitoring. Head Neck. 2015;37(6):835–9. doi:10.1002/hed.23676.

[18] Sritharan N, Chase M, Kamani D, Randolph M, Randolph GW. The vagus nerve, recurrent laryngeal nerve, and external branch of the superior laryngeal nerve have unique latencies allowing for intraoperative documentation of intact neural function during thyroid surgery. Laryngoscope. 2015;125:E84–9.

[19] Schneider R, Sekulla C, Triponez F, Dionigi G, Vamvakidis K, Brauckhoff M, Barczysnki M, Musholt TJ, Almquist M, Innaro N, Chiang FY, JimenezGarcia A, Kraimps JL, Miyauchi A, Randolph GW, Wojtczak B, Donatini G, Lombardi D, Müller U, Pezzullo L, Ratia T, Van Slycke S, Nguyen Thanh P, Lorenz K, Machens A, Dralle H. Prognostic impact of intraoperative loss of

nerve signal upon postoperative vocal fold mobility after thyroidectomy: an international neuromonitoring study group prospective evaluation study (POLT). 2015. doi: 10.1002/lary.25807

[20] Sitges-Serra A, Fontané J, Dueñas JP, Duque CS, Lorente L, Trillo L, Sancho JJ. Prospective study on loss of signal on the first side during neuromonitoring of the recurrent laryngeal nerve in total thyroidectomy. Br J Surg. 2013; 100:662–6.

[21] Wang LF, Lee KW, Kuo WR, Wu CW, Lu SP, Chiang FY. The efficacy of intraoperative corticosteroids in recurrent laryngeal nerve palsy after thyroid surgery. World J Surg. 2006;30:299–303.

[22] Hydman J, Björck G, Persson JK, Zedenius J, Mattsson P. Diagnosis and prognosis of iatrogenic injury of the recurrent laryngeal nerve. Ann Otol Rhinol Laryngol. 2009; 118:506–11.

[23] Sridharan SS, Rosen CA, Smith LJ, Young VN, Munin MC. Timing of nimodipine therapy for the treatment of vocal fold paralysis. Laryngoscope. 2015;125:186–90.

[24] Schietroma M, Cecilia EM, Carlei F, Sista F, De Santis G, Lancione L, Amicucci G. Dexamethasone for the prevention of recurrent laryngeal nerve palsy and other complications after thyroid surgery: a randomized double-blind placebo-controlled trial. Otolaryngol Head Neck Surg. 2013;139:471–8.

[25] Sadowski SM, Soardo P, Leuchter I, Robert JH, Triponez F. Systematic use of recurrent laryngeal nerve neuromonitoring changes the operative strategy in planned bilateral thyroidectomy. Thyroid. 2013;23:329–33.

[26] Pisanu A, Porceddu G, Podda M, Cois A, Uccheddu A. Systematic review with meta-analysis of studies comparing intraoperative neuromonitoring of recurrent laryngeal nerves versus visualization alone during thyroidectomy. J Surg Res. 2014;188:152–61.

[27] Wu CW, Wang MH, Chen CC, Chen HC, Chen HY, Yu JY, Chang PY, Lu IC, Lin YC, Chiang FY. Loss of signal in recurrent nerve neuromonitoring: causes and management. Gland Surg. 2015;4:19–26.

[28] Chandrasekhar SS, Randolph GW, Seidman MD, Rosenfeld RM, Angelos P, Barkmeier-Kraemer J, Benninger MS, Blumin JH, Dennis G, Hanks J, Haymart MR, Kloos RT, Seals B, Schreibstein JM, Thomas MA, Waddington C, Warren B, Robertson PJ. Clinical practice guideline: improving voice outcomes after thyroid surgery. Otolaryngol Head Neck Surg. 2013;148:S1–37.

[29] Dralle H, Sekulla C, Lorenz K, Nguyen Thanh P, Schneider R, Machens A. Loss of nerve monitoring signal during bilateral thyroid surgery. Br J Surg. 2012;99:1089–95.

[30] Goretzki PE, Schwarz K, Brinkmann J, Wirowski D, Lammers BJ. The impact of intraoperative neuromonitoring (IONM) on surgical strategy in bilateral thyroid diseases: is it worth the effort? World J Surg. 2010;34:1274–84.

[31] Dionigi G, Boni L, Rovera F, Rausei S, Castelnuovo P, Dionigi R. Postoperative laryngoscopy in thyroid surgery: proper timing to detect recurrent laryngeal nerve injury. Langenbecks Arch Surg. 2010;395:327–31.

[32] Chen D, Chen S, Wang W, Zhang C, Zheng H. Spontaneous regeneration of recurrent laryngeal nerve following long-term vocal fold paralysis in humans. Laryngoscope. 2011;121:1035–9.

[33] Dionigi G, Lombardi D, Lombardi CP, Carcoforo P, Boniardi M, Innaro N, Chiofalo MG, Cavicchi O, Biondi A, Basile F, Zaccaroni A, Mangano A, Leotta A, Lavazza M, Calo PG, Nicolosi A, Castelnuovo P, Nicaolai P, Pezzulo L, De Toma G, Bellantone R, Sacco R. Intraoperative neuromonitoring in thyroid surgery: a point prevalence survey on utilization, management, and documentation in Italy. Updates Surg. 2014;66:269–76.

[34] Hamelmann WH, Meyer T, Timm S, Timmermann W. A critical estimation of intraoperative neuromonitoring (IONM) in thyroid surgery. Zentralbl Chir. 2002;127:409–13.

[35] Thomusch O, Sekulla C, Machens A, Neumann HJ, Timmermann W, Dralle H. Validity of intra-operative neuromonitoring signals in thyroid surgery. Langenbecks Arch Surg. 2004;389:499–503.

[36] Beldi G, Kinsbergen T, Schlumpf R. Evaluation of intraoperative recurrent nerve monitoring in thyroid surgery. World J Surg. 2004;28:589–91.

[37] Hermann M, Hellebart C, Freissmuth M. Neuromonitoring in thyroid surgery: prospective evaluation of intraoperative electrophysiological responses for the prediction of recurrent laryngeal nerve injury. Ann Surg. 2004;240:9–17.

[38] Chan WF, Lang BH, Lo CY. The role of intraoperative nerve monitoring of recurrent laryngeal nerve during thyroidectomy: a comparative study on 1000 nerves at risk. Surgery. 2006;140:866–72.

[39] Tomoda C, Hirokawa Y, Uruno T, Takamura Y, Ito Y, Miya A, Kobayashi K, Matsuzuka F, Kuma K, Miyauchi A. Sensitivity and specificity of intraoperative recurrent laryngeal nerve stimulation test for predicting vocal cord palsy after thyroid surgery. World J Surg. 2006;30:1230–3.

[40] Barczyński M, Konturek A, Cichoń S. Randomized clinical trial of visualization versus nerve monitoring of recurrent laryngeal nerves during thyroidectomy. Br J Surg. 2009;96:240–6.

[41] Melin M, Schwarz K, Pearson MD, Lammers BJ, Goretzki PE. Postoperative vocal cord dysfunction despite normal intraoperative neuromonitoring: an unexpected complication with the risk of bilateral palsy. World J Surg. 2014;38:2597–602.

[42] Calò PG, Pisano G, Medas F, Pittau MR, Gordini L, Demontis R, Nicolisi A. Identification alone versus intraoperative neuromonitoring of the recurrent laryngeal nerve during thyroid surgery: experience of 2034 consecutive patients. J Otolaryngol Head Neck Surg. 2014; 43:16–23.

[43] De Falco M, Santangelo G, Del Giudice S, Gallucci F, Parmeggiani U. Double probe intraoperative neuromonitoring with a standardized method in thyroid surgery. Int J Surg. 2014;12:S140–4.

[44] Schneider R, Lorenz K, Sekulla C, Machens A, Nguyen-Thanh P, Dralle H. Surgical strategy during intended total thyroidectomy after loss of the EMG signal on the first side of resection. Chirurg. 2015;86:154–63.

[45] Dralle H, Randolph GW, Lorenz K, Machens A. Thyroid surgery guided by intraoperative neuromonitoring. In: Oertli D, Udelsman R, editors. Surgery of the thyroid and parathyroid glands. Berlin: Springer; 2012. p. 187–95.

第 19 章
损伤机制

Gianlorenzo Dionigi, Samuel K. Snyder, Feng-Yu Chiang, Whitney Liddy, Dipti Kamani, and Natalia Kyriazidis

摘要

甲状腺切除术中的喉返神经（RLN）损伤原因多种多样，绝大多数损伤是由于以下术中操作失误造成的：神经切断、结扎、牵拉、夹伤、抽吸、压迫、挫伤、电损伤和热损伤。外科医生往往低估了喉返神经的实际损伤率。术中神经监测（IONM）在甲状腺切除术、甲状旁腺切除术或相关的颈中央区淋巴结清扫手术中的应用有助于揭示喉返神经损伤的实际或潜在机制，而这些是以往甲状腺外科医生不了解的，尤其是那些肉眼上神经完好却发生神经损伤的情况。术中神经监测在开放式常规甲状腺手术中有很高的价值，它可以定位神经传导中断的位置，帮助识别喉返神经损伤的时机及方式。对甲状腺切除术中的喉返神经损伤机制的研究对今后的手术具有指导意义，或许能帮助找到可逆性喉返神经损伤的原因而减少损伤的发生。在甲状腺切除术和甲状旁腺切除术中，术中喉返神经损伤通常发生在肉眼完整的神经，神经完全被切断是极少数情况。喉返神经位于 Berry 韧带附近的前运动支尤其容易发生牵拉损伤，而牵拉损伤是术后声带麻痹的最常见原因。

关键词

甲状腺切除术；腔镜甲状腺切除术；喉返神经；损伤机制；发生率；神经监测；牵引损伤

引　言

喉返神经麻痹是指喉返神经及其分支的任何功能障碍，包括感觉障碍、感觉异常及运动障碍。术中神经监测在甲状腺切除术和甲状旁腺切除术中的广泛应用，给外科医生提供了认识喉返神经及喉上神经外支（EBSLN）损伤机制的途径[1, 2]。而在这之前，外科医生往往在喉部神经发生肉眼可见的损伤后才意识到损伤了神经。因此早期研究中认为对喉返神经的术中肉眼识别与保护可以达到很低的喉返神经损伤率[3]。但当术后的声音改

G. Dionigi, M.D., F.A.C.S., Ph.D. (✉)
1st Division of Surgery, Department of Surgical Sciences and Human Morphology, University of Insubria, Viale Guicciardini 9, Varese 21100, Italy
e-mail: gianlorenzo.dionigi@uninsubria.it

S. K. Snyder, M.D., F.A.C.S.
Division of Surgical Oncology, Texas A&M University Health Science Center, Baylor Scott & White Health, Scott & White Clinic, 2401 South 31st Street, Temple, TX 76508, USA

F.-Y. Chiang, M.D.
Department of Otolaryngology—Head and Neck Surgery, Kaohsiung Medical University, Chung-Ho Memorial Hospital, Kaohsiung, Taiwan, China

W. Liddy, M.D. • D. Kamani, M.D.
N. Kyriazidis, B.S., M.S.
Division of Thyroid and Parathyroid Endocrine, Surgery, Department of Otolaryngology—Head and Neck Surgery, Massachusetts Eye and Ear Infirmary, Harvard Medical School, Boston, MA, USA

变经喉镜检查证实是由于一侧声带功能异常，外科医生往往只能通过猜测手术过程中可能的损伤原因，即便已经在术中肉眼识别并完整保留了喉返神经[1]。

通过术中神经监测，外科医生可以通过电刺激来确认肉眼识别的神经，当喉返神经被刺激时可获得声带肌肉（甲杓肌或声带肌）收缩的信号，当喉上神经被刺激时可观察到环杓后肌或环甲肌（CTM）的收缩。通过连接有肌电记录仪的神经护气管插管进行术中神经监测时，神经刺激会导致声带肌肉激活或收缩而出现表面去极化，即使是微伏的变化也可被肌电记录仪测量到。神经刺激和声带收缩之间的神经传导延迟也可以精准测量（以微秒为单位）。在甲状腺切除术中，通过反复使用神经刺激来检测喉返神经，外科医生可以识别出声带收缩幅度的降低和神经传导延迟的增加，而这往往预示着喉返神经损伤即将发生。当进行神经刺激时出现完全神经传导信号丢失，则表明喉返神经的损伤已经发生。外科医生可以由此明确那些导致即将发生或实际发生喉返神经损伤的手术操作而加以规避。术中神经监测的应用表明喉返神经损伤在肉眼完整的神经上非常常见，而不仅仅存在于发生肉眼损伤的神经上。

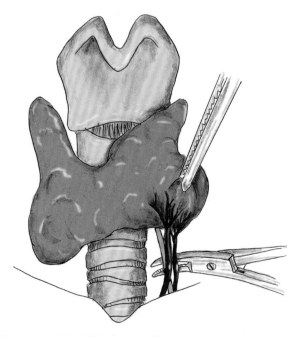

图 19.1　喉返神经邻近血管，止血易导致神经受损（经允许引自 John C. Hendricks, MD, FACS）

解剖与危险因素

喉返神经解剖的变异会增加神经损伤的风险。本书的前面章节已经介绍了喉返神经解剖学的细节，但充分了解那些增加损伤风险的喉返神经解剖变异很有必要。喉返神经是一个混合神经，包括喉部的感觉支和支配声带肌肉外展和内收的运动支。喉返神经自迷走神经干的胸段发出后，绕过颈根部的血管向上走行，沿途可向气管发出感觉分支，向食管和咽发出运动分支，直至入喉点。

喉返神经走行中的变异会增加其损伤风险。通常情况下，右侧喉返神经走行路径更加倾斜，勾绕右锁骨下动脉后斜行穿过气管旁区域至入喉点。如果喉返神经向内侧变异，靠近甲状腺叶下极下方的气管，那么喉返神经将与甲状腺下极的血管分支平行，甚至出现在其中某一条血管的正后方，那么在止血过程中很可能被损伤（图 19.1）。有些甲状腺结节，特别是 Zuckerkandl 结节，在生长过程中，会从喉返神经的后方向前推移喉返神经，使喉返神经被外科医生误认为是甲状腺的血管，因而在止血过程中被损伤（图 19.2）。巨大的甲状腺肿，特别是位于右侧的巨大甲状腺肿，易出现后突生长，将喉返神经显著前推，走行于甲状腺肿的表面入喉，具有很高的损伤风险。而甲状腺炎会增加喉返神经黏附在甲状腺表面的概率。此外喉返神经胚胎发育中存在变异，可出现喉不返神经（NRLN），多见于右侧。

通常情况下，喉返神经入喉后分为前支和后支。但在某些情况下，在到达入喉点之前，喉返神经即发出分支，通常发生于入喉点之前的最后 1 cm[4]，有时喉返神经甚至会发出三个或更多分支。当喉返神经在与甲状腺下动脉交叉或到达 Berry 韧带之前发出分支时，神经损伤的风险增加（图 19.3）。术中神经监测显示前支通常是运动支，后支为感觉支。应注意的是，在少数患者中，支配环杓后肌和（或）下咽缩肌的运动纤维位于后支中。神经在分支后变细，因此更容易发生牵拉损伤。前支在切除甲状腺腺叶的最后阶段因甲状腺组织的提拉而受到更多的牵拉力作用而尤其容易受到损伤。通常后支在游离甲状腺叶期间首先被肉眼识别到，如果将这个分支误认为是完整的喉返神经，那么前支

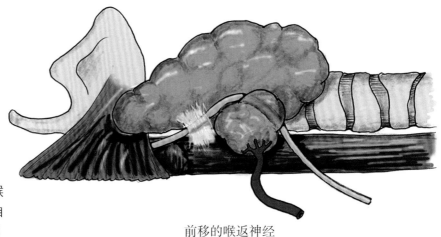

图 19.2　Zuckerkandl 结节将喉返神经推挤前移（经允许引自 John C. Hendricks, MD, FACS）

前移的喉返神经

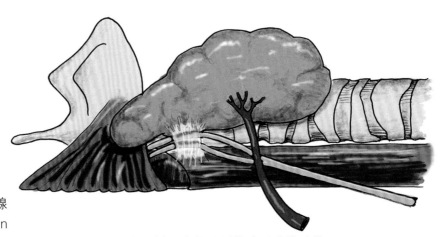

图 19.3　喉返神经在越过甲状腺下动脉时分叉（经允许引自 John C. Hendricks, MD, FACS）

喉返神经在越过甲状腺下动脉时分叉

就有被误认为是血管的可能。术中神经监测有助于识别喉返神经的喉外分支，但即便使用术中监测，如果在后支中含有运动纤维，后支也会被误认为是完整的喉返神经。当通过探针刺激神经，只观察到一种咽肌收缩，往往意味着其他分支的存在，外科医生应立即逆行寻找其他分支。喉返神经入喉前的最后 2 cm 是神经损伤风险最高的区域，在这个区域内喉返神经紧贴着甲状腺，穿插着许多甲状腺的小血管和 Berry 韧带的纤维，因此大部分喉返神经的损伤发生在此[1]。

　　在某些病理情况下，喉返神经的识别难度会增加，神经的走行发生变化，神经与周围组织粘连，这些都会使喉返神经的损伤概率增加[5]。非首次手术的患者，颈中央区致密粘连的瘢痕组织使得喉返神经的识别困难，增加神经损伤的风险。格雷夫斯病的结节或血供丰富的结节性甲状腺肿往往因出血

增加了识别和分离喉返神经的难度。胸骨后甲状腺肿因为无法在肉眼直视下游离喉返神经或在胸段与喉返神经相粘连，而增加了神经损伤的可能。伴有桥本甲状腺肿的患者会因甲状腺炎增加喉返神经与甲状腺表面粘连，从而导致牵拉损伤的发生。此外桥本甲状腺炎使得甲状腺的质地变得坚硬，只有对甲状腺腺叶施加更大的牵拉力才能显露喉返神经。喉返神经损伤最易发生在伴有甲状腺周围组织侵犯和淋巴结转移的甲状腺癌病例中，在这些病例中，喉返神经被肿瘤组织或淋巴结所包绕，极易被损伤。

喉返神经的损伤机制

　　喉返神经主要有三种损伤机制：①肉眼可见

的结构损伤，如横断损伤或热损伤；②挤压伤，如被误结扎；③牵拉伤。此外，一些不明原因（特发性）损伤可能是继发于缺血或喉内的牵拉导致的损伤。考虑到大多数损伤发生在解剖结构完整的神经，术中神经监测有助于确定损伤的机制[1]。为了降低甲状腺切除术和甲状旁腺切除术中喉返神经的损伤率，充分理解喉返神经的损伤机制至关重要。

横断伤

保护喉返神经最好的方式是通过肉眼识别神经，并仔细解剖暴露神经全程。横断损伤发生与无法准确定位喉返神经或解剖神经全程时出现误判有关。上文提到，喉返神经走行中的变异会使得神经难以被准确识别而增加损伤的风险。这些变异包括内侧移位、前移位、非返性喉返神经和喉外分支等。此外，在喉返神经的走行途中，瘢痕组织或肿瘤组织粘连也会让神经难以显露。老年患者的小动脉硬化发白易被误认为是喉返神经，而真正的喉返神经被误认为是血管而被切断。

热损伤

能量器械如超声刀和电刀（单极或双极）在甲状腺手术中广泛使用，不当的操作增加了喉返神经解剖过程中热损伤的风险。使用能量器械可以安全地完成甲状腺切除术，但接近喉返神经时会增加额外的热损伤风险[6]。几乎所有的能量器械都会产生

横向的热扩散，不同设备的安全距离各不相同。如果横向的热扩散过于接近喉返神经则会对神经造成永久性的结构损坏（图19.4）。在甲状腺切除术中，最易发生神经热损伤的部位是 Berry 韧带周围，在这个区域喉返神经与甲状腺非常接近。一般来说，为了避免热损伤，能量装置和喉返神经之间的间隔应大于 2 mm[6]。即使是将能量器械单纯地用于钝性分离，例如在分离神经前的血管时，也有可能因误操作使得过多的热量施加到喉返神经的周围。在解剖过程中，要时刻关注能量器械的功能头所接触到的组织，并充分预判功能头热扩散范围内的组织情况。

结扎

当神经被误卷入线结或被血管钳误夹时会造成神经损伤（图19.5）。尤其是当喉返神经走行屈曲或拐弯时，部分神经向浅层突出，增加了在结扎中被卷入的风险。喉返神经在喉外分出的前支很细小，且可能是弯曲的，在牵引力的作用下更容易发生移动。当进行结扎时，相邻组织有时会不经意地被卷入线结中，喉返神经也可能在这时被卷入。每一次结扎时，都应确认没有其他组织卷入线结中以避免损伤神经。在尝试止血时，过多或过快的出血会使术野模糊，增加喉返神经损伤的风险，要保持充分的耐心，及时清理术野中的积血，明确出血点后再行钳夹，避免将神经误伤。在手术结束时，术中神经监测可以通过刺激迷走神经或显露的喉返神

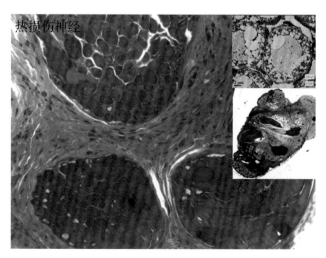

图 19.4　热损伤动物模型。外层神经结构保持完整，但内部结构显示严重损伤。这就是喉返神经热损伤比牵引损伤更不可逆的原因[15]

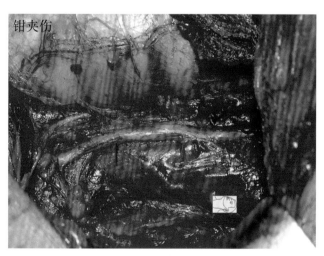

图 19.5　钳夹伤很难肉眼发现，但 IONM 可以检测到神经的损伤（↑）。损伤点远端肌电信号正常，但在受伤点附近丢失

经最远端来确认神经功能的完整性。如果出现信号丢失（LOS），必须沿途追踪至入喉点，以确定神经损伤的部位。如果一段喉返神经被完整地结扎在一个线结里，且这个线结被小心地解开，而没有损伤到神经，那么无论结扎的时间，经肉眼确认神经被成功松解且在解剖上是完整的，通常在2~3个月内，神经的功能都能够恢复[1]。而如果未将结扎了神经的线结松解开，将对喉返神经造成永久性的损伤。

挤压伤

通过术中神经监测，我们可以手术过程中重复刺激喉返神经，以避免因为意外挤压导致神经功能损失。在气管上使用可伸缩的牵引装置，有助于手术暴露，但是会增加挤压伤的可能，如果喉返神经恰巧向内侧移位，会被牵引装置挤压到气管上而造成挤压伤。为了避免这种形式的喉返神经损伤，在推挤气管时务必小心。当一条小动脉横跨过入喉点附近的喉返神经时，由于甲状腺叶被牵拉，小动脉绷紧，使神经被切割或挤压，也会造成喉返神经的挤压伤。

牵拉伤

牵拉伤是喉返神经损伤的最常见原因，且能够被术中神经监测所证实（图19.6）[1]。牵拉损伤主要发生于腺叶切除的最后阶段暴露甲状腺底部时向前或向内牵拉甲状腺腺叶时，喉返神经随着甲状腺

的牵引被向上提拉，特别是被 Berry 韧带包绕的神经。牵拉对喉返神经的损伤程度受以下因素影响：牵拉程度、牵拉持续时间和牵拉的方向。尽可能小的牵拉，避免长时间牵拉，注意调整牵拉的方向，有助于减少牵拉损伤。使用术中神经监测，我们可以看到牵拉损伤点的近端出现了信号丢失和损伤点远端的信号完好。

牵拉损伤不是突然发生的，牵拉损伤是随着牵引力的施加而逐渐发生的拉伸损伤。喉返神经内有许多运动纤维，当施加牵引力时，最接近最大牵引点的纤维束首先断裂，持续牵引时，其他的纤维束相继断裂，直至运动纤维完全断裂（或脱髓鞘）而导致功能失常。术中神经监测表现为刺激的振幅逐渐降低（因为具有功能的运动纤维减少）和刺激的传导延时逐渐增加（图19.7）[7]。通过术中神经监测，我们发现牵拉损伤有独特的可逆性[1]。当神经被牵拉后损伤了部分功能，停止施加牵拉一段时候后，神经的功能可以逐渐恢复。这似乎意味着神经的牵拉损伤存在着一个时间窗，在这期间神经只是处于"昏迷"状态，当牵拉解除时可以逐渐恢复。通过术中神经监测，外科医生可以及早发现神经功能的损失，及时调整手术操作，使得神经的可逆性损伤得到恢复。

喉返神经在喉外发出的分支很容易受到牵拉损伤，尤其是在与甲状腺下动脉交叉之前发出分支的情况。运动纤维通常位于前支，前支较后支更细

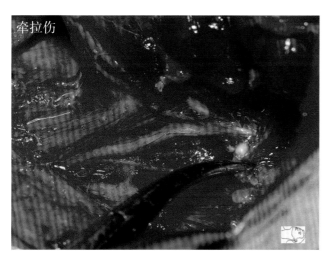

图 19.6　离断动脉，显露喉返神经（↓）肌电信号在此远端是正常的，喉返神经在甲状腺向内侧过度牵拉时出现了损伤

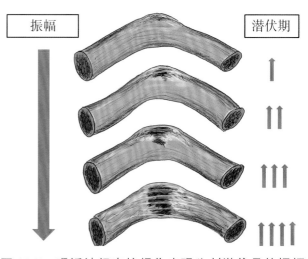

图 19.7　喉返神经牵拉损伤表现为刺激信号的振幅降低和潜伏期增加（经允许引自 John C. Hendricks, MD, FACS）

小且易被牵拉，这使得它在甲状腺被牵拉时更容易受到损伤。前支的损伤位置多数不在受牵引力最大的点，而位于前支的附着点，多数位于前支从主干发出的分叉点，也可发生在喉返神经的入喉点（图19.8）[1]。当喉返神经分岔处发生牵拉损伤时，术中神经监测刺激近端的神经分支将出现信号丢失，而刺激远端的神经可观察到信号传导。对于喉返神经喉外分支的识别需要外科医生在牵拉腺体时时刻保持警惕。对于解剖结构上完整的喉返神经，即使受到了牵拉损伤，也有望在 2~3 个月内恢复正常功能（图19.9）[1]。

特发性损伤（缺血可能）

有时神经信号的缺失是难以解释的，例如喉返神经全程至入喉点（LOS 2 型）都失去信号，可能的原因是入喉后发生牵拉损伤或神经缺血。喉返神经的血液供应通过神经管，位于神经鞘的腹面，具有丰富的侧支循环，具有很强的抗缺血损伤能力。颈中央区淋巴结的清扫可能损伤喉返神经的血液供应，但在临床上很少出现神经缺血的情况。因此，缺血无法作为喉返神经损伤的一种机制，而只是特发性喉返神经损伤的一种可能。

流行病学

本书的引言部分详细讨论了喉返神经损伤的发生率。值得注意的是，术后早期喉镜检查或超声评估正常的声带功能对于记录是否存在喉返神经损伤至关重要。单独的嗓音功能作为评价标准会产生误导。喉镜检查能够区分声带活动减弱与声带麻痹。通过 1 年的喉镜随访检查，可以区分暂时性与永久性声带功能障碍。文献中报道的喉返神经损伤率从 1%~2% 至 8%~10% 不等或更高，损伤率的计算按手术例数与按神经数量计算也有差异[8]。研究证实，经验丰富的外科医生可以降低喉返神经损伤率，尤其是年甲状腺手术量不少于 50~100 例手术的医生[9]。一项时长 7.5 年的纵向研究显示，喉返神经平均损伤率为 2.0%~3.8%，而经验丰富的外科医生发生永久喉返神经损伤的概率仅为 0.32%[10]。此外，喉返神经的损伤率与手术方式相关，随手术范围扩大而增加：甲状腺叶部分切除术的喉返神经损伤率为 1.28%，甲状旁腺切除术 / 甲状旁腺探查术 2.46%，甲状腺叶切除术 2.80%，气管旁淋巴结切除术 3.37%，甲状腺腺叶切除 + 气管旁淋巴结清扫术 4.21%[10]。

神经损伤易感性

在围手术期，喉返神经的损伤原因有很多，各类文献的报道中包括直接创伤、牵拉、压迫、拉伸、摩擦、成角、敲打、神经撕裂和横断伤等[1, 2, 11]。多种原因可能同时出现，如牵引和挤压复合损伤。喉返神经受压迫可在术前（甲状腺肿压迫、结节压迫）或术中发生，可能直接压迫造成机械损伤或压迫神经的内在血液供应而造成局部缺血损

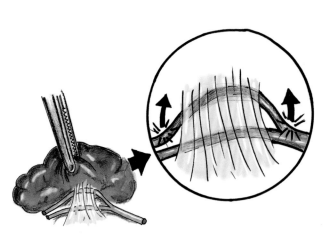

图 19.8　具有喉外分叉的喉返神经前支受到牵拉损伤（经允许引自 John C. Hendricks, MD, FACS）

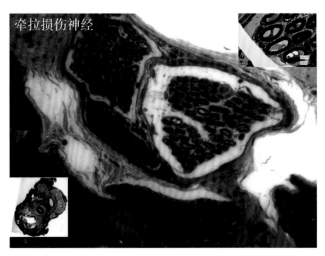

图 19.9　牵拉损伤动物模型。外层神经结构损伤，但神经轴突保持完整

伤。缺血可能是许多此类损伤的关键因素[12]，超过 30 mmHg 的压力即可阻碍局部血流[12]。同时，压迫还可影响轴突中的信号转导[12]。含有髓鞘的较大神经纤维比不含髓鞘的较小神经纤维更容易受到压迫的影响[13]，神经在发生结构性损伤前可以拉伸 10%~20%[14]。表 19.1 和表 19.2 总结了可能增加神经病变和增加喉返神经损伤易感性的药物、化学品、疾病和条件。

表 19.1　增加神经损伤易感性的疾病或病理状态

- 肢端肥大症
- 淀粉样变
- 癌症
- 冷球蛋白血症
- 慢性阻塞性肺病
- 糖尿病
- 遗传性压力性麻痹
- 低血糖
- 甲状腺功能减退
- 肝病
- 淋巴瘤
- 巨球蛋白血症
- 吸收不良综合征和维生素缺乏
- 单克隆丙种球蛋白病
- 多发性骨髓瘤
- 真性红细胞增多症
- 卟啉病
- 尿毒症

神经损伤分级

神经损伤的分级取决于受影响的神经成分、功能丧失程度和自我恢复的能力[16, 17]。两个分级系统被用来分级神经损伤的程度：Sedden 系统和 Sunderland 系统[16, 17]。Sedden 基于损伤的严重度将神经损伤分为三种类型：神经失用、轴索断裂和神经断裂。根据这个系统，神经失用阶段涉及可逆性传导阻滞，其特征是局部缺血和轴突鞘选择性脱髓

表 19.2　增加神经损伤易感性的药物及化学品

- 丙烯酰胺
- 胺碘酮
- 砷
- 葡糖硫金
- 鼠李木
- 二硫化碳
- 顺铂
- 氨苯砜
- 六碳二酮化合物
- 二甲氨基丙腈
- 白喉毒素
- 双硫仑
- 肼屈嗪
- 异烟肼
- 铅
- 甲硝唑
- 米索硝唑
- 有机磷酸酯
- 哌克昔林
- 苯妥英钠
- 吡哆醇
- 沙利度胺
- 铊
- 长春新碱

鞘。轴突的连续性保持不变，尽管病变部位的神经传导减缓，但病变近端和远端的神经结构仍保持完整[18]。此类神经损伤的预后良好，恢复时间为数周至数月[18]。轴索断裂是一个更严重的损伤阶段，不仅破坏髓鞘，也破坏轴突。神经外膜和神经束膜保持完整，这意味着神经内仍有一些连续性[16]。轴索断裂可导致沃勒（Wallerian）变性，即远端神经纤维发生退行性变的过程[16]。此类损伤仍可自行恢复，恢复时间需要数月。神经断裂是最严重的神经损伤形式，是神经束的完全断裂，轴突、髓鞘和神经的结缔组织成分被破坏或切断，神经断裂也可导致沃勒变性，此类损伤神经无法自行修复，常见于撕裂或缺血性损伤后。Sunderland 将神经损伤分为

1~5 度[17]。根据 Sunderland 分类，1 度损伤相当于神经失用；2 度损伤相当于轴索断裂，涉及轴索损伤，但不损失支撑结构；3 级损伤发生轴突断裂与神经内膜断裂；4 度损伤神经束已断裂，仅靠神经外膜和束膜保持完整性；5 度损伤指神经干完全断裂。4 度和 5 度损伤涉及支撑结构的广泛损失，瘢痕组织形成，无法自我修复，需要行手术探查、重建、神经松解和神经移植等[17]。

神经损伤中的细胞改变

神经损伤会引发多种病理生理、神经化学和解剖变化。其机制因创伤部位和类型不同而不同[19-21]。轴突断裂会立即引起钙的内流，从而破坏细胞的离子平衡，并开始将许多细胞内和细胞外化学物质运输到位于神经节的细胞体中[19-21]。突然的非横断性创伤也可能导致轴突损伤，随后几天轴突开始出现退行性变直至细胞死亡[19-21]。退行性变或死亡神经细胞的邻近未受损神经细胞的末梢将重新构成神经回路以恢复对于周围神经组织的支配[19-21]。

轴突损伤改变了神经细胞内的正常物质交流[19-21]。因此，细胞体中蛋白质成分的改变将导致基因表达的变化。基因表达的变化遵循一种时间特异性模式，这表明在周围神经受到损伤后的不同时期会产生不同的细胞内容物。除了蛋白质表达的变化外，一些蛋白质在细胞分布也发生了变化，特别是钠

和钙通道，它们与神经兴奋性和传导密切相关。特异性蛋白质表达的变化会导致神经递质的改变，如 P 物质、营养因子（如脑源性神经营养因子）以及激酶和其他降解酶的表达变化，从而引起继发性损伤[19-21]。施万细胞在维持周围神经细胞的生理特性以及在"沃勒变性"的变性过程中起着关键作用[19-21]。施万细胞是周围神经系统的胶质细胞，包括髓鞘细胞和无髓卫星细胞，沿轴突排列生长的施万细胞与其他支持细胞共同构成包绕神经束的鞘膜。当施万细胞发生分解时，髓鞘也会被分解，而这种分解的产物又会促进新的未分化细胞的增殖。

喉返神经损伤的术中评估

多项研究表明，外科医生低估了喉返神经的损伤率（表 19.3）[1, 2, 11, 22-24]。造成喉返神经损伤的原因是多方面的，但大多是由于手术操作上的失误，包括神经切断、结扎、牵拉、夹持、离神经太近的抽吸、挤压、挫伤、压迫和热损伤。有研究报道，即使是有经验的外科医生也低估了甲状腺切除术中的实际喉返神经损伤可能[1, 2, 11, 22-24]。外科医生能够发现喉返神经在术中被损伤的概率在 7.5%~15%[1, 2, 11, 22-24]。某些损伤，包括热伤、牵引伤、挤压伤、挫伤或压迫伤是无法通过外科医生的肉眼检测的，只有通过术中神经监测对神经的功能进行评估才能被发现（图 19.10）。

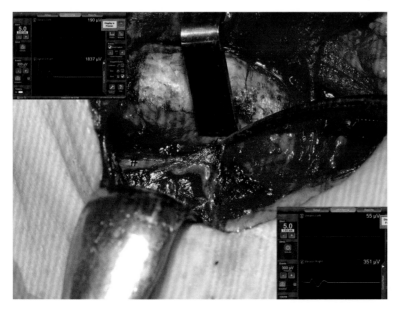

图 19.10　肉眼看到喉返神经没有异常，但神经监测提示热损伤导致了肌电图信号严重受损，受损点的远端（＃）为 1837 μV，近端（＊）只有 351 μV，患者术后声带麻痹

表 19.3   喉返神经损伤的术中证据

作者	期刊	N，%
Bergenfelz A	Langenbecks Arch Surg 2008	1/10，10%
Chiang FY	Surgery 2005	3/40，7.5%
Dionigi G	Surg Endoscopy 2012	1/10，10%
Lo CY	Arch Surg 2000	5/33，15%
Patlow CA	Arch Surg 1986	1/10，10%
Caldarelli D	Otolaryngol Clin North Am 1980	1/10，10%

术中神经监测的作用

许多已知的喉返神经损伤机制的病理生理改变已经在动物实验中得到证实。尽管数量有限，但这些研究表明了动物实验中发现的神经损伤机制很有价值，有助于加深我们对于人类神经损伤的病理生理改变的理解[25-28]。不同的动物模型可以复制出神经失用或神经断裂的病理改变，在动物模型上通过术中神经监测，我们可以监测不同损伤机制对传导的振幅及传导延迟的改变[25-28]。

在临床上，通常认为甲状腺切除术中通过肉眼识别并完整解剖喉返神经是避免喉返神经损伤的金标准，认为这可以有效地降低术后出现声带麻痹的概率[29, 30]。但即使通过肉眼识别并且完整保留了喉返神经，依然会发生术后的声带麻痹，这表明大多数的神经损伤是无法仅仅依靠肉眼进行识别的[30]。多种情形下，喉返神经会因无法被准确识别而被损伤，例如解剖上的变异、大甲状腺肿或复发性甲状腺肿，神经因被误识别而被切断意味着永久性神经麻痹的发生[2, 31]。近几十年来，在甲状腺手术中应用术中神经监测被广泛推荐，术中神经监测既能帮助外科医生识别、解剖喉返神经，也能通过对神经损伤机制的研究，帮助外科医生完善手术技术，减少神经损伤[1, 2, 11, 32]。此外，术中神经监测还能预测甲状腺叶切除术后的声带功能。然而，也有报道称，使用术中神经监测与单纯的肉眼识别相比较，并不能降低术后的声带麻痹的概率[33-36]。Chiang 报道称外科医生在术中神经监测学习曲线期，术后的永久性和暂时性声带麻痹发生率与仅靠肉眼识别无统计学差异。但在遵循标准化的术中神经监测流程

后，术后声带麻痹发生率显著降低[2, 32]。Dralle 也认为不遵循标准化的术中神经监测流程难以保证神经监测的有效性[35]。因此学习并遵循标准化的术中神经监测流程对于减少神经损伤至关重要[32, 37, 38]。

信号丢失

R2（完全解剖后刺激喉返神经暴露部分的远端获得的信号）和 V2（术野完全止血后刺激迷走神经的信号）信号的丢失提示喉返神经可能在手术操作过程中被损伤。此时应努力寻找神经传导中断点并探究其损伤机制。神经传导的中断点可以通过刺激喉返神经来确定，从靠近入喉点开始进行刺激，如果获得信号，则沿着神经向胸段反复刺激，直至确认信号传导中断点。如果没有检测到神经传导的中断点，应刺激同侧的迷走神经来明确是否确实发生了信号丢失，如神经监测导管移位、监测仪故障、肌松药物使用也可导致信号无法被正确地监测到。

信号减弱

喉返神经的局部损伤往往因手术操作导致，包括牵拉、挤压、夹持、机械创伤或电损伤。局部损伤的特征是通过对肉眼解剖完整性的喉返神经进行刺激可发现局部出现神经传导减弱[1, 2, 11]。监测信号减弱的幅度与声带功能改变的相关性尚不明确。Chiang 在他的研究中发现，当最终监测信号振幅降低 60% 以上时，术后将出现声带麻痹（VCP）。信号减弱的比例或绝对数及传导延迟与术后声带麻痹的相关性还需要进一步的研究。神经监测气管导管的插入深度以及电极片与声带的接触是否良好也会对神经监测的信号强度造成影响，必要时应重新检查和调整气管插管的深度和电极位置[39]。

预防神经损伤的原则

喉返神经损伤多数是因为在神经的解剖过程中出现误夹持、横断、热损伤或牵拉损伤。为预防喉返神经损伤，建议遵循以下原则：①在进行各类手术操作前（包括夹持、横断或能量器械）之前，确认是否为喉返神经；②在神经周围时严格规范使用能量器械；③在整个手术过程中对甲状腺适度牵拉。遵循上述原则，神经被误夹持、横断、热损伤的概率将大大降低[32]。但牵拉损伤仍然是一个难以

避免的问题，也是最常见的喉返神经损伤原因。多个研究报道称 70%~80% 的神经损伤是由牵拉引起的 [1, 2, 11]，通过术中神经监测可以观察到显著的信号丢失，尽管神经的解剖结构是肉眼完整的。

实时术中神经监测

目前标准的术中神经监测需要手持刺激探针进行间歇性刺激。对喉返神经功能完整性的评估仅限于直接神经刺激的短时间内。在进行两次神经刺激之间，喉返神经仍有受损的风险。为了解决这个问题，实时神经监测可以实现整个手术过程中无缝监测神经功能 [40, 41]。最近的研究报道了实时神经监测其早期监测到神经信号变化而达到预防即将发生的牵拉损伤的作用 [27, 42, 43]。目前有两种类型的实时神经监测：持续迷走神经刺激和解剖仪器刺激。采用持续迷走神经刺激，Schneider 观察在出现完全的信号丢失之前，监测信号振幅逐渐降低，信号传导延迟逐渐增加 [42]。在 Wu 等的一项动物实验中，随着牵拉的作用，监测信号逐渐降低，信号传导延迟逐渐增加 [27]。在信号完全丢失前停止牵拉，那么神经的功能几乎可完全恢复（92%~100%）；但是如果对神经进行长时间或反复的牵引，神经的功能将难以完全恢复。当出现监测信号振幅降低，传导延迟增加，提醒外科医生立即纠正手术操作，以防止不可逆转的神经损伤。

带探针的解剖器械（SDI）同时具有刺激探针和解剖器械的功能，可以在确保喉返神经功能的情况下对喉返神经进行游离（同时将喉返神经从解剖组织中排除）。SDI 还可以在甲状腺侧方和喉返神经剥离过程中对神经功能进行实时监测。当肌电图振幅下降超过 50% 时，应暂停手术操作，立即松开对甲状腺的牵引。在 Wu 等人的临床观察中，肌电图振幅在几分钟内逐渐恢复，并在 10 分钟内达到最大恢复量 [27]。

本书相关章节深入讨论了喉不返神经损伤、喉上神经外支损伤、喉返神经分支模式变化引起的损伤以及标准术中神经监测技术的细节。

• 参考文献 •

[1] Snyder SK, Lairmore TC, Hendricks JC, Roberts JW. Elucidating mechanisms of recurrent laryngeal nerve injury during thyroidectomy and parathyroidectomy. J Am Coll Surg. 2008;206:123–30.

[2] Chiang FY, Lu IC, Kuo WR, Lee KW, Chang NC, Wu CW. The mechanism of recurrent laryngeal nerve injury during thyroid surgery—the application of intraoperative neuromonitoring. Surgery. 2008;143:743–9.

[3] Jatzko GR, Lisborg PH, Muller MG, Wette VM. Recurrent nerve palsy after thyroid operations—principal nerve identification and a literature review. Surgery. 1994; 115: 139–44.

[4] Kandil E, Abdelghani S, Friedlander P, et al. Motor and sensory branching of the recurrent laryngeal nerve in thyroid surgery. Surgery. 2011;150:1222–7.

[5] Randolph G. Surgical anatomy of recurrent laryngeal nerve. In: Randolph GW, editor. Surgery of the thyroid and parathyroid glands. Philadelphia: Saunders; 2013.

[6] Jiang H, Shen H, Jiang D, et al. Evaluating the safety of the harmonic scalpel around the recurrent laryngeal nerve. ANZ J Surg. 2010;80:822–6.

[7] Genther DJ, Kandil EH, Noureldine SI, Tufano RP. Correlation of final evoked potential amplitudes on intraoperative electromyography of the recurrent laryngeal nerve with immediate postoperative vocal fold function after thyroid and parathyroid surgery. JAMA Otolaryngol Head Neck Surg. 2014;140:124–8.

[8] Higgins TS, Gupta R, Ketcham AS, Sataloff RT, Wadsworth JT, Sinacori JT. Recurrent laryngeal nerve monitoring versus identification alone on post-thyroidectomy true vocal fold palsy: a meta-analysis. Laryngoscope. 2011;121:1009–17.

[9] Stavrakis AI, Ituarte PH, Ko CY, Yeh MW. Surgeon volume as a predictor of outcomes in inpatient and outpatient endocrine surgery. Surgery. 2007;142:887–99. discussion 887–99.

[10] Snyder SK, Sigmond BR, Lairmore TC, GovednikHorny CM, Janicek AK, Jupiter DC. The long-term impact of routine intraoperative nerve monitoring during thyroid and parathyroid surgery. Surgery. 2013;154:704–11. discussion 711–3.

[11] Dionigi G, Alesina PF, Barczynski M, et al. Recurrent laryngeal nerve injury in video-assisted thyroidectomy: lessons learned from neuromonitoring. Surg Endosc. 2012; 26:2601–8.

[12] Rydevik B, Lundborg G, Bagge U. Effects of graded compression on intraneural blood blow. An in vivo study on rabbit tibial nerve. J Hand Surg. 1981;6:3–12.

[13] Dahlin LB, Shyu BC, Danielsen N, Andersson SA. Effects of nerve compression or ischaemia on conduction properties of myelinated and non-myelinated nerve fibres: An experimental study in the rabbit common peroneal nerve. Acta Physiol Scand. 1989;136:97–105.

[14] Tuncel U, Turan A, Kostakoglu N. Acute closed radial nerve injury. Asian J Neurosurg. 2011;6:106–9.

[15] Dionigi G. Energy based devices and recurrent laryngeal nerve injury: the need for safer instruments. Langenbecks Arch Surg. 2009;394:579–80. author reply 581–6.

[16] Seddon H. Nerve injuries. Med Bull. 1965;31:4–10.

[17] Sunderland S. The anatomy and physiology of nerve injury. Muscle Nerve. 1990;13:771–84.

[18] Bosse F. Extrinsic cellular and molecular mediators of peripheral axonal regeneration. Cell Tissue Res. 2012;349:5–14.

[19] Pitcher GM, Ritchie J, Henry JL. Peripheral neuropathy induces cutaneous hypersensitivity in chronically spinalized rats. Pain Med. 2013;14:1057–71.

[20] Henry JL. Future basic science directions into mechanisms of neuropathic pain. J Orofac Pain. 2004;18:306–10.

[21] Pitcher GM, Henry JL. Cellular mechanisms of hyperalgesia and spontaneous pain in a spinalized rat model of peripheral neuropathy: changes in myelinated afferent inputs implicated. Eur J Neurosci. 2000;12:2006–20.

[22] Dionigi G, Boni L, Rovera F, Rausei S, Castelnuovo P, Dionigi R. Postoperative laryngoscopy in thyroid surgery: proper timing to detect recurrent laryngeal nerve injury. Langenbecks Arch Surg. 2010;395:327–31.

[23] Reeve T, Thompson NW. Complications of thyroid surgery: how to avoid them, how to manage them, and observations on their possible effect on the whole patient. World J Surg. 2000;24:971–5.

[24] Bergenfelz A, Jansson S, Kristoffersson A, et al. Complications to thyroid surgery: results as reported in a database from a multicenter audit comprising 3,660 patients. Langenbecks Arch Surg. 2008;393:667–73.

[25] Wu CW, Lu IC, Randolph GW, et al. Investigation of optimal intensity and safety of electrical nerve stimulation during intraoperative neuromonitoring of the recurrent laryngeal nerve: a prospective porcine model. Head Neck. 2010;32:1295–301.

[26] Lee HY, Cho YG, You JY et al. Traction injury of the recurrent laryngeal nerve: results of continuous intraoperative neuromonitoring in a swine model. Head Neck. 2014. doi:10.1002/hed.23934.

[27] Wu CW, Dionigi G, Sun H, et al. Intraoperative neuromonitoring for the early detection and prevention of RLN traction injury in thyroid surgery: a porcine model. Surgery. 2014;155:329–39.

[28] Lu IC, Wang HM, Kuo YW, et al. Electromyographic study of differential sensitivity to succinylcholine of the diaphragm, laryngeal and somatic muscles: a swine model. Kaohsiung J Med Sci. 2010;26:640–6.

[29] Dralle H, Sekulla C, Haerting J, et al. Risk factors of paralysis and functional outcome after recurrent laryngeal nerve monitoring in thyroid surgery. Surgery. 2004;136:1310–22.

[30] Chiang FY, Wang LF, Huang YF, Lee KW, Kuo WR. Recurrent laryngeal nerve palsy after thyroidectomy with routine identification of the recurrent laryngeal nerve. Surgery. 2005;137:342–7.

[31] Chiang FY, Lu IC, Chen HC, et al. Anatomical variations of recurrent laryngeal nerve during thyroid surgery: how to identify and handle the variations with intraoperative neuromonitoring. Kaohsiung J Med Sci. 2010;26:575–83.

[32] Chiang FY, Lee KW, Chen HC, et al. Standardization of intraoperative neuromonitoring of recurrent laryngeal nerve in thyroid operation. World J Surg. 2010;34:223–9.

[33] Chan WF, Lang BH, Lo CY. The role of intraoperative neuromonitoring of recurrent laryngeal nerve during thyroidectomy: a comparative study on 1000 nerves at risk. Surgery. 2006;140:866–72. discussion 872–3.

[34] Witt RL. Recurrent laryngeal nerve electrophysiologic monitoring in thyroid surgery: the standard of care? J Voice. 2005;19:497–500.

[35] Dralle H, Sekulla C, Lorenz K, Brauckhoff M, Machens A. Intraoperative monitoring of the recurrent laryngeal nerve in thyroid surgery. World J Surg. 2008;32:1358–66.

[36] Shindo M, Chheda NN. Incidence of vocal cord paralysis with and without recurrent laryngeal nerve monitoring during thyroidectomy. Arch Otolaryngol Head Neck Surg. 2007;133:481–5.

[37] Dionigi G, Bacuzzi A, Boni L, Rovera F, Dionigi R. What is the learning curve for intraoperative neuromonitoring in thyroid surgery? Int J Surg. 2008;6 Suppl 1:S7–12.

[38] Randolph GW, Dralle H, Abdullah H, et al. Electrophysiologic recurrent laryngeal nerve monitoring during thyroid and parathyroid surgery: international standards guideline statement. Laryngoscope. 2011;121 Suppl 1:S1–16.

[39] Lu IC, Chu KS, Tsai CJ, et al. Optimal depth of NIM EMG endotracheal tube for intraoperative neuromonitoring of the recurrent laryngeal nerve during thyroidectomy. World J Surg. 2008;32:1935–9.

[40] Lamade W, Ulmer C, Seimer A, et al. A new system for continuous recurrent laryngeal nerve monitoring. Minim Invasive Ther Allied Technol. 2007;16:149–54.

[41] Ulmer C, Koch KP, Seimer A, et al. Real-time monitoring of the recurrent laryngeal nerve: an observational clinical trial. Surgery. 2008;143:359–65.

[42] Schneider R, Randolph GW, Sekulla C, et al. Continuous intraoperative vagus nerve stimulation for identification of imminent recurrent laryngeal nerve injury. Head Neck. 2013;35:1591–8.

[43] Phelan E, Schneider R, Lorenz K, et al. Continuous vagal IONM prevents recurrent laryngeal nerve paralysis by revealing initial EMG changes of impending neuropraxic injury: a prospective, multicenter study. Laryngoscope. 2014;124:1498–505.

第 20 章

术中神经损伤处理：神经麻痹非横断性损伤

Gianlorenzo Dionigi, Gregory W. Randolph, and Per Mattsson

摘要 --

　　甲状腺手术中，喉返神经（RLN）即使没有横断，宏观结构完整，也可能出现神经功能丧失。牵拉、烧灼伤、压迫、挤压或与周围组织一同被结扎是术中出现神经功能损伤的常见原因。隐形的 RLN 功能损伤（例如热损伤、牵拉伤、挤压、挫伤或压迫）无法肉眼识别，需要借助术中神经监测（IONM）来评估。随着 IONM 的应用，我们认识到牵拉是甲状腺手术中 RLN 损伤的主要原因。

关键词 --

　　喉返神经；喉上神经；损伤机制；神经生物学；神经生理学；处理；术中皮质类固醇；神经监测

引　言

　　喉部由两条周围神经支配，即喉返神经（RLN）和喉上神经（SLN），它们都起自迷走神经，并通过运动纤维、感觉纤维和自主（副交感神经）神经纤维与喉部相连[1]。用于支配喉内肌的特殊传导系统的下位运动神经元位于低位脑干的疑核，是一个研究相对透彻的躯体特定区域[2-10]。感觉神经元位于迷走神经节中，副交感神经细胞体位于脑干中迷走神经背核。喉部复杂的机械功能（包括气道保护反射、发声、吞咽）需要丰富而且精细的神经控制，其也通过 RLN 和 SLN 进行投射控制。

　　RLN 被视为支配喉部最重要的运动神经，它支配着 4/5 的喉内肌。食管和气管也有 RLN 的神经投射[3]。RLN 在喉内分为前支和后支，约 1/3 在入喉前即分开前后支[11]。其后支上行与 SLN 的内支形成 Galen 吻合，而 SLN 内支其实属于感觉神经[12]。

G. Dionigi, M.D., F.A.C.S., Ph.D. (✉)
1st Division of Surgery, Department of Surgical
Sciences and Human Morphology, University of
Insubria, Viale Guicciardini 9, Varese 21100, Italy
e-mail: gianlorenzo.dionigi@uninsubria.it

G. W. Randolph, M.D.
The Claire and John Bertucci Endowed Chair in
Thyroid Surgery Oncology, Harvard Medical School,
Boston, MA, USA

Division of Thyroid and Parathyroid Endocrine
Surgery, Department of Otolaryngology—Head and
Neck Surgery, Massachusetts Eye and Ear Infirmary,
Boston, MA, USA

Department of Surgery, Endocrine Surgery Service,
Massachusetts General Hospital, Boston, MA, USA

P. Mattsson, M.D., Ph.D.
Department of Endocrine/Sarcoma Surgery/
Institution of Clinical Neuroscience, Karolinska
University Hospital/Karolinska Institutet,
Stockholm, Sweden

RLN 前支属于运动纤维[13, 14]，依次投射到后环杓状肌、环杓侧肌，最后到甲杓肌[15-17]。在喉内，RLN 和 SLN 分散开行成丛状分支系统[18]，并有数个神经连接点[17]。这些小神经分支的确切功能尚不完全清楚，但动物模型已经证明，喉内肌接受 RLN 和 SLN 的双重神经支配[19, 20]。

　　SLN 起源于颈部第二颈椎水平的下迷走神经节[21]。它分成较粗大的内支，通过甲状舌骨膜进入喉部（将感觉纤维传递至声门水平）和较小的外支，穿过甲状腺上动脉深面以支配环甲肌（CTM），司职声带的拉伸和紧张（对发高音重要）[22]。SLN 外支（EBSLN）继续通过 CTM 到达前声门和甲杓肌，该分支被称为"人类语言交流神经"[23]或"环甲连接支"[24]，因此代表了除 RLN 之外的喉内肌的额外运动神经支配，在 RLN 损伤及再支配后可能是重要的。这种解剖结构就使得能够通过插管导管的常规表面电极对 EBSLN 进行术中监测[25]，尽管该神经分支的确切喉部功能尚不清楚[26]。

术中 RLN 功能缺失的神经生物学

　　术中即使没有横断，外观结构完整的 RLN 也可能出现功能丧失。灼伤、压破/挤压、牵拉和误扎是导致术中各种神经回路中断而出现功能受损的常见原因。从临床角度来看，有必要区分开神经传导阻滞（"神经失用"）和更严重的"轴索断伤"，其意味着存在轴突损伤。神经失用是最轻微的损伤形式，因为它影响周围的施万细胞，但保持了轴突的完整性。结果是传导阻滞通常持续 6~8 周，然后功能完全恢复[27]。这似乎是手术中最常见的 RLN 损伤[28]。更严重的创伤可导致轴索断伤（不同程度的轴突损伤），导致神经元死亡或功能障碍，随后出现靶细胞某种程度的神经再支配。因此，轴索断伤的神经功能恢复是较差的，恢复结果也难以预测。

　　RLN 由次级运动神经元组成，终止于神经肌肉接头，即运动终板。次级神经元是周围神经系统（PNS）的一部分，而初级运动神经元发自皮质，终于次级神经元，属于中枢神经系统（CNS）。CNS 中轴突周围的髓磷脂来自少突胶质细胞，并含有几种抑制轴突生长和再生的因子。这种抑制是 CNS 损伤后的主要问题之一，如卒中或脊髓损伤[29]。另外，在 PNS 中，轴突的髓磷脂来自施万细胞。这种环境对轴突生长很有帮助，这就是周围神经损伤通常与轴突断裂后的再生有关的原因[30-34]。在轴索断裂的周围神经损伤后，与神经元断连的远端仍将具有神经生理学活性，直至其变性[35]（沃勒变性[36]），正常情况下需要大约 1 周的时间。因此，在完全切断 RLN（神经完全分离）后的数天内，术中神经监测（IONM）探测与运动神经元相连的近端信号显示阴性，而在与声带肌相连的远端显示阳性信号。在行喉返神经重建术中反复监测远端信号，证实 RLN 完全损伤后 5 天内仍能够监测到远端的信号。肉眼可见的 RLN 完全轴突损伤后，远端轴突同样出现变性，然后必须通过再生恢复全部功能。文献中关于术中肉眼可见的完全 RLN 损伤后功能恢复不良或缺失有很多的推断。与恢复不良相关的一个因素是在再生期间 RLN 轴突的潜在误导，导致喉部肌肉的无效神经再支配。然而，也有研究表明周围神经压迫损伤后，精准神经支配的程度非常高（90%）[37]。轴突再生由完整的神经内管诱导[38]。影响周围神经损伤后功能恢复的其他不利因素是次级运动神经元死亡、再生不完全和神经功能失调（即侧支神经支配）。当目标肌肉变性，比邻神经"错误地"向靶肌肉内出芽时即出现侧支神经支配。而侧支支配的神经由于不同于其原来的运动神经元，故仅可以维持其营养支持，其所支配的肌肉则仍出现功能失调或缺失。这种现象在大鼠和猪实验中也会出现，RLN 完全损伤导致了 SLN 的侧支神经支配[19, 20]。

　　轴索切断引起脑干中神经元的逆行损伤信号，该神经元被小神经胶质细胞攻击并且还被大量的星形胶质细胞反应包绕[39-41]。神经元下调其递质的产生，并将基因转录转化为再生和神经再支配。神经元依赖于来自周围的生长因子的持续流入[33]。轴索切断与脑干或脊髓中的神经元胞体越接近，运动神经元越容易出现术后凋亡。生长因子的局部增加可彻底改善轴索切断神经元的预后[42-45]。此外，还有许多实验认为远端周围神经损伤，包括 RLN 的损伤，很可能与神经细胞凋亡无相关性或相关性有限[46]。因此，RLN 损伤后的任何功能缺失取决于神经再支配问题而不是神经元缺失。

　　结构完整的 RLN 行远端轴索切断，引起疑核中的次级运动神经元突触位移，然后失去与高位皮质中心的联系[47]。随着它们再生并重建与靶器官（肌肉）的联系，来自皮质神经元的突触会重新出现在次级运动神经元上。对新神经回路的进行性适应被称为神经系统的可塑性。因此，如果仅存在由施万细胞功能障碍导致的电传导损伤而引起的传导阻滞，那么肉眼完整但功能受损的RLN将会自主恢复。如果神经内存在部分轴突损伤，则轴突不仅需要重新再支配喉部肌肉，而且脑干中的神经元也需要通过突触重建来重新连接皮质神经元。

不完全性非横断性 RLN 损伤的患病率

RLN 损伤的原因是多方面的，主要是手术操作不当造成的，包括神经横断、误扎、牵拉、钳夹、过于靠近神经的吸引、挤压、挫伤、压迫或热损伤。IONM 研究显示，甲状腺手术中 RLN 损伤的主要原因是牵拉，牵拉引起不可视的、不完全性非横断性的 RLN 损伤[48-50]。在 Snyder、Chiang 和 Dionigi 的系列研究中，牵拉伤占所有损伤的70%~80%[48-50]。一些研究也表明，即使有经验的外科医生也会低估甲状腺切除术中的实际 RLN 损伤发生率[48-52]，外科医生评估的术中 RLN 损伤发生率在 7.5%~15%[48-53]。外科医生通常无法肉眼识别到热力、牵拉、挤压、挫伤或压迫造成的 RLN 损伤；只有使用 IONM 对 RLN 进行功能评估才能检测出此类损伤。根据 Dionigi 的一项研究，即使在内镜放大倍数下的微创甲状腺切除术中，术中即时发现 RLN 损伤的证据仅占 10%[50]。以下是不完全性非横断性 RLN 损伤的最常见原因。

热损伤

随着能量器械广泛使用，在解剖游离喉返神经周围组织时，由于能量平台使用不当造成的热损伤风险增加。所有能量器械都会产生一些侧向热量，只是程度有所不同。如果能量器械使用过于靠近 RLN，则可能发生永久性神经损伤。使用能量器械完成甲状腺腺叶切除时，Berry 韧带是 RLN 距离甲状腺组织最近的地方，也是热损伤风险最高的地方。通常，能量器械和 RLN 之间间隔 2 mm 以上对避免热损伤是必需的[54]。能量装置也可以用作解剖器，但不如止血钳那么精细。比如分离位于跨过神经前方的血管时，可能因为过于靠近 RLN 而引起热损伤。重要的是要准确地知道器械的发热部分所影响的区域，并注意到热量侧向传导的区域内有什么组织。

结扎

当血管缝合结扎或夹子无意中夹闭包含 RLN 的组织时即发生神经损伤。当 RLN 的行程曲折或弯曲，神经部分节段有被缝扎的风险时，尤其容易发生这种情况。RLN 发出分支的前运动支通常很细且可能曲折，使其更容易受到牵拉损伤。术中结扎时，相邻的组织有时会无意中被一起结扎，如果组织带有 RLN，则发生神经损伤。故直视下确保每根缝线的血管结扎都未误扎神经显得尤为重要。过快或过多的出血导致手术视野模糊不清，此时结扎出血血管时则可能出现神经损伤。应用吸引器清除手术视野的出血需小心谨慎，寻找出血点时也要保持足够的耐心，可以避免将 RLN 一并结扎。在手术结束时，IONM 通过刺激迷走神经或 RLN 显露出的最近端部分来确认 RLN 功能完整。如果有刺激信号丢失（LOS），则必须追踪 RLN 全程至入喉处以确定损伤部位。如果发现 RLN 被结扎，则需小心地松解结扎线而不损伤神经。无论 RLN 被结扎多久，一旦直视下松解开并保持解剖学结构完整，其功能通常可在 2~3 个月内恢复[48]。如果未松解开，则会出现 RLN 永久性损伤。

压迫

RLN 是极其敏感的神经，不像其他肌肉骨骼运动神经可以被挤捏以观测预期的肌肉收缩。钳夹或轻轻夹紧来挤压 RLN 可能导致神经因压迫而出现功能丧失。在颈部中央区手术期间使用 IONM 反复探测 RLN，可以发现由于无意识地挤压 RLN 而导致的功能丧失。为了更好地暴露伤口，使用牵开器牵拉气管也可能会压到 RLN（特别是牵开器在中间移动牵拉）产生压迫性损伤，必须精准地牵拉气管才能避免由此导致的 RLN 损伤。压迫性损伤的另外一种情况是当有小动脉穿过 RLN 远端靠近入喉处的位置时，牵拉甲状腺会导致血管绷紧跨过神经，产生"条带"卡压和神经上肉眼可见的压痕，导致压迫损伤。

拉伸 / 牵拉（神经失用）

拉伸或牵拉损伤是 RLN 损伤最常见的原因，IONM 可以很好地识别[48]。损伤很大程度上发生在甲状腺腺叶切除时过度牵拉甲状腺前部和中部以暴露腺叶基底部时。牵拉甲状腺，特别是如果在 Berry 韧带中有纤维与 RLN 缠绕时，RLN 损伤会随之提高。外科医生所关心的是牵拉力多大会过度。对 RLN 的牵拉必然会产生牵拉张力。该力的重要参数包括牵拉程度（取决于外科医生牵拉甲状腺的力度）、牵引持续时间（取决于外科医生牵拉多久）以及牵引力的方向。注意这 3 个因素可通过最小化牵拉力量、周期性地放松牵拉张力以及改变牵拉方向来防止牵拉损伤。凭借 IONM，可以知道 RLN 在牵拉损伤点近端失去刺激信号并在远端仍能探测到神经刺激信号。

重要的是要知道牵拉损伤不像结扎或创伤导致 RLN 直接损伤，不是突然的"全或无"的概念。牵引伤是一种牵拉导致的随着时间渐进性的拉伸损伤。RLN 内有大量的运动神经纤维。当牵拉时，最接近最大牵引点的纤维首先被破坏。随着持续牵拉，受力点前后方向会出现更多的神经纤维损伤，当破坏达到一定程度时就会出现支配器官的运动功能障碍。当神经出现牵拉损伤时，IONM 会通过信号警示外科医生，EMG 监测提示振幅逐渐降低（由于运动纤维功能减少）和刺激的收缩潜伏期逐渐延长[55]。由于运动神经纤维通常位于 RLN 的前支（最靠近牵拉点），因此可以理解为什么仅仅对 RLN 前支的轻度牵拉伤却轻而易举地出现运动功能受损。IONM 显示牵拉伤也是一种独特的损伤类型，这种损伤可以是暂时性的[48]。当放松牵张力一段时间后，对神经刺激丧失的运动功能可以恢复。这表明 RLN 存在一个仅仅被"击晕"的时间点，如果损伤外力撤除一段时间后其功能可以恢复。术中可反复刺激探测神经，使外科医生可以通过 EMG 上刺激诱发的声带收缩振幅降低来尽早地意识到运动神经功能受损，从而改变解剖技巧，使其恢复正常的运动功能。

RLN 的喉外分叉处尤其容易出现牵拉性损伤，特别是如果分叉部出现在 Berry 韧带区域之前的甲状腺下动脉前方时。运动纤维通常位于前支中，其比后分支更细且更游离，从而导致提拉时更容易出现牵拉伤。前支的最大牵张力不在牵拉点，而是在最强固定点处。这一点通常是在前后支粗大的结合部前支的起始处，但也可能在神经相对固定的入喉处[48]。当在 RLN 分叉处发生牵拉损伤时，IONM 会显示近端神经刺激的信号丧失，并且刺激可沿着前支向远端传导。识别 RLN 的喉外支会促使外科医生对神经牵拉的程度更加小心谨慎。在牵拉损伤后，解剖学完整且外观正常的 RLN 可能会在 2~3 个月内恢复[48]。

特发性（缺血性）损伤

有时 LOS 的病因并不明确，例如整条 RLN 全程至入喉处都失去功能。可能的解释包括喉内牵拉损伤或神经缺血。RLN 血液供应是通过在神经鞘腹面可见的神经滋养血管。血液通过广泛的侧支扩张供应，并且非常耐受缺血性损伤。气管旁淋巴结清扫术最有可能损伤 RLN 的血液供应，但在实践中这种情况罕有发生。此外，神经损伤证实为缺血并区别于其他特发因素基本上是不可能的。

喉部神经功能损伤的术中处理

处理的目标是将受损的神经恢复功能及提高患者的生活质量。IONM 用于确保从迷走神经到声带肌有完整的传导回路或用于发现 RLN 的功能损伤。由于 SLN 支配前 1/3 的声带肌，因此 SLN 也可以使用与 RLN 监测系统一样的 EMG 系统来探测。然而，SLN 的正常功能（相当于完整的神经回路）仅在解剖分离 SLN 附近组织时进行刺激评估，有时术中解剖分离甲状腺上极时难以操作。

如果 RLN 损伤并且功能丧失，则连接声带肌肉的远端部分在数天内仍然可以监测到阳性信号，而近端（连接脑干中的运动神经元）保持信号静默。因此，可以使用神经监测来定位神经出现传导阻滞的位置。但是，仅通过术中 RLN 解剖完整但出现传导阻滞，无法区分神经失用和轴索断伤。如果信号静默的神经存在一定程度的轴索断伤，尽最大努力去优化治疗以促进修复再生显得非常重要。结构完整的神经由于髓鞘包绕良好，构成了最理想的神经再生环境。不利的再生环境包括神经完整但出现热损伤导致的长距离萎缩、苍白或变色。这种更严重的损伤可能导致出现传导阻滞的神经节段瘢痕或纤维化，从而损伤该节段的再生过程。此外，神经双极损伤或神经被结扎，再生恢复可能性较小。因此，当神经信号丢失时，确保神经的宏观结构完整，并检查神经和病变区域，以判断组织再生的可能性。

有一些方法可以对 RLN 的术中损伤进行分类，对进一步尝试诊断和预测 RLN 损伤非常重要。有一种分型方法将神经损伤分为节段性（类型 1）或完全性（类型 2）。节段性损伤是指局部节段无信号，而完全性损伤会出现神经全程无信号。在 2 型损伤的情况下，结构改变位于可以检测到神经信号的远端（即咽下缩肌后面的 RLN 入喉点远端）。这也可能发生在神经入喉处和声带肌之间的 RLN 分支上，对甲状腺腺叶的过度牵拉导致结构改变和信号丢失。

神经生理学

术后电生理诊断方法可用于确定神经损伤的存在及其类型，以及表征正在进行或已经完成的神经再支配过程。喉部肌电图（LEMG）于 60 多年前首次被采用，迄今已发展为喉科医生诊断神经喉科疾病的宝贵工具[56]。LEMG 首先是用作一种定性测试方法[57]，评估去神经支配电位的存在和运动

神经单位恢复的程度，是一种取决于检查员及其技术背景的主观测试方法。尽管如此，LEMG 在预判康复不良患者的远期预后方面具有较高的积极预测价值[58-61]，并且无论声带麻痹的病因如何，它均被广泛用于康复预测。在麻痹发生后至少 2 个月仍出现病理性 EMG 的患者很可能需要进行喉外科手术[60]。就甲状腺或甲状旁腺手术后出现声带麻痹来说，LEMG 提供的预后信息可以帮助识别那些需要进一步干预的患者，例如外科手术或药物手段的神经再支配治疗或声带内移术（图 20.1~ 图 20.3）。对于仅有 RLN 传导阻滞（神经失用）的患者，声带功能恢复可能性较大。在甲状腺手术后使用 LEMG 获取这类信息时，要注意考虑检查的时机。去神经支配活动（表明轴索断伤和预后不良）通常在 RLN 损伤后持续 3 周[27]，直至神经再支配完成。鉴于 RLN 的高再生能力[62]，以及毗邻的完整神经纤维的侧支神经支配[20]，喉内肌的神经再支配能够迅速建立。术后行 LEMG 检查的最佳时间窗是神经损伤后 2~4 周[28]。电生理数据的解读和分析需要由受过专业训练的神经科专家或临床神经生理学专家执行，而针式电极插入相应的喉内肌最好由耳鼻喉科专家进行。因此，LEMG 需要不同临床资源的合作与协调。2012 年，Volk 等发表的 LEMG 指南中阐明了相关的意义、技术要点、技术实施和数据解读[63]。

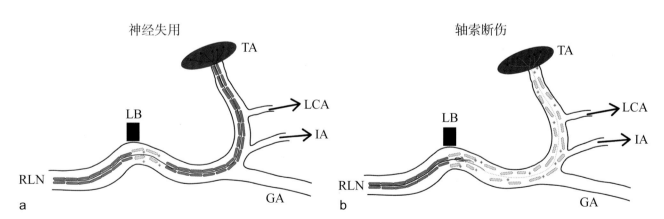

图 20.1 喉返神经（RLN）的示意图，其中喉内分支到杓间肌（IA）、环杓侧肌（LCA）和甲杓肌（TA）。轴突被施万细胞包绕，负责电传导。LB，Berry 韧带；GA，Galen 吻合。a. 神经失用具有完好的轴突完整性，可自主恢复。b. 轴索断伤轴突破坏和持续再生 [经 AME Publishing Company 允许引自 Mattsson P, Hydman J, Svensson M. Recovery of laryngeal after intraoperative injury to the recurrent laryngeal nerve. Gland Surg 2015; 4（1）: 27-35.]

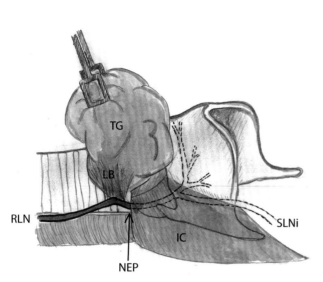

图 20.2　咽下缩肌（IC）下的喉返神经（RLN）和神经入喉点（NEP）。TG，甲状腺；SLNi，喉上神经内支；LB，Berry 韧带。NEP 可作为甲状腺手术期间迷走神经信号丢失分类的解剖标志，例如，NEP 近端损伤（当有明确的损伤节段时）或 NEP 远端损伤（整条神经至 NEP 信号静默）[经 AME Publishing Company 允许引自 Mattsson P, Hydman J, Svensson M. Recovery of laryngeal after intraoperative injury to the recurrent laryngeal nerve. Gland Surg 2015; 4（1）: 27–35.]

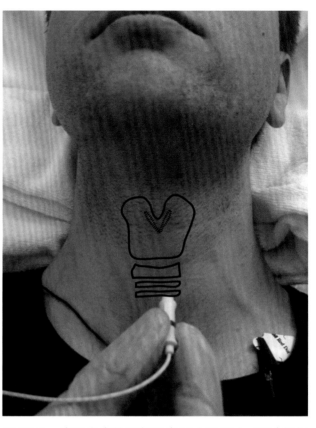

图 20.3　清醒患者的喉部肌电图（EMG）。通过将标准的 EMG 针电极通过环甲膜引导到插入部位的上方和侧面，可以记录来自甲杓肌和环杓侧肌（由喉返神经支配）的运动神经单位活动。为了研究喉上神经支配，将电极插入甲状软骨外表面的环甲肌

预防神经损伤的策略

预防 RLN 损伤的几种策略建议：①在钳夹、横断或电灼等手术操作前明确识别 RLN；②严格禁止靠近神经使用任何能量器械；③整个手术过程中甲状腺牵拉要轻柔。如果严格遵守上述原则，钳夹、横断或热损伤[56] 等副损伤就不会经常发生。然而，牵拉伤仍难以避免，并已成为 RLN 损伤最常见的原因。一些研究[48-50] 报道，70%~80% 的神经损伤是由牵拉不当引起的。在有监测的甲状腺切除术中，尽管 RLN 保持了肉眼解剖学完整性，牵拉损伤仍导致神经信号丢失。

通过 IONM，外科医生可以识别和探查神经损伤点，检查损伤情况，明确可能的原因（例如神经被夹子夹住或被结扎）。外科医生有时可以去除损伤因素，松解神经，改变损伤恢复的过程，以便在损伤不可逆转之前尽早恢复[48-50, 52, 64-70]。这使得外科医生在预防永久性神经损伤方面发挥着至关重要的作用。

术中皮质类固醇

2006 年，Wang 评估了术中皮质类固醇在预防或治疗术后 RLN 麻痹中的作用[71]。他对 295 例接受单侧腺叶切除或甲状腺全切除的患者进行了一项前瞻性研究，无论术中是否使用皮质类固醇。分析术后暂时性或永久性 RLN 麻痹的发生率和恢复所需天数的差异[71]。如果外科医生通过 IONM 确定了 RLN 损伤，则一组术中给予皮质类固醇，另一组不给予。使用皮质类固醇组暂时性和永久性 RLN 麻痹的发生率分别是 5.7%（11/194）和 0.52%（1/194），未使用皮质类固醇组分别是 6.9%（12/173）和 0.58%

(1/173)，两组结果的差异无统计学意义。23 例暂时性 RLN 麻痹患者中，接受术中类固醇治疗的患者平均恢复时间明显缩短（28.6 天 vs 40.5 天，$P=0.045$）。总之，单剂量的术中皮质类固醇在减少术后暂时性 / 永久性 RLN 麻痹发生率方面没有意义，但缩短了暂时性 RLN 麻痹患者的恢复时间[71]。

持续性术中神经监测

实时连续 IONM 被设计用于整个手术过程中无间断的神经功能监测[68, 69]。最近的研究还显示它有助于及早发现不良信号变化以防止即将发生的牵拉伤[60, 70, 72-74]。Schneider 等[70] 研究发现，在连续迷走神经刺激时，EMG 信号降低至消失并引起术后神经麻痹前，会同时出现 EMG 振幅持久性降低和潜伏期延长。在动物实验[60] 中，作者发现，发生急性牵拉伤时，EMG 信号表现出进行性的改变，并伴有振幅降低和潜伏期延长。如果牵拉张力在 LOS 之前缓解，则 EMG 信号显示可接近或完全恢复（92%~100%），如果继续或反复的牵拉，则恢复恶化。振幅降低和潜伏期延长同时出现，则警示外科医生查找损伤机制并立即纠正某些手术操作以防止不可逆的神经损伤。

RLN 损伤的药物治疗

由于靶器官同时需要神经再生和再支配，因此在肉眼完整的 RLN 内的脱髓鞘（神经失用）和轴突断裂的混合损伤比单纯的脱髓鞘病变预后更差。由于错误的及无序的再生，可能还有来自相邻的正常神经纤维的侧支支配[20]，轴索断裂后喉内肌的再支配可能出现问题[75]。病理性再生导致躯体皮层定位位置变化，进而引起与正常的声带功能不一致。

在体外，已经表明再生轴突的速度在尖端（生长锥）受到调节，其中高度依赖于钙离子的调节[76, 77]。改变细胞内钙离子浓度已被证明与生长锥发芽的能力密切相关[77]。细胞内钙的调节也与细胞膜中存在的电压门控钙通道的作用密切相关[77]。在体内，已经证实生长锥膜上的瞬时快速钙电流以一定频率发生。如果瞬时钙电流受到一定程度的抑制，轴突伸长的速度就会增加[78-80]。已经在啮齿动物模型中证实，尼莫地平是 L 型电压门控钙通道的拮抗剂，能比大多数其他钙流动拮抗剂更好地穿透血脑屏障[81]，是一种良好的药物选择性治疗。实验证明，在全身给予尼莫地平后，损伤的坐骨神经[63]、面神经[73, 74, 82]、舌下神经[83] 和 RLN[84] 获得了再生改善和功能恢复。也有临床研究证明，尼莫地平在 RLN[28, 85-87] 和面神经[88-92] 损伤中具有良好的功能结果。总之，有大量证据表明周围神经轴突损伤后给予尼莫地平可能会改善功能。但是，使用尼莫地平治疗术中 RLN 损伤的证据水平仍然不高。只有一小部分有术后 RLN 麻痹的患者将受益于再生促进治疗（即轴突断裂的病例）。

周围神经的轴突断裂需要再生。周围神经的远端部分（超出轴突断裂）和去神经支配的目标肌肉均通过增加生长因子供应以促进再生。生长因子的供给与神经再生及肌肉的功能恢复相关，在周围神经再生期间引导轴突伸长。外源性增加生长因子对脑干运动神经元具有高度保护作用，并可改善外周神经再生。已经有一些成功的实验尝试将生长因子增加到压损或横断的 RLN 中，同时改善了再生和结果。总体而言，在外周神经损伤后使用外源性生长因子得到了广泛的支持[42-45, 93-97]。然而在周围神经损伤后，市面上尚未将生长因子之类的药物用于临床治疗。这可能是由于生长因子治疗伴随着对诸如肿瘤进展等具有不确定的长期效果的担忧。

当在手术期间电生理学上信号丢失的 RLN 中存在一定程度的轴突断裂时，钙离子拮抗剂和生长因子都是潜在有益的药物。然而，大多数患者只有脱髓鞘损伤，可以自主恢复。一些脱髓鞘损伤是由 RLN 的局部肿胀引起的，例如在咽下缩肌下方或 Berry 韧带下方。因此，有人推测类固醇可能有益于减轻脱髓鞘。虽然类固醇已被证明在面神经轴突损伤后效果不佳（甚至危险）[98, 99]，但一般认为通过减轻神经或周围组织的水肿可以改善预后。在临床前瞻性研究中，有关类固醇是否有益于 RLN 损伤的数据也是相互矛盾的，其描述了疗效缺乏以及术前注射地塞米松潜在改善结局[71, 100]。总之，可以推测类固醇治疗可能有利于减轻水肿，但不太可能影响轴突再生，还有赖于其他的药物发挥作用。

参考文献

[1] Gacek RR, Lyon MJ. Fiber components of the recurrent laryngeal nerve in the cat. Ann Otol Rhinol Laryngol. 1976;85:460–71.

[2] Berkowitz RG, Sun QJ, Chalmers J, Pilowsky P. Identification of posterior cricoarytenoid motoneurons in the rat. Ann Otol Rhinol Laryngol. 1999;108:1033–41.

[3] Bieger D, Hopkins DA. Viscerotopic representation of the upper alimentary tract in the medulla oblongata in the rat: the nucleus ambiguus. J Comp Neurol. 1987;262:546–62.

[4] Gacek RR. Localization of laryngeal motor neurons in the kitten. Laryngoscope. 1975;85:1841–61.

[5] Gacek RR, Malmgren LT. Laryngeal motor innervation-central. In: Blitzer A, editor. Neurologic disorders of the larynx. New York: Thieme; 1992. p. 29–35.

[6] Hinrichsen CF, Ryan AT. Localization of laryngeal motoneurons in the rat: morphologic evidence for dual innervation? Exp Neurol. 1981;74:341–55.

[7] Kobler JB, Datta S, Goyal RK, Benecchi EJ. Innervation of the larynx, pharynx, and upper esophageal sphincter of the rat. J Comp Neurol. 1994;349:129–47.

[8] Lobera B, Pasaro R, Gonzalez-Baron S, DelgadoGarcia JM. A morphological study of ambiguus nucleus motoneurons innervating the laryngeal muscles in the rat and cat. Neurosci Lett. 1981;23:125–30.

[9] Patrickson JW, Smith TE, Zhou SS. Motor neurons of the laryngeal nerves. Anat Rec. 1991;230:551–6.

[10] Portillo F, Pasaro R. Location of motoneurons supplying the intrinsic laryngeal muscles of rats. Horseradish peroxidase and fluorescence double-labeling study. Brain Behav Evol. 1988;32:220–5.

[11] Fontenot TE, Randolph GW, Friedlander PL, Masoodi H, Yola IM, Kandil E. Gender, race, and electrophysiologic characteristics of the branched recurrent laryngeal nerve. Laryngoscope. 2014;124:2433–7.

[12] Sandillon H. Le role de l'anse de Galien Unités d'Enseignement et de Recherche des Siences Médicales. Bordeaux: Université de Bordeaux II; 1984.

[13] Kandil E, Abdelghani S, Friedlander P, et al. Motor and sensory branching of the recurrent laryngeal nerve in thyroid surgery. Surgery. 2011;150:1222–7.

[14] Serpell JW, Yeung MJ, Grodski S. The motor fibers of the recurrent laryngeal nerve are located in the anterior extralaryngeal branch. Ann Surg. 2009;249:648–52.

[15] Maranillo E, Leon X, Ibanez M, Orus C, Quer M, Sanudo JR. Variability of the nerve supply patterns of the human posterior cricoarytenoid muscle. Laryngoscope. 2003;113:602–6.

[16] Maranillo E, Leon X, Orus C, Quer M, Sanudo JR. Variability in nerve patterns of the adductor muscle group supplied by the recurrent laryngeal nerve. Laryngoscope. 2005;115:358–62.

[17] Sanudo JR, Maranillo E, Leon X, Mirapeix RM, Orus C, Quer M. An anatomical study of anastomoses between the laryngeal nerves. Laryngoscope. 1999;109:983–7.

[18] Dilworth TF. The nerves of the human larynx. J Anat. 1921;56:48–52.

[19] Bjorck G, Margolin G, Maback GM, Persson JK, Mattsson P, Hydman J. New animal model for assessment of functional laryngeal motor innervation. Ann Otol Rhinol Laryngol. 2012;121:695–9.

[20] Hydman J, Mattsson P. Collateral reinnervation by the superior laryngeal nerve after recurrent laryngeal nerve injury. Muscle Nerve. 2008;38:1280–9.

[21] Monfared A, Kim D, Jaikumar S, Gorti G, Kam A. Microsurgical anatomy of the superior and recurrent laryngeal nerves. Neurosurgery. 2001;49:925–32; discussion 932–3.

[22] Shaw GY, Searl JP, Hoover LA. Diagnosis and treatment of unilateral cricothyroid muscle paralysis with a modified Isshiki type 4 thyroplasty. Otolaryngol Head Neck Surg. 1995;113:679–88.

[23] Wu BL, Sanders I, Mu L, Biller HF. The human communicating nerve. An extension of the external superior laryngeal nerve that innervates the vocal cord. Arch Otolaryngol Head Neck Surg. 1994;120:1321–8.

[24] Maranillo E, Leon X, Quer M, Orus C, Sanudo JR. Is the external laryngeal nerve an exclusively motor nerve? The cricothyroid connection branch. Laryngoscope. 2003; 113:525–9.

[25] Barczynski M, Randolph GW, Cernea CR, et al. External branch of the superior laryngeal nerve monitoring during thyroid and parathyroid surgery: International Neural Monitoring Study Group standards guideline statement. Laryngoscope. 2013;123 Suppl 4:S1–14.

[26] Orestes MI, Chhetri DK. Superior laryngeal nerve injury: effects, clinical findings, prognosis, and management options. Curr Opin Otolaryngol Head Neck Surg. 2014; 22:439–43.

[27] Kimura J. Electrodiagnosis in diseases of nerve and muscle: principles and practices. Oxford: Oxford University Press; 2001.

[28] Hydman J, Bjorck G, Persson JK, Zedenius J, Mattsson P. Diagnosis and prognosis of iatrogenic injury of the recurrent laryngeal nerve. Ann Otol Rhinol Laryngol. 2009; 118:506–11.

[29] Schwab ME. Nogo and axon regeneration. Curr Opin Neurobiol. 2004;14:118–24.

[30] DeFrancesco-Lisowitz A, Lindborg JA, Niemi JP, Zigmond RE. The neuroimmunology of degeneration and regeneration in the peripheral nervous system. Neuroscience. 2014;302:174–203.

[31] Fawcett JW, Keynes RJ. Peripheral nerve regeneration. Annu Rev Neurosci. 1990;13:43–60.

[32] Ide C. Peripheral nerve regeneration. Neurosci Res. 1996; 25:101–21.

[33] Richner M, Ulrichsen M, Elmegaard SL, Dieu R, Pallesen LT, Vaegter CB. Peripheral nerve injury modulates neurotrophin signaling in the peripheral and central nervous system. Mol Neurobiol. 2014;50:945–70.

[34] Scheib J, Hoke A. Advances in peripheral nerve regeneration. Nat Rev Neurol. 2013;9:668–76.

[35] Cajal YR. Degeneration and regeneration of the nervous

system. Oxford: Oxford University Press; 1928.

[36] Waller A. Experiments on the section of the glosso-pharyngeal and hypoglossal nerves of the frog, and observations of the alterations produced thereby in the structure of their primitive fibers. Philos Trans R Soc Lond (Biol). 1850;140:423–9.

[37] Fournier AE, Strittmatter SM. Regenerating nerves follow the road more traveled. Nat Neurosci. 2002;5:821–2.

[38] Nguyen QT, Sanes JR, Lichtman JW. Pre-existing pathways promote precise projection patterns. Nat Neurosci. 2002;5:861–7.

[39] Aldskogius H, Svensson M. Neuronal and glial cell responses to axon injury. Adv Struct Biol. 1993;2:191–223.

[40] Svensson M, Aldskogius H. The effect of axon injury on microtubule-associated proteins MAP2, 3 and 5 in the hypoglossal nucleus of the adult rat. J Neurocytol. 1992;21:222–31.

[41] Svensson M, Eriksson P, Persson JK, Molander C, Arvidsson J, Aldskogius H. The response of central glia to peripheral nerve injury. Brain Res Bull. 1993;30:499–506.

[42] Oppenheim RW, Houenou LJ, Johnson JE, et al. Developing motor neurons rescued from pro-grammed and axotomy-induced cell death by GDNF [see comments]. Nature. 1995;373:344–6.

[43] Oppenheim RW, Yin QW, Prevette D, Yan Q. Brain-derived neurotrophic factor rescues developing avian motoneurons from cell death. Nature. 1992;360:755–7.

[44] Sendtner M, Holtmann B, Kolbeck R, Thoenen H, Barde YA. Brain-derived neurotrophic factor prevents the death of motoneurons in newborn rats after nerve section. Nature. 1992;360:757–9.

[45] Sendtner M, Kreutzberg GW, Thoenen H. Ciliary neurotrophic factor prevents the degeneration of motor neurons after axotomy. Nature. 1990;345:440–1.

[46] Hydman J, Svensson M, Kuylenstierna R, Ohlsson M, Mattsson P. Neuronal survival and glial reactions after recurrent laryngeal nerve resection in the rat. Laryngoscope. 2005;115:619–24.

[47] Blinzinger K, Kreutzberg G. Displacement of synaptic terminals from regenerating motoneurons by microglial cells. Z Zellforsch Mikrosk Anat. 1968;85:145–57.

[48] Snyder SK, Lairmore TC, Hendricks JC, Roberts JW. Elucidating mechanisms of recurrent laryngeal nerve injury during thyroidectomy and parathyroidectomy. J Am Coll Surg. 2008;206(1):123–30.

[49] Chiang FY, Lu IC, Kuo WR, Lee KW, Chang NC, Wu CW. The mechanism of recurrent laryngeal nerve injury during thyroid surgery—the application of intraoperative neuromonitoring. Surgery. 2008;143(6):743–9.

[50] Dionigi G, Alesina PF, Barczynski M, et al. Recurrent laryngeal nerve injury in video-assisted thyroidectomy: lessons learned from neuromonitoring. Surg Endosc. 2012; 26:2601–8.

[51] Dionigi G, Boni L, Rovera F, Rausei S, Castelnuovo P, Dionigi R. Postoperative laryngoscopy in thyroid surgery: proper timing to detect recurrent laryngeal nerve injury. Langenbecks Arch Surg. 2010;395(4):327–31.

[52] Bergenfelz A, Jansson S, Kristoffersson A, Mårtensson H, Reihnér E, Wallin G, Lausen I. Complications to thyroid surgery: results as reported in a database from a multicenter audit comprising 3,660 patients. Langenbecks Arch Surg. 2008;393(5):667–73.

[53] Reeve T, Thompson NW. Complications of thyroid surgery: how to avoid them, how to manage them, and observations on their possible effect on the whole patient. World J Surg. 2000;24:971–5.

[54] Jiang H, Shen H, Jiang D, Zheng X, Zhang W, Lu L, Jiang Z, Qiu M. Evaluating the safety of the Harmonic Scalpel around the recurrent laryngeal nerve. ANZ J Surg. 2010; 80(11):822–6.

[55] Genther DJ, Kandil EH, Noureldine SI, Tufano RP. Correlation of final evoked potential amplitudes on intraoperative electromyography of the recurrent laryngeal nerve with immediate postoperative vocal fold function after thyroid and parathyroid surgery. JAMA Otolaryngol Head Neck Surg. 2014;140(2):124–8.

[56] Faaborg-Andersen K, Buchthal F. Action potentials from internal laryngeal muscles during phonation. Nature. 1956;177:340–1.

[57] Blitzer A, Crumley RL, Dailey SH, et al. Recommen-dations of the Neurolaryngology Study Group on laryngeal electromyography. Otolaryngol Head Neck Surg. 2009; 140:782–93.

[58] Rickert SM, Childs LF, Carey BT, Murry T, Sulica L. Laryngeal electromyography for prognosis of vocal fold palsy: a meta-analysis. Laryngoscope. 2012;122:158–61.

[59] Smith LJ, Rosen CA, Niyonkuru C, Munin MC. Quantitative electromyography improves prediction in vocal fold paralysis. Laryngoscope. 2012;122:854–9.

[60] Wang CC, Chang MH, De Virgilio A, et al. Laryngeal electromyography and prognosis of unilateral vocal fold paralysis—a long-term prospective study. Laryngoscope. 2015;125(4):898–903.

[61] Wang CC, Chang MH, Wang CP, Liu SA. Prognostic indicators of unilateral vocal fold paralysis. Arch Otolaryngol Head Neck Surg. 2008;134:380–8.

[62] Crumley RL. Repair of the recurrent laryngeal nerve. Otolaryngol Clin North Am. 1990;23:553–63.

[63] Volk GF, Hagen R, Pototschnig C, et al. Laryngeal electromyography: a proposal for guidelines of the European Laryngological Society. Eur Arch Otorhinolaryngol. 2012;269:2227–45.

[64] Hermann M, Alk G, Roka R, Glaser K, Freissmuth M. Laryngeal recurrent nerve injury in surgery for benign thyroid diseases: effect of nerve dissection and impact of individual surgeon in more than 27,000 nerves at risk. Ann Surg. 2002;235(2):261–8.

[65] Randolph GW. Surgical anatomy of the recurrent laryngeal nerve. In: Randolph GW, editor. Surgery of the thyroid and parathyroid glands. Philadelphia: Elsevier Science; 2003.

[66] Dralle H, Sekulla C, Lorenz K, Brauckhoff M, Machens A, German IONM Study Group. Intraoperative monitoring of the recurrent laryngeal nerve in thyroid surgery. World J Surg. 2008;32(7):1358–66.

[67] Dionigi G, Boni L, Rovera F, Bacuzzi A, Dionigi R. Neuromonitoring and video-assisted thyroidectomy: a prospective, randomized case-control evaluation. Surg Endosc. 2009;23(5):996–1003.

[68] Lo CY, Kwok KF, Yuen PW. A prospective evaluation of recurrent laryngeal nerve paralysis during thyroidectomy.

Arch Surg. 2000;135(2):204–7.

[69] Caldarelli DD, Holinger LD. Complications and sequelae of thyroid surgery. Otolaryngol Clin North Am. 1980;13(1):85–97.

[70] Patlow C, Norton J, Brennan M. Vocal cord paralysis and reoperative parathyroidectomy. Ann Surg. 1986;203:282.

[71] Wang LF, Lee KW, Kuo WR, Wu CW, Lu SP, Chiang FY. The efficacy of intraoperative corticosteroids in recurrent laryngeal nerve palsy after thyroid surgery. World J Surg. 2006;30(3):299–303.

[72] van der Zee CE, Schuurman T, Traber J, Gispen WH. Oral administration of nimodipine accelerates functional recovery following peripheral nerve damage in the rat. Neurosci Lett. 1987;83:143–8.

[73] Angelov DN, Neiss WF, Streppel M, Andermahr J, Mader K, Stennert E. Nimodipine accelerates axonal sprouting after surgical repair of rat facial nerve. J Neurosci. 1996; 16:1041–8.

[74] Mattsson P, Aldskogius H, Svensson M. Nimodipine-induced improved survival rate of facial motor neurons following intracranial transection of the facial nerve in the adult rat. J Neurosurg. 1999;90:760–5.

[75] Crumley RL. Laryngeal synkinesis revisited. Ann Otol Rhinol Laryngol. 2000;109:365–71.

[76] Kater SB, Mattson MP, Cohan C, Connor J. Calcium regulation of the neuronal growth cone. Trends Neurosci. 1988;11:315–21.

[77] Kater SB, Mills LR. Regulation of growth cone behaviour by calcium. J Neurosci. 1991;11:891–9.

[78] Gomez TM, Spitzer NC. In vivo regulation of axon extension and pathfinding by growth-cone calcium transients. Nature. 1999;397:350–5.

[79] Gomez TM, Spitzer NC. Regulation of growth cone behavior by calcium: new dynamics to earlier perspectives. J Neurobiol. 2000;44:174–83.

[80] Gomez TM, Zheng JQ. The molecular basis for calcium-dependent axon pathfinding. Nat Rev Neurosci. 2006; 7:115–25.

[81] Van den Kerckhoff W, Drewes LR. Transfer of the calcium antagonists nifedipine and nimodipine across the blood brain barrier and their regional distribution in vivo. J Cereb Blood Flow Metab. 1985;5(Suppl1):459–60.

[82] Mattsson P, Janson AM, Aldskogius H, Svensson M. Nimodipine promotes regeneration and functional recovery after intracranial facial nerve crush. J Comp Neurol. 2001; 437:106–17.

[83] Angelov DN, Neiss WF, Gunkel A, Streppel M, Guntinaslichius O, Stennert E. Nimodipineaccelerated hypoglossal sprouting prevents the postoperative hyperinnervation of target muscles after hypoglossal-facial anastomosis in the rat. Restor Neurol Neurosci. 1997; 11:109–21.

[84] Hydman J, Remahl S, Bjorck G, Svensson M, Mattsson P. Nimodipine improves reinnervation and neuromuscular function after injury to the recurrent laryngeal nerve in the rat. Ann Otol Rhinol Laryngol. 2007;116:623–30.

[85] Mattsson P, Bjorck G, Remahl S, et al. Nimodipine and microsurgery induced recovery of the vocal cord after recurrent laryngeal nerve resection. Laryngoscope. 2005; 115:1863–5.

[86] Rosen CA, Smith L, Young V, Krishna P, Muldoon MF, Munin MC. Prospective investigation of nimodipine for acute vocal fold paralysis. Muscle Nerve. 2014;50:114–8.

[87] Sridharan SS, Rosen CA, Smith LJ, Young VN, Munin MC. Timing of nimodipine therapy for the treatment of vocal fold paralysis. Laryngoscope. 2015;125:186–90.

[88] Scheller C, Richter HP, Engelhardt M, Koenig R, Antoniadis G. The influence of prophylactic vasoactive treatment on cochlear and facial nerve functions after vestibular schwannoma surgery: a prospective and open-label randomized pilot study. Neurosurgery. 2007;61:92–7; discussion 97–8.

[89] Scheller C, Wienke A, Wurm F, et al. Neuroprotective efficacy of prophylactic enteral and parenteral nimodipine treatment in vestibular schwannoma surgery: a comparative study. J Neurol Surg A Cen Eur Neurosurg. 2014;75:251–8.

[90] Scheller K, Scheller C. Nimodipine promotes regeneration of peripheral facial nerve function after traumatic injury following maxillofacial surgery: an off label pilot-study. J Craniomaxillofac Surg. 2012;40:427–34.

[91] Scheller K, Scheller C. Nimodipine for peripheral nerve recovery after maxillofacial and vestibular schwannoma surgery. Muscle Nerve. 2014;50:1026–7.

[92] Strauss C, Romstock J, Fahlbusch R, Rampp S, Scheller C. Preservation of facial nerve function after postoperative vasoactive treatment in vestibular schwannoma surgery. Neurosurgery. 2006;59:577–84; discussion 577–84.

[93] Li L, Oppenheim RW, Lei M, Houenou LJ. Neurotrophic agents prevent motoneuron death following sciatic nerve section in the neonatal mouse. J Neurobiol. 1994; 25:759–66.

[94] Li L, Wu W, Lin LF, Lei M, Oppenheim RW, Houenou LJ. Rescue of adult mouse motoneurons from injury-induced cell death by glial cell line-derived neurotrophic factor. Proc Natl Acad Sci U S A. 1995;92:9771–5.

[95] Lo AC, Li L, Oppenheim RW, Prevette D, Houenou LJ. Ciliary neurotrophic factor promotes the survival of spinal sensory neurons following axotomy but not during the period of programmed cell death. Exp Neurol. 1995; 134:49–55.

[96] Sendtner M, Dittrich F, Hughes RA, Thoenen H. Actions of CNTF and neurotrophins on degenerating motoneurons: preclinical studies and clinical implications. J Neurol Sci. 1994;124:77–83.

[97] Verge VM, Gratto KA, Karchewski LA, Richardson PM. Neurotrophins and nerve injury in the adult. Philos Trans R Soc Lond B Biol Sci. 1996;351:423–30.

[98] Mattsson P, Aldskogius H, Svensson M. The novel pyrrolopyrimidine PNU-101033-E improves facial motor neuron survival following intracranial axotomy of the facial nerve in the adult rat. J Neurotrauma. 1999; 16:793–803.

[99] Short DJ, El Masry WS, Jones PW. High dose methylprednisolone in the management of acute spinal cord injury—a systematic review from a clinical perspective. Spinal Cord. 2000;38:273–86.

[100] Schietroma M, Cecilia EM, Carlei F, et al. Dexamethasone for the prevention of recurrent laryngeal nerve palsy and other complications after thyroid surgery: a randomized double-blind placebo-controlled trial. JAMA Otolaryngol Head Neck Surg. 2013;139:471–8.

第 21 章
术中神经损伤处理：神经断裂与节段性缺失

Akira Miyauchi, Catherine F. Sinclair, Dipti Kamani, Whitney Liddy, and Gregory W. Randolph

摘要

喉返神经（RLN）被横断或节段性切除的患者，会出现声音嘶哑、发声时间缩短和误吸的症状。这些损伤可通过神经断端直接吻合、移植游离神经填补缺损，或颈袢-RLN 吻合予以修复。研究显示，神经重建后，尽管神经错向再生会导致声带仍然不动，但与声带相关肌肉的萎缩明显减轻，患者的声音一般能够改善。对于采用不同技术进行神经重建的患者，无论其术前的声带状态、年龄、性别、术后声音都有可能恢复。

在甲状腺或颈部手术中，RLN 可能被意外切断或在剥离致密瘢痕中被无意间切断。在甲状腺癌手术中，喉返神经可能需要被切除一段。甲状腺癌常常会侵犯 RLN 引起声带麻痹。多数情况下，这段被肿瘤侵犯的神经必须予以切除。由于甲状腺手术中 RLN 的重建是最佳的方法，所以所有甲状腺外科医生都应熟悉不同的 RLN 重建技术。

关键词

喉返神经；声带麻痹；直接吻合；游离神经移植；颈袢；颈袢-RLN 吻合术；发声功能；最长发声时间；发声效率指数

引 言

喉返神经（RLN）被横断或节段性切除的患者，会出现声音嘶哑、发声时间缩短和误吸的症状。这些损伤可通过神经断端直接吻合、移植游离神经填补缺损，或颈袢-RLN 吻合予以修复。研究显示，神经重建后，尽管神经错向再生会导致声带仍然不动，但与声带相关肌肉的萎缩明显减轻，患者的声音一般能够改善。对于采用不同技术进行神

A. Miyauchi, M.D., PhD (✉)
Department of Surgery, Kuma Hospital,
8-2-35 Shimoyamate-dori, Chuo-ku, Kobe, Hyogo
650-0011, Japan
e-mail: miyauchi@kuma-h.or.jp

C. F. Sinclair, F.R.A.C.S., B.M.B.S., (Hons), B.Sc., (Biomed)
Department of Otolaryngology—Head and Neck
Surgery, Icahn School of Medicine at Mount Sinai,
New York, NY, USA

D. Kamani, M.D. • W. Liddy, M.D.
Division of Thyroid and Parathyroid Endocrine
Surgery, Department of Otolaryngology—Head and
Neck Surgery, Massachusetts Eye and Ear Infirmary,
Harvard Medical School, Boston, MA, USA

G. W. Randolph, M.D.
The Claire and John Bertucci Endowed Chair in
Thyroid Surgery Oncology, Harvard Medical School,
Boston, MA, USA

Division of Thyroid and Parathyroid Endocrine
Surgery, Department of Otolaryngology—Head and
Neck Surgery, Massachusetts Eye and Ear Infirmary,
Boston, MA, USA

Department of Surgery, Endocrine Surgery Service,
Massachusetts General Hospital, Boston, MA, USA

经重建的患者，无论其术前的声带状态、年龄、性别，术后声音都有可能恢复。

在甲状腺或颈部手术中，RLN 可能被意外切断或在剥离致密瘢痕中被无意间切断。在甲状腺癌手术中，喉返神经可能需要被切除一段。甲状腺癌常常会侵犯 RLN 引起声带麻痹。多数情况下，这段被肿瘤侵犯的神经必须予以切除。由于甲状腺手术中 RLN 的重建是最佳的方法，所以所有甲状腺外科医生都应熟悉不同的喉返神经重建技术。

神经断端直接吻合术

RLN 被横断后，吻合神经断端是最直接的修复技术。神经横断损伤后最容易实现断端吻合，一些短节段的 RLN 缺失在没有明显张力的前提下也适用于直接吻合[1]。关于 RLN 神经缝合术后功能恢复的报道一直存在争议，一些研究报道了成功的结果[2, 3]，有些研究则提示效果微乎其微[4-6]或毫无疗效[7, 8]。最近的研究表明，喉返神经吻合术后的声带效果与其他重建方法相当，优于 RLN 横断后未重建者[9, 10]。

文献中报道了很多 RLN 横断后的修复技巧，如果损伤后即刻修复，其恢复效果最佳[11]。研究发现，大鼠 RLN 横断伤术后 10 周，甲杓肌的肌肉纤维含量下降了 50%，去神经后 24 小时，甲杓肌内神经末梢完全消失，但仍保留 70% 的乙酰胆碱受体[12]。然而对于人类 RLN 损伤而言，损伤后多长时间内完成神经重建才能恢复喉部肌肉的功能尚不明确。大鼠 RLN 横断后再行吻合术后，肌电图（EMG）显示多相运动单位动作电位（MUAP）因早期神经支配而在 4 周左右出现，16 周左右成熟[13]。任何可见声带运动之前的 4～6 周就能发现 EMG 活动。

RLN 由运动纤维和感觉纤维组成。运动纤维支配喉的内收肌和外展肌。可以在脑干中解剖定位这些运动神经纤维。但在外周神经系统中，却无法找到其相对应的神经纤维。支配外展肌和内收肌的神经纤维没有在空间上间隔开，而是分散在 RLN 神经束内。从技术上讲，直接吻合术一般在显微镜下，使用 7/0、8/0 或 9/0 单丝线缝合神经的两个断端，一般缝合 2~3 针。最近的一项研究表明，神经的重建方法、缝线的粗细或是否使用放大镜，都不会影响最终的声音效果[9]。在进行修复时，神经断端不应有任何张力，如果经过最大限度的游离、松动神经的近侧端和远端后，仍然存在着明显的张力，则应考虑行神经移植。

尽管 RLN 缝合术相对简单，但由于 RLN 神经鞘内无法定位支配外展肌 / 内收肌解剖结构，所以使用显微手术技术来准确对齐外展肌、内收肌神经束是不可能的。因此，方向错误的（畸变的）重建容易发生，进而支配外展肌和内收肌的纤维在再生长阶段混合[14, 15]。喉部内收肌与外展肌的神经纤维数量比例大约为 4∶1，RLN 端端吻合术后 EMG 显示，内收肌功能恢复较好，而外展肌功能恢复有限[14, 16, 17]。由于内收肌的功能较强，声带往往固定在中线；声带自主性启动，特别是在需要声带外展的任务中，会同时激活内收肌和外展肌力量的对抗性（即联动）导致声带不动[18]。然而，功能运动单元的存在可以防止声带肌萎缩，并改善发声时的张力，与没有后续行吻合术的神经横切断患者相比，行吻合术后声音嘶哑得到改善。神经营养因子在神经再支配和声带功能中的作用的研究正在进行中，希望最终能诱导神经再支配有序发生，从而重建损伤前神经支配模式[13, 19]。

节段缺失的修复

并非所有被肿瘤侵犯的神经节段均需切除。对于术前声带功能正常的患者，有时术中仍可发现甲状腺癌侵犯了一段喉返神经。此时，通过锐性分离的方式将肿瘤从喉返神经上削除下来，而不是切除被侵犯的喉返神经。由于广泛的剥离，保留的喉返神经可能比原来细得多，我们称之为 RLN 分层切除术[20]。2014 年的一项研究显示，在喉返神经分层切除的 18 例患者中，83% 的患者恢复了声带功能[20]。

对于确实需要切除部分喉返神经的患者，我们采用了以下方法进行修复：游离神经移植术填补缺损，颈袢-RLN 吻合术，迷走神经-RLN 吻合术，其效果与直接吻合术相似[9, 10]。

游离神经移植

用于游离移植的神经可以从与 RLN 相似直径的感觉神经或运动神经中获得。锁骨上神经、颈横神经、耳大神经和颈袢神经是甲状腺和颈部手术常用的供区。游离神经移植的效果与直接吻合类似[9, 10]。

恢复发声所需的时间取决于神经吻合口到喉部肌肉的距离。此外，游离神经移植需要两个吻合端。因此，与直接吻合术或颈袢-RLN 吻合术相比，游离神经移植可能需要稍长的恢复时间。此外，在某些情况下，游离神经移植可能非常困难或实际上无法实施，例如神经缺损已经延伸到纵隔。

颈袢 –RLN 吻合术

颈袢神经在颈内静脉前形成一个环，并分支到胸骨舌骨肌、胸骨甲状肌和肩胛舌骨肌。它是位于 RLN 附近的运动神经，在呼吸和发声时活跃[21]。它的直径与 RLN 相似。牺牲颈袢没有发现明显的功能上或美容性的后遗症。1990 年，Miyauchi 独立报道了颈袢-RLN 吻合术[22]。1986 年，Crumley 和 Izdebski 描述了两例患者使用这种重建技术[23]。颈袢-RLN 吻合术的结果与 RLN 横断后直接吻合术的结果非常相似，表现为声带固定在中线不动，但是与神经未修复者的声带相比，其声带萎缩明显减轻[9, 10, 23, 24]。颈袢-RLN 吻合术后，未发现声带的异常运动。其他研究人员通过感知和声学评估证实了颈袢-RLN 吻合术后的语音恢复[25-27]。

颈袢-RLN 吻合术仅需一次吻合，可以在靠近喉部的位置进行。因此，与长段游离神经移植相比，颈袢-RLN 吻合术后恢复时间更短。多发淋巴结转移的患者可能无法获得同侧颈袢。这种情况下，可采用对侧颈袢进行吻合[28]。与年轻女性患者相比，老年男性的喉位置较低、气管粗大，其颈袢长度可能不足以到达 RLN 的残端。这种情况下，在颈袢和 RLN 之间移植游离神经可能是解决这个问题的一个方法。

颈袢-RLN 吻合技术可应用于胸腺癌、气管癌、肺癌、食管癌、主动脉瘤、迷走神经肿瘤或此类病变的手术等其他病因引起的声带麻痹 / 瘫痪（VCP）[10, 22]。颈袢-RLN 吻合术在技术上可以直接在颈部进行，通常在相对未解剖的区域进行。然而，在实施该手术前应仔细权衡患者的风险与获益。

迷走神经 –RLN 吻合术

我们对两例因甲状腺癌侵犯而接受过 RLN 节段切除和同侧颈迷走神经切除术的患者实施了迷走神经-RLN 吻合术[9]，其声音都在手术后恢复。颈部迷走神经由副交感神经、感觉神经纤维和运动神经纤维组成。据报道，在下颈部，走向 RLN 的运动纤维位于迷走神经的内侧。Kuma 医院的一名外科医生为几位患者行吻合术，其过程是将颈迷走神经从中间劈开，将其中一部分吻合到 RLN 的残端[29]，部分患者的声音得到了恢复。由于数据较少，不足以得出一个明确的建议，所以除非在罕见的情况下，否则不推荐迷走神经-RLN 吻合术。

喉部的处理方式

甲状腺癌常侵犯 Berry 韧带附近的 RLN。这种情况下，在入喉处 RLN 与肿瘤一并切除。因为神经远端残端看不到，有人认为这样的神经重建是不可能的。然而，如果外科医生沿着甲状软骨的外侧缘将咽下缩肌分开，则可以在甲状软骨后面发现 RLN 的远端分支[10]。其典型的分支神经支配方式为：前支支配内收肌，中支支配外展肌，后支为感觉神经；其中后支与喉上神经（SLN）的分支形成 Galen 吻合，为改善发声应选择前支重建。

理论上，上述手术方式是有可能实施的，但找到远端神经残端有时是相当困难的。因此我们改进了手术方式，在切除肿瘤前分开咽下缩肌[30]。利用这项技术，结合锐性分离的解剖手法有可能保存 RLN。从 RLN 的远端和近端同时剥离比仅从一侧神经入手更容易切除。如果神经段最终需要从肿瘤上切除，重建也会变得更容易，因为 RLN 的远端分支已经被保护好。

神经再支配的术后评估

喉镜检查不能充分评估神经修复后的语音恢复。最实用和最简单的评估方法是定期测量患者的最长发声时间（MPT）[9, 10]。定期测量可以明确显示 MPT 随着声音的改善而增加。发声效率指数（PEI）是 MPT 与肺活量（s/L）的比值，表明喉部将呼出的空气转化为声能的有效性[9]。MPT 在正常受试者和 VCP 患者中均存在显著的性别差异，但计算 PEI 时性别差异消失，表明 PEI 适用于评估喉发声功能而且无性别区别[9]。

声带麻痹患者的 MPT 明显低于健康志愿者。接受 RLN 重建的声带麻痹患者术后 1 年的 MPT 明显长于未进行神经修复者[9]。术后 1 年使用 PEI 评估神经修复后语音恢复，不受术前有无 VCP、性别、年龄、重建方法、缝线粗细或术中是否使用放大镜的影响[9]。

总　结

在 RLN 横断或节段性切除的患者中，神经重建后即使声带仍然不能活动，其声音也可能恢复。无论术前声带状况、年龄或性别如何，经上述方式神经重建后患者均可恢复声音。RLN 损伤是甲状腺手术的潜在并发症，神经损伤时立即重建效果最理想，因此所有甲状腺外科医生都应该熟悉这些技术。

• 参考文献 •

[1] Horsley JS. IX. Suture of the recurrent laryngeal nerve: with report of a case. Ann Surg. 1910;51:524–8.

[2] Lahey FH. Suture of the recurrent laryngeal nerve for bilateral abductor paralysis. Ann Surg. 1928;87:481–4.

[3] Doyle PJ, Brummett RE, Everts EC. Results of surgical section and repair of the recurrent laryngeal nerve. Laryngoscope. 1967;77:1245–54.

[4] Gordon JH, McCabe BF. The effect of accurate neurorrhaphy on reinnervation and return of laryngeal function. Laryngoscope. 1968;78:236–50.

[5] Boles R, Fritzell B. Injury and repair of the recurrent laryngeal nerves in dogs. Laryngoscope. 1969;79:1405–18.

[6] Sato I, Harvey JE, Ogura JH. Impairment of function of the intrinsic laryngeal muscles after regeneration of the recurrent laryngeal nerve. Laryngoscope. 1974;84:53–66.

[7] Tomita H. An electromyographic study of recurrent laryngeal nerve paralysis. Nihon Jibiinkoka Gakkai Kaiho. 1967;70:963–85.

[8] Dedo HH. Electromyographic and visual evaluation of recurrent laryngeal nerve anastomosis in dogs. Ann Otol Rhinol Laryngol. 1971;80:664–8.

[9] Miyauchi A, Inoue H, Tomoda C, et al. Improvement in phonation after reconstruction of the recurrent laryngeal nerve in patients with thyroid cancer invading the nerve. Surgery. 2009;146:1056–62.

[10] Miyauchi A, Matsusaka K, Kihara M, et al. The role of ansa-to-recurrent-laryngeal nerve anastomosis in operations for thyroid cancer. Eur J Surg. 1998;164:927–33.

[11] Yumoto E, Sanuki T, Kumai Y. Immediate recurrent laryngeal nerve reconstruction and vocal outcome. Laryngoscope. 2006;116:1657–61.

[12] Kumai Y, Ito T, Matsukawa A, Yumoto E. Effects of denervation on neuromuscular junctions in the thyroarytenoid muscle. Laryngoscope. 2005;115:1869–72.

[13] Pitman MJ, Weissbrod P, Roark R, Sharma S, Schaefer SD. Electromyographic and histologic evolution of the recurrent laryngeal nerve from transection and anastomosis to mature reinnervation. Laryngoscope. 2011;121:325–31.

[14] Siribodhi C, Sundmäker W, Atkins JP, Bonner FJ. Electromyographic studies of laryngeal paralysis and regeneration of laryngeal motor nerves in dogs. Laryngoscope. 1963;73:148–64.

[15] Mu LC, Yang SL. Electromyographic study on end-to-end anastomosis of the recurrent laryngeal nerve in dogs. Laryngoscope. 1990;100:1009–17.

[16] Iroto I, Hirano M, Tomita H. Electromyographic investigation of human vocal cord paralysis. Ann Otol Rhinol Laryngol. 1968;77:296–304.

[17] Woodson GE. Spontaneous laryngeal reinnervation after recurrent laryngeal or vagus nerve injury. Ann Otol Rhinol Laryngol. 2007;116:57–65.

[18] Crumley RL. Laryngeal synkinesis revisited. Ann Otol Rhinol Laryngol. 2000;109:365–71.

[19] Rubin A, Mobley B, Hogikyan N, et al. Delivery of an adenoviral vector to the crushed recurrent laryngeal nerve. Laryngoscope. 2003;113:985–9.

[20] Kihara M, Miyauchi A, Yabuta T, et al. Outcome of vocal cord function after partial layer resection of the recurrent laryngeal nerve in patients with invasive papillary thyroid cancer. Surgery. 2014;155:184–9.

[21] Faaborg-Andersen K, Sonninen A. The function of the extrinsic laryngeal muscles at different pitch: an electromyographic and roentgenologic investigation. Acta Otolaryngol. 1960;51:89–93.

[22] Miyauchi A, Matsusaka K, Kawaguchi H, Nakamoto K, Maeda M. Ansa-recurrent nerve anastomosis for vocal cord paralysis due to mediastinal lesions. Ann Thorac Surg. 1994;57:1020–1.

[23] Crumley RL, Izdebski K. Voice quality following laryngeal reinnervation by ansa hypoglossi transfer. Laryngoscope. 1986;96:611–6.

[24] Crumley RL. Update: ansa cervicalis to recurrent laryngeal nerve anastomosis for unilateral laryngeal paralysis. Laryngoscope. 1991;101:384–7. discussion 388.

[25] Olson DE, Goding GS, Michael DD. Acoustic and perceptual evaluation of laryngeal reinnervation by ansa cervicalis transfer. Laryngoscope. 1998;108:1767–72.

[26] Lee WT, Milstein C, Hicks D, Akst LM, Esclamado RM. Results of ansa to recurrent laryngeal nerve reinnervation. Otolaryngol Head Neck Surg. 2007;136:450–4.

[27] Lorenz RR, Esclamado RM, Teker AM, et al. Ansa cervicalis-to-recurrent laryngeal nerve anastomosis for

unilateral vocal fold paralysis: experience of a single institution. Ann Otol Rhinol Laryngol. 2008;117:40–5.

[28] Miyauchi A, Yokozawa T, Kobayashi K, Hirai K, Matsuzuka F, Kuma K. Opposite ansa cervicalis to recurrent laryngeal nerve anastomosis to restore phonation in patients with advanced thyroid cancer. Eur J Surg. 2001; 167:540–1.

[29] Randolph G. Surgical anatomy of recurrent laryngeal nerve. In: Randolph GW, editor. Surgery of the thyroid and parathyroid glands. Philadelphia: Saunders; 2013.

[30] Miyauchi A, Masuoka H, Tomoda C, et al. Laryngeal approach to the recurrent laryngeal nerve involved by thyroid cancer at the ligament of Berry. Surgery. 2012; 152:57–60.

第 22 章
神经受侵的处理

Dana M. Hartl, Mark L. Urken, Ilya Likhterov, Dipti Kamani, and Gregory W. Randolph

摘要

甲状腺癌极少侵犯喉返神经（RLN）和（或）内脏轴（食管、气管、喉），即使侵犯也可能完全没有症状。医生应根据危险因素和临床表现进行全面、系统的术前临床和影像学检查，以及时诊断出侵袭性甲状腺癌、制订手术方案并告知患者可能的术后结果。本章将讨论疑似侵袭性甲状腺癌的术前检查、神经受侵的生理病理学以及目前公认的危险因素。本章也将逐一阐述手术中决定切除、分离或保存 RLN 时，需要权衡的诸多关键因素。

关键词

甲状腺癌；喉返神经；喉；气管；神经监测

引　言

喉返神经（RLN）和（或）内脏轴（食管、气管、喉）受侵的甲状腺癌患者可能完全没有症状。医生应根据危险因素和临床表现进行全面、系统的术前临床和影像学检查，以及时诊断出侵袭性甲状腺癌、制订手术方案并告知患者可能出现的术后结果。神经受侵类型包括神经外膜浅表的侵犯、易于剥离的侵犯及彻底切除肿瘤时无法保留神经的神经全层侵犯，术中应根据神经受侵类型决定处理方式。本章将讨论术前和术中的决策流程和手术策略，同时考虑神经功能、肿瘤侵袭类型及其他与分化型甲状腺癌和甲状腺髓样癌相关的肿瘤预后因素。

D. M. Hartl, M.D., Ph.D. (✉)
Department of Head and Neck Oncology,
Gustave Roussy Cancer Institute, Villejuif,
France
e-mail: dana.hartl@gustaveroussy.fr

M. L. Urken, M.D., F.A.C.S., F.A.C.E.
Department of Otolaryngology, Icahn School of
Medicine at Mount Sinai, Mount Sinai Beth Israel
Medical Center, New York, NY, USA

I. Likhterov, M.D.
Department of Otolaryngology Head and Neck
Surgery, Mount Sinai Beth Israel,
New York, NY, USA

D. Kamani, M.D.
Division of Thyroid and Parathyroid Endocrine
Surgery, Department of Otolaryngology—Head and
Neck Surgery, Massachusetts Eye and Ear Infirmary,
Harvard Medical School, Boston, MA, USA

G. W. Randolph, M.D.
The Claire and John Bertucci Endowed Chair in
Thyroid Surgery Oncology, Harvard Medical School,
Boston, MA, USA

Division of Thyroid and Parathyroid Endocrine
Surgery, Department of Otolaryngology—Head and
Neck Surgery, Massachusetts Eye and Ear Infirmary,
Harvard Medical School, Boston, MA, USA

Department of Surgery, Endocrine Surgery Service,
Massachusetts General Hospital, Boston, MA, USA

术前检查

对确诊或怀疑甲状腺癌的患者进行术前检查必须包括对声带功能的评估（图 22.1）。这可以对怀疑有外侵的甲状腺癌患者进行风险分层，并为术前咨询提供依据。

术前病史必须包括有无声音异常症状和 RLN 损伤的危险因素（如颈部、喉部或纵隔手术史）。然而，仅靠发声异常，可能无法识别所有有声带麻痹风险的患者。神经损伤是一个缓慢演变的过程，对侧声带的代偿减轻了声音的异常症状。在一项回顾性分析中，声带麻痹患者的发声异常主诉灵敏性为 0.68，特异性为 0.9。仅依靠病史来预测声带麻痹，其阳性预测值为 0.38，阴性预测值为 0.98 [1]。语音和气道评估应重点关注是否存在喘鸣、呼吸困难、发声粗糙、

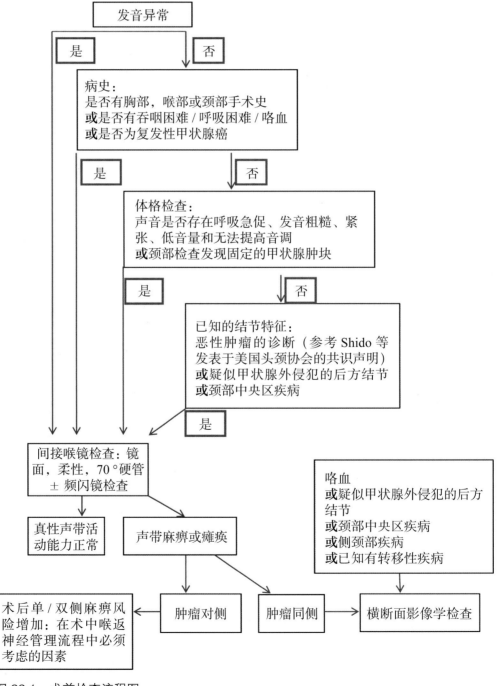

图 22.1　术前检查流程图

紧张、低音量和无法提高音调。医生应关注的其他可能的侵入性症状包括呼吸困难、吞咽困难和咯血。颈部检查结果，如固定的甲状腺肿块和（或）广泛的颈侧区淋巴结转移，增加了侵袭的风险。

根据最近出版的美国头颈协会（AHNS）指南[2]，目前推荐的方法是用纤维内镜间接观察喉，以评估浸润性甲状腺癌患者术前和术后的声带运动。内镜评估比间接喉镜检查具有优势，因为它提供了更好的可视化效果，并允许对检查进行数字记录。这种记录文档有助于比较手术前后的喉功能，也是患者教育的有力工具。许多专业协会建议对所有甲状腺癌患者进行术前喉部检查，但美国甲状腺协会（ATA）的最新指导方针只建议对有发声或吞咽异常症状、怀疑有侵袭性疾病或颈部手术史的患者进行喉部检查，因为无症状的患者术前检查发现声带麻痹的概率很低[3]。

术前发现声带轻瘫或麻痹的患者，其为侵袭性甲状腺恶性肿瘤的风险显著增加。多达 70% 的侵袭性甲状腺癌患者在术前喉镜检查中记录到声带运动异常[4]。这一发现可以影响手术计划、患者咨询以及与双侧声带麻痹相关的气道并发症的风险。声带麻痹不一定局限于患侧。健侧声带有既往医源性或特发性麻痹的诊断对指导术中 RLN 处理的决策可能非常重要。在一项回顾性研究中，评估术前发生声带麻痹的患者，其中 23%（5/22）声带麻痹发生于甲状腺病变对侧。此外，如果在术前间接喉镜检查中发现声门下不对称，则可以诊断为气管腔内侵犯的可能。

术前发现 RLN 麻痹或轻瘫提示有侵袭性甲状腺恶性肿瘤的可能，应进一步进行横断面成像检查。虽然超声对甲状腺疾病的检查和监测非常有效，但其识别气管侵犯的灵敏性在 42.9%~91%[5, 6]。对于甲状腺癌向外、后侵犯气管食管沟和中央区淋巴结的广泛转移患者，需要警惕 RLN 受侵的风险，应及时进行进一步的影像学检查。推荐强化 CT 或 MRI 以评估局部侵袭情况。肿瘤与气管壁、腺体与食管交界处的关系在横断面成像上非常明确。MRI 显示气管食管沟脂肪组织消失，提示 RLN 受累[5]。中央区淋巴结广泛受累增加了 RLN 受侵的风险[7]。

此外，对于局部复发、伴有远处转移及细胞 / 外科病理学提示高侵袭性生物学行为的恶性肿瘤患者，横断面成像有助于明确侧颈区的转移程度。

术前诊断出气管、喉或食管受侵犯有助于制订手术方案和患者咨询。术前预期气道切除和重建时，需要做气管镜检查或手术内镜检查，进一步检查气管腔内病变。术前根据病史、间接喉镜和影像学检查评估风险，最大限度地减少手术意外。图 22.1 给出了术前风险评估和侵袭性甲状腺疾病检查的方法。

侵袭性疾病的病理生理学和自然史

癌细胞侵犯神经的包裹层（神经外膜、神经束膜和神经内膜），也被称为嗜神经性，在某些类型的实体瘤中很常见，包括头颈部的鳞状细胞癌和腺样囊性癌，以及前列腺癌、胰腺癌和结肠癌。目前认为肿瘤细胞分泌神经细胞黏附分子，促进肿瘤细胞与神经组织的特异性扩散，作为肿瘤细胞获得对神经组织的分子信号做出反应的途径，从而形成交互信号和嗜神经性。淋巴液不能穿透神经外膜，因此与神经周围侵犯无关，在没有淋巴管或血管瘤栓或转移的情况下，也可以发现神经周围侵犯。神经浸润（PNI）的确切定义目前还存在争议。许多病理学家认为肿瘤细胞侵入三个神经鞘中的任何一个都构成 PNI，另一部分人则将 PNI 量化为至少占神经周长的 33%[8]。PNI 在癌症中对预后的意义目前尚不明确。甲状腺癌细胞的神经浸润和神经扩散比较罕见，并且甲状腺癌不是嗜神经性肿瘤，很少有关甲状腺癌嗜神经浸润的系统性研究记录和数据[9]。在两项研究中，甲状腺乳头状癌出现神经周围侵袭者不足 6%[10, 11]。在某些情况下，分化型甲状腺癌和甲状腺髓样癌会侵入邻近的结构，如肌肉、气管、食管以及 RLN。甲状腺癌侵犯神经组织的确切机制尚不清楚。RLN 被侵袭的现象可能仅仅因为该疾病具有的普遍侵袭性和局部侵袭性，以及神经靠近外侵的甲状腺癌和（或）转移性淋巴结的包膜外扩散。

神经侵犯类型

（1）仅累及神经外膜的神经周侵袭：在这种情况下，从技术上讲，将肿瘤从神经外面的纤维层清除是可能的，从而实现大体上的完全切除。Kihara 等还报道了一系列进行部分神经鞘切除的患者[12]。在这些病例中，83% 的病例观察到功能神经恢复。

（2）广泛或环周性的表面侵犯：在这种情况下，神经外膜表面被广泛侵犯。此时仍有可能削除肿瘤、保留神经周围层，但有时会存在切除不彻底的可能（小/微小残留）。需要对神经进行更广泛的剥离和处理，会造成神经牵拉损伤风险的增大。在这些神经侵犯病例中，关于神经功能恢复率的资料很少。然而，在 Kihara 等对 18 例患者进行的一项研究中，83% 的患者在术后 1 年内声带功能有恢复[12]。

（3）肿瘤突破神经外膜的纤维层，侵袭至神经内膜或神经束膜/轴突：在这些情况下，肿瘤浸润至神经的单根纤维。由于神经纤维和肿瘤之间的接触面很宽，使用剥离技术完全切除肿瘤是不可能的。因此，如果要肉眼下彻底清除肿瘤，很难解剖和保存神经的完整性。但几乎没有证据表明，残留少量肿瘤并给予辅助治疗与完全切除肿瘤及神经相比存在生存差异[2]。

在 Kamani 等的研究中，喉镜发现 45% 的有肉眼可见和（或）微小神经侵犯病例其 RLN 仍能正常发挥作用[13]。在本研究中，即使术前喉镜检查有异常结果，33% 的患者在术中神经监测（IONM）中也观察到一些诱发性电活动。这些数据表明轴突本身对肿瘤引起的功能性破坏具有一定的抵抗力，并显示了 IONM 对 RLN 受侵患者术中决策的影响。

喉返神经侵犯的危险因素

大约不到 5% 的分化型甲状腺癌（DTC）侵犯内脏轴[14]。McCaffrey 等报道 47% 的甲状腺乳头状癌（PTC）患者的 RLN 受侵[15]。

侵袭性疾病的典型危险因素是肿瘤体积大和甲状腺外肿瘤外侵。侵袭性疾病多见于 65 岁以上或 18 岁以下的患者[16]。研究证实淋巴结转移（N1）与食管侵犯相关性明显，但与 RLN 侵犯的相关性尚不明确[16]。DTC 的外侵性组织病理学变异常具有侵袭性，但这些肿瘤的侵袭也与临床风险因子（年龄、肿瘤大小和甲状腺外侵）相关，因此组织学上的侵袭性似乎不是侵袭性疾病的独立危险因素[17]。18- 氟脱氧葡萄糖正电子发射断层扫描（18-FDG-PET）上的摄取也与更具侵袭性的疾病相关，但与侵袭性变异一样，它也与患者年龄、肿瘤大小和甲状腺外侵相关[18]。BRAF-V600E 突变，以及其他基因表达异常，如增加了 SRC 酪氨酸的活性激酶，也与局部侵袭性疾病相关[19]。尽管有这些已知的危险因素，RLN 的受侵仍然很少，而且经常在手术中被发现。

喉返神经侵犯的预后

在分化良好的 PTC 病例中，RLN 的受侵不会降低存活率，放射性碘可以根除残留病灶。在其他情况下，神经侵犯与侵袭性组织病理学亚型——高细胞、柱状细胞、嗜酸细胞、小梁状、岛状和低分化癌相关，这些亚型侵袭性更强，复发率、远处转移率和疾病相关死亡率更高。McCaffrey 等在一个最大的局部侵袭性疾病患者的系列研究中发现气管和食管侵犯是唯一与总生存率相关的显著因素[15]。RLN 侵犯、肌肉侵犯或喉侵犯并没有明显降低总生存率。Hotomi 等发现肿瘤深度浸润（术前 RLN 麻痹、气管或食管黏膜受侵犯，肿瘤无法剥离）是降低无病生存率和疾病特异性生存率的一个因素[20]。然而，与仅仅 RLN 受侵相比，气管和食管受侵的预后更差。类似地，Ito 等发现大面积的甲状腺外侵和向后方侵犯其他非 RLN 结构，是无病生存率的最重要独立因素[21]。RLN 受侵者的无瘤生存率低于仅肌肉受侵或完全未受侵者，但高于气管或食管受侵者。最后，Chan 等在侵袭性疾病的研究中发现，神经切除和神经剥离之间没有明显的生存差异，但是只切除肿瘤的患者生存率降低[22]。然而，由于研究病例的数量少（该疾病相对罕见）、研究的回顾性和病例的差异性，导致缺乏高水平的证据。总的来说，与侵入性较小的疾病相比，RLN 单独受侵似乎是导致无病生存率降低的一个因素，但不是降低疾病特异性生存率的因素[2]。在累及内脏轴的疾病中，远处转移是影响疾病特异性生存的主要因素[20, 23, 24]。在 Pilaete 等对甲状腺髓样癌的研究中，单因素分析显示术前 RLN 麻痹与疾病特异性生存率低有关，但降钙素水平仍然是其术前主要的预后因素[25, 26]。

术中决策：保留神经或牺牲神经

当面对肉眼可见的 RLN 侵犯时，应考虑以下问题来评估神经保留与神经切除的风险和益处。

（1）手术前喉功能如何？（正常、轻瘫、麻痹、

先前存在的对侧麻痹)

（2）术中肌电图信号显示如何？（正常、振幅减小、缺失)

（3）是否可以进行大体上的完整切除（R0 或 R1)？

（4）完整切除肿瘤时，是否需要切除喉返神经？

（5）将残留肿瘤留在神经上（R1 或 R2 切除）是否会使患者面临局部并发症和（或）疾病致死的风险？

应根据残余肿瘤〔即使是小残留，R1（微小残留）或 R2（肉眼残留）〕来衡量疾病的程度和预后的风险。如果完全切除术（R0）是无病生存率或总生存率的预后因素，则可考虑切除神经。神经切除的后果包括生活质量下降，评估需要气管切开的对侧神经的功能和老年患者吸入性肺炎的风险。

基于上述情况提出的管理方法如图 22.2~ 图 22.6 所示。肿瘤包裹神经的处理流程如图 22.7 和图 22.8 所示。可通过剥离方式保存的神经示例如图 22.9 所示（表 22.1）。

表 22.1 决定保留或切除喉返神经时要考虑的因素

有利于保留神经的因素（即使肿瘤切除不完全）	有利于完全切除肿瘤（牺牲喉返神经）以提高无病生存率或总生存率的因素
年轻患者，乳头状癌	侵袭性组织病理学变异
碘敏感性肿瘤	
可能需要多次碘治疗（高累积剂量有继发肿瘤 / 白血病的风险）	碘难治性疾病（复发）
辅助疗法（碘或外照射疗法）的有效性	既往外照射治疗
老年患者（吸入性肺炎风险增加）	
肺容量降低，慢性支气管炎（对微量误吸耐受性降低）	对侧声带功能正常
对侧声带麻痹	
语音专业人员或患者表达的愿望	无远处转移
已知远处转移的患者	

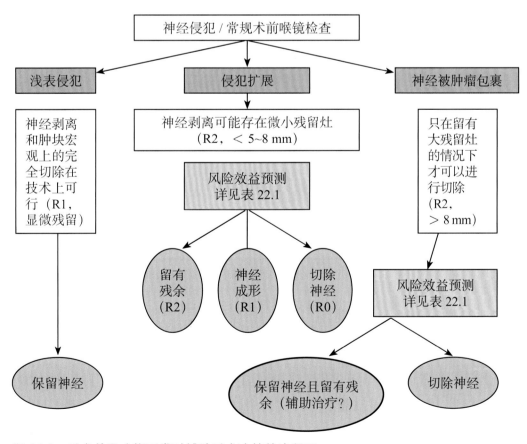

图 22.2 手术前喉功能正常时辅助手术决策的流程图

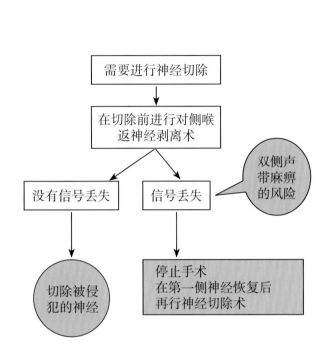

图 22.3　应用术中神经监测降低侵袭性疾病双侧喉返神经麻痹的风险

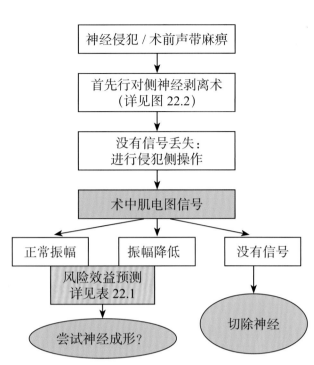

图 22.4　使用术中神经监测来保护具有肌电反应功能的神经或具有部分功能的神经（可能在术后恢复临床功能）

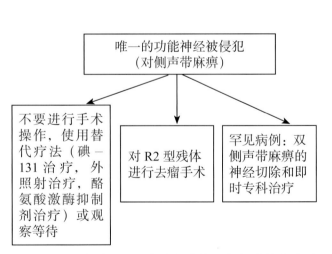

图 22.5　术前单侧声带麻痹患者伴对侧侵袭性疾病时的选择：避免或接受及治疗双侧声带麻痹

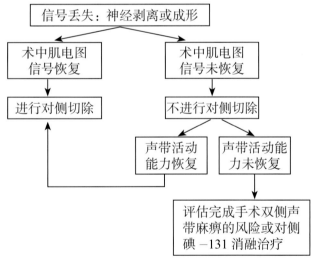

图 22.6　术中发现神经侵犯，切除过程中肌电图信号丢失（有双侧喉返神经麻痹的危险）

术前患者信息

在双侧甲状腺手术中，应始终警告患者单侧或双侧 RLN 麻痹的风险。国际神经监测研究小组

建议：在使用 IONM 时，如果出现同侧信号丢失（LOS），应讨论分期进行的双侧手术的可能性[27]。无论是否存在术前喉部功能障碍，对于所有具有已知危险因素、术前影像怀疑和经证实的局部浸润性疾病的患者，都应讨论神经切除和分期手术的可能

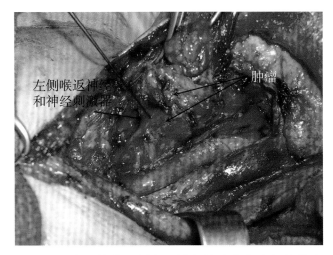

图 22.7　有功能的左侧喉返神经被肿瘤完全包绕的术中视图

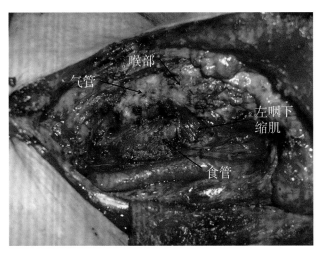

图 22.8　切除后视图。根据预后因素决定神经切除术（见表 22.1 和正文）。注意食管肌肉的表面切除，以及喉返神经的切除

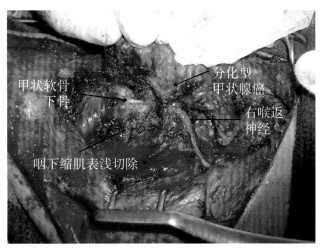

图 22.9　右侧喉返神经鞘膜表面受侵的术中视图。进行神经保留手术（剥离），术后神经功能正常

性。如果神经上残留肿瘤，需向患者一并解释神经切除与保留 R1 或 R2 肿瘤切除的好处和风险及替代疗法。

　　如果可能的话，一些患者会选择积极地完全肿瘤切除，以改善无病生存率，优先考虑治愈而不是嗓音结果。生活质量与嗓音有关，但也与癌症问题有关，如需要密切随访、对持续性 / 复发性癌症的恐惧以及对死亡的恐惧。为了能更准确地判断风险效益比，术前应尽可能清楚地评估疾病的预后。

　　应告知患者预期结果。当进行神经剥离或修整时（神经肉眼完好 ± 肌电正常或接近正常），仍

有可能出现声带麻痹或轻瘫（神经性拉伤或牵引损伤），但一般是暂时性的，预期会有一定程度的功能恢复。神经被切除后的前 3 周，声音可能正常或接近正常，直至出现一定程度的声带萎缩（如果有的话）。在手术后的最初几周，可能会出现误吸，但一般会在几个月内改善。随着时间的推移，伴随着联带运动或其他形式的补偿，声音可能会出现一些自发的改善。发声障碍的耐受性存在差异，取决于患者的年龄、职业、一般的声音使用和声音期望等因素。

　　最后，应告知患者可用于治疗单侧或双侧声带麻痹的各种康复方法。技术、风险和功能结果的详细内容不在本章赘述。

甲状腺髓样癌

　　同样的处理策略也适用于甲状腺髓样癌（MTC）。由于 MTC 对放射性碘治疗无效，因此手术切除问题更加突出。MTC 的预后应参考术前降钙素水平。例如，术前降钙素水平超过 300 pg/mL 的患者其生物学治愈率为 50%，超过 500 pg/mL 的治愈率较低[26]。对于术前降钙素水平高、生物学治愈率低的患者，神经保留手术（± 外照射放疗）可能是最佳选择。但颈部病灶完全切除，优化术后降钙素水平，可使患者达到更好的预后[28]。最后，小分子酪氨酸激酶抑

制剂（特别是在临床试验的情况下）可能对局部侵袭性 MTC 有效。当对 MTC 进行这种靶向治疗时，可能就可以避免颈部病灶的完全切除。

总　结

－侵袭性疾病很少见，可能完全没有症状。

－对于疑为侵袭性疾病的患者，术前应仔细检查，并在术前与患者进行细致、周到的会诊，包括重要的术前喉科检查。

－建议切除无术中肌电图信号、丧失功能的喉返神经，以优化肿瘤切除的完整性。

－所有术前喉镜检查或术中肌电图提示有功能的神经都应争取保留，但在极少数情况下，最好切除有功能的神经以使肿瘤完全切除并优化预后结果。

参考文献

[1] Farrag TY, Samlan RA, Lin FR, Tufano RP. The utility of evaluating true vocal fold motion before thyroid surgery. Laryngoscope. 2006;116:235–8.

[2] Shindo ML, Caruana S, Kandil E, et al. Management of invasive well-differentiated thyroid cancer: an American Head and Neck society consensus statement. Head Neck. 2014;36(10):1379–90.

[3] Haugen BR, Alexander EK, Bible KC, Doherty G, Mandel SJ, Nikiforov YE, Pacini F, Randolph G, Sawka A, Schlumberger M, Schuff KG, Sherman SI, Sosa JA, Steward D, Tuttle RM Md, Wartofsky L. 2015 American Thyroid Association Management Guidelines for Adult Patients with Thyroid Nodules and Differentiated Thyroid Cancer. Thyroid. 2015.

[4] Randolph GW, Kamani D. The importance of preoperative laryngoscopy in patients undergoing thyroidectomy: voice, vocal cord function, and the preoperative detection of invasive thyroid malignancy. Surgery. 2006;139:357–62.

[5] Yamamura N, Fukushima S, Nakao K, et al. Relation between ultrasonographic and histologic findings of tracheal invasion by differentiated thyroid cancer. World J Surg. 2002;26:1071–3.

[6] Tomoda C, Uruno T, Takamura Y, etal. Ultrasonography as a method of screening for tracheal invasion by papillary thyroid cancer. Surg Today. 2005;35:819–22.

[7] Moritani S. Impact of lymph node metastases with recurrent laryngeal nerve invasion on patients with papillary thyroid carcinoma. Thyroid. 2015;25:107–11.

[8] Liebig C, Ayala G, Wilks JA, Berger DH, Albo D. Perineural invasion in cancer: a review of the literature. Cancer. 2009;115:3379–91.

[9] Ghossein R. Update to the College of American Pathologists reporting on thyroid carcinomas. Head Neck Pathol. 2009;3:86–93.

[10] Clain JB, Mehra S, Scherl S, et al. Intrathyroidal tumors presenting with extranodal extension: what are we missing? Endocr Pathol. 2014;25:385–9.

[11] Lang BH, Lo CY, Chan WF, Lam AK, Wan KY. Classical and follicular variant of papillary thyroid carcinoma: a comparative study on clinicopathologic features and long-term outcome. World J Surg. 2006;30:752–8.

[12] Kihara M, Miyauchi A, Yabuta T, et al. Outcome of vocal cord function after partial layer resection of the recurrent laryngeal nerve in patients with invasive papillary thyroid cancer. Surgery. 2014;155:184–9.

[13] Kamani D, Randolph G, Potenza A, cernea C. Electrophysiologic monitoring characteristics of the recurrent laryngeal nerve preoperatively paralyzed or invaded with malignancy. Otolaryngol Head and Neck Surg. 2013;149(5):682–8.

[14] Honings J, Stephen AE, Marres HA, Gaissert HA. The management of thyroid carcinoma invading the larynx or trachea. Laryngoscope. 2010;120:682–9.

[15] McCaffrey TV, Bergstralh EJ, Hay ID. Locally invasive papillary thyroid carcinoma: 1940–1990. Head Neck. 1994;16:165–72.

[16] Machens A, Hinze R, Lautenschlager C, Thomusch O, Dralle H. Thyroid carcinoma invading the cervicovisceral axis: routes of invasion and clinical implications. Surgery. 2001;129:23–8.

[17] Silver CE, Owen RP, Rodrigo JP, Rinaldo A, Devaney KO, Ferlito A. Aggressive variants of papillary thyroid carcinoma. Head Neck. 2011;33:1052–9.

[18] Esteva D, Muros MA, Llamas-Elvira JM, et al. Clinical and pathological factors related to 18F-FDG-PET positivity in the diagnosis of recurrence and/or metastasis in patients with differentiated thyroid cancer. Ann Surg Oncol. 2009;16:2006–13.

[19] Cho NL, Lin CI, Du J, et al. Global tyrosine kinome profiling of human thyroid tumors identifies Src as a promising target for invasive cancers. Biochem Biophys Res Commun. 2012;421:508–13.

[20] Hotomi M, Sugitani I, Toda K, Kawabata K, Fujimoto Y. A novel definition of extrathyroidal invasion for patients with papillary thyroid carcinoma for predicting prognosis. World J Surg. 2012;36:1231–40.

[21] Ito Y, Tomoda C, Uruno T, et al. Prognostic significance of extrathyroid extension of papillary thyroid carcinoma: massive but not minimal extension affects the relapse-free survival. World J Surg. 2006;30:780–6.

[22] Chan WF, Lo CY, Lam KY, Wan KY. Recurrent laryngeal nerve palsy in well-differentiated thyroid carci noma: clinicopathologic features and outcome study. World J Surg. 2004;28:1093–8.

[23] Hartl DM, Zago S, Leboulleux S, et al. Resection margins and prognosis in locally invasive thyroid cancer. Head Neck. 2014;36:1034–8.

[24] Gaissert HA, Honings J, Grillo HC, et al. Segmental laryngotracheal and tracheal resection for invasive thyroid carcinoma. Ann Thorac Surg. 2007;83:1952–9.

[25] Pilaete K, Delaere P, Decallonne B, et al. Medullary thyroid cancer: prognostic factors for survival and recurrence, recommendations for the extent of lymph node dissection and for surgical therapy in recurrent disease. B-ENT. 2012;8:113–21.

[26] Machens A, Schneyer U, Holzhausen HJ, Dralle H. Prospects of remission in medullary thyroid carcinoma according to basal calcitonin level. J Clin Endocrinol Metab. 2005;90:2029–34.

[27] Randolph GW, Dralle H, Abdullah H, et al. Electrophysiologic recurrent laryngeal nerve monitoring during thyroid and parathyroid surgery: international standards guideline statement. Laryngoscope. 2011;121 Suppl 1: S1–16.

[28] Lindsey SC, Ganly I, Palmer F, Tuttle RM. Response to initial therapy predicts clinical outcomes in medullary thyroid cancer. Thyroid. 2015;25:242–9.

第 23 章
单侧喉返神经麻痹的术后处理

Phillip C. Song, Inna Hussain, Jean Bruch, and Ramon A. Franco Jr.

摘要

喉返神经（RLN）功能障碍最常见的原因是医源性损伤，因此，识别和处理喉返神经术后损伤是头颈外科医生的必备能力之一。本章主要讨论喉返神经受损的检查、声带不全 / 完全麻痹的处理及干预措施。

关键词

声带完全麻痹；声带不全麻痹；声带注射填充喉成形术；正中位固定；甲状软骨成形术；喉肌电图；频闪喉镜

引　言

目前研究认为，手术损伤已超过了神经系统疾病和肿瘤，成为单侧声带麻痹（VFP）的最常见原因[1, 2]。甲状腺切除术是医源性声带固定的主要原因，同时也是双侧声带固定的最常见原因。近期研究表明，其他如颈椎融合术、颈动脉内膜切除术等对单侧声带损伤来说影响更大。Rosenthal 等的一项 20 年的研究显示，医源性损伤是声带固定的最主要原因（占 37%）。非甲状腺手术（以颈椎融合术为主）导致的单侧声带固定是甲状腺手术的 2倍[1]。Merati 等发现了类似的结果，颈椎术后单侧声带固定的发生率为 27.5%，而甲状腺切除术后仅为 15%。颈椎手术中喉返神经被牵拉是常见的损伤机制，常见于右侧喉返神经，可能与其走行相对更斜有关[2]。其他可能导致声带固定的手术包括心脏手术、食管手术、颈部淋巴结清扫手术、肺切除手术和纵隔镜手术。即使是气管插管也可导致声带固定，原因可能是喉返神经的喉内段于气管插管与甲状软骨之间受压[3]，也可能与喉上神经损伤或喉结构异常（杓状软骨脱位或环杓关节固定）有关[4]。声带固定会导致发声障碍和吞咽困难等临床症状，导致住院时间延长，死亡率增加，并且已经成为心肺手术后肺部并发症的独立预测因素[5, 6]。

P. C. Song, M.D. • J. Bruch, D.M.D., M.D.
R. A. Franco Jr., M.D. (✉)
Department of Otolaryngology, Division
of Laryngology, Massachusetts Eye and Ear,
Harvard Medical School, 243 Charles Street,
Boston, MA 02114, USA
e-mail: Ramon_Franco@meei.harvard.edu

I. Hussain, M.D.
Department of Otorhinolaryngology, Rush University
Medical Center, Chicago, IL, USA

评　估

单侧喉返神经损伤后的临床表现多种多样，最常见的症状是声音嘶哑，其次是吞咽困难和误吸。症状的严重程度取决于声带固定的位置。喉返神经支配除环甲肌以外的喉内肌运动以及声门下水平的喉部感觉。目前认为，喉返神经和喉上神经通过Galen 神经形成吻合交通，杓间肌受双侧喉返神经支配。术后功能缺陷的严重度将由以上解剖因素、神经损伤模式（如暂时的生理性麻痹还是轴突损伤）、神经再生能力、声带固定位置、感觉丢失程度、代偿能力等决定。初步评估应侧重于对发声障碍、吞咽困难、误吸和气道风险的评估[7, 8]。应尽可能通过详细手术记录估计神经损伤的类型和严重程度，以帮助选择需要的诊断性检查和决定干预的时机，以及判断出现神经再支配的可能性。

大多数患者会表现出一定程度的发声障碍，与受影响声带的肌张力和位置有关。但声带的位置并不指示受损部位。除非采用诸如声门上压迫等代偿方法，否则声门功能不全将导致声音微弱和呼气音。患者通常发声费力，伴有发声易疲劳、发声疼痛、音量小等表现。还可出现吞咽困难和主观性呼吸困难。对于吞咽困难的患者，需评估其误吸的风险。单侧声带麻痹的患者咳嗽常较弱且无效，但一般不会出现气道梗阻，不过会影响排痰功能，可能引发肺部并发症。需要特别注意的是，有些患者可能是完全无症状的[8, 9]。

喉镜

有几种方法可以观察声带。最简单的是进行间接喉镜检查。然而，间接喉镜的视野相对狭窄，仅在其他方式不可用时才推荐使用。首选纤维鼻咽喉镜检查，它可以提供开阔、清晰的视野，并保持检查时喉部处于生理位置。其他优点还包括良好的照明、图像放大、记录以及便于床旁使用。频闪喉镜则是利用高频频闪灯来评估声带的振动和黏膜波。这种检查设备专业性要求强，而且不是每个单位都有[10]。通常来说，对于术后相关症状持续 2 周以上的患者，建议其进行鼻咽喉镜检查[11]。

鼻咽喉镜下可见受损声带活动减弱或固定，或由于声带外展位、声带弯曲/缩短、喉室扩大、同侧劈裂前脱位、声带突垂直方向对位不齐、同侧梨状窝扩大等因素导致的发声时声门关闭不全。也可见"推挤征"，即呼吸和发声过程中患侧披裂被健侧推挤。频闪喉镜则可以观察到黏膜波相位不对称，以及声带振动特征改变。假声带（室声带）的代偿性过度闭合可能会掩盖真声带的图像，这可以通过让患者发连续而低沉的声音（如哼或嗡）来消除。如果需要更精细地观察声带运动障碍，可以让患者进行声带交替外展和内收的重复发声任务，比如发"yi"音后紧接着（用鼻）短吸气[12, 13]。可以通过刷杓状体以引起咳嗽或痉挛来测试喉上神经内支的喉部感觉功能。

吞咽功能评估

吞咽困难的患者存在感觉障碍和误吸可能时，应进行吞咽功能评估。改良的吞钡造影可用于评估吞咽的各个阶段，其开展需通过荧光透视设备以及吞咽治疗师和放射科医生的合作。该检查可评估是否有造影剂入喉、是否有能力通过咳嗽清除进入气道的造影剂、是否有咽部滞留、使用不同浓度造影剂时是否有误吸等。而在诊室中，可使用纤维喉内镜进行吞咽功能检查，或同时检查感觉功能，可以直观看到是否有喉渗漏和误吸过程[14, 15]。

喉肌电图

喉肌电图评估从喉内肌群发出的电信号，可以有效地评估喉返神经以及喉上神经的功能。最常用的检测方法是将同心或单极电极插入甲杓肌以评估喉返神经，或将其插入环甲肌以评估喉上神经外支。同样可以监测环杓后肌及环杓侧肌，但电极入路相对困难。对双侧颈部进行测试，健侧的数据用作对照组。这是因为喉部肌电图测定缺乏标准值，仅进行单侧评估的可靠性受限。此外，喉肌电图的定量分析、神经传导研究和单一肌肉单位电位分析也是不可靠的，因此通常也不进行。术后患者进行喉肌电图检测可以帮助区分神经损伤和环杓关节损伤、提供声带固定的预后信息并测量神经损伤的严重程度。

术后立即进行喉肌电图检测是不可靠的。因为失神经支配的肌肉要在受损后数周才能反映出经典的肌电图表现，如正向波形和纤颤。这些自发性失神经支配表现通常发生在神经肌接头开始重组以及沃勒变性之后。多相活动会产生大的不协调运动电位，也发生在失神经支配的轴突开始重塑并聚集多个空神经肌肉接头之后。总而言之，喉肌电图在术后几周进行更为准确，但确切的时间点还需要进一步探讨。在手术 3~4 周之后，喉肌电图若表现出纤颤电位、正尖波、复合重复放电、多相电位以及自发收缩电位等，则提示严重的失神经支配损伤，预后相对较差。患侧和健侧相比，肌电图的募集相和干扰相可以出现差异，提示患侧声带活动减弱或轻瘫。但由于电极位置难以精准对应，这种差异很难进行诠释或量化。

喉肌电图用于评估术后声带固定仍有争议，是否常规用于喉返神经的评估，各单位也有不同。作为一项主观的神经肌肉活动分析，喉部肌电图存在着一些固有的缺点，使其可靠性受到了限制。与四肢肌电图不同，喉部难以绝对放松，会受到患者许多无意识活动的影响。喉部肌肉体积较小且难以定位，电极需要穿过软骨、气道和黏膜等多个部分才能到达肌肉。2009 年，美国耳鼻喉学会喉神经学研究组制订了数项喉肌电图的应用推荐，并发现了支持其在特定临床情况下应用的有力证据。该学组也认为将喉肌电图应用于声带固定的评估和治疗存在许多障碍，包括进行喉肌电图的测定和诠释方法差异性很大，缺乏标准值等[16]。

术后立即鉴别区分声带麻痹与环杓关节固定是比较困难的。即时的喉肌电图主要观察募集相，而其他失神经支配的表现如自发电位等可能需要几周后才会出现。临床表现方面，环杓关节周围水肿，室带肌肉活动良好但声带外展位固定，关节周围未见被推挤等均提示环杓关节固定的可能。在局部麻醉或全身麻醉下进行经口的关节触诊也有助于诊断，特别是高度怀疑环杓关节脱位或半脱位时，也可以同时进行关节复位。虽然常被引用，但喉肌电图用于鉴别环杓关节脱位和神经损伤方面仍待深入研究。偶见气管插管造成杓状软骨脱位或半脱位（0.097%）[17]，多项大型回顾性研究表明，插管过程中造成的环杓关节损伤率大约为 0.1%。Sataloff 等的一项研究表明，对频闪喉镜检查提示声带活动异常或声带不对称患者常规实施喉肌电图检查，在喉肌电图正常或不足以诊断为声带瘫痪的轻度异常的患者中，约 2.8% 伴杓状软骨脱位，约 1.1% 伴环杓关节固定[18]。该研究者更推荐对临床高度怀疑环杓关节脱位或半脱位的患者直接进行触诊，而非喉肌电图。

许多喉肌电图用于预测喉返神经恢复的研究表明，喉肌电图在预测恢复不佳方面比恢复良好更为准确。依靠失神经支配的肌电图表现推测恢复不良或永久性声带麻痹比较准确（85%~93%），而声带固定但肌电图表现正常者，其预测能够恢复的准确性不佳（40%~60%）。Rickert 等在 2012 年进行了一项数据分析研究，纳入了喉肌电图评估声带麻痹患者预后潜力的 10 篇文章，共计 503 份喉肌电图可供分析。他们发现喉肌电图的阳性预测值为 90.9%，失神经支配等阳性表现对于预测永久声带固定方面是可靠的。但如果喉肌电图表现正常或失神经支配阴性，两侧对比无差异，其预测准确度即下降，阴性预测值为 55.6%。总而言之，喉肌电图在预测永久性麻痹方面比预测恢复更为可靠[19]。目前尚不清楚，肌电图表现良好的情况下恢复不良究竟是因为麻痹后关节固定、关节损伤被误诊为神经麻痹，还是因为在神经完整的情况下仍运动不良。

尽管如此，喉肌电图在术后喉返神经损伤的治疗中仍有着重要的作用[19-21]。喉肌电图对于预后不佳的预测可用于帮助进行早期的手术干预，如声带内移术。后肌电图提示轴突损伤时可使用尼莫地平等神经再生药物。Smith 等评估了喉肌电图对于新确诊的声带固定患者在治疗上的影响。在 50 例患者的研究中，经过喉肌电图辅助，10% 的患者有了新的诊断，37% 发生了治疗改变。治疗改变大多数是由观察随访变为手术干预，如永久性声带注射填充或声带内移术。而诊断上的变化则主要是喉上神经损伤与环杓关节固定的鉴别[22]。

喉肌电图也常被用于指导双侧声带麻痹患者的治疗，它可以帮助鉴别哪侧神经受损更严重，功能更难恢复。可以帮助进一步确定选择哪一侧的气道手术，如部分杓状软骨切除术或声带横切术。还可用于损伤严重程度的判定。也可指导肉毒素注射，通过麻痹喉内收肌群（环甲肌、甲杓肌、环杓侧肌）来实现暂时性声带外展。

在笔者中心，对于原因不明的声带麻痹、需要确诊环杓关节脱位又不愿接受治疗性触诊者及双侧声带固定的患者，会常规进行喉肌电图检查。对于未到 6 个月观察期又希望进行甲状软骨成形术和（或）杓状软骨内移术的患者也推荐行喉肌电图检查。尽管喉肌电图不是每例术后声带麻痹患者的常规检查，但还是有许多证据表明在治疗选择方面该检查是有帮助的。

治　疗

声带固定的治疗策略包括观察随访、语音及吞咽练习治疗、暂时性／永久性手术治疗。每例患者的临床症状、预期和发声需求不同，因此需要制订个性化治疗方案。一般来说，在考虑手术干预之前要有 6~12 个月的观察期。这一策略开始于 20 世纪 70 年代，在那个时期，使用特氟隆（商品名，成分为聚四氟乙烯，一种永久性填充剂）进行注射填充是最常见的治疗方法。由于特氟隆注射有时会产生不良反应，因此建议给患者留出可供自然恢复的观察期。而随着注射材料的安全性和可用性增加，外科手术的术前观察期也缩短了。

干预的时间和方式需要根据患者的临床症状和功能恢复的可能性来决定。对于有误吸症状、声音高要求职业、喉返神经被切断和喉肌电图表现为严重失神经损伤的患者，需要考虑早期干预治疗。与接受保守治疗的患者相比，接受暂时性的声带注射内移术的患者进行永久性喉成形术的概率更低[23, 24]。有研究发现，早期的声带内移术能使声带处于更好的发声位置，一旦运动神经重新支配，该声带位置可以得到保持[25]。此外，Bhattacharyya 等发现早期的声带内移术（不超过术后 4 天）、注射喉成形术以及 I 型甲状软骨成形术可以减少胸外科手术后声带固定患者术后肺炎的发生率，并缩短住院时间[26]。

发声练习

声带固定的发声练习可作为手术之外的辅助治疗手段，对于不能或不愿接受手术的患者而言也是一种合适的保守疗法。由于声音嘶哑的程度取决于声门闭合不全的程度和不同的代偿类型，因此该疗法的效果可能会有所不同。患者的主诉通常是发声障碍，声音常为呼气音和嘶哑的，音调和响度变化有限。发声时间通常较短，且患者在试图闭合声门时，容易出现复音。由于过度代偿，例如假声带的过度横向或前后压缩，发声过程中可能出现粗糙、紧张或低沉的声音，同时环甲肌过度动作可能会导

致假声。发声练习治疗的目标是加强喉内肌功能，在不导致声门上结构过度动作的前提下改善声门闭合，同时训练腹式呼吸。经过发声练习后，内镜下、空气动力学、声学、自我感知和自我评估等方面均可见到改善，这表明声带固定患者的发声质量和生活质量可以通过该疗法改善[27, 28]。对于接受手术干预的患者，发声练习可以使他们尽快适应新的发声系统。正如 Isshiki 的建议，手术和发声练习是相辅相成的[29]。

声带注射填充术

声带填充术是解决由声带固定导致的声门间隙、治疗术后喉返神经损伤的重要方法。1911 年，W Brunings 在德国喉科大会上演示了使用硬石蜡进行单侧声带注射。他证明了增加麻痹声带的体积，可以增强正常声带的代偿作用，从而改善声门闭合，实现更强烈的咳嗽和更好的声音。目前声带填充手段包括经口／皮注射，可借助经鼻或经口内镜，或在手术室内使用硬质内镜进行。使用经口／皮注射方法需要借助最新的内镜和填充材料技术。经皮注射治疗采用喉间隙入路，如甲状甲舌膜和环甲膜。

近年来，随着技术的进步，推动了注射喉成形术的发展。数码摄影技术的改进使填充材料可经由软质内镜进行精确注射，填充材料的种类和生物相容性也有了明显的改善。从最初使用的石蜡，到后来的骨和软骨组织、脂肪、特氟隆®、甘油和有机硅，这些早期应用的材料都有各自的优势。随着胶原蛋白植入物在美容整形领域的普及，新一代声带注射材料也开始陆续面世。这些新材料具有更好的生物相容性，炎性反应更小，抗瘢痕性能也比以前的注射剂更好。这些新材料包括胶原蛋白、羟基磷灰石钙（Prolaryn-Plus®）、微粉化人皮（Cymetra®）和交联透明质酸凝胶（Juvederm®、Restylane®）等，它们易于使用、疗效稳定且具有可吸收特性。此外，这些材料的生物相容性更好，使用更加安全，且浅表注射时形成肉芽肿和纤维化的风险更低。

在声带麻痹后的 1 年内，神经自发性恢复的可能性最大。在早期，注射喉成形术被用作在损伤后第一年内解决声门功能不全的临时手段。而 1 年之后，可考虑使用开放式喉成形术进行永久性声带内移。在进行开放式声带内移喉修复术之前需要有 6~12 个月的观察期。最近的一些研究表明，声带

麻痹的早期干预可以改善治疗效果，如长期声音改善、减少误吸事件和缩短住院时间。Bharttacharyya 等在 2003 年回顾性分析了 86 例胸部术后出现单侧声带麻痹的患者，在术后早期（术后 4 天内）接受了声带内移手术，其出现肺炎的概率更低，对术后支气管镜的依赖减少；对接受食管切除、肺切除和肺叶切除的患者，可缩短其术后住院时间 [26]。

声带注射填充也可减少后续干预的需要。Arviso 等研究了接受声带注射填充患者的资料，发现其中 71% 的患者在治疗后不需要进一步干预 [30]。Yung 等回顾性分析了 54 例永久性单侧声带麻痹患者，发现接受临时注射声带内移的患者后期需要永久性喉成形术的比例较低 [23]。Alghonaim 等对 66 例接受注射填充的永久性声带麻痹患者进行了回顾性病例分析，发现在 6 个月内进行注射填充的患者大多数没有接受后续开放性喉成形术。他们还指出，在声带麻痹早期接受注射填充治疗的患者后续需要永久性手术的概率较低，这表明早期干预可能是有益的 [24]。Friedman 的一项研究 [25] 也观察到了这一趋势。鉴于这一点，术后早期通过喉部检查识别声带固定至关重要。

声带注射填充的方法很多，但没有研究表明哪一种方法在结果或并发症方面更有优势。大量研究显示，相较于手术室，在门诊进行声带注射填充更经济，不仅节省了手术室资源，也降低了人力和材料成本。声带注射填充的方法通常取决于服务地点（医院或诊所）、拥有的设备、外科医生的技术以及当地的操作模式。

目前，编者首选的声带填充方法是，在清醒状态下，通过甲状舌骨肌间隙进行经皮注射（图 23.1）。注射时让患者坐直。预先用 2% 利多卡因和 0.025% 羟甲唑啉浸润鼻腔。用 23 号针头经皮注射 2~4 mL 4% 利多卡因进行表面麻醉，随后让患者咳嗽，使麻醉剂扩散至整个喉部。还在某些患者的会厌前间隙注射 2% 利多卡因和 1∶100 000 肾上腺素 2 mL。通过鼻咽喉镜观察喉腔。使用 25 号针头注射器，在钢针根部处以 45° 角弯曲，离针尖约 1 cm 再次弯曲，穿过甲舌膜，大约位于甲状软骨切迹上端（图 23.2）。由会厌根的下方入喉，并在直视引导下进入声带（图 23.3）。填充物注射入声门旁间隙，并且可在弓状线的侧面进行。持续注射直到声带略微过度矫正 [31]。

开放性杓状软骨内移喉成形术

虽然目前微创治疗发声障碍是主流，但开放性喉部成形术在治疗声带固定中的地位仍不可动摇。

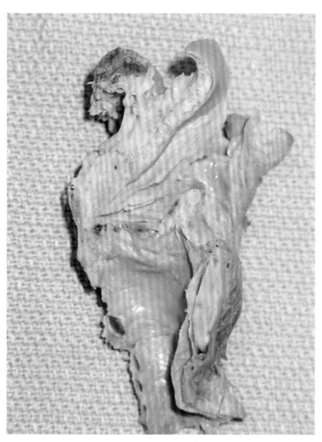

图 23.1　喉部的横截面和通过甲状舌骨间隙朝向声带的穿刺痕迹

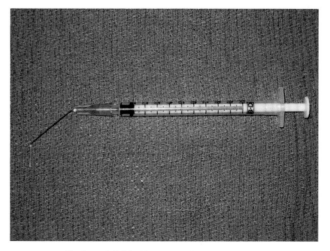

图 23.2　借助两个折角的注射器针头（25 号，38 mm），可以实现在穿刺甲状舌骨空间进行声带注射时，针筒水平而针尖指向下方

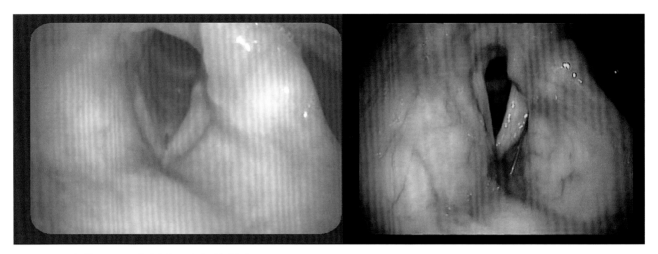

图 23.3　内镜下可见穿刺进入喉部的针头

最常见的手术是开放式声带内移喉成形术，或 I 型甲状软骨成形术。该术式将声带向内侧移动，以减少声门缝隙。如果活动侧和固定侧声门之间存在较大的软骨间隙或垂直高度差异，则可以使用杓状内移术或杓状内移固定术来改变杓状软骨位置。如果想要细微调整麻痹声带的张力，可采用环甲关节半脱位，或通过下咽成形术减少同侧梨状窝的体积。

　　与注射喉成形术相比，开放术式有独特的优势。开放式喉成形术使用固体植入物填充声带，有助于恢复强有力的声音，同时无须反复门诊治疗，因为植入物不会随着时间的推移而降解。与注射喉

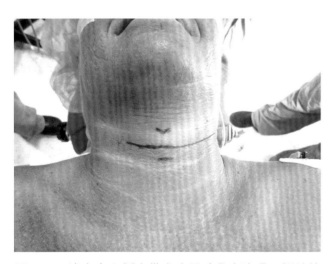

图 23.4　该患者左侧声带麻痹导致发声障碍。相关的喉部解剖结构用记号笔标出（从上到下依次为甲状软骨切迹、环甲膜水平的顺皮纹的切口线、环状软骨上缘）（经允许引自 Ramon A. Franco Jr., MD）

成形术相比，杓状软骨内移喉成形术的效果往往可以持续更长的时间，而且发声更稳定。开放手术的优势还体现在可以调整杓状软骨的位置。而且以后可以通过再次手术调整植入物。如有感染或不再需要植入物时，也可完全取出植入物。不过，开放手术需要在手术室进行，患者清醒状态下通过静脉给药镇静，颈部留有刀口且必须观察一晚以监测气道和与切口相关的并发症（出血、瘘道形成、感染）。笔者中心会详细告知患者两种治疗方式的风险和利弊，最终采用更适合个体的治疗方式。

手术准备及相关解剖结构的识别

　　医学文献中已经详细地阐述了开放性杓状软骨内移固定术[32]，这里仅强调治疗过程中最重要的环节。开放内移术（I 型甲状软骨成形术）需在手术室静脉给药镇静，术前颈部消毒。患者平卧位，保持颈部过伸，用或不用肩垫均可，充分暴露下颌到胸骨切迹之间的颈前区域。术前 30~60 分钟输抗生素和 12 mg 的德卡龙（Decadron）（地塞米松 4 mg/cm[3]）。将 4% 可卡因或 0.25% 羟甲唑啉和 2% 利多卡因混合涂布于脑棉片上并置于鼻腔中，便于之后置入喉镜。标记解剖标志，如舌骨、甲状软骨和环状软骨，来确定甲状舌骨间隙和环甲间隙（图 23.4）。切口位置建议选择在甲状软骨下缘 / 环甲膜位置的自然皮肤褶皱处。切口选在声带固定侧，过中线，长度（3~6 cm）取决于在喉成形术时是否同时行杓状软骨内移固定术。在注射局部麻醉之前，将鼻腔内的麻药棉片取出，使用喉镜评估喉部结构和功能

（图 23.5）。要特别注意声带是否活动、气道的通畅性、声带的位置（内收位 / 外展位）以及两侧披裂的垂直高度（图 23.6）。局部麻醉浸润可导致健侧声带的暂时性麻痹，如果此时进行杓状软骨内移固定，则有引发急性气道阻塞的风险。健侧声带活动良好是进行杓状软骨固定术的先决条件。最后取出内镜，重新放入棉片。

杓状软骨内移固定术

通过静脉给予少量镇静剂可使患者更舒适。同时将注射器通过推荐的切口线进入带状肌，并沿着甲状软骨的后缘（进入下咽缩肌）注射 1% 利多卡因、0.375% 布比卡因、1∶150 000 肾上腺素的混合液 10~20 mL。消毒铺巾后，沿切口解剖暴露从甲状软骨切迹到环状软骨的喉部结构。可使用自动拉钩显露术野。在甲状软骨位置提起并横断甲状舌骨肌和胸骨甲状肌，以便暴露甲状腺软骨的后缘，在该位置分离下咽缩肌与甲状软骨。到甲状软骨后界内侧不要再使用电刀，因为梨状窝位于该处，有导致迟发性咽瘘的风险。使用弯 Mayo 剪剪开环甲关节，向前牵拉甲状软骨，暴露梨状窝，将其在甲状软骨内后侧的附着从尾部到头部钝性分离，露出下面的环杓后肌。在切开的环甲关节后部可以识别走行在头侧的喉返神经。应保留喉返神经，因为可

能有神经纤维仍然支配喉部肌肉，有助于防止肌肉萎缩。横断环杓后肌，杓状软骨处保留少许肌肉断端"尾巴"，便于之后的操作。提起保留的环杓后肌"尾巴"，钝性打开环杓关节（图 23.7）。锐性切开关节囊外侧、前、后附着点，用 4-0 Prolene 缝线把杓状软骨固定在内后侧。在环杓关节水平，缝线位于环状软骨的后外侧，并从环杓关节后内侧 1/4 位置出线。接下来，缝合线经由杓状软骨的前外侧面从关节表面到上表面，最后从环杓关节前面经环状软骨的内皮质到外皮质。拉紧缝合线后，声音可以得到增强，但仍然听起来不正常，因为声带需要侧向支撑。通过鼻咽喉镜应该可以观察到在杓状软骨水平肌膜间隙闭合良好。与正常声带相比，麻痹侧声带下方和外侧存在高度差异，而杓状软骨重新定位应该已经纠正了这一点。如果外科医生对新的位置感到满意，即可固定缝合线；否则，缝合线可以拉出来再次尝试。

下咽成形术

在进行杓状软骨内移固定的过程中，需要将梨状窝从周围组织中游离出来。当存在与喉返神经功能丧失相关的吞咽困难（麻痹性吞咽困难）同时伴有同侧梨状窝扩张（内潴留分泌物）时，可进行下咽成形术。使用 45-GIA 闭合器切割扩张的梨状窝

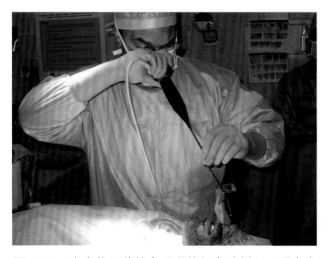

图 23.5　术者将无菌的鼻咽喉镜经鼻腔插入，观察声带的位置。注意麻痹声带的位置，并确认健侧声带外展功能良好，以确保在杓状软骨移回中线后有足够的气道通气（经允许引自 Ramon A. Franco Jr., MD）

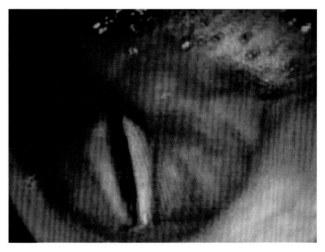

图 23.6　纤维喉镜下的喉部影像，左侧声带是固定的，并且在左侧梨状窝内存在潴留的分泌物，表明黏膜感觉和咽缩肌运动功能障碍（喉返神经损伤）。图像的右侧对应于患者的左侧（经允许引自 Ramon A. Franco Jr., MD）

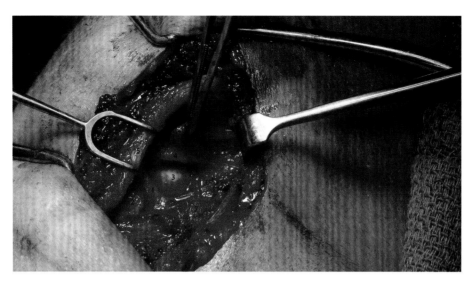

图 23.7 图示开放术野下的环杓关节，展示了进行杓状软骨内移固定的手术入路，以及在喉后部遇到的相关解剖结构。图中，左侧甲状软骨（5）被拉向右前侧，暴露喉部后方的术野。可以看到喉返神经（1）在切开的环甲关节（2）后侧和头侧，以及在环杓关节（3）的环状软骨尾部。要看到环杓关节需要将覆盖其上的梨状窝（6）移开。杓状软骨（4）通过附着于其后的环杓后肌（7）的断端调整位置。在图片的下缘可以看到环杓后肌的另一个断端（7）。至此，可以开始杓状软骨内移固定术（经允许引自 Ramon A. Franco Jr., MD）

底部[32, 33]，可以减少麻痹的梨状窝容积，类似于患者把头转向患侧的同时向后做收下颌动作。闭合器打下两排吻合钉有良好的密封防渗效果，患者术后可以摄入流食（图 23.8）。

声带内移喉成形术

喉部置于自然位置时，以下方为基底掀起一个软骨膜瓣，显露出甲状软骨下部（图 23.9）。甲状软骨下缘不是平整的，而是有几个凸起。甲状软骨成形术的开窗位置要尽可能的低，这是显露和找到真正的甲状软骨下缘的关键。植入材料的不同（Gore-tex 或固体植入物）与开窗的大小和位置或多或少有一些关系。Gore-tex 材料需要的窗口往往要小得多，只要植入的位置低，声带内移效果就很好。固

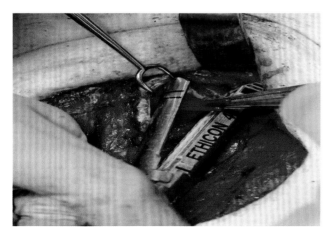

图 23.8 使用 45-GIA 闭合器用于切割闭合从环杓后肌游离出的梨状窝，之后从图 23.7 所示的术野中移出。咽缩肌萎缩而导致梨状窝扩张时，减少梨状窝的容量可有助于吞咽并减少误吸（经允许引自 Ramon A. Franco Jr., MD）

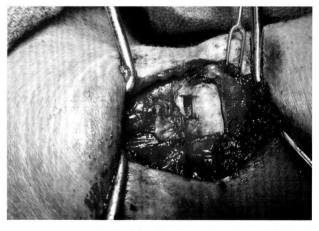

图 23.9 可以看到左侧甲状软骨具有下部基底软骨膜瓣。使用矢状锯切开一个 3 mm×6 mm 的窗口，留下 2~4 mm 的下部结构，用于支撑填充窗口和撑起声带的材料（经允许引自 Ramon A. Franco Jr., MD）

体植入物，例如 Montgomery 甲状软骨成形复合体，需要使用专用的测量卡尺和工具来确定窗口的尺寸和位置，以确保植入后功能正常 (图 23.10)。使用合适的植入物使声带得到较好的支撑后，声音会听起来更正常，并且应该具有更大的动态范围，且说话音量也会更大。

环甲关节半脱位

使用 2-0 Prolene 缝合线固定在甲状软骨下方，然后环绕环状软骨前弓，通过环甲关节半脱位来增加麻痹声带的张力 (图 23.11)。通过调整缝合线张力，使得声音听起来比较平顺或将音调升高至患者自认为比较正常的水平。环甲肌半脱位并不是必须的，但对所有患者而言都值得尝试，因为它可以对

声音进行微调，改善声带闭合和声音质量。这种操作可以减小声门间隙，将杓状软骨调整到合适的发声位置，调整声带张力以调节声音质量，并改善单侧声带固定患者的吞咽功能 (图 23.12)。

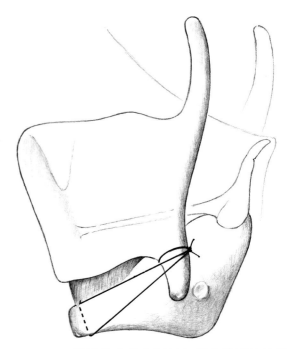

图 23.11　环甲关节半脱位通过向前牵拉甲状软骨来增加麻痹声带的张力，增加悬挂在新"锚定"杓状软骨（类似杓状软骨内移固定后的位置）和甲状软骨内软骨膜之间的声带长度。可以通过调整张力的大小来改变语音质量。当张力增加时，音调升高（经允许引自 Ramon A. Franco Jr., MD）

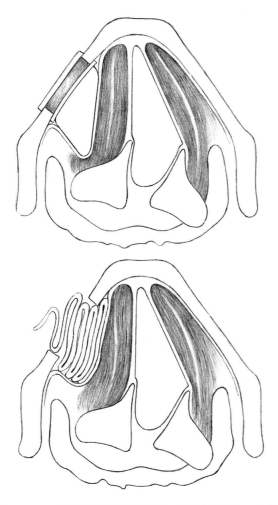

图 23.10　多种材料可用于填充麻痹的声带，包括固体植入物，如 Montgomery 声带植入物®（上图），以及软性材料，如 Gore-tex®（下图）（经允许引自 Ramon A. Franco Jr., MD）

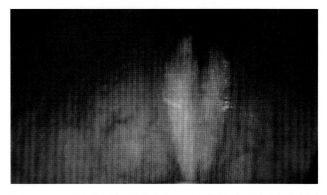

图 23.12　重建后的喉部视图。左侧声带（图中右侧）现在是正中位，披裂也位于中线，后方正好与对侧披裂对齐。如图所示，双侧声带之间不再存在高度差异。该患者现在具有响亮、正常的声音，不需要用力发声（经允许引自 Ramon A. Franco Jr., MD）

总 结

喉返神经损伤的术后处理从充分评估病情开始。患者有多种治疗选择，如无创的发声练习治疗，以及临时性或永久性手术等。重点在于早期检测、评估和治疗。治疗过程取决于患者的临床表现和症状，因为其损伤程度、预后和声音需求等因素不同，所以治疗过程也因人而异。

参考文献

[1] Rosenthal LS, Benninger MS, Deeb R. Vocal fold immobility: a longitudinal analysis of etiology over 20 years. Laryngoscope. 2007;117:1864–70.

[2] Merati AL, Shemirani N, Smith TL, Toohill R. Changing trends in the nature of vocal fold motion impairment. Am J Otolaryngol. 2006;27:106–8.

[3] Cavo JW. True vocal cord paralysis following intubation. Laryngoscope. 1985;95:1352–9.

[4] Rubin AD, Hawkshaw MJ, Moyer CA, Dean CM, Sataloff RT. Arytenoid cartilage dislocation: a 20-year experience. J Voice. 2005;19(4):687–701.

[5] Ohta N, Kuratani T, Hagihira S, Kazumi K, Kaneko M, Mori T. Vocal cold paralysis after aortic arch surgery: predictors and clinical outcome. J Vasc Surg. 2006;43(4):721–8.

[6] DiLisio RP, Mazzeffi MA, Bodian CA, Fischer GW. Vocal cold paralysis after aortic surgery. J Cardiothorac Vasc Anesth. 2013;27:522–7.

[7] Matttson P, Hydman J, Svensson M. Recovery of laryngeal function after intraoperative injury to the recurrent laryngeal nerve. Gland Surg. 2015;4(1):27–35.

[8] Rubin AD, Sataloff RT. Vocal fold paresis and paralysis. Otolaryngol Clin N Am. 2007;40:1109–31.

[9] Fleischer S, Schade G, Hess MM. Office based laryngoscopic observations of recurrent laryngeal nerve paresis and paralysis. Ann Otol Rhinol Laryngol. 2005;114(6):488–93.

[10] Misono S, Merati A. Evidence-based practice; evaluation and management of unilateral vocal fold paralysis. Otolaryngol Clin N Am. 2012;45:1083–108.

[11] Dionigi G, Boni L, Rovera F, Rausei S, Castelnuovo P, Dionigi R. Postoperative laryngoscopy in thyroid surgery: proper timing to detect recurrent laryngeal nerve injury. Langenbecks Arch Surg. 2010;395:327–31.

[12] Rosow DE, Sulica L. Laryngoscopy of vocal fold paralysis: evaluation of consistency of clinical findings. Laryngoscope. 2010;120:1376–82.

[13] Okamoto I, Tokashiki R, Hiramatsu H, Motohashi R, Suzuki M. Detection of passive movement of the arytenoid cartilage in unilateral vocal fold paralysis by laryngoscopic observation: useful diagnostic findings. Eur Arch Otorhinolaryngol. 2012;269:565–70.

[14] Merati A. In-office evaluation of swallowing; FEES, pharyngeal squeeze maneuver and FEESST.Otolaryngol Clin N Am. 2013;46:31–9.

[15] Aviv JE, Martin JH, Kim T. Laryngopharyngeal sensory discrimination testing and the laryngeal adductor reflex. Ann Otol Rhinol Laryngol. 1999;108:725–30.

[16] Blitzer A, Crumley RL, Dailey SH, et al. Recommendations of the Neurolaryngeal Study Group on laryngeal electromyography. Otolaryngol Head Neck Surg. 2009;140:782–93.

[17] Yamanaka H, Hayashi Y, Watanabe Y, Uematu H, Mashimo T. Prolonged hoarseness and arytenoid cartilage dislocation after tracheal intubation. Br J Anaesth. 2009;103:452–5.

[18] Sataloff RT, Praneetvatakul P, Heuer RJ, Hawkshaw MJ, Heman-Ackah Y, Schneider SM, Mandel S. Laryngeal electromyography: clinical application. J Voice. 2010;24(2):228–34.

[19] Rickert SM, Childs LF, Carey BT, Murry T, Sulica L. Laryngeal electromyography for prognosis of vocal fold palsy: a meta-analysis. Laryngoscope. 2011;122:158–61.

[20] Smith LJ, Rosen CA, Niyonkuro C, Munin MC. Quantitative electromyography improves prediction in vocal fold paralysis. Laryngoscope. 2012;122:854–9.

[21] Wang C-C, Chang M-H, De Virgilio A, Jiang R-S, Lai H-C, Wang C-P, Wu S-H, Liu S-A. Laryngeal electromyography and prognosis of unilateral vocal fold paralysis—A long-term prospective study. Laryngoscope. 2015;125:898–903.

[22] Ingle JW, Young VN, Smith LJ, Munin MC, Rosen CA. Prospective evaluation of the clinical utility of laryngeal electromyography. Laryngoscope. 2014;124:2745–9.

[23] Yung KC, Likhterov I, Courey MS. Effect of temporary vocal fold injection medialization on the rate of permanent medialization laryngoplasty in unilateral vocal fold paralysis patients. Laryngoscope. 2011;121:2191–4.

[24] Alghonaim Y, Roskies M, Karen K, Young J. Evaluating the timing of injection laryngoplasty for vocal fold paralysis in an attempt to avoid future type I thyroplasty. J Otolaryngol Head Neck Surg. 2013;42(24):1–6.

[25] Friedman AD, Burns JA, Heaton JT, Zeitels SM. Early versus late injection medialization for unilateral vocal cord paralysis. Laryngoscope. 2010;120:1582–90.

[26] Bhattacharyya N, Batirel H, Swanson SJ. Improved outcomes with early vocal fold medialization for vocal fold paralysis after thoracic surgery. Auris Nasus Larynx. 2003;30:71–5.

[27] D'Alatri L, Galla S, Rigante M, Antonelli O, Buldrini S, Marchese MR. Role of early voice therapy in patients affected by unilateral vocal fold paralysis. J Laryngol Otol. 2008;122:936–41.

[28] Schindler A, Bottero A, Capaccio P, Ginocchio D, Adorni F, Ottaviani F. Vocal improvement after voice therapy in unilateral vocal fold paralysis. J Voice. 2008;22:113–8.

[29] Isshiki N. Mechanical and dynamic aspects of voice

production as related to voice therapy and phonosurgery. J Voice. 1998;12:125–37.

[30] Arviso LC, Johns MM, Mathison CC, Klein A. Longterm outcomes of injection laryngoplasty in patients with potentially recoverable vocal fold paralysis. Laryngoscope. 2008;118:1303–7.

[31] Song PC, Sung CK, Franco Jr R. Voice outcomes after endoscopic injection laryngoplasty with hyaluronic acid stabilized gel. Laryngoscope. 2010;120 Suppl 4:S199.

[32] Franco Jr R. Adduction arytenopexy, hypopharyngoplasty, medialization laryngoplasty, and cricothyroid subluxation for the treatment of paralytic dysphonia and dysphagia. Oper Tech Otolaryngol Head Neck Surg. 2012;23(3):164–72.

[33] Richer S, Yelken K, Cunningham M, Randolph G, Franco R. Hypopharyngeal pharyngoplasty for the management of piriform fossa sinus. Laryngoscope. 2010;120(3):500–3.

第 24 章
双侧声带麻痹的术后处理

Alexander Gelbardl and James L. Netterville

摘要

双侧声带麻痹是颈部手术中严重的并发症之一，虽然比较少见，但会对患者造成巨大的影响。最初的主要关注点是稳定气道、保证通气，但对于如何协调声音、呼吸和吞咽间的关系，双侧声带运动障碍的处理难以令人满意。在过去的 100 年里涌现了大量的相关文献报道，恰恰说明了对于双侧声带麻痹还没有理想的解决方案。目前的技术是以牺牲声门闭合和声音质量为代价来恢复气道的通畅。治疗方法包括在急性呼吸困难情况下的即刻干预措施，以及在恢复气道通畅后，改善声门功能的长期干预措施。目前，大多数手术干预的目的在于生理上扩大喉腔。尽管这是一个快速进步和发展的领域，但是喉部神经再支配极少出现运动性获益。另外一个有前途的研究是植入刺激器，它可以维持吞咽和发声。目前仍处于实验阶段，尚未成为普通患者的主流选择。

关键词

双侧声带麻痹；声带麻痹；气管切开术；声带外移术；声带切除术；喉起搏器；喉神经移植术

双侧声带运动损伤（BVFMI）是颈部手术中严重的并发症之一。甲状腺全切除术后 BVFMI 的发病率为 0.2%~0.4%[1, 2]，虽然少见，但对患者会造成巨大的影响。双侧声带麻痹（VCP）可以突然导致气道阻塞，危及生命，声音、吞咽功能改变，以及整体生活质量下降[3]。此外，双侧声带麻痹会导致住院费用、住院时间和 ICU 住院时间的显著增加[4]。

虽然甲状腺切除术后近 50% 的 BVFMI 患者存在呼吸困难，但只有 25% 需要气管切开[4]。由于不经常发生，所以很难确定，报道显示甲状腺切除术后 BVFMI 单侧声带的恢复率为 50%，双侧声带为 23%[4]。当患者出现 BVFMI 时，最初关注的重点是维持气道的稳定和保证通气。在笔者机构的复杂成人气道问题多学科中心（AeroVU）中，每年都有大量的此类病例，已经形成了在评估和处理这些患者时使用的综合诊断流程。

初步诊断检查

完整的病史有助于描述大多数病例的损伤原因。患者在进食或饮水后出现呛咳或窒息（特别是稀的液体），应该由语言病理学家进行评估，以

A. Gelbardl, M.D. • J. L. Netterville, M.D. (✉)
Department of Otolaryngology, Vanderbilt
University Medical Center, 1215 21st Avenue South,
Nashville, TN 37232, USA
e-mail: alexander.gelbard@vanderbilt.edu; james.
netterville@Vanderbilt.Edu

确定吞咽功能障碍的严重程度，并评估代偿的策略。这一人群的吞咽困难并非轻微，57% 的患者因 BVFMI 及误吸就诊于大型三级医学中心[5]。该病史还有助于描述患者的整体表现状况，并有助于体现可能影响治疗效果的伴发疾病（冠状动脉疾病、糖尿病、神经认知障碍）。

体格检查

首先评估患者的通气能力是否满足其生理需求，并评估气道受损的严重程度。对患者总体健康的主观印象至关重要，可以从整体警觉水平、对周围环境的反应以及与检查者的互动中得出。能够用完整的句子说话、爬上一段楼梯，或者在诊所里走一段路，这些能力都能充分体现临床通气障碍的程度。

对于通气障碍且不能满足生理需求的患者，简单而言，就是呼吸窘迫急促（氧气不足的感觉），胸骨上窝内陷，提示需要建立紧急气道。喘鸣是成人胸外气道阻塞的最常见症状，需要立刻检查。喘鸣的发生是由于气流通过狭窄或部分阻塞的胸外气道，产生文丘里效应（通过狭窄的管道时流动加速）。这种加速导致管腔内气道负压增强（伯努利原理），加剧了胸外气道的变形塌陷。在吸气期间由此产生的气道湍流和振动被称为喘鸣。

看似简单，但有时精确的受损声门的活动性评估也会令人困惑。仅专注于杓状软骨黏膜的运动可能会产生偏差。在检查室中最好的声带活动性衡量方法是发声过程中杓状软骨的运动[6]。除了通过评估声门的活动性来评估喉返神经功能外，对喉上神经的感觉和运动功能的评估为初始 BVFMI 评估增加了重要的诊断信息。结扎甲状腺上动脉时容易损伤喉上神经，在甲状腺切除术中其发生频率高于喉返神经损伤[2]。完整的感觉功能是吞咽康复工作的关键组成部分。喉上神经从迷走神经结状神经节（其内包含喉上神经的感觉细胞体）下方发出。该神经在颈动脉内侧、咽喉外侧向下行进，并在舌骨水平附近分叉。喉上神经内支与喉上动脉一同穿甲状舌骨膜，并为喉部提供了感觉神经支配。喉上神经外支紧靠甲状腺上动脉支配环甲肌。环甲肌有助于声带的拉伸，并在控制发声基频（F0）及其心理生理相关"声调"[7]中发挥重要作用。喉上神经内支的损伤可以通过声门和声门上感觉的缺失来检测，而在发高音期间会厌软骨偏斜可能是喉上神经外支损伤的标志[8]。

诊断研究

肺功能检测（PFT）。我们获得所有 BVFMI 患者的基线 PFT 测量值，可以快速、微创、经济、客观地比较后续干预或临床变化。比较流量回路时，神经源性 BVFMI 显示胸外气道阻塞的"标准"模式——吸气和呼气循环的减弱，呼气的受影响程度低于吸气。而因杓状软骨间瘢痕所导致的喉部固定引起上气道阻塞的"固定"模式——吸气和呼气循环严重减弱[9]。

CT 检查：对于没有颈前部手术插管史的患者，影像学资料需要保留。在没有明确病因的情况下，影像学能够有助于排除颈部或纵隔的压迫性病变。

吞咽评估：我们获取所有 BVFMI 患者的透视吞咽功能检查参数（VFSS，即 MBS）。虽然这部分人群的吞咽功能是当前研究热点之一，但尚未确定其最佳的评估方式，我们认为建立一个客观的治疗前基线至关重要。这些患者中相当一部分会出现吞咽困难[5]，其表现和程度被纳入手术计划中，并且需要由语言病理学家共同指导吞咽康复。

肌电图：尽管一些学者主张使用喉肌电图来描述 BVFMI 的病因和预后，但笔者并不常规使用这种技术。虽然它可以有效地描述病因[10]，并且文献报道证实喉肌电图能够很准确地诊断出急性外周性声带损伤[11]，但它在单侧声带麻痹（UVFP）的新兴治疗模式中的作用受到了挑战。在早期（3 个月内）进行声带内侧注射（非永久性喉成形术），UVFP 的结果似乎更好[12, 13]。许多干预措施并不基于受伤的时间或肌电图的恢复结果，而是建立在让真声带处于恰当的中间位置保持不动，以及随后患者发声、吞咽和呼吸的临床稳定性方面。同样，在笔者中心，BVFMI 的病因学是通过环杓关节的病史和触诊来描述的。急性干预（即气管造口术）是由通气障碍的程度来决定的。此外，失神经支配确实产生了特征性的肌电图表现（自主运动减少、纤颤电位和正锐波），但即使是神经源性的 BVFMI 也不能被视为孤立的失神经支配的问题，而被认为是不完全性的神经再支配产生的联带内收功能[14]。除特殊病例外，笔者中心尚未在诊断过程中广泛使用喉肌电图。

治　疗

BVFMI 的处理在协调发声、呼吸和吞咽之间的关系时仍未获得满意的结果。在过去 100 年里，大量相关文献的技术性报道恰恰说明了在该问题上还没有理想的解决方案。目前的技术是以牺牲声门闭合和声音质量为代价来恢复气道通畅。治疗方法分为在急性呼吸困难情况下的即刻干预，和旨在恢复气道稳定性后改善声门的长期干预措施。

目前进行的大多数操作都是通过外科手段来扩大喉腔。尽管喉神经移植是研究热点，但从目前的临床上看，虽然它可以改善肌张力、减少声带的肌萎缩和弯曲，但极少能恢复声带的运动[15]。另外一个研究方向是植入刺激器，它可以保持声带的运动性和发声模式，目前仍处于实验阶段，尚未成为普通患者的主流选择[16]。

急性期治疗

术后急性期的干预措施要根据患者的临床表现来决定。拔管后出现急性喘鸣、持续性呼吸窘迫和进行性通气失代偿的患者需要重新气管插管。一些学者主张再次气管插管后 24~36 小时内用静脉注射皮质类固醇，暂不行气管切开，进行重复试验性拔管；如果第二次拔管后再次出现失代偿，再行气管切开。

需要急诊气管切开术的患者，在发声和呼吸间找到平衡后可以拔管。神经源性 BVFMI 的生理特点允许以留置气道假体为代价保持喉部的完整和通气。

在神经源性 BVFMI 中，吸气时，气流通过受损腔道时流速加快（文丘里效应）导致气道负压增加（伯努利原理），加剧了对吸气的限制。但呼气受影响的程度要小得多（与喉瘢痕或环杓关节固定相对比，其吸气和呼气均受到限制）。带有单向调节阀的 Hood™ 支架可以帮助患者在呼气时发声，不需要用手辅助，并且通气良好。在适当的患者中，这种不显眼的假体提供了出色的声音质量，而且对气道通畅性影响很小。

对于能够耐受拔管且表现不是很紧急的神经源性 BVFMI 患者，临床上可予以密切观察。在由于喉返神经损伤而导致的 BVFMI 患者中，内收肌的神经再支配作用使声带处于中间位置[14]。这个过程一般会发生在术后几个月内，声带处于正中位固定。临床上经常观察到，双侧喉返神经损伤的成年患者最初喉部松弛，且带有呼吸音，随着神经的再支配，其发声会有改善，但他们出现呼吸困难的概率更高[17]。在部分临床出现气道阻塞加重和进行性活动受限的患者中，使用肉毒杆菌毒素治疗可在恢复期间避免消融或气管切开治疗[17]。

但肉毒杆菌毒素治疗不是万能的，常常导致呼吸、吞咽困难。此外，患者常需要每 3~6 个月重复给药以维持疗效[17]。

长期治疗

机械性扩大腔隙

如 1939 年所述，"摆脱气管切开的愿望一直是所有双侧声带麻痹手术的目标"[18]。许多外科手术被用来促使 BVFMI 患者康复和拔管。尽管如此，过去 70 年来 BVFMI 手术治疗仍以扩大声门为主。一般通过三种手术方法完成（随着时间的推移有微小的变化）：①单 / 双侧声带外移；②消融扩大声门后部；③扩张后声门板来扩大声门。由于临床上 BVFMI 比较少见，所以没有随机对照试验（RCT）或其他严格的比较研究来评估它们在避免气管切开术或其对声音或吞咽的影响方面的差异性，尚不清楚哪种操作更适合哪个 BVFMI 等级。

1. 声带外移术：1939 年由 King 最早报道，经喉外入路到达杓状软骨，利用切断的舌骨进行单侧声带外移[18]。随后，几位作者也报道改良的喉外入路达到了同样的治疗效果[19, 20]。后来，经口内镜技术的兴起使开放行外移术退出了历史舞台。1979 年 Kirchner[21] 描述了内镜下缝合外移技术，在过去的 10 年中，因 Lichtenberger 通过专用仪器进行内镜下暴露而得以进一步推广 [22]。将双聚丙烯缝合线缠绕在其中一条瘫痪的声带上并通过颈部皮肤引出。制作小切口，缝合线固定在胸骨舌骨肌中。其优点是非破坏性、可逆性和微创性；缺点是声带边缘的整个周长变长，增加了患者的误吸风险，并且降低了声音的质量。

2. 声门后部消融性扩大：1922 年，Jackson 首次报道了切除声带和室带以扩大声门 [23]。后来，Woodman 描述了外入路杓状软骨切除术 [24]，而 Thornell 描述了经口杓状软骨切除术 [25]。这些技术都需要预防性气管切开，有一定效果，但却明显损害了声音质量。1984 年，Ossoff 等报道了内镜下二氧化碳（CO_2）激光杓状软骨切除术 [26]。CO_2 激光的应用允许通过显微镜的窄视野提高操作的精准度，而气管切开改善了止血效果，减少了术中和术后水肿。

关于内镜下杓状软骨切除术变化的报道有许多 [27-30]。还有研究者描述了激光切除膜状的声带后部 [28]。尽管受到发病率少等因素的限制，但杓状软骨切除和横向声带切开间似乎没有明显的呼吸、吞咽、声带质量或声音功效等结果的差异 [31]。激光消融技术（杓状软骨切除术或声带切开术或两种技术的组合）基本上仍然是神经源性 BVFMI 的标准治疗。初始在一侧后方进行，必要时可在对侧重复进行。这个过程可以通过冷冻完成，但大多数喉外科医生使用 CO_2 激光治疗 [32]。所有患者术前都需要预先评估基础吞咽功能。虽然仍会存在一定程度的通气障碍，并且患者的发声无法权衡，但该技术已经成功地用于帮助双侧喉返神经麻痹的患者拔管。

3. 通过扩张声门后部扩大腔内：环状软骨后裂开。1927 年，首次报道了环状软骨板后裂开术解决成人喉的狭窄 [33]；1955 年，Rethi 对该技术改进和推广前，它仍是一种模糊的技术 [34]。Rethi 最初的描述包括喉裂开、环状软骨后部垂直裂开、杓间肌切除术、环状软骨后半的外侧牵拉和长期支架置入术。分离环状软骨后半部分而产生的创伤表面通过二次纤维组织桥接两个边缘之间的间隙愈合，来稳定扩张的环状软骨。后来的研究证实了 Rethi 的核心方法的有效性 [35-38]。由于声门后瘢痕或环杓关节固定，环状软骨后分裂已广泛应用于 BVFMI 的治疗，但在神经源性 BVFMI 中的作用尚未确定。

神经再支配手术

所有基于神经康复的尝试都试图通过神经再支配来恢复环杓后肌的功能，神经移植被假定为携带与吸气同步的神经活动。神经吻合是一个有吸引力的概念，因为它能恢复发声和呼吸功能。不幸的是，这项技术在上个世纪的喉科手术中被当作"圣杯"来追求 [39]。早期的外科先驱 Charles H. Frazier[40]、Sir Charles Ballance[41]、Frank H. Lahey[42] 最初研究了神经移植治疗神经源性 BVFMI 的方法。时间和反复的失败并没有减弱人们对这些方法的兴趣 [43]。在过去的 100 年里，光学显微外科、仪器和技术的应用促使周围神经损伤修复取得了巨大的飞跃。同样重要的是，在过去的 20 年中，人们进一步研究了神经修复和再生的生物学基础 [44]。然而，尽管如此，神经再生后的临床效果仍然难以令人满意。

最近，法国鲁昂市的 Jean Paul Marie 教授研究了膈神经在修复喉外展功能中的作用。

早期的动物实验 [45] 证明，膈神经的最上神经根在不使膈肌失去神经支配的情况下对喉外展肌提供了足够的刺激。随后的人体研究证实了膈神经的起源主要来自第四颈椎神经根（具有可变的第三颈椎和第五颈椎作用）[46]；人们认为第三颈椎神经根最适合再神经化的喉外展机制，且不影响膈肌功能。Marie 博士已经开始了人体试验，超过 20 例患者接受了第三颈椎双侧外展肌（使用 ansa 束缆移植）植入术，其结果尚未公布，科学界正焦急地等待其结果。

2002 年，Zheng 等报道了 6 例双侧声带麻痹患者的临床研究：暴露一侧膈神经，并在锁骨下静脉平面切断该神经；切断同侧环咽肌，暴露喉返神经喉内段，在发出 Galen 吻合支后切断此段喉返神经（即喉返神经前支）：以 10-0 无创缝线将膈神经与喉返神经前支端端吻合 5 针，在环杓关节平面以上切断喉返神经内收肌支，将其植入环杓后肌中，9-0 无创缝线固定 1 针。将对侧颈袢多神经肌蒂多点植入对侧环杓后肌中。在 6 例患者中，5 例患者的膈神经移植侧均恢复吸气性声带外展功能，但多肌蒂植入侧只有轻微外展或固定不动 [47]。在这一成功的基础上，Li 等最近报道了 44 例双侧声带麻痹的患者应用左侧膈神经选择性再支配双侧环杓后肌的研究[48]。他们报道了左喉返神经喉内段的解剖和显露（需要在甲状软骨板后下方开窗），并切断了左侧喉返神经的所有内收肌分支（甲杓肌支、环杓侧肌支和杓间肌支），将左侧膈神经近端向上移位并与左侧喉返神经远端吻合。他们的报道显示，患者的肺功能恢复接近正常、持续发声和良好的吞咽效果，以及肌电图证明神经再支配活动。65% 的患者在临床检查中表现出中度到良好的声带外展功能。术后 12 个月时，膈肌运动恢复了 40%~80%；术后 1 年的最大吸气压力（PI_{max}）较正常参考值明显降低，但仍高于术前。他们的研究结果令人兴奋，等待与其他组的进一步验证。

喉起搏术

基于电刺激技术与耳蜗植入术的成功结合，研究者们应用额外的电极阵列刺激环杓后肌产生外展。这个想法最初在 20 世纪 70 年代被讨论[49]，并且在过去 50 年中被反复提出。20 世纪八九十年代，各种动物模型提供了功能性电刺激诱导喉返神经横断后的声带外展原理的证据[50]。

1995 年首次尝试了喉麻痹患者的喉起搏术的人体试验[51]。后来，美国 FDA 就此展开了多中心的前瞻性研究[52]。Itrel Ⅱ 装置是一个已经在临床上应用了多年的医疗设备，主要通过刺激脊髓背侧柱来缓解慢性疼痛。在美敦力公司的资助下，7 例双侧声带麻痹的患者被植入 Itrel Ⅱ 装置。所有患者在本研究之前都进行了气管切开术。5 例患者取得了较好的疗效（其中 3 例患者实现了拔除气管套管），1 例患者仍然维持在气管切开状态，另外 1 例患者因术后感染退出试验。然而，在试验中出现了一些技术问题，研究者注意到电极对电刺激的长期敏感，并且缺乏一个可以调整吸气力刺激的传感器。最终，由于技术问题，美敦力的设备被停止使用。新的装置，包括植入式脉冲发生器（Genesis XP, St. Jude Medical-Neuro Division, Inc., Plano, Texas, USA），主要是利用慢性疼痛的脊髓刺激结合深部脑刺激电极，已成功应用于动物模型中[53]。最近，该装置的人体试验开始招募。在接下来的 10 年中，持续的技术改进将为喉起搏器的应用提供更好的支持。

・参考文献・

[1] Hermann M, Keminger K, Kober F, Nekahm D. Risk factors in recurrent nerve paralysis: a statistical analysis of 7566 cases of struma surgery. Chirurg. 1991;62(3):182–7. discussion 8.

[2] Rosato L, Avenia N, Bernante P, De Palma M, Gulino G, Nasi PG, et al. Complications of thyroid surgery: analysis of a multicentric study on 14,934 patients operated on in Italy over 5 years. World J Surg. 2004;28(3):271–6.

[3] Gilony D, Gilboa D, Blumstein T, Murad H, Talmi YP, Kronenberg J, et al. Effects of tracheostomy on well-being and body-image perceptions. Otolaryngol Head Neck Surg. 2005;133(3):366–71.

[4] Gardner GM, Smith MM, Yaremchuk KL, Peterson EL. The cost of vocal fold paralysis after thyroidectomy. Laryngoscope. 2013;123(6):1455–63.

[5] Leder SB, Ross DA. Incidence of vocal fold immobility in patients with dysphagia. Dysphagia. 2005;20(2):163–7. discussion 8–9.

[6] Fleischer S, Schade G, Hess MM. Office-based laryngoscopic observations of recurrent laryngeal nerve paresis and paralysis. Ann Otol Rhinol Laryngol. 2005;114(6):488–93.

[7] Hirano M, Ohala J, Vennard W. The function of laryngeal muscles in regulating fundamental frequency and intensity of phonation. J Speech Hear Res. 1969;12(3):616–28.

[8] Roy N, Smith ME, Houtz DR. Laryngeal features of external superior laryngeal nerve denervation: revisiting a century-old controversy. Ann Otol Rhinol Laryngol. 2011;120(1):1–8.

[9] Nouraei SA, Whitcroft K, Patel A, Chatrath P, Sandhu GS, Kaddour H. Impact of unilateral vocal fold mobility impairment on laryngopulmonary physiology. Clin Otolaryngol. 2014;39(4):210–5.

[10] Rontal E, Rontal M, Silverman B, Kileny PR. The clinical differentiation between vocal cord paralysis and vocal cord fixation using electromyography. Laryngoscope. 1993;103(2):133–7.

[11] Grosheva M, Wittekindt C, Pototschnig C, Lindenthaler W, Guntinas-Lichius O. Evaluation of peripheral vocal cord paralysis by electromyography. Laryngoscope. 2008;118(6):987–90.

[12] Friedman AD, Burns JA, Heaton JT, Zeitels SM. Early versus late injection medialization for unilateral vocal cord paralysis. Laryngoscope. 2010;120(10):2042–6.

[13] Yung KC, Likhterov I, Courey MS. Effect of temporary vocal fold injection medialization on the rate of permanent medialization laryngoplasty in unilateral vocal fold paralysis patients. Laryngoscope. 2011;121(10):2191–4.

[14] Woodson GE. Spontaneous laryngeal reinnervation after

recurrent laryngeal or vagus nerve injury. Ann Otol Rhinol Laryngol. 2007;116(1):57–65.

[15] Aynehchi BB, McCoul ED, Sundaram K. Systematic review of laryngeal reinnervation techniques. Otolaryngol Head Neck Surg. 2010;143(6):749–59.

[16] Nomura K, Kunibe I, Katada A, Wright CT, Huang S, Choksi Y, et al. Bilateral motion restored to the paralyzed canine larynx with implantable stimulator. Laryngoscope. 2010;120(12):2399–409.

[17] Ekbom DC, Garrett CG, Yung KC, Johnson FL, Billante CR, Zealear DL, et al. Botulinum toxin injections for new onset bilateral vocal fold motion impairment in adults. Laryngoscope. 2010;120(4):758–63.

[18] King B. New and function-restoring operation for bilateral abductor cord paralysis: preliminary report. JAMA. 1939;112(9):814–23.

[19] Sessions DG, Ogura JH, Heeneman H. Surgical management of bilateral vocal cord paralysis. Laryngoscope. 1976;86(4):559–66.

[20] Helmus C. Microsurgical thyrotomy and arytenoidectomy for bilateral recurrent laryngeal nerve paralysis. Laryngoscope. 1972;82(3):491–503.

[21] Kirchner FR. Endoscopic lateralization of the vocal cord in abductor paralysis of the larynx. Laryngoscope. 1979;89(11):1779–83.

[22] Lichtenberger G. Reversible lateralization of the paralyzed vocal cord without tracheostomy. Ann Otol Rhinol Laryngol. 2002;111(1):21–6.

[23] Jackson C. Ventriculocordectomy: a new operation for the cure of goitrous paralytic laryngeal stenosis. Arch Surg. 1922;4(2):257–74.

[24] Woodman D. A modification of the extralaryngeal approach to arytenoidectomy for bilateral abductor paralysis. Arch Otolaryngol. 1946;43:63–5.

[25] Thornell WC. Intralaryngeal approach for arytenoidectomy in bilateral abductor paralysis of the vocal cords: A preliminary report. Arch Otolaryngol. 1948;47(4):505–8.

[26] Ossoff RH, Sisson GA, Duncavage JA, Moselle HI, Andrews PE, McMillan WG. Endoscopic laser arytenoidectomy for the treatment of bilateral vocal cord paralysis. Laryngoscope. 1984;94(10):1293–7.

[27] Laccourreye O, Paz Escovar MI, Gerhardt J, Hans S, Biacabe B, Brasnu D. CO_2 laser endoscopic posterior partial transverse cordotomy for bilateral paralysis of the vocal fold. Laryngoscope. 1999;109(3):415–8.

[28] Dennis DP, Kashima H. Carbon dioxide laser posterior cordectomy for treatment of bilateral vocal cord paralysis. Ann Otol Rhinol Laryngol. 1989;98(12 Pt 1):930–4.

[29] Maurizi M, Paludetti G, Galli J, Cosenza A, Di Girolamo S, Ottaviani F. CO_2 laser subtotal arytenoidectomy and posterior true and false cordotomy in the treatment of post-thyroidectomy bilateral laryngeal fixation in adduction. Eur Arch Otorhinolaryngol. 1999;256(6):291–5.

[30] Dedo HH, Sooy CD. Endoscopic laser repair of posterior glottic, subglottic and tracheal stenosis by division or micro-trapdoor flap. Laryngoscope. 1984;94(4):445–50.

[31] Bosley B, Rosen CA, Simpson CB, McMullin BT, Gartner-Schmidt JL. Medial arytenoidectomy versus transverse cordotomy as a treatment for bilateral vocal fold paralysis. Ann Otol Rhinol Laryngol. 2005;114(12):922–6.

[32] Ossoff RH, Duncavage JA, Shapshay SM, Krespi YP, Sisson Sr GA. Endoscopic laser arytenoidectomy revisited. Ann Otol Rhinol Laryngol. 1990;99(10 Pt 1):764–71.

[33] Galebsky A. Uber plastische Laryngostomie. Monatsschrift für Ohernheilkunde und Laryngo-Rhinologie. 1927;61:557–70.

[34] Rethi A. A new surgical method for bilateral paramesial fixation of the vocal cords with reference to the operation for cicatricial laryngeal stenosis. Z Laryngol Rhinol Otol. 1955;34(7):464–72.

[35] Jost G. Treatment of laryngeal stenoses or paralysis by cartilaginous interposition (modification of the princeps technic of Rethi). Ann Otolaryngol. 1961;78:728–36.

[36] Montgomery WW. Subglottic stenosis. Int Surg. 1982;67(3):199–207.

[37] Zalzal GH. Rib cartilage grafts for the treatment of posterior glottic and subglottic stenosis in children. Ann Otol Rhinol Laryngol. 1988;97(5 Pt 1):506–11.

[38] Terra RM, Minamoto H, Carneiro F, Pego-Fernandes PM, Jatene FB. Laryngeal split and rib cartilage interpositional grafting: treatment option for glottic/subglottic stenosis in adults. J Thorac Cardiovasc Surg. 2009;137(4):818–23.

[39] Colledge L. On the, possibility of, restoring movement to a paralysed vocal cord, by nerve anastomosis: (an experimental inquiry). Br Med J. 1925;1(3351):547–8.

[40] Frazier CH. The treatment of paralysis of the recurrent laryngeal nerve by nerve anastomosis. Ann Surg. 1924;79(2):161–71.

[41] Barnes EB, Ballance C. Anastomosis of recurrent laryngeal to phrenic nerves: some recovery of function. Br Med J. 1927;2(3473):158–9.

[42] Lahey FH, Hoover WB. Injuries to the recurrent laryngeal nerve in thyroid operations: their management and avoidance. Ann Surg. 1938;108(4):545–62.

[43] Paniello RC. Laryngeal reinnervation. Otolaryngol Clin North Am. 2004;37(1):161–81. vii–viii.

[44] Scheib J, Hoke A. Advances in peripheral nerve regeneration. Nat Rev Neurol. 2013;9(12):668–76.

[45] Marie JP, Lacoume Y, Laquerriere A, Tardif C, Fallu J, Bonmarchand G, et al. Diaphragmatic effects of selective resection of the upper phrenic nerve root in dogs. Respir Physiol Neurobiol. 2006;154(3):419–30.

[46] Verin E, Marie JP, Similowski T. Cartography of human diaphragmatic innervation: preliminary data. Respir Physiol Neurobiol. 2011;176(1–2):68–71.

[47] Zheng H, Zhou S, Li Z, Chen S, Zhang S, Huang Y, et al. Reinnervation of the posterior cricoarytenoid muscle by the phrenic nerve for bilateral vocal cord paralysis in humans. Zhonghua Er Bi Yan Hou Ke Za Zhi. 2002;37(3):210–4.

[48] Li M, Chen S, Zheng H, Chen D, Zhu M, Wang W, et al. Reinnervation of bilateral posterior cricoarytenoid muscles using the left phrenic nerve in patients with bilateral vocal fold paralysis. PLoS One. 2013;8(10), e77233.

[49] Zealear DL, Dedo HH. Control of paralysed axial muscles by electrical stimulation. Acta Otolaryngol. 1977;83(5–6):514–27.

[50] Bergmann K, Warzel H, Eckhardt HU, Hopstock U, Hermann V, Gerhardt HJ. Long-term implantation of a system of electrical stimulation of paralyzed laryngeal muscles in dogs. Laryngoscope. 1988;98(4):455–9.

[51] Zealear DL, Rainey CL, Herzon GD, Netterville JL, Ossoff RH. Electrical pacing of the paralyzed human larynx. Ann Otol Rhinol Laryngol. 1996;105(9):689–93.

[52] Zealear DL, Billante CR, Courey MS, Netterville JL, Paniello RC, Sanders I, et al. Reanimation of the paralyzed human larynx with an implantable electrical stimulation device. Laryngoscope. 2003;113(7):1149–56.

[53] Zealear DL, Kunibe I, Nomura K, Billante C, Singh V, Huang S, et al. Rehabilitation of bilaterally paralyzed canine larynx with implantable stimulator. Laryngoscope. 2009;119(9):1737–44.

第 25 章
甲状腺外科手术中与喉返神经损伤相关的医疗事故

Daniel D. Lydiatt, William M. Lydiatt, Gregory W. Randolph, and Henning Dralle

摘要

目前，喉返神经（RLN）损伤相关的医疗事故诉讼比较少见。这可能是由于术前医生就手术风险的充分告知、术中神经监测仪的使用，以及术后对患者的密切观察。很明显，外科医生及其团队通过大量的手术训练，可提高手术成功率，并降低手术并发症。术前医生经过沟通使患者充分了解手术风险后，签署文字性手术知情同意书并记录于病历中。术后的密切观察可决定患者出院的最佳时间。此外，医生通过术后宣教使患者及其陪护人员了解，当出现术后并发症或产生疑问时应及时来院就诊。

关键词

甲状腺；医疗事故；喉返神经；日间手术；知情同意书

引　言

医疗事故诉讼在世界各地均有发生，围手术期医护人员对患者的评估和护理与医疗事故是否发生以及发生的严重程度密切相关。喉返神经损伤是甲状腺外科相关医疗事故诉讼发生的常见原因[1]。在美国，自 20 世纪 70 年代以来，医疗责任保险危机就一直存在，并且用于解决医疗责任保险危机的花费不断攀升[2-4]。通过防御性医疗，医疗事故诉讼对医疗成本的影响有多大还不得而知。保守估计，美国每年医疗事故费用大约为 550 亿美元，约占总医疗费用的 2.4%[2]。

美国侵权法源自英国普通法和罗马私法。领导者坚信法律程序是自然选择过程中的产物，通过使民众接受基于国家习俗的条律（在英国所谓的普通

D. D. Lydiatt, D.D.S., M.D. • W. M. Lydiatt, M.D. (⊠)
Division of Head and Neck Surgical Oncology,
University of Nebraska Medical Center, Methodist
Estabrook Cancer Center, 981225 Nebraska Medical
Center, Omaha, NE 68198-1225, USA
e-mail: dlydiatt@aol.com; wmlydiat@unmc.edu

G. W. Randolph, M.D.(⊠)
The Claire and John Bertucci Endowed Chair in
Thyroid Surgery Oncology, Harvard Medical School,
Boston, MA, USA

Division of Thyroid and Parathyroid Endocrine
Surgery, Department of Otolaryngology—Head and
Neck Surgery, Massachusetts Eye and Ear Infirmary,
Boston, MA, USA

Department of Surgery, Endocrine Surgery Service,
Massachusetts General Hospital, Boston, MA, USA
e-mail: Gregory_Randolph@meei.harvard.edu

H. Dralle, M.D., Ph.D.(⊠)
Department of General, Visceral and Vascular
Surgery, Martin Luther University Halle-Wittenberg,
Medical Faculty, Halle (Saale), Germany
e-mail: henning.dralle@uk-halle.de

法），从而形成"自然法则"的雏形。这个过程是与生俱来、不可分割的 [5, 6]。

　　因此，这意味着法律并非停滞不前，这种改变能够反映美国及世界其他国家和地区侵权法的发展，同样也能让我们了解医疗事故诉讼发展的潜在趋势。Kern 总结了乳腺癌医疗事故诉讼的变化趋势，而我们也总结了头颈领域医疗事故变化的多种趋势 [7-11]。

　　我们希望通过对医疗事故诉讼变化趋势的评估，最终能为医生及民众制订风险管理策略。因此，笔者及其他学者使用计算机数据库来分析头颈包括甲状腺领域医疗事故的诉讼变化趋势 [9]，通过分析 1987—2000 年发生的医疗事故诉讼情况，将其变化的趋势及结果在 2003 年公布于众 [9]。在此项研究中，我们确定了医疗事故诉讼变化的趋势：恶性肿瘤延迟诊断，喉返神经损伤，起诉人多为年轻女性，疾病预后差（表现为恶性肿瘤未得到有效控制、出现永久性神经功能损伤，或死亡）。

　　在美国，甲状腺外科疾病的管理，包括门诊患者管理策略、术中喉返神经的监测及临床诊疗指南，在不断更新。我们研究了 2000—2014 年甲状腺外科手术医疗事故的变化趋势 [12]。依据上述的趋势，记录了起诉人的数量、癌症诊断和结果延迟，其中，我们重点评价了与喉返神经损伤相关医疗事故诉讼的变化趋势 [12]。

　　我们使用计算机法律资料库（WESTLAW，West Publishing Co., St. Paul, MN）进行该项目的研究。使用包括"甲状腺手术""甲状腺疾病""甲状腺""甲状腺恶性肿瘤""与甲状腺有关的医疗事故"等大量术语，在数据库中进行搜索。搜索范围包括发生在美国各州及联邦的所有甲状腺外科手术相关的医疗事故。从中提取包括起诉人姓名、性别、年龄、起诉原因、判决日期、判决结果、赔偿金额（如果判决或和解）、喉返神经损伤情况（单侧或双侧）、是否使用神经监测仪，以及患者术前是否签订知情同意书、术后疾病的误诊或延迟诊断等数据。同时还记录了诉讼人对于术后甲状旁腺功能减退、术中监测欠佳、术后护理不到位的起诉。由医院或其他机构疏忽造成的起诉也被记录在内。

　　数据库内的数据都是自愿提交的，剔除失访的案例，入组案例均为通过律师认证后的非常典型的案例。

　　我们收集了 1987—2014 年 94 例与甲状腺外科手术相关的案例。28 例（30%）涉及术中喉返神经损伤，其中有 9 例（32%）双侧喉返神经损伤。24例起诉者均为女性，平均年龄为 49 岁。

　　28 例喉返神经损伤起诉案例中有 15 例（50.4%）得到了解决或赔偿，平均赔偿金额为 1 125 000 美元。9 例双侧喉返神经损伤案例中有 5 例得到解决或赔偿，平均赔偿金额为 1 713 000 美元。

　　知情同意书的内容应包括告知患者术中喉返神经损伤风险，这其中有 11 例起诉患者术前未被告知。

　　术中是否损伤神经及其引发的后遗症对评价头颈外科医生的手术水平至关重要。与甲状腺手术中喉返神经相似，面神经损伤也是腮腺外科手术中的潜在风险。回顾腮腺手术中面神经损伤的诉讼案件也能有助于分析甲状腺手术中喉返神经损伤的相关起诉事件。在既往的研究中，我们分析了腮腺手术面神经损伤的相关诉讼案例 [13]。通过分析发现，尽管腮腺手术中面神经损伤能引起明显的并发症，但大部分患者自身并未察觉。面神经、喉返神经的保护对于腮腺及头颈手术至关重要，理论上，外科医生应在术前充分告知患者。尽管如此，上述案件中仍有 30% 的患者表示术前未接受充分的病情告知 [9-13]。

　　患者对于术前谈话的理解和记忆对我们的研究同样至关重要。Hutson 和同事对患者记忆力进行测试，结果发现，35%~57% 的患者能回忆起测试前 7 天内医生告知的内容 [14-16]。Hekkenberg 等在一项关于头颈部手术患者的知情同意研究中发现，48% 的患者能记得甲状腺切除术、甲状旁腺切除术或腮腺切除术的知情同意 [17]。研究表明，文化程度高的年轻患者对病情告知的记忆能力更好，这可能与其更易出现术前焦虑有关 [15-17]。融洽的医患关系是降低患者投诉的重要因素。虽然大部分患者都能理解头颈外科手术存在面神经或喉返神经损伤的风险，但术后诉讼的焦点问题都集中在患者不记得医生术前对于手术可能发生的并发症的警告。因此避免问题发生的最佳方法是术前在知情同意书上列出所有可能发生的并发症，建立书面同意书，并要求患者签字。同时提供给患者一份知情同意书，最大限度地使其理解手术本身和过程中可能存在的风险和并发症 [18]。研究表明，部分患者并不愿意因并发症寻求法律补救，将包含手术风险及并发症的知情同意书放置于电子病历中也是一种可降低诉讼发生率的方法 [19]。

在研究中，我们也发现，即使患者了解了手术可能会引起并发症，但在术后出现并发症时，依然能胜诉，这是因为他们认为术后发生如面神经麻痹等严重并发症是由于外科医生失误所致。我们对 37 例诉讼案例研究发现，其中有 31 例（84%）认为并发症的出现是由于外科医生操作不当所致，与是否告知手术并发症无关。这说明患者并不能明确辨别损伤的出现是由手术本身并发症引起的还是由于医生操作不当引起的。尽管如此，31 例中有 20 例仍通过法律程序进行裁决。头颈手术中面神经及喉返神经麻痹虽然发生率不同，但均较低。近年来，尽管术中对神经识别和保护的方法不断进步和改善[20-22]，但接受足够的手术训练并具有娴熟技能的外科医生在手术中仍会有神经损伤的可能性。Dawes 等研究发现，因为患者对于手术成功具有很高的期待值，当并发症出现时，他们往往会起诉，通过法律程序进行裁决[18]。头颈外科手术发生神经麻痹并不能证明一定是由外科医生操作不当所致，因此术后出现并发症并不能完全归咎于外科医生的责任。只有证明：①医生未履行应该对患者履行的义务，而使患者受到伤害，②二者存在明显因果关系，才能将并发症的发生判定为医疗事故[23]。当然，外科医生对患者负有义务，包括对其病情做出正确的评估和计划，术前讨论手术风险、手术预期疗效及备选手术方案，并通过与患者沟通，使其做出最终选择。头颈外科手术中出现面神经麻痹时患者可出现明显症状，双侧喉返神经麻痹会引起患者因气管切开而不能进食，因此术后短期内出现上述症状，常常是由术中面神经或喉返神经损伤引起的。很难判断手术并发症是否由医生操作不当引起，患者要证明并发症的出现是由手术本身引起的还是由医生操作不当引起的是一项很难的任务。在这些案例中哪些是由于外科医生失职？哪些是操作不当引起的？也许一个出现手术并发症的案例仅仅能说明外科医生水平欠佳，术中决策出错，或术后延误诊断。但是，在我们研究的 19 例神经麻痹的案例中，起诉人认为是由医师术中操作失误所致。由于面神经和喉返神经麻痹会引起严重的并发症，在法庭上会格外受到法官的关注。因此起诉人获得赔偿的概率非常大，结果显示，19 例并发症案例中 12 例（63%）获得赔偿。因此在头颈部手术中，外科医生应当认真、仔细地辨别、保护面神经及喉返神经。如果术中最大限度地保护神经后仍然出现术后并发症，外科医生不得不通过建立良好的医患关系和精心的护理来保护自身避免法律赔偿。

除了外科医生娴熟的手术技巧，术中使用神经监测也可有效地防止喉返神经的损伤[1, 24-26]。在研究的 94 例被证实为喉返神经损伤的案例中，仅发现 1 例被指控为术中未使用神经监测技术[9]，起诉人最终获得 500 万元美金的赔偿。Abidin 等在一项回顾性研究中使用类似的研究方法，通过另一种计算机数据库提取数据，结果显示没有诉讼人起诉外科医生术中未使用神经监测[1]。

事实上，神经监测仪的使用主要是基于文献中对医疗事故的认识，但似乎在医疗事故诉讼中并未发挥出格外重要的作用[1, 24-26]。

术中运用神经监测除了避免喉返神经损伤外，还包括喉返神经的定位及手术结束时确认喉返神经及其分支的完整性[27]。神经监测的缺点包括增加住院患者费用及术中检测存在假阳性率的风险。虽然有学者推荐在头颈部复杂手术中使用神经监测，但也有人认为外科医生在术前不可能完全准确地判断手术的复杂性[25]。

综上所述，目前与喉返神经损伤相关的医疗诉讼相对较少。但外科医生必须减少手术并发症的发生。术前需认真、仔细地与患者沟通手术风险，通过书面记录并签署知情同意书后记录于病历中。术后对患者密切观察，确定安全的出院时间。此外，通过术后宣教使患者及陪护人员明确当出现术后并发症或产生疑问时应及时来院就诊。

- • 参考文献 • -

[1] Abadin SS, Kaplan EL, Angelos P. Malpractice litigation after thyroid surgery: the role of recurrent laryngeal nerve injuries, 1989–2009. Surgery. 2010;148(4):718–22.

[2] Mello M, Gawande A, Stoddert D. National costs of the medical liability system. Health Aff. 2010;29:1569–77.

[3] Minami C, Chung J, Holl J, Bilimoria K. Impact of medical malpractice environment on surgical quality and outcomes. J Am Coll Surg. 2014;218(2):271–8.

[4] Mello M, Studdert D, Brennan T. Changes in physician supply and scope of practice during a malpractice crisis: evidence from Pennsylvania. Health Aff. 2007;26:425–35.

[5] Richard CJ. The founders and the classics: Greece, Rome, and the American Enlightenment. Cambridge: Harvard University Press; 1994. p. 173–82.

[6] Mohr JC. American medical malpractice litigation in historical perspective. JAMA. 2000;283:1731–7.

[7] Kern KA. History of breast cancer malpractice litigation: a clinician's perspective. Surg Oncol Clin N Am. 1994;3:1–24.

[8] Lydiatt D. Medical malpractice and cancer of the larynx. Laryngoscope. 2002;112:1–4.

[9] Lydiatt D. Medical malpractice and the thyroid gland. Head Neck. 2003;25:429–31.

[10] Lydiatt D. Cancer of the oral cavity and medical malpractice. Laryngoscope. 2002;112:816–9.

[11] Lydiatt D. Medical malpractice and cancer of the skin. Am J Surg. 2004;187(6):688–94.

[12] Lydiatt D, Lydiatt W. Head Neck. [Unpublished].

[13] Lydiatt D. Medical malpractice and facial nerve paralysis. Arch Otolaryngol Head Neck Surg. 2003;129:50–3.

[14] Hutson MM, Blaha JD. Patients' recall of preoperative instruction for informed consent for an operation. J Bone Joint Surg Am. 1991;73:160–2.

[15] Leeb D, Bowers DG, Lynch JB. Observations on the myth of "informed consent". Plast Reconstr Surg. 1976;58:280–2.

[16] Priluck IA, Robertson DM, Buettner H. What patients recall of the pre-operative discussion after retinal detachment surgery. Am J Ophthalmol. 1979;87:620–3.

[17] Hekkenberg RJ, Irish JC, Rotstein LE, Brown DH, Gullane PJ. Informed consent in head and neck surgery. J Otolaryngol. 1997;26:155–9.

[18] Dawes PJD, O'Keefe L, Adcock S. Informed consent. J Laryngol Otol. 1993;107:775–9.

[19] Dawes PJD, O'Keefe L, Adcock S. Informed consent. J Laryngol Otol. 1992;106:420–4.

[20] Green JD, Shelton C, Brackman DE. Iatrogenic facial nerve injury during otologic surgery. Laryngoscope. 1994;104(8 Pt 1):922–6.

[21] Beahrs OH. The surgical anatomy and technique of parotidectomy. Surg Clin North Am. 1977;57:477–93.

[22] Pina DP. Aesthetic and safety considerations in composite rhytidectomy: review of 145 patients over a 3-year period. Plast Reconstr Surg. 1997;99:670–8.

[23] Sanbar SS, Gibofsky A, Firestone MH, LeBlang TR. Legal medicine. St. Louis: Mosby-Year Book; 1998. p. 123–31.

[24] Chung TK, Rosenthal EL, Porterfield JR, Carroll WR, Richman J, Hawn MT. Examining national outcomes after thyroidectomy with nerve monitoring. J Am Coll Surg. 2014;219(4):765–70.

[25] Randolph GW, Dralle H. Electrophysiologic recurrent laryngeal nerve monitoring during thyroid and parathyroid surgery: international standards guideline statement. Laryngoscope. 2011;121:S1–16.

[26] Chan W-F, Lang BH, Lo C-Y. The role of intraoperative neuromonitoring of recurrent laryngeal nerve during thyroidectomy: a comparative study on 1000 nerves at risk. Surgery. 2006;140(6):866–73.

[27] Shindo M, Chheda NN. Incidence of vocal cord paralysis with and without recurrent laryngeal nerve monitoring during thyroidectomy. Arch Otolaryngol Head Neck Surg. 2007;133(5):481–5.

第 26 章
喉上神经麻痹的术后处理

Craig E. Berzofsky, Amy L. Cooper, and Michael Jay Pitman

摘要

喉上神经（SLN）损伤可引起很多症状，最常见的主诉是无法达到高音域、发声困难和声带疲劳。言语疗法对这些患者的作用有限，其最大的用处可能是预防或治疗由喉上神经损伤引起的肌紧张性发声障碍。已经提出许多静态手术和一个理论的动态手术，可以帮助增大环甲间距。这些手术能提高声音的音调，但效果不同，仅一小部分患者对音调调节的改善表示满意。最有研究价值的是关于肌肉-神经-肌肉的神经管状吻合术的描述。它通过利用健侧环甲肌的神经刺激麻痹侧的环甲肌，并最终促使双侧肌肉同时收缩。尽管此手术表现出一定的益处，但它仅在为了语音恢复而做了额外手术的患者中才有报道。这导致受多个混杂因素的影响，使该手术真正的效果并不明确，还需进一步研究治疗喉上神经麻痹的最佳方式。由于缺乏成功的治疗方案，所以应该强调喉上神经损伤的预防。

关键词

喉上神经；神经支配；音域；环甲肌；声带麻痹；Ishikki

引　言

喉上神经（SLN）损伤可引起许多症状，最常见的主诉是发声无法达到高音域、发声障碍和声带疲劳。在这些患者中，言语治疗的效果有限。喉上神经麻痹中生物力学作用的丧失是动态的，手术很难修复。许多静态手术和一个理论的动态手术已经取得了不同程度的成功。虽然对肌肉-神经-肌肉的神经管状吻合术的成功度很难评估，但其仍是最有研究价值的手术，还需进一步研究喉上神经麻痹的最佳治疗方式。由于缺乏成功的治疗方案，应加强对喉上神经损伤的预防。

C. E. Berzofsky, M.D., M.H.S. (✉)
Department of Otolaryngology, New York
Medical College, ENT Faculty Practice, LLP,
1055 Saw Mill River Road, Suite 101,
Ardsley, NY 10502, USA
e-mail: ceberzof@me.com

A. L. Cooper, M.S., CCC-SLP (✉)
Department of Otolaryngology,
Columbia University Medical Center,
New York, NY USA
e-mail: alc2260@columbia.edu

M. J. Pitman, M.D. (✉)
Division of Laryngology Associate Professor,
Department of Otolaryngology,
Columbia University Medical Center,
New York, NY USA
e-mail: mp3517@cumc.columbia.edu

解剖学

喉上神经外支支配同侧环甲肌，比支配声门上感觉的喉上神经内支更易受损。1961 年，Arnold 在关于环甲肌的深度综述中描述了环甲肌的作用机制。环甲肌由三部分组成：直部、斜部和水平部。直部更加靠近颈中线的腹侧，从甲状软骨的下内侧延伸到环状软骨的前中线部分。位于背侧的斜部起源于甲状软骨的后方，插入环状软骨的外表面。水平部从环状软骨的上边缘延伸到甲状软骨的内板[1]。文献中没有报道过环甲肌的水平部。Mu 和 Sanders 使用 Sihler 染色研究证实了水平部的存在，该染色可以复染神经并使肌肉组织清晰可见。在解剖了斜部和直部后，环甲肌的水平部与 Arnold[2] 所描述的一致。

由于甲状软骨的肌肉和韧带附着于其他颈部结构，所以是相当稳定的，而环状软骨是环甲关节最灵活的部分，其活动在环状软骨的侧面和甲状软骨下角的圆形尖端上进行[1]。喉上神经的激活导致环甲肌收缩，使甲状软骨的下半部分与环状软骨的上半部分接近。当环状软骨围绕环甲关节的中心旋转时，其前部的升高导致其后板的后下移位，反过来又将杓状腱和声带突拉到背侧，拉伸声带，增加它们的张力和声调[1]。

直部和斜部不平衡，但二者对环甲关节的活动及其对发声的影响具有协同作用。直部是垂直方向的，其收缩导致环甲关节旋转。斜部的水平方向与软骨平行，有助于环甲关节的前平移。直部收缩对基频变化幅度、缩短环甲间距和延长声带方面的影响比直接刺激斜部更大。喉上神经主干的刺激对上述结果的影响最大，说明两个肌部具有协同效应[3]。

当环甲肌极度收缩和舒张时，环甲关节可以出现腹背滑动，外侧和后侧角状韧带以及环甲关节面可将其运动幅度最小化。在发声期间，腹背运动可能占发声期间声带总长度平均变化的 30%~40%[4]，经常被认为仅一种铰链样滑动，但环形软骨实际上是相对活动的软骨。环状软骨运动受环甲关节面和角状韧带的影响，在患者间存在差异，是造成单侧喉上神经损伤的各种不同运动的部分原因。这种运动上的不一致性使得单纯依靠纤维喉部检查难以诊断喉上神经损伤。

临床表现

喉上神经损伤的真实发生率尚不明确。通常表现为症状轻微、音调大致正常，但与检查结果不一致，这可能导致严重的漏诊。Arnold 将环甲肌麻痹的主要症状描述为声音虚弱、发声时间缩短、说话音高降低、音域缩小和不能唱歌。所有这些症状都与声带张力不足有关。由于环状软骨不能靠近甲状软骨的前面，从而阻止声带突的后移和声带的拉伸，导致声带张力不足[1]。在 Dursen 等的一项研究中，发现了类似的症状，声带疲劳是最常见的症状，其次是声音嘶哑、音量紊乱和音域的丧失[5]。Nasseri 等还发现，最常见的主诉是声带疲劳，其次是气喘、吞咽困难、音高控制差和不能唱歌[6]。

Roy 等对 10 名正常受试者进行了喉上神经外支的利多卡因局部阻滞以模拟喉上神经损伤。他们通过声学分析注意到受试者的音频降低、音域缩小和言语基频提高。这些客观指标再次表明喉上神经损伤导致无法准确调节声带的长度和张力。这些受试者还主诉声音虚弱、说话费力和紧绷[7]。值得注意的是，这些受试者在说话和唱歌时低音域升高了。这一结果被归因于其他声带张力（声带或对侧环甲肌）的代偿措施，以克服单侧声带损伤造成的损伤。这样的代偿措施往往会导致肌紧张性发声障碍，可能不利于患者的长期预后[5]。

不幸的是，这些症状和声学上的发现并不是喉上神经损伤的特异性表现，在喉返神经损伤中也可以见到。因此，当患者出现这些症状时，医生可能只会在喉镜检查中寻找喉返神经麻痹的证据。鉴于上述情况，喉上神经损伤的患者可能会更多。除非是歌手，否则医生不会询问或检查，患者也可能不会意识到这种特定的缺陷。

声门功能障碍

几项研究试图在纤维喉镜检查中发现特异性的结果，以便对单侧喉上神经损伤进行准确的诊断。不幸的是，其结果不一致，甚至是矛盾的。

在多项观察性研究的汇总中，Arnold 指出了喉镜检查中不同的"典型的声门外观改变"。一种是患侧声带缺乏张力，这是由于完整且未受影响的甲杓肌收缩以及与对侧声带延长的对比所致，也是由于环甲肌的收缩，声带也失去了垂直对称性，即假设当后板向后和向下方旋转时，健侧声带相比患侧上升。另外，张力不足导致在喉上神经刺激下常常观察到声带黏膜变白。最后，一些研究注意到前杓状突脱垂[1]。

Durson 等也描述了由环甲肌无力引起的多种表现。他们注意到没有"轻快"的声带内收，患侧声带的滞后和低于健侧声带。据推测，在喉上神经不全麻痹和完全麻痹的患者中，由于环甲肌功能丧失而导致的声带张力不足，进而会导致发生频闪检查异常。患者的声带振幅不对称（84.9%）、振幅降低（68.2%）、相位不对称（73%）、声门关闭不全和后裂隙（72.2%）、黏膜波动减少（69.1%）。有 71.4% 的患者伴有滑音下降，这与音域缩小的临床表现密切相关[5]。

在 Arnold 的研究中还描述了斜声门，其他人也观察到了这种声门。这可能是由于单侧喉上神经损伤和环甲肌功能障碍，环状软骨与甲状软骨之间扭转所致[1]。利多卡因阻滞喉上神经后，Abelson 和 Tucker 研究了这种声门结构。他们注意到后连合向着喉上神经麻痹侧的方向旋转，以及对侧杓状会厌皱襞的延长。当喉部轴旋转时，声门裂隙呈斜位，轴的后部指向喉上神经麻痹侧[8]。

虽然这种"轴向旋转 / 斜声门"是描述喉上神经损伤的最常见表现，但可能是错误的。尽管这一发现已被普遍承认，但其灵敏性和特异性仍存在争议。喉上神经阻滞后，Roy 等发现多个活动的轴向旋转并不一致。他们注意到该运动是与经典描述相反的。考虑到这两个发现，他们认为轴向旋转是不可靠的，并不是特异性的喉上神经麻痹特征。相比之下，在高音调活动中，60% 的受试者的轴向旋转是一致偏向喉上神经麻痹侧的[9]。

这些相互矛盾的研究，以及大量其他未经证实归因于喉上神经损伤的发现，突显了单用喉镜检查确诊单侧喉上神经麻痹的困难。在评估有声音不适和可能的喉上神经麻痹的患者时，这些研究强调除了喉镜结果外，还需要考虑详细的病史以及发声检查。

肌电图

肌电图也可用于辅助术后喉上神经损伤的诊断。使用标准肌电图技术，肌肉弧离征召、多相动作电位或纤颤电位表明神经损伤。根据肌电图结果可以预测损伤程度和恢复阶段。这些可以与对侧结果进行比较来提高检查准确性[10]。

有趣的是，Jansenn 行术前和术后环甲肌肌电图检查来识别甲状腺切除术后喉上神经损伤。术前正常肌电图的患者中有 52%（9/17）在手术后出现了病理性肌电图。随访期间，1 例患者的肌电图恢复正常，1 例拒绝行肌电图检查，其余 7 例（共计 10 块环甲肌存在麻痹表现，其中 6 块环甲肌肌电图表现有所缓解）持续出现肌电图异常。在肌电图证实喉上神经损伤的 9 例患者中，7 例在术后出现了声音不适，其中 4 例患者最后一次随访中仍未缓解。本研究的另外一组中，3 例患者术前肌电图证实已经存在喉上神经损伤，但自诉无声音不适；术后肌电图提示喉上神经损伤进一步加重，同时声称出现了声音不适；随访期间，1 例声音不适消失，1 例声音不适持续存在，另外 1 例拒绝术后随访。本研究虽然规模较小，却证明了肌电图在喉上神经损伤诊断中的辅助作用，以及甲状腺切除后喉上神经病理性病变和持续性发声障碍的高发病率[11]。

Dursen 等同时推荐肌电图作为可疑喉上神经损伤患者的辅助诊断手段。126 例疑似患者中有 2 例肌电图正常。他们认为肌电图的特异性足以排查出有喉上神经损伤症状为主诉的患者。但并没有在阴性对照组研究肌电图对喉上神经损伤的特异性，因此肌电图的准确性尚不清楚[5]。尽管如此，肌电图是一个有助于诊断喉上神经损伤的工具。遗憾的是，除了一些专科医师以外，肌电图并不是耳鼻喉科常用的检查，其结果也有主观因素存在。考虑到喉上神经损伤的现有治疗方法和肌电图检查的不适，所以该检查只适用于检查结果会影响治疗方案的患者，或者希望明确诊断的患者或医生。

治疗方法

遗憾的是，喉上神经损伤的治疗并不十分有

效。言语治疗可能有助于提高语音使用的效率。应用静态调整或神经移植技术的几种外科手术已被描述，并取得了不同程度的成功。

言语疗法

言语疗法在喉上神经损伤的治疗中起着重要的作用。行为管理通常包括几个关键目标：患者教育、声音功能的改善、消除或预防声音滥用补偿行为，并进行锻炼以增加基频范围[12]。同样，言语治疗是管理患者期望值以及帮助患者应对特别具有挑战性的语音问题的关键组成部分。

患侧声带张力调节能力降低常常导致过度代偿。早期的言语治疗可以缓解肌紧张性发声障碍的发展。Dursen 等注意到 23.8% 的患者伴有肌紧张性发声障碍，他们认为这导致此类患者长期的声音声波扰动[5]。因此，喉上神经损伤后要马上开始治疗，必须注意的是，言语治疗练习是在没有撤消张力的情况下进行的，音调滑动要用柔和的滑音进行。对于声音低沉或频繁的喉低嘎音，行为目标通常包括优化呼吸和发声的协调。更具体地说，包括消除喉嘎音、引入适当的相位和节奏以及增加会话语言的音高变化，尽可能考虑到潜在的病理情况。虽然患者在喉上神经损伤后可能会经历音调的普遍降低，但仍可以利用协调性的改善来获得更自然的语音。喉部按摩、降低喉部周围张力、放松发声和增加额部聚焦，都是减少声音疲劳、缓解紧张、增加声音美感的治疗方式。

最困难的是喉上神经受伤的歌手。行为技术可以促进说话的语音正常化，但恢复到损伤前的声域和灵活性仍然是一个重大的挑战。必要时，请唱歌老师参与康复计划是有帮助的，因为治疗可能是长期的，且获益程度不等，充其量是中等程度的获益。

支架手术

最初采用静态手术帮助患者将音调提高到更理想的水平。已经有文献报道了这些手术构思的合理性。其目的是在环甲肌收缩后，模拟环状软骨和甲状软骨的位置，从而导致声带的延长和紧张。

该手术构想首先是由 Arnold 提出的，一个是动态的，另一个是静态的[1]。虽然从来没有被实行过，但它们有助于构想如何修复喉上神经的损伤。

甲状舌骨肌环状软骨固定术是一种利用甲状舌骨肌远端并附着在环状软骨上的动态手术。将甲状舌骨肌从甲状软骨斜线上离断下来，并充分游离、向下牵拉甲状舌骨肌至环甲肌水平。如果环甲肌非常健康，可将甲状舌骨肌缝合至环甲肌上；如果环甲肌已经萎缩，则将甲状舌骨肌缝合至环状软骨的骨膜上。理论上甲状舌骨肌的收缩可以抬高环状肌，缩短环甲距离[1]。

环状软骨甲状软骨固定术是一种将环状软骨固定在甲状软骨上的静态手术。这涉及环状软骨的静态抬高，是在患者清醒和发声的情况下进行的，可以根据观察到的声音变化来确定环状软骨的最佳位置，并在这个位置用缝线或钢丝固定甲状软骨和环状软骨。本方法通过静态复制环甲肌收缩后的软骨和声带位置，以期保持声带张力、优化音高[1]。

Ishikki 最初描述了 4 种声音手术方式。首先离断犬的左侧喉返神经，然后立即进行了这些手术的组合[13]。喉返神经和喉上神经外支损伤的患者中，在 I 型甲状软骨成形术后发现持续的声门裂、声带高度差和受损声带松弛。为了解决这些持续性的损伤，Isshiki 描述了一种 IV 型甲状软骨成形术，通过拉近环状软骨和甲状软骨之间的距离来模拟环甲肌的收缩。这在报道的两只犬的实验中取得了极好的效果。虽然 Ishikki 并没有就单纯性喉上神经损伤的手术进行报道，但是以下的许多手术都是基于这个最初的描述。

Thompson 等试图通过甲状软骨和环状软骨融合来增强这一过程[14]。他们首先对喉上神经横断的犬进行实验。实验组立即行环状软骨与甲状软骨融合，对照组未行治疗。手术方法分别是暴露甲状腺下缘和环状软骨上缘的软骨膜，然后用铁丝把它们固定在一起。此外，将环甲膜缝合至环状软骨上，从而提高侧面的甲状软骨板的软骨膜瓣的位置。手术部位的组织学分析证明软骨融合是可行的。术后分析对比对照组和实验组的声带，实验组的位置比对照组更有利。

Shaw 等对 Isshiki 的 IV 型甲状软骨成形术进行了改良，这是另一种静态手术，类似于前面提到的环状软骨甲状软骨固定术。该过程包括提升环状软骨的前上软骨膜和甲状软骨的后下软骨膜。允许软骨直接相互作用，并加强软骨融合，被描述为改进Isshiki 型甲状软骨成形术的缺陷。暴露环状软骨和甲状软骨，然后以 prolene 线将二者缝合，并拉紧缝线，直至达到最佳发声。与适当的已达到音高相比，在这些手术的几个步骤中使用了张力计来测量适当的声高。

术后除 1 例患者外，其余患者的视频喉镜所示异常均得到缓解，包括声带弯曲、声带下移位和声门后旋转。与术前评估相比，患者基频和假声频率升高也有统计学意义的改善。基础基频、频率范围与术前相比无明显变化。自我和独立评分者的知觉评分在所有术后情况下均有显著改善。研究报道这些改善发生在手术后 1 年内 [15]。

虽然 Shaw 等的系列研究取得了成功，但其他人发现改善效果不理想，而且往往是暂时的。此外，声音往往较弱，声功率低于预期 [6]。由于单独 IV 型甲状软骨成形术后效果欠佳，Nasseri 和 Maragos 将其与 I 型甲状软骨成形术相结合。通过用内侧植入物支撑和调节受影响的声带并根据需要增加杓状软骨内移缝合，他们推测声带功率将恢复。9 例单纯性喉上神经损伤的患者接受了这种手术。报告并未阐明患者的症状改善，因此难以确定总体成功率。在多数情况下，手术后症状会消失。但有一种情况下患者出现了发声障碍——术前主诉歌唱声音受损的 2 例患者中，只有 1 例患者有所改善。术前评估中提到的许多频闪参数已经解决，并且噪声-谐波比率显著改善。

神经移植术

与支架手术不同，神经移植手术试图对失去神经支配的环甲肌进行神经移植，以重建动态功能。由于环甲肌对声音的影响是动态的，这将是恢复完整的声音功能的唯一途径。神经移植已被用于喉返神经损伤的治疗，如喉返神经再吻合，或喉返神经-颈袢吻合术。喉返神经移植后，声带保持不动，但音调和声带位置有所改善，实现了更好的声门关闭和声音改善。喉返神经再吻合术后声带运动障碍的原因是拮抗肌轴索随机神经再支配导致的联

带运动。这在环甲肌神经移植中不太可能成为一个问题，因为喉上神经不是一个混合神经 [16]。理论上讲，用喉上神经对环甲肌进行神经重建可能会引起动态声带运动和张力，并恢复声带的音域和功能。但很少有报道尝试进行这种神经重建。

对于严重吞咽困难成人患者的感觉功能，已经进行了喉上神经内支的神经移植手术。2 例患有外侧延髓性脑干卒中的成人，因感觉障碍、环咽痉挛及喉部提升不佳而发展为严重的吞咽困难。他们接受了环咽肌切开术、喉悬吊术以及耳大神经-喉上神经内支吻合术。于喉上神经分叉处远端切断喉上神经内侧支，然后切断耳大神经，将耳大神经近端与喉上神经内支远端吻合。术后 12 个月，2 例患者均恢复了喉部感觉，能耐受口服饮食，并未出现吸入性肺炎。本研究提示经神经支配后，喉上神经的感觉功能够恢复 [17]。

El-Kashlan 等仅有的关于环甲肌神经再支配的描述中，利用肌肉-神经-肌肉的神经化技术，对伴有喉返神经和喉上神经损伤的患者进行环甲肌神经再支配，将舌下神经袢和喉返神经进行吻合。同时，使用数厘米长的舌下神经袢进行游离移植。一端埋入正常有神经支配的环甲肌腹，另一端埋入去神经支配的环甲肌腹。这项技术允许神经从有神经支配的环甲肌通过神经导管生长到去神经的环甲肌。理论上，这将导致同时收缩双侧环甲肌，使其恢复到术前功能。在他们的研究中，3 例患者接受了这一手术，患者自述其声音质量得以改善。2 例患者接受术后肌电图检查，均有环甲神经再生的证据。虽然有希望，但由于同时伴有喉返神经的损伤和治疗，本研究结论的说服力有限。因此，仅通过环甲神经移植来确定是否有效是不确切的 [18]。这项技术需要在只有喉上神经损伤的患者中实施，才能了解其有效性。如果成功，这可以重建环甲活动与对侧肌肉协调，使双侧动态控制声带张力和音调范围。手术需要改进，可能需要从有神经支配环甲肌的每个肌腹（水平部、直部、斜部）分别移植到去神经侧的各个肌腹。

总　结

单纯性喉上神经损伤的主要症状是由于环甲

肌麻痹而导致的音域缩小和音调控制困难。许多患者主诉为声音疲劳和发声障碍。因为缺乏能够恢复环甲肌动态功能的外科手术，喉上神经损伤难以治疗。环甲肌的神经再生和修复功能在未来有可能实现。发声训练可能会提高患者的音量，有助于预防或治疗功能代偿不良的问题。因为喉上神经麻痹的治疗比较困难，所以预防喉上神经损伤更加重要。

参考文献

[1] Arnold GE. Physiology and pathology of the cricothyroid muscle. Laryngoscope. 1961;71:687–753.

[2] Mu L, Sanders I. The human cricothyroid muscle: three muscle bellies and their innervation patterns. J Voice. 2009; 23(1):21–8.

[3] Hong KH, Ye M, Kim YM, Kevorkian KF, Kreiman J. Functional differences between the two bellies of the cricothyroid muscle. Otolaryngol Head Neck Surg. 1998; 118:714–22.

[4] Vilkman EA, Pikanen R, Suominen H. Observations on the structure and the biomechanics of the cricothyroid articulation. Acta Otolaryngol. 1987;103:117–26.

[5] Durson G, Sataloff RT, Spiegel JR, Mandel S, Neuer RJ, Rosen DC. Superior laryngeal nerve paresis and paralysis. J Voice. 1996;10(2):206–11.

[6] Nasseri SS, Maragos NE. Combination thyroplasty and the "Twisted Larynx": combined type IV and type I thyroplasty for superior laryngeal nerve weakness. J Voice. 2000;14(1): 104–11.

[7] Roy N, Smith ME, Dromey C, Redd J, Neff S, Grennan D. Exploring the phonatory effects of external superior laryngeal nerve paralysis: an in vivo model. Laryngoscope. 2009;119:816–26.

[8] Abelson TI, Tucker HM. Laryngeal findings in superior laryngeal nerve paralysis: a controversy. Otolaryngol Head Neck Surg. 1981;89:463–70.

[9] Roy N, Barton ME, Smith ME, Dromey C, Merrill RM, Sauder C. An in vivo model of external superior laryngeal nerve paralysis: laryngoscopic findings. Laryngoscope. 2009; 119:1017–32.

[10] Sulica L. The superior laryngeal nerve: function and dysfunction. Otolaryngol Clin North Am. 2004;24:183–201.

[11] Jansenn S, Tisell LE, Hagne I, Sanner E, Stenborg R, Svensson P. Partial superior laryngeal nerve (SLN) lesions before and after thyroid surgery. World J Surg. 1988; 12:522–7.

[12] Stemple JC, Hapner ER. Voice therapy: clinical case studies. 4th ed. San Diego: Plural Publishing; 2014.

[13] Isshiki N, Morita H, Okamura H, Hiramoto M. Thyroplasty as a new phonosurgical technique. Acta Otolaryngol. 1974;78:451–7.

[14] Thompson JW, Ward PH, Schwartz IR. Experimental studies for correction of superior laryngeal paralysis by fusion of the thyroid to cricoid cartilages. Otolaryngol Head Neck Surg. 1984;92:498–508.

[15] Shaw GY, Searl JP, Hoover LA. Diagnosis and treatment of unilateral cricothyroid muscle paralysis with a modified Isshiki type 4 thyroplasty. Otolaryngol Head Neck Surg. 1995;113:679–88.

[16] Fischer T, Pitman MJ. Optimal management of acute recurrent laryngeal nerve injury during thyroidectomy. Curr Otorhinolaryngol Rep. 2013;1:163–70.

[17] Aviv JE, Mohr JP, Blitzer A, Thomson JE, Close LG. Restoration of laryngopharyngeal sensation by neural anastomosis. Arch Otolaryngol Head Neck Surg. 1997; 123(2):154–60.

[18] El-Kashlan HK, Carroll WR, Hogikyan ND, Chepeha DB, Kileny PR, Esclamado RM. Selective cricothyroid muscle reinnervation by muscle-nerve-muscle neurotization. Arch Otolaryngol Head Neck Surg. 2001;127:1211–5.